Dr.Good !



# UNE ANNÉE 2024 EN PLEINE FORME

## VOTRE SANTÉ JOUR APRÈS JOUR

AVEC LE DR MICHEL CYMES

**Avec la collaboration de Nadège Cartier, Isabelle Delaleu et Stéphane Dellazzeri**

SOLAR

# SOMMAIRE

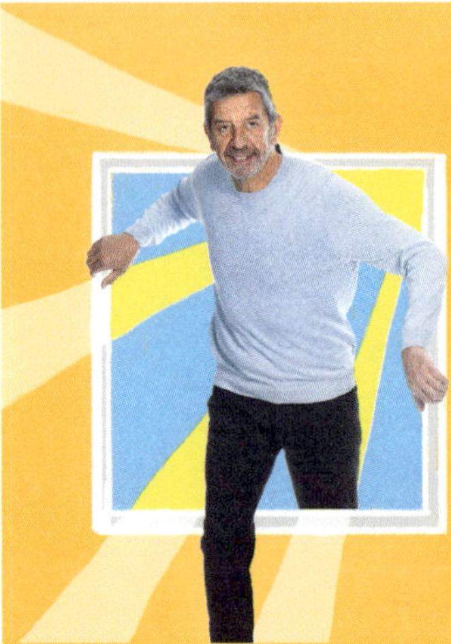



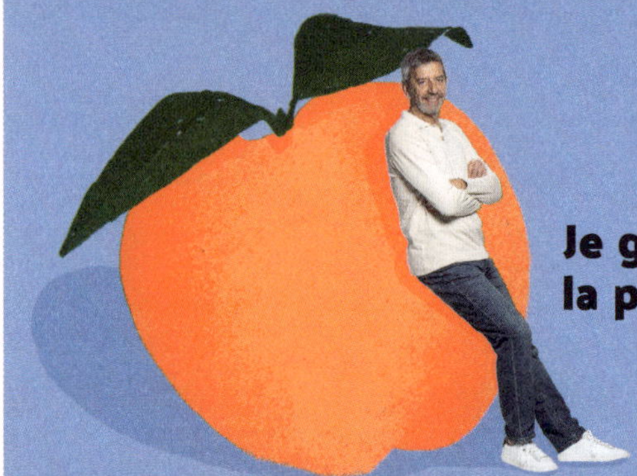



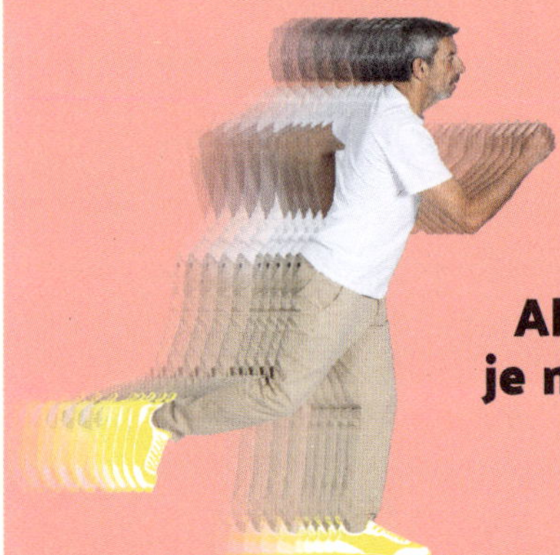



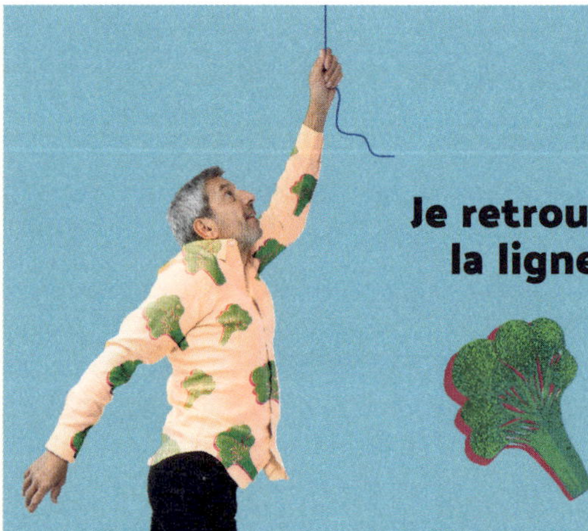



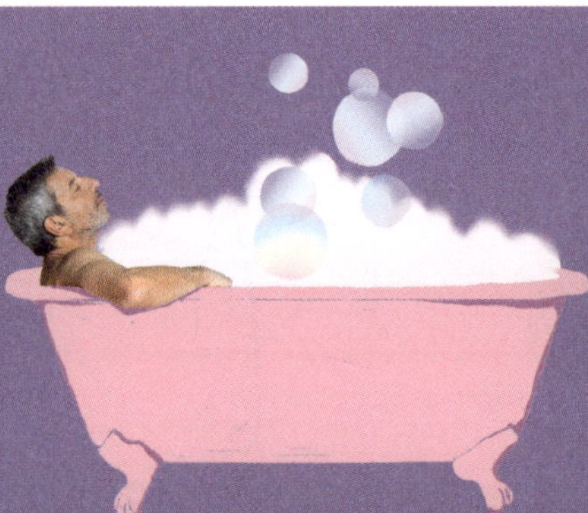



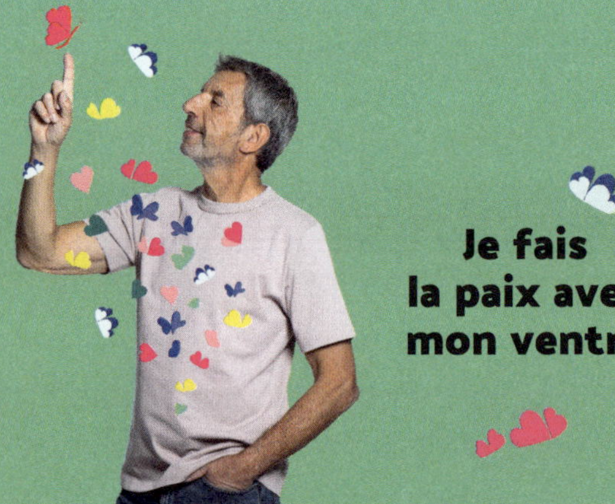

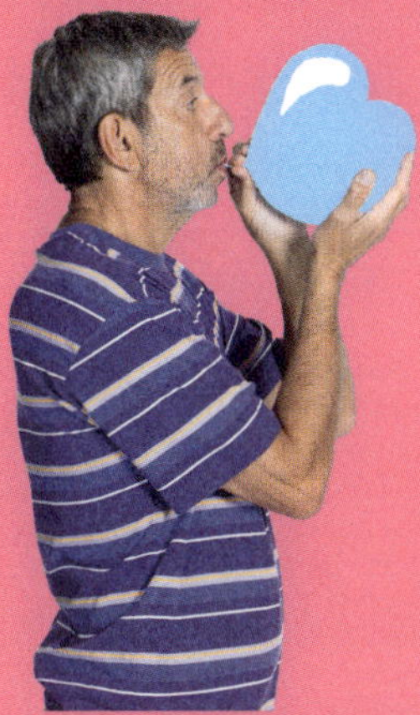



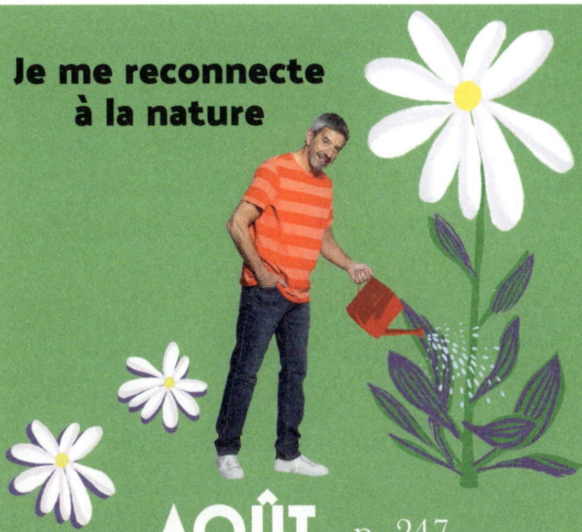



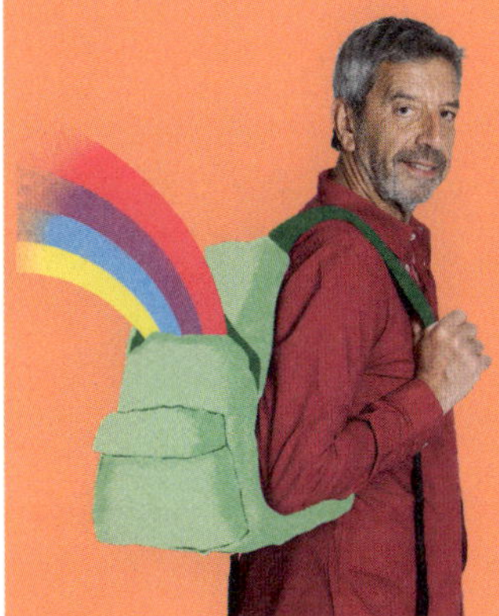



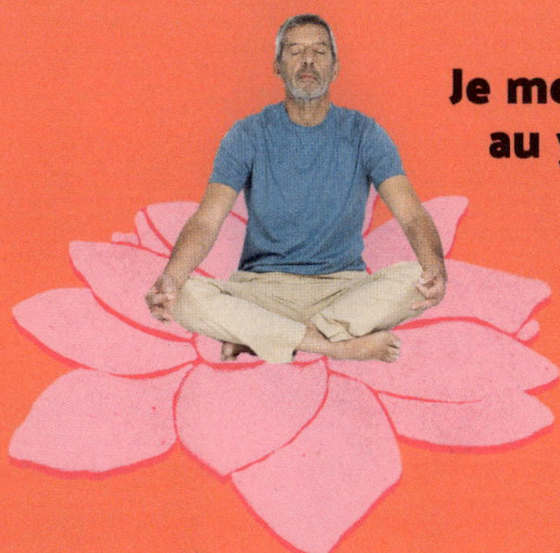



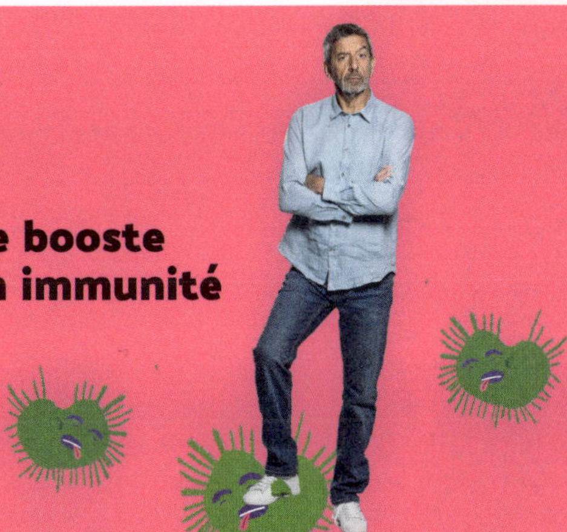



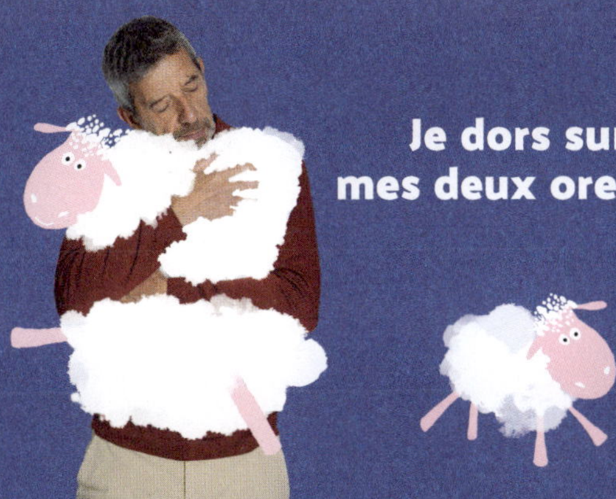

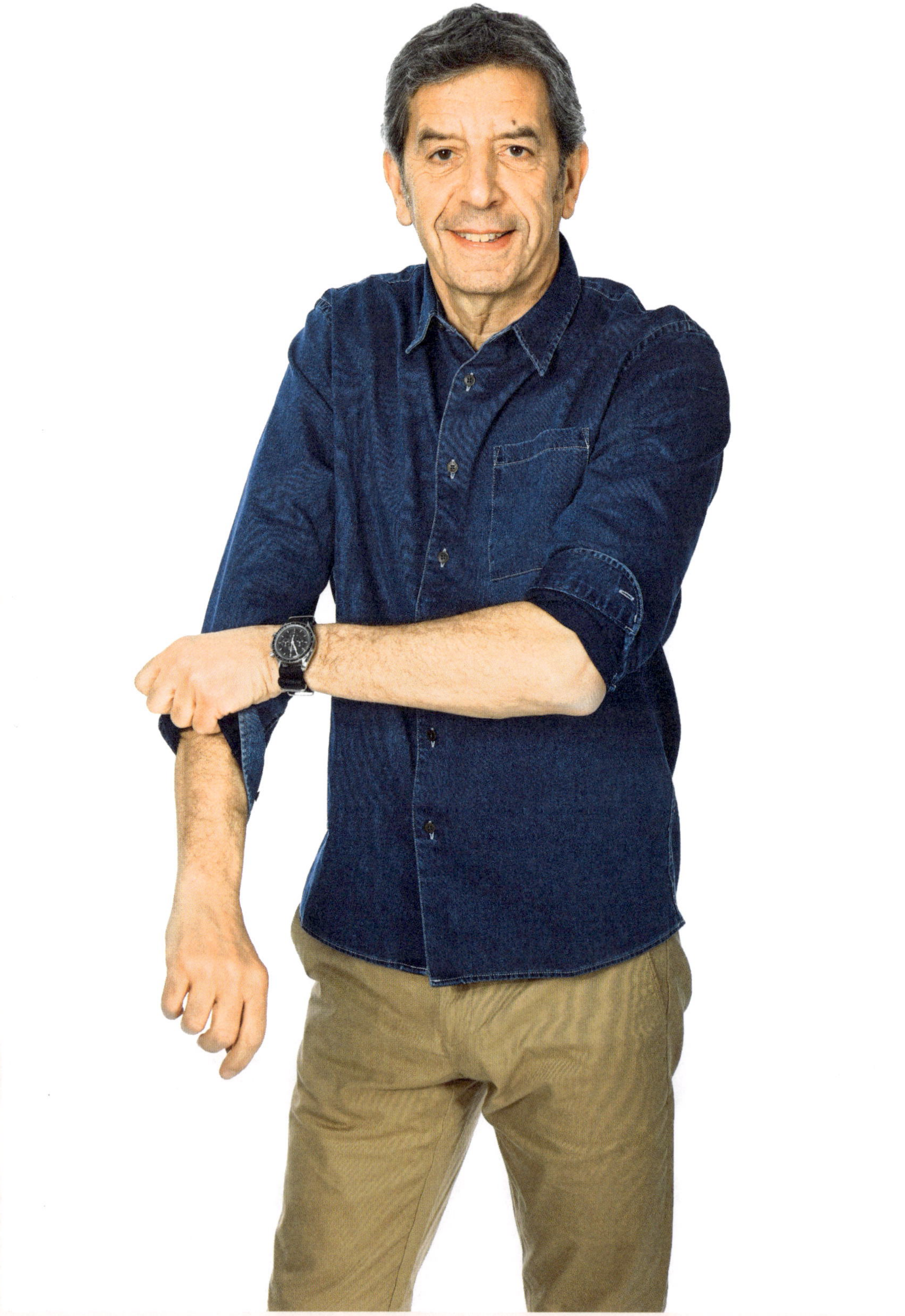

Des conseils santé tous les jours ? Je vous vois venir, « houlala quel pensum ! ». Et pour certains d'entre vous, j'imagine la suite : « déjà que je n'arrive pas à tenir une bonne résolution en début d'année alors si on m'en donne plein… ».

Alors d'abord, il ne s'agit pas de bonnes résolutions, mais de *coaching*. C'est très différent. Pas question de diktats dans cet almanach, mais d'un accompagnement bienveillant pour vous aider à prendre soin de vous, jour après jour. Ensemble, on embarque pour un voyage de 365 jours dont le but est de vous donner un maximum d'outils et de connaissances pour prendre en main votre santé. Vous connaissez mon credo, que je ne me lasse pas de répéter : mieux vaut prévenir que guérir.

**« La prévention, c'est l'arme numéro 1 pour rester en bonne santé et vivre plus longtemps. »**

La prévention, c'est l'arme numéro 1 pour rester en bonne santé et vivre plus longtemps. Pour ça pas de mystère, la clé du succès, c'est une bonne hygiène de vie. Vous allez voir, ce n'est pas si compliqué. Parfois, quelques petits gestes et de bons réflexes peuvent changer le cours des choses, booster votre forme et votre bien-être au quotidien ! Bien sûr cela passe par plus d'activité physique, une assiette équilibrée, un sommeil régulier, une meilleure gestion du stress… Tout ça, vous le savez déjà. Reste à passer en mode travaux pratiques sans pour autant vous assommer avec des centaines d'injonctions. Disons que je vous propose douze mois de challenges, chacun étant consacré à une thématique particulière : entretenir son capital jeunesse, combattre la fatigue, reprendre le sport, protéger son cœur, chouchouter son ventre, se reconnecter à la nature, etc. Vous y trouverez bien sûr des conseils, des infos, des coups de pouce, mais aussi de nombreux exercices pratiques, simples et efficaces, des techniques issues des médecines douces… Et pour finir le mois sur une note inspirante, vous trouverez des recettes gourmandes et équilibrées pour faire le plein de bons nutriments, indispensables pour se sentir bien !

Mais on se détend, rien ne vous oblige à lire cet almanach du 1er janvier au 31 décembre ! Sentez-vous libre d'aller picorer au gré des pages selon vos envies du moment. Envie de retrouver la ligne ? Rendez-vous au mois d'avril pour apprendre à manger équilibré et éviter l'effet yoyo. Vous souhaitez mettre plus de « green » dans votre vie ? Passez directement au mois d'août pour savoir comment faire corps avec la nature et profiter de ses effets apaisants !

Je suis persuadé qu'au fil de l'année – pour ceux qui jouent le jeu – vous aurez déjà changé certaines (mauvaises ?) habitudes et en aurez adopté d'autres bien plus *friendly* pour votre santé. Ça tombe bien, notre corps adore les habitudes, autant prendre les bonnes ! Par exemple l'activité physique : il n'y a rien de mieux pour vivre en bonne santé (je ne le répèterai jamais assez). C'est bon pour le cœur, l'immunité, le sommeil, le stress, le moral, et j'en passe. Si avec ça vous n'avez pas envie de chausser les crampons… Autre exemple : apprendre à mieux respirer. Les effets bénéfiques de la respiration sur notre rythme cardiaque, nos poumons, le stress… ne sont plus à démontrer. Faites-moi confiance, avec un chouia de motivation et toujours dans la bonne humeur, vous réussirez à faire rentrer ces super leviers – et bien d'autres – dans votre quotidien, mois après mois…

Prêts à passer une année en pleine forme ?

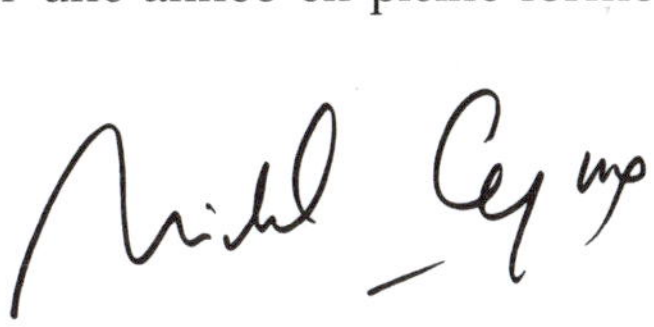

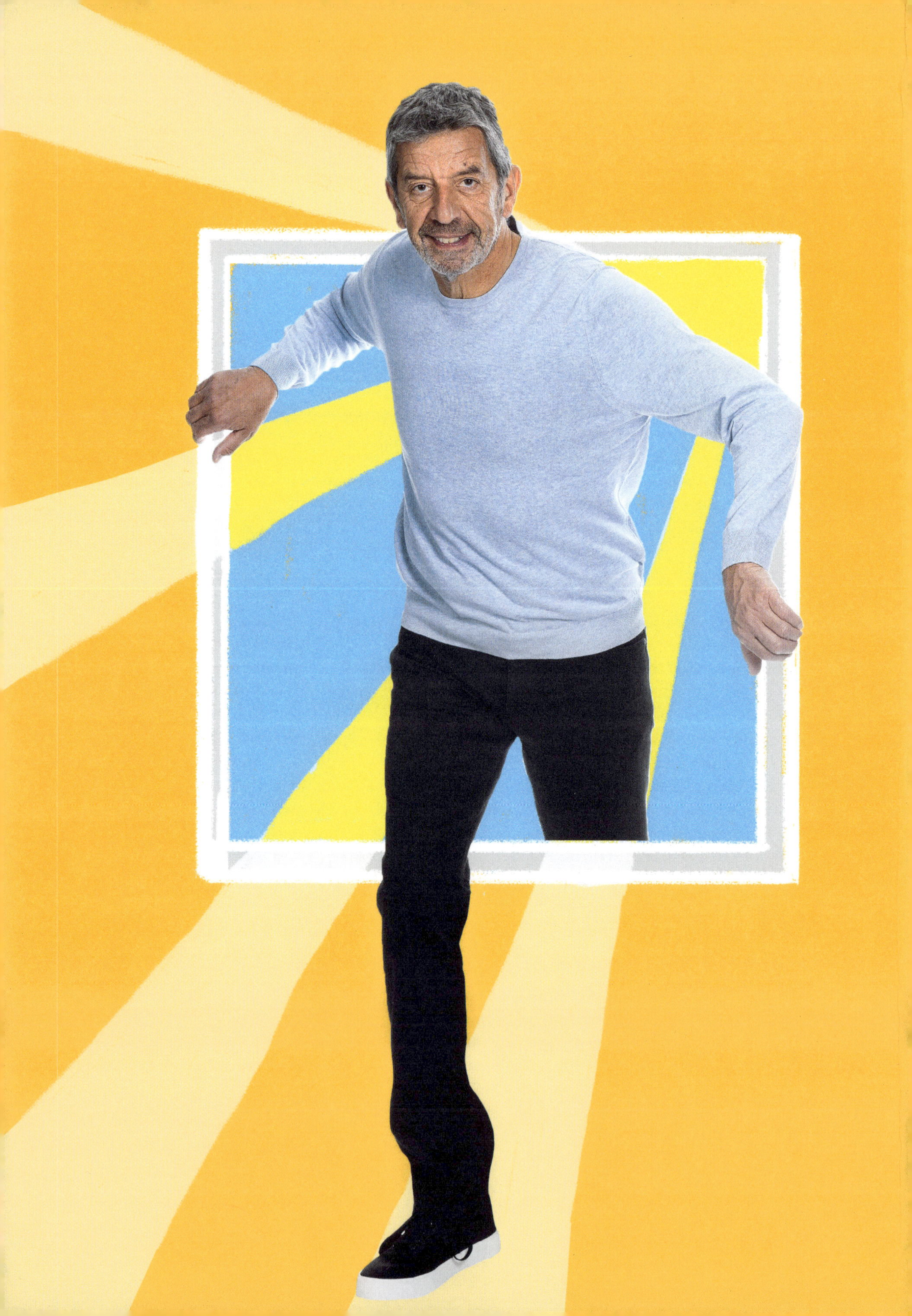

*Janvier*

# JE DÉMARRE L'ANNÉE DU BON PIED

## (FINI, LE MORAL DANS LES CHAUSSETTES !)

# JANVIER

**Alors comment ça va en ce début d'année? Un petit coup de mou après le marathon des fêtes? Cela nous arrive à tous. Chacun connaît des jours avec et des jours sans. Les circonstances de la vie peuvent nous malmener et garder sa bonne humeur n'est pas toujours facile. Néanmoins, voici une bonne nouvelle : quand on a le moral dans les chaussettes, le seul fait d'en être conscient est déjà une bonne chose, car cela invite à réagir. Et il est possible d'actionner des leviers – parfois plus simples et accessibles que vous ne l'imaginez – pour (re)conquérir et conserver un mental à toute épreuve.**

QUELLE EST VOTRE MÉTÉO INTÉRIEURE? ÉVALUER LE NIVEAU DE VOTRE MORAL PERMETTRA DE TROUVER LES SOLUTIONS LES PLUS ADAPTÉES À VOTRE BESOIN.

## COMMENT VA VOTRE MORAL?

**Grand soleil.** Moralement, vous êtes au top et vous respirez une joie de vivre communicative. Nos conseils vous aideront pour continuer à rayonner.

**Alternance d'éclaircies et de nuages.** Le baromètre de votre moral est assez variable. Fruit des mille et une sources de frustration, il est tout à fait permis de traverser de petits passages à vide ou de se laisser aller parfois à un peu de vague à l'âme.

**Avis de tempête.** Ça ne va pas fort et vous avez beau savoir pourquoi, vous avez du mal à redresser la barre. Vous dormez mal, mangez peu, et ne parvenez même plus à réfléchir? Suivez vite nos conseils pour vous ressourcer.

## MES OBJECTIFS

- ☐ Comprendre les mécanismes impliqués dans le moral pour mieux agir.
- ☐ Reprendre une hygiène de vie *happy life.*
- ☐ Miser sur une alimentation *good mood.*
- ☐ Aider mon cerveau à passer en mode positif.

# LE MORAL, UNE QUESTION DE CHIMIE?

En quelque sorte, oui. Car nos états émotionnels résultent de toute une cascade de réactions physiologiques : nos neurones communiquent entre eux grâce à des molécules chimiques (les neurotransmetteurs) qui sont les «messagères de nos émotions» et doivent être maintenues dans un équilibre subtil. Selon que nous sommes joyeux ou tristes, nos synapses ne libèrent pas les mêmes molécules, ni en quantité équivalente.

- **La sérotonine, gardienne de notre bonne humeur :** elle entraîne une sensation de sérénité. Elle régule sommeil et appétit, protège de la déprime et de l'anxiété : on «se sent bien». Un taux trop bas favorise une humeur sombre, mais aussi des comportements impulsifs et agressifs. Le cortisol, l'hormone du stress, peut venir contrecarrer son action.
- **La dopamine, «l'hormone du plaisir» :** elle stimule l'action (physique ou mentale) pour assouvir une envie. Une fois le but atteint, la dopamine va encore déclencher la libération de substances du plaisir (endorphines, endocannabinoïdes et sérotonine) qui induisent une sensation de joie et de bien-être.
- **La noradrénaline joue la mouche du coche :** elle favorise l'excitation, la vigilance et l'apprentissage. Son insuffisance anesthésie les sentiments, diminue la motivation, perturbe la concentration et augmente l'anxiété.

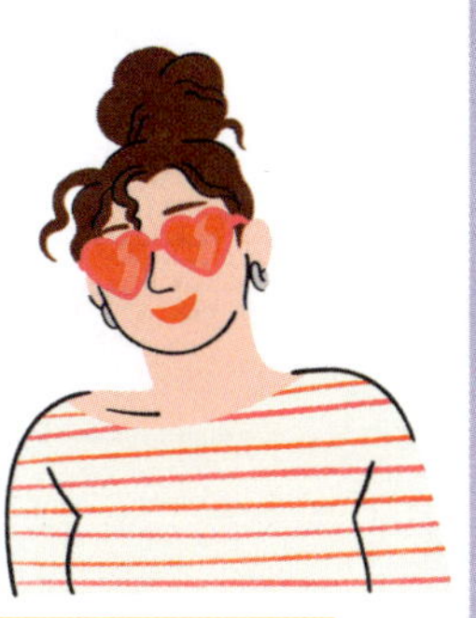

## On regarde ça de près

### Deux outsiders qui comptent

Le tryptophane et la tyrosine sont deux acides aminés (constituant des protéines alimentaires) apportés par l'alimentation. Le tryptophane est nécessaire à la synthèse de la sérotonine et la tyrosine remonte le taux de dopamine.

LE CONSEIL DU JOUR

### À nous de jouer!

*Il existe des tas de façons de remonter son taux «d'hormones du bonheur», notamment en ayant une meilleure hygiène de vie (alimentation, sommeil, etc.). Par exemple pour la dopamine et la sérotonine, en mangeant des aliments riches en tyrosine, ou plus simplement… en caressant un animal. Pour la noradrénaline, fabriquée à partir d'un acide aminé, faire le plein de protéines, mais aussi augmenter son activité physique.*

LE SAVIEZ-VOUS ?

### ON PEUT ÊTRE HYPERSENSIBLE PAR NATURE

LA PROTÉINE DE TRANSPORT DE LA SÉROTONINE DÉPEND D'UN GÈNE QUI CODE SOUS DEUX FORMES : UNE «COURTE» ET UNE «LONGUE». SI L'ON A HÉRITÉ DE DEUX GÈNES CODANTS POUR LA FORME COURTE, ON HÉRITE AINSI D'UNE NATURE HYPERSENSIBLE. POUR PARER À L'ANXIÉTÉ, IL NOUS FAUDRA UNE VIE PAISIBLE ET DES LIENS AFFECTIFS SÉCURISANTS.

# NOTRE MORAL
## DÉPEND AUSSI DE NOUS

De même que certains naissent avec plus ou moins de facilité pour les langues étrangères, notre patrimoine génétique intervient dans notre aptitude au bonheur. Pour 35 % exactement. Les personnes heureuses se caractériseraient notamment par une certaine mutation d'un gène impliqué dans la recapture de la sérotonine. Il existe aussi des facteurs de risques génétiques de l'anxiété. Ce qui est sûr, c'est qu'il reste tout de même une marge de 65 % sur laquelle nous pouvons agir ! Ensuite vient l'éducation.

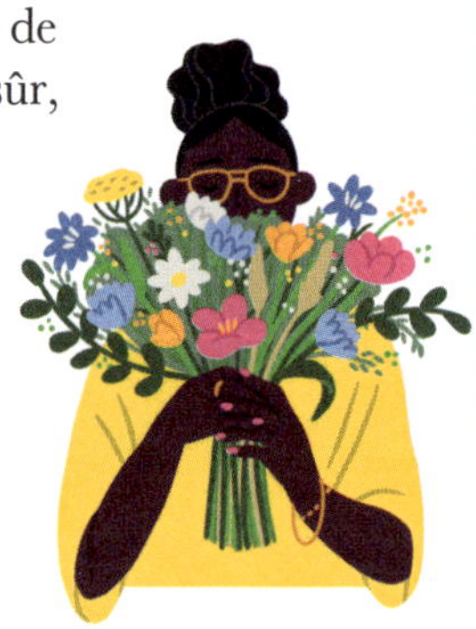

### UNE QUESTION D'ÉDUCATION ?

« Ma mère était comme ça. » Cette remarque, fréquente, ne pointe pas seulement l'influence de l'hérédité, mais aussi celle de notre histoire personnelle. Un trait de caractère, génétiquement déterminé, va entrer en résonnance avec l'histoire de notre famille, les normes sociales, la façon dont nos parents nous accueillent, etc. On le sait, être élevé de façon sécurisante favorise la construction du bien-être… tandis qu'abandon, violence ou traumatisme peuvent laisser une fragilité psychique. Heureusement, ce n'est pas une fatalité : des psychothérapies permettent de se remettre des traumatismes les plus graves, tandis que différentes techniques (la pensée positive notamment…) aident à mieux gérer le quotidien !

### LE SAVIEZ-VOUS ?

**C'EST QUAND LE BONHEUR ?**

DIFFÉRENTS SONDAGES ONT TENTÉ DE TROUVER L'ÂGE IDÉAL. SURPRISE ! LORS D'UN SONDAGE EN LIGNE EFFECTUÉ PAR LE SITE SOCIAL ANGLAIS *FRIENDS REUNITED* AUPRÈS DE PERSONNES DE 40 ANS ET PLUS, SEPT SUR DIX ONT DÉCLARÉ AVOIR COMMENCÉ À ÊTRE HEUREUSES À PARTIR DE 33 ANS. UNE ÉTUDE RÉALISÉE PAR HOTMAIL ESTIMAIT POUR SA PART À 55 ANS L'ÂGE OÙ L'ON PROFITE LE PLUS DE LA VIE.

### LE CONSEIL DU JOUR

**Bien s'entourer**

*Cela semble être une évidence, mais il est plus difficile d'avoir un moral au top quand on vit seul et isolé. Appartenir à une famille, un cercle d'amis, un club, etc. procure un sentiment d'attachement qui joue sur notre moral. Ce sont les amitiés et les contacts humains qui sont les sources de notre bonheur. Cultivons-les !*

### ÇA, C'EST GOOD !

**ON PEUT METTRE NOTRE CERVEAU EN MODE POSITIF**

Les chercheurs ont montré que chez une personne déprimée les zones de son cerveau relatives au sentiment de malheur et à la perception du danger étaient plus étendues et plus activées. Mais cet état n'est pas figé ! Notre cerveau évolue tout au long de notre vie, en réponse à nos différents apprentissages et entraînements. La science parle de « neuroplasticité ».

# HYGIÈNE DE VIE :
## 3 PILIERS POUR UN BON MORAL

### 1 Lutter contre le stress

Trop excessif et prolongé, le stress fait grimper le taux de cortisol qui perturbe les neurones de l'hippocampe (siège de la mémoire et des émotions), ce qui est fréquent chez les personnes déprimées, ainsi qu'une surstimulation de l'amygdale, cause d'anxiété et de troubles de l'humeur. On adopte alors les techniques de relaxation qui nous conviennent le mieux (sophrologie, respiration…) !

### 2 Retrouver un bon sommeil

Un mauvais sommeil… et notre résistance au stress est mise à rude épreuve : nous voilà plus irritable, moins disposé à faire face aux contraintes familiales ou professionnelles. Ce qui fait le lit de l'anxiété et de la dépression. Un vrai cercle vicieux : on dort souvent mal quand on a un mauvais moral.

### 3 Se bouger !

Le sport est le meilleur antidépresseur ! La pratique d'une activité physique augmente la production de dopamine (l'hormone du plaisir) et active le système de récompense. Ce qui donne envie de… bouger davantage. Au bout de trente minutes de pratique, la libération d'endorphines procure une sensation de plaisir, de plénitude, parfois même d'euphorie, qui perdure plusieurs heures après l'effort.

DITES-MOI DR.GOOD ?

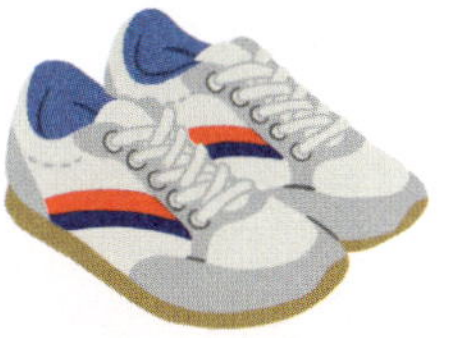

**Et la mélatonine, quel est son rôle ?**

En veillant sur notre sommeil, elle influe indirectement sur notre mental. En effet, un sommeil réparateur, d'une durée et d'une qualité suffisantes, est indispensable au maintien de notre équilibre psychique. On la trouve sous forme de médicament, prescrit par le médecin pour les plus de 55 ans qui rencontrent des difficultés à s'endormir ou souffrent de réveils nocturnes.

LE CONSEIL DU JOUR

**Le sport ? C'est tout bénef.**

*Et si on vous dit que pratiquer vingt minutes par jour éloigne les ruminations mentales ? L'Inserm recommande même l'activité physique en recours numéro un pour les personnes souffrant d'un trouble dépressif léger à modéré. Pour finir de vous motiver, les études ont montré que trois séances de sport hebdomadaires pendant les six derniers mois de grossesse diminuent de moitié le risque de baby-blues. Alors, prêt à chausser vos baskets ?*

ÇA, C'EST PAS GOOD !

**GARE AU BURN-OUT**

Le burn-out ne frappe pas seulement ceux qui exercent un travail peu gratifiant. Cette sorte d'implosion résultant du surmenage touche les salariés auxquels on demande trop et qui n'y arrivent plus, les perfectionnistes, les aidants familiaux ou les mères de famille qui manquent de soutien et sont au bout du rouleau.

LE CONSEIL DU JOUR

### On force sur les oméga-3

*Ils « huilent » le cerveau, sont anti-inflammatoires et activent la libération de la sérotonine. Ils protègent le cœur et aussi de la déprime et des troubles anxieux. On met au menu : du poisson dit gras (maquereau, sardine, espadon, thon, saumon, hareng), de l'huile de noix, de colza ou de lin, des oléagineux (noix, amandes, noisettes, etc.) et des graines (lin, chia, courge…) à incorporer dans vos plats.*

LE COACHING DE **Dr.Good !**

### Rebooster son appétit

Quand on a du vague à l'âme, on n'a souvent pas franchement faim… Comment gérer ? En retrouvant le plaisir de cuisiner : cap sur les herbes ciselées, la vaisselle qu'on aime et tout ce qui va donner du goût ! Ensuite, on prend son temps (au moins vingt à trente minutes) : on regarde, on hume… et on déguste en cherchant à identifier les saveurs.

# ON MANGE QUOI AUJOURD'HUI ?

| Petit déjeuner | Déjeuner | Dîner |
| --- | --- | --- |
| Thé ou café, porridge maison (flocons d'avoine, lait d'amande, copeaux de noix de coco, noix de pécan, vanille), 2 clémentines. | Avocat aux crevettes sauce citron, brochette de poulet grillé au romarin, quinoa et sauce tomate, salade de mâche au parmesan. | Soupe de lentilles corail au safran, purée de patate douce, crème dessert à la vanille. |

**Les aliments santé**

**Les flocons d'avoine :** Cap sur le porridge ! Au menu, vitamines du groupe B bénéfiques pour retrouver sa joie de vivre, magnésium pour une meilleure sérénité, le tout sans faire grimper en flèche la glycémie, ce qui accentuerait les désastreux *up and down* du moral.

**Le quinoa :** Très riche en magnésium, qui aide à mieux dormir et à retrouver sa sérénité, la petite graine venue des Andes contient aussi du tryptophane, permettant ainsi de relever le niveau de sérotonine.

**La recette du jour : purée de patate 100 % douce**

Pour 2 personnes : Peler et couper deux patates douces en morceaux, les faire cuire à l'eau additionnée de ½ cube de bouillon jusqu'à ce que la chair soit tendre. Égoutter et écraser finement à la fourchette en liant avec 15 cl de lait d'amande. Ajouter ensuite 1 c. à. s. d'huile de coco, 1 c. à c. de cannelle, 2 pointes de muscade et 1 c. à s. de sirop d'érable. Servir chaud ou tiède, saupoudrée de noix de pécan concassées.

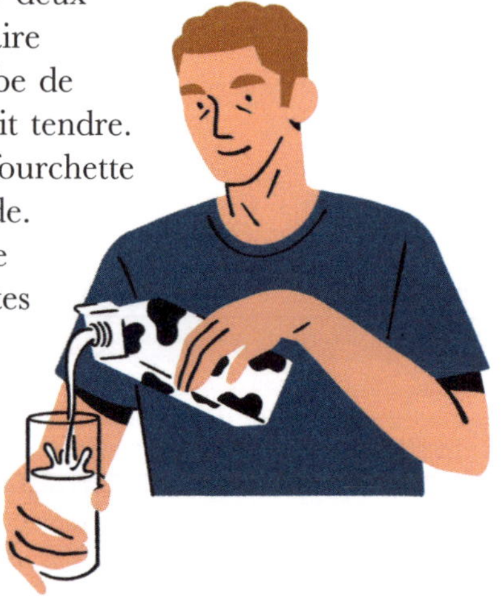

LE CONSEIL DU JOUR

### Le plein de lumière

*Outre son effet positif sur notre organisme, s'exposer à la lumière naturelle du matin agit comme la sonnerie du réveil sur notre corps : il comprend qu'il est temps de se mettre en mouvement. On passe une meilleure journée, on se sent plus dynamique, psychiquement et moralement, et cela favorise l'endormissement du soir. Un vrai cercle vertueux.*

# L'OPTIMISME, C'EST LA SANTÉ !

**Voltaire a raison lorsqu'il écrit « j'ai décidé d'être heureux parce que c'est bon pour la santé ». L'optimisme, c'est s'autoriser à envisager une tournure favorable aux événements et agir dans ce sens. Il contribue à prévenir les maladies. La preuve par six.**

**1 Une meilleure immunité.** Une attitude positive contribue à rendre nos défenses plus efficaces, comme l'a démontré une étude menée par les chercheurs Brennan & Charnetsky en 2000 auprès d'étudiants en droit. La réponse immunitaire des « optimistes » face à l'agression de virus était meilleure que celles des autres… CQFD.

**2 Moins de maladies chroniques liées à l'hygiène de vie.** Il s'agit juste d'un constat, mais les personnes qui ont bon moral adoptent plus souvent des comportements sains. En conséquence, elles sont plus susceptibles de bien manger, de faire de l'exercice et de ne pas fumer.

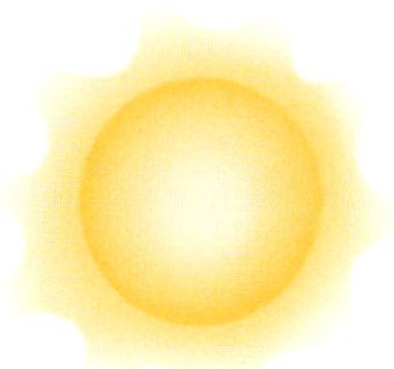

**3 Une meilleure gestion du stress.** En cas de stress, notre organisme produit de l'adrénaline et du cortisol. Des chercheurs de l'université de l'Illinois (États-Unis) qui ont suivi pendant six ans 135 personnes âgées de 60 ans l'ont démontré : face à des situations stressantes, le niveau de cortisol est plus stable chez les optimistes que chez les pessimistes.

**4 Un cœur en forme.** Voir le bon côté des choses est associé à une baisse de la tension artérielle et à un équilibre des taux de cholestérol. Résultat : les optimistes ont 35 % de risques en moins de développer une maladie du cœur, selon une compilation de 15 études réalisée au Canada.

**5 Une mémoire au top.** L'optimisme contribue à lutter contre les troubles de la mémoire, comme le montre une étude de l'université du Michigan (États-Unis) parue en 2016. Et, si vous avez un conjoint enjoué, gardez-le ! Vieillir à côté d'une personne heureuse de vivre diminue les risques de maladie d'Alzheimer.

**15 %**

**C'est le pourcentage d'espérance de vie en plus pour les optimistes, selon l'Académie américaine des sciences (2019), et ils ont 50 à 70 % de chances supplémentaires d'atteindre 85 ans.**

Bref, même si les pessimistes ont parfois raison, les optimistes profitent davantage de la vie.

# 6 JANVIER

## 6 PÉRIODES QUI FRAGILISENT NOTRE MORAL

**1 Après un accouchement.** Le baby-blues, un sentiment de fatigue et de tristesse dû à une baisse brutale des hormones et aux nuits hachées, concernerait environ 20 % des femmes. Il disparaît en général au bout d'une semaine. Mais s'il s'installe, une aide est nécessaire, car il peut s'agir d'une dépression post-partum.

**2 La ménopause.** Là encore, les répercussions sur notre moral proviennent surtout du bouleversement hormonal, mais la difficulté à accepter de se voir vieillir peut aussi jouer. Ainsi, on estime que 41 % des femmes voient leur moral décliner en entrant en périménopause.

**3 Le sevrage d'une addiction.** Arrêter le tabac, l'alcool ou les médicaments engendre un mal-être réactionnel, à cause du contrecoup sur le système nerveux. Une fois le sevrage terminé, le système nerveux va peu à peu retrouver un nouvel équilibre.

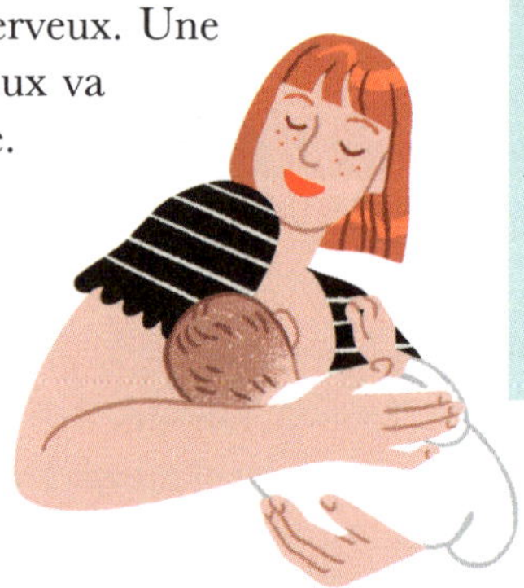

**4 Le deuil et la séparation.** Après un choc psychologique (décès, accident grave, divorce, déménagement), l'esprit a besoin de cicatriser, c'est normal. Si l'humeur triste se prolonge au-delà de deux mois, il faut consulter.

**5 Fêtes de fin d'année, Saint-Valentin, vacances…** Ce sont autant de périodes difficiles, où la pression sociale vient renforcer le sentiment de solitude. SOS amitié a vu le nombre d'appels reçus quotidiennement passer de 6 000 à 8 000 durant la pandémie, mais grimper jusqu'à 9 000 lors des fêtes de fin d'année 2020.

**6 L'hiver.** Avec les jours qui raccourcissent, le ciel gris et le manque de lumière (qui fait chuter la production de certaines hormones comme la mélatonine), la saison hivernale peut engendrer chez environ 5 % de la population une déprime saisonnière.

LE CONSEIL DU JOUR

### Halte au syndrome du dimanche soir

*Certains ont le cafard quand arrive la fin d'après-midi dominicale à l'idée qu'il faudra reprendre le collier le lendemain. Si le symptôme revient chaque semaine, il serait temps de réfléchir à ce qui ne va pas dans le travail : les collègues ? l'ennui ? le manque de reconnaissance ? Pourquoi ne pas introduire, dès le lundi, l'une des activités qui vous fait du bien durant le week-end : une petite promenade à la pause de midi ? Un déjeuner avec un·e ami·e ? Un cours de sport ?*

**18 %**

**C'est le pourcentage de pères qui souffrent du « daddy-blues », l'équivalent masculin de la dépression postnatale des mamans. En cause, l'émotion et le poids des nouvelles responsabilités.**

(Étude irlandaise reprise dans le JIM du 24 novembre 2017.)

# ON MANGE QUOI AUJOURD'HUI ?

**Petit déjeuner**

Thé ou café, smoothie d'hiver : carotte, orange, ananas + graines de lin moulues, 1 œuf coque, 2 tranches de pain beurrées.

**Déjeuner**

6 huîtres, pavé de saumon grillé au citron, épinards à la crème, 1 kiwi.

**Dîner**

Salade d'endive, betterave, pomme, noix et parmesan, risotto aux petits pois et fèves, mangue rôtie à la vanille.

**LE CONSEIL DU JOUR**

**Plus de fruits et légumes !**

*La vitamine C présente en quantité dans tous les agrumes, le kiwi, la grenade ou la mangue, donne un coup de fouet, mais intervient également dans la fabrication de la dopamine, qui favorise un bon moral. Tous les légumes à feuilles (blette, mâche) sont également riches en vitamine B9, évitant ainsi les sautes d'humeur.*

## Les aliments santé

**Le saumon :** Choisi plutôt sauvage que d'élevage, il est concentré en oméga-3 antidépression, mais aussi en vitamine D impliquée dans l'état psychologique, car elle agit sur les messagers chimiques de l'humeur. Or, nous en manquons les mois d'hiver, et cela expliquerait en partie la dépression saisonnière…

**L'huître :** Sous la coquille, des vitamines du groupe B, de la taurine qui stabilise l'humeur, et du sélénium, un essentiel dont on a prouvé qu'il était en insuffisance chez les dépressifs. Aucune raison de se priver même hors des périodes de fêtes !

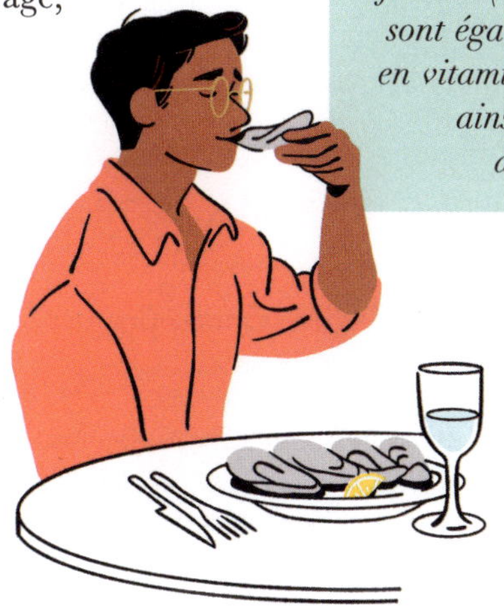

## La recette du jour : smoothie d'hiver

Mettre ½ ananas coupé en cubes, 2 carottes épluchées et coupées en rondelles, les quartiers d'une orange et 1 c. à s. de graines de lin dans un blender. Ajouter un peu d'eau et mixer longtemps, très longtemps (au moins une minute après que le tout ait été réduit en purée). Déguster.

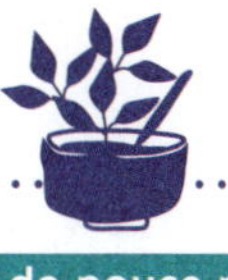

**Le coup de pouce naturel**

### La potion magique

À réaliser en cas de coup de mou (psy et physique). Pressez le jus d'une orange et ajoutez 1 c. à c. de miel avec 1 goutte d'huile essentielle de citron et 1 de gingembre (tous deux toniques et antidéprime), à compléter avec de l'eau tiède. Très fatigué ? On y ajoute 1 ampoule de magnésium marin (Plasma marin de Thalamag®) ou du magnésium en comprimés.

# C'EST QUOI, UNE VRAIE DÉPRESSION ?

La frontière entre une baisse de moral et la dépression n'est pas évidente pour tout le monde. Elle est cependant nette pour les médecins. La déprime est un état émotionnel transitoire induit par les tracas quotidiens. C'est quand elle dure depuis plus de deux semaines, du matin au soir, qu'il ne s'agit plus d'un simple coup de blues. Les victimes de vraie dépression ne sont pas seulement excessivement tristes. Elles perdent l'appétit, le sommeil, se négligent, ne s'intéressent à rien, n'ont plus envie de voir personne, et ruminent même parfois des idées suicidaires. Si plusieurs de ces symptômes sont présents et le désir de vivre à ce point fragile, il est urgent de consulter.

**Les signes qui doivent vous alerter :**

- Envie constante de pleurer sans motif.
- Plus aucune énergie, le moindre geste demande un immense effort, jusqu'au simple fait de se lever le matin.
- Sentiment de culpabilité et d'incompétence.
- Irritabilité.
- Manque de motivation et incapacité à ressentir du plaisir, même pour les activités qui nous plaisent d'habitude ; absence de désir sexuel ; plus d'intérêt pour s'habiller ou se maquiller.
- Difficulté croissante à se concentrer, l'esprit tourne au ralenti.

### IL VAUT MIEUX LE SAVOIR

**TROUVER UNE OREILLE ATTENTIVE**

SI ON SE SENT VRAIMENT MAL, IL EXISTE PLUSIEURS LIGNES D'ÉCOUTE ET ASSOCIATIONS, PARMI LESQUELLES :

- SOS AMITIÉ, ÉCOUTE ANONYME ET CONFIDENTIELLE 24H/24, 7J/7 AU : 09 72 39 40 50
- CROIX-ROUGE ÉCOUTE : 0800 858 858
- FIL SANTÉ JEUNES : 0800 235 236
- ASSOCIATION FRANCE DÉPRESSION : 07 84 96 88 28

### LE CONSEIL DU JOUR

**La dépression masquée**

*Parfois, la tristesse n'est pas au premier plan. On souffre de maux de dos, de tête, de ventre, de vagues malaises et de douleurs musculaires, sans voir que la cause est d'origine mentale. C'est que la maladie présente parfois un visage trompeur : au lieu de souffrir d'insomnie (notamment à l'aube), on se réfugie dans le sommeil. Plutôt que de manquer d'appétit, on se met à grignoter du sucré, ou à boire plus d'alcool. Autant de signes qui doivent vous inciter à consulter.*

### STOP AUX IDÉES REÇUES

**LES ENFANTS NE SONT PAS DÉPRIMÉS**

Selon le ministère des Solidarités et de la Santé (octobre 2020), 2,1 % à 3,4 % des enfants et 14 % des adolescents sont concernés. Ce n'est pas pour rien que de nombreux médecins ont alerté sur les effets de l'épidémie de Covid-19 sur le moral des plus jeunes. Mais rien n'est définitif, et, diagnostiquée à temps, cette affliction se soigne.

LE CONSEIL DU JOUR

**Le plaisir avant tout**

*Privilégiez une activité extérieure pour prendre la lumière : la marche tout simplement, le vélo… Les disciplines corps-esprit* (qi qong, tai-chi…) *qui agissent sur l'équilibre sont indiquées pour les personnes qui souhaitent déstresser, car elles associent des mouvements lents à la respiration et à la concentration mentale.*

ÇA, C'EST GOOD !

**LE SPORT SUR ORDONNANCE**

Les députés viennent d'élargir la prescription du « Sport sur Ordonnance ». D'abord réservée aux affections métaboliques de longue durée (diabète...), elle intègre désormais la santé mentale. Effectuées auprès d'un professionnel qualifié, les séances peuvent alors donner droit à un remboursement par la plupart des mutuelles.

# LE SPORT, LE MEILLEUR
## MÉDICAMENT ANTI-BLUES

Eh oui, il faut seulement trente minutes de pratique pour déclencher des sécrétions bienfaisantes. Bonus : l'effet des endorphines dure environ trois quarts d'heure. Celui de la sérotonine peut se prolonger trois à cinq jours. Et, plus l'organisme est entraîné à produire ces hormones, plus il les sécrète vite et à des taux importants ! Le minimum syndical : 6 000 pas par jour. Partons du principe que dix minutes de marche équivalent à 1 000 pas… Il n'y a plus qu'à choisir parmi les exemples suivants et les cumuler pour y arriver.

**10 minutes ou 1 000 pas, c'est :**

- Prendre une pause pour sortir dans la rue plutôt que de faire une halte à la machine à café du bureau…
- Accompagner ses enfants à l'école à pied le matin (si elle se trouve à quelques rues du domicile).

**15 minutes ou 1 500 pas, c'est :**

- Descendre du bus ou du métro deux stations avant sa destination et finir le trajet maison-travail à pied.
- Faire une course vite fait en délaissant la voiture, à condition que le magasin soit un peu éloigné.

**30 minutes ou 3 000 pas, c'est :**

- Partir en balade après le déjeuner.
- Promener son chien !

LE COACHING DE **Dr.Good !**

### La marche afghane, entre sport et méditation

Cette technique utilisée par les caravaniers afghans, capables de marcher 60 km/jour, synchronise les pas et la respiration. En pratique : trois pas sur l'inspiration, un pas de rétention (les poumons sont pleins), 3 pas sur l'expiration, un pas de rétention (les poumons sont vides) et on recommence. Donc 3-1/3-1

# LES PLANTES
## QUI REMONTENT LE MORAL

**La phytothérapie tient la dragée haute aux médicaments. L'avantage? Nettement moins d'effets indésirables et une efficacité prouvée.**

**Le millepertuis, adoubé par les autorités :** Il a fait l'objet de plus de 50 études cliniques. Son efficacité est comparable aux antidépresseurs, sans leurs effets secondaires.

**Le bon mode d'emploi :** Disponible en gélules sans ordonnance. Il entraîne de nombreuses interactions médicamenteuses, parlez-en d'abord avec votre médecin. Comptez quatre semaines avant que ses effets se manifestent pleinement.

**La rhodiole :** Efficace, elle aide l'organisme à s'adapter à la pression extérieure, mais booste également le moral. Elle agit rapidement, dès la première semaine.

**Le bon mode d'emploi :** En teinture mère (30 gouttes dans un verre d'eau) ou en gélules (2 gélules dosées à 250 mg/gélule), pendant trois semaines, une prise au petit déjeuner et une au dîner.

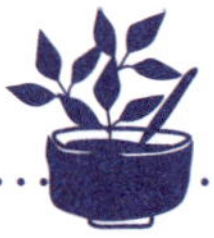

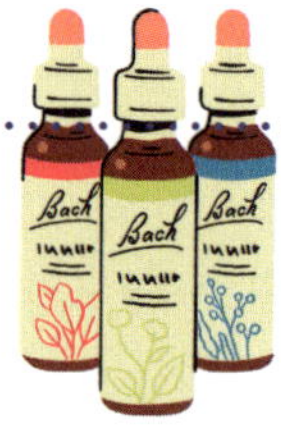


**Le coup de pouce naturel**

### Les fleurs de Bach

Ces préparations à base d'essence de fleurs traiteraient les états émotionnels. Si aucune étude scientifique n'a confirmé leur efficacité, elles ne présentent aucune contre-indication. Déposez 4 gouttes pures sous la langue 2 fois par jour ou 16 gouttes dans votre gourde d'eau (à boire tout au long de la journée).

• Vous êtes déprimé sans motif apparent : *Mustard* (la moutarde) permet de relativiser et de retrouver du plaisir.

• Vous manquez d'entrain : *Hornbeam* (le charme) vous rendra la vie plus rose.

• Vous êtes pessimiste : *Gorse* (l'ajonc) va vous rendre espoir et courage.

**LE CONSEIL DU JOUR**

### Et pourquoi pas le CBD?

*L'un des composés du cannabis, le cannabidiol (CBD), est en vente libre en France. Il est connu pour ses effets relaxants et antidouleur, mais il ne fait pas «planer». On le trouve en tisanes, sous forme de e-liquide à vapoter, en gouttes ou en gélules. Il diminue stress et crises de découragement.*

**Le griffonia dope la sérotonine :** Pour retrouver gaieté et joie de vivre. Cette plante africaine contient en effet du 5-HTP, un précurseur de la sérotonine.

**Le bon mode d'emploi :** Il n'a quasiment aucune contre-indication (sauf la grossesse). Il améliore aussi le sommeil et calme les compulsions sucrées. Sous forme de gélules (dosées à 50 mg de 5-HTP), on en prend 2 à 16 heures et 2 au coucher. En cure de trois semaines à un mois.

# ON MANGE QUOI AUJOURD'HUI ?

| Petit déjeuner | Déjeuner | Dîner |
|---|---|---|
| Thé ou café, granola anti-blues, yaourt nature, 2 fruits de la passion. | Salade césar : pousses d'épinards, poulet grillé, œuf, tomates cerises, croûtons et parmesan, mousse au chocolat, 2 clémentines. | Guacamole avec radis et bâtonnets de carotte, riz sauté au safran, noix de cajou et champignons, compote pomme-poire à la vanille. |

## LE CONSEIL DU JOUR

### On force sur les protéines

*Elles recèlent tryptophane et tyrosine, des acides aminés qui participent à la fabrication des hormones de la bonne humeur. Quand on ne mange pas de viande ni d'œuf, il faut augmenter les produits laitiers, le tofu, les légumineuses, les oléagineux et les céréales complètes.*

### Les aliments santé

**L'épinard :** Si sa richesse en fer est une légende, il apporte une bonne dose de vitamine B9 (acide folique), qui contribue à la fabrication de la sérotonine et de la dopamine, donc à l'équilibre de l'humeur, des émotions et du sommeil. Il semblerait que sautes d'humeur et irritabilité puissent être liées à une consommation insuffisante de cette vitamine.

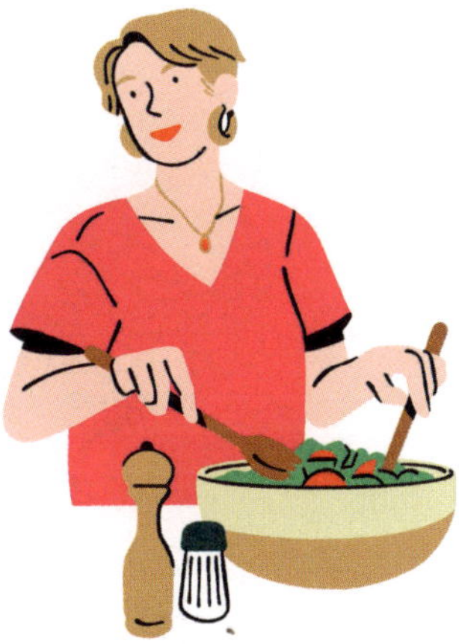

**L'avocat :** Doux et onctueux, c'est aussi une mine de vitamines du groupe B, dont la vitamine B9 essentielle à l'équilibre des humeurs et des émotions. En prime, du magnésium, et un effet coupe-faim qui évite de craquer sur des sucreries.

### La recette du jour : granola anti-blues

300 g d'amandes, noisettes et noix concassées, 200 g de flocons d'avoine, 3 c. à s. de miel, le jus de 1 orange, 1 c. à s. d'huile de coco juste chauffée. Mélanger (en patouillant avec les mains) et ajouter 100 g de pépites de chocolat. Étaler sur la plaque du four (sur un papier sulfurisé), cuire 20 minutes à 170 °C et vous obtenez un merveilleux granola spécial bonne humeur pour les prochains petits déjeuners ! À stocker dans un bocal hermétique.

## DITES-MOI DR.GOOD ?

### Et si j'ai un petit creux ?

Voici trois idées d'en-cas malins :

- 3 carrés de chocolat, une dizaine de noix et une petite banane.
- Un grand jus d'orange frais agrémenté de ¼ de gousse de vanille et 2-3 petits-beurre ou sablés.
- Une infusion de safran : une minipincée (10 stigmates maximum) dans 1 c. à c. de miel, plus de l'eau bouillante ou du thé vert ou rouge.

# DU VERT POUR ÉVITER
## DE BROYER DU NOIR

**Ah, la nature ! Elle nous fait un bien fou. Que l'on promène son chien en forêt, que l'on s'asseye sur un banc dans un parc ou que l'on contemple son jardin, se mettre au rythme de la vie végétale aide à évacuer fatigue et énervement et à reconstituer ses forces.**

Une célèbre étude (menée par le Professeur Bratmana, de l'université de Stanford) a montré que, au bout de quatre-vingt-dix minutes de marche en forêt, la zone du cerveau impliquée lorsqu'on broie du noir – le cortex préfrontal – était nettement moins active chez les randonneurs du dimanche. En pratique :

- **Un parc, un square ou un petit jardin** offrent un refuge pour les citadins en manque d'oxygène.
- **Un balcon et même quelques plantes** sont déjà source de réconfort. Une simple image de verdure rend déjà l'humeur plus joyeuse : notre cerveau se « branche » sur une onde alpha, source de relaxation, et libère des vagues de sérotonine.

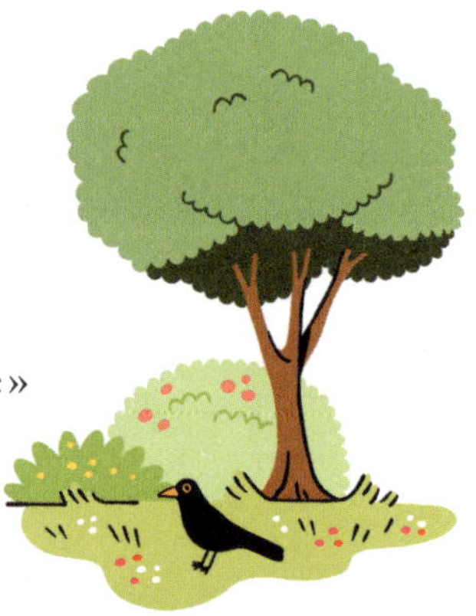

LE SAVIEZ-VOUS ?

**METTRE LES MAINS DANS LA TERRE, C'EST BON POUR LE MORAL**

INTERAGIR AVEC LA NATURE EN PLANTANT DES ARBRES, DES FLEURS, EN NOURRISSANT OU PRÉPARANT LE SOL, C'EST NON SEULEMENT FAIRE QUELQUE CHOSE D'UTILE (L'ESTIME DE SOI NOUS DIT MERCI AU PASSAGE), MAIS ON SOIGNE EN MÊME TEMPS SON CORPS ET SON MENTAL. JARDINER UNE DEMI-HEURE RÉDUIT DAVANTAGE LE STRESS QUE DE SE REPOSER EN LISANT PENDANT LA MÊME DURÉE. PAS ÉTONNANT SI LES « JARDINS THÉRAPEUTIQUES » REFLEURISSENT DANS LES ÉTABLISSEMENTS MÉDICAUX, AU BÉNÉFICE DES SOIGNANTS COMME DES MALADES (PERSONNES ÂGÉES, AUTISTES, ETC.).

LE CONSEIL DU JOUR

**Ouvrir ses sens**

*Un premier pas pour profiter de la nature ? Écouter… Dès qu'on prend le temps d'écouter le chant des oiseaux ou de les observer (au même titre que d'autres représentants de la faune, insectes, etc.), nos sens vont se focaliser sur des éléments naturels. Des visions apaisantes dont il serait dommage de se passer.*

- **Au bureau vive les plantes vertes !** Elles réduisent le stress professionnel. Tant qu'à vivre en ville, emménager à côté d'un espace vert diminue de 25 % le risque de dépression. Vous vous offrirez bien un peu de verdure ?

**7 jours**

C'est le temps que dureraient les bienfaits d'un bain de nature sur notre bien-être.

LE CONSEIL DU JOUR

**Soigner sa posture !**

*Quand rien ne va, on a tendance à adopter une position avachie… Prenez conscience de votre posture : épaules voûtées (ou à l'inverse remontées), mâchoires serrées, front crispé ? Redressez la tête (oui, bien droite), desserrez les mâchoires, lissez les traits de votre visage… Voilà, c'est mieux ! Obligez-vous à faire ce « scan » au moins 5 fois dans la journée (avec un rappel sur le téléphone ou un Post-it)… et les jours suivants.*

**1/5**

**C'est la proportion de Français qui pourrait un jour ou l'autre être victime de la dépression.**

C'est la maladie psychiatrique la plus fréquente : près de 10 % des Français de 18 à 75 ans sont concernés chaque année. En cas de doute, il faut consulter pour trouver sans tarder une prise en charge appropriée.

# LA LUMINOTHÉRAPIE : REVOILÀ LA LUMIÈRE !

**L'efficacité de la luminothérapie est reconnue depuis plus de treize ans par la Haute Autorité de santé, que ce soit en prévention ou pour traiter la déprime.**

**Dans quels cas ?** Pour ceux qui n'aiment pas l'hiver et n'ont pas la chance d'habiter sous les tropiques. La lumière du jour a un effet euphorisant et antidépresseur. Exposé au soleil, le cerveau produit de la sérotonine en quantité et libère des endorphines. Sans oublier que nous avons besoin de lumière pour synchroniser notre horloge biologique. Quand les nuages ne se lèvent pas et que cette denrée vitale se fait rare, la photothérapie propose de compenser le manque. Des kinésithérapeutes proposent des séances en cabine, sur ordonnance, mais on peut aussi en faire chez soi, grâce à des lampes spéciales, vendues maintenant un peu partout (magasins d'électroménager), qui, en reproduisant la lumière du soleil, stabilise l'humeur.

**En pratique :** Il faut utiliser une lampe qui émet une lumière blanche d'au moins 10 000 lux d'intensité. L'idéal consiste à s'exposer au minimum trente minutes chaque matin, en se plaçant à 30 centimètres maximum du panneau lumineux. On peut prendre son petit déjeuner ou lire pendant ce temps. Le bénéfice se manifeste entre quatre et quatorze jours plus tard. Huit personnes sur dix se sentent mieux en moins de deux semaines.

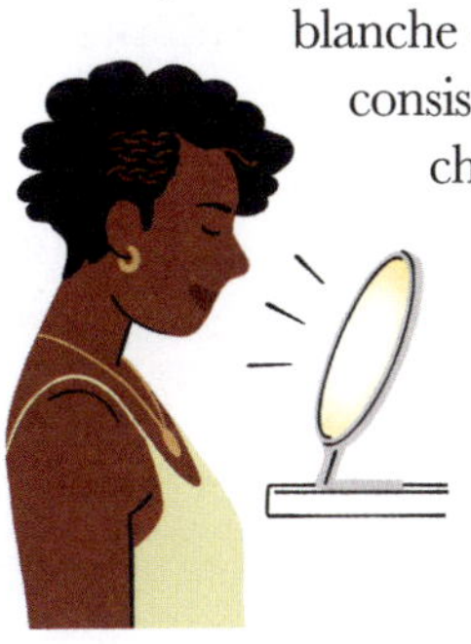

ÇA, C'EST PAS GOOD !

## LA POLLUTION NOUS RENDRAIT PLUS VULNÉRABLES

Vrai ! On est de plus en plus conscient des effets délétères de la pollution sur notre santé. Une étude menée en Chine a montré que l'exposition à des niveaux élevés de polluants, surtout au dioxyde d'azote ($NO_2$), s'accompagne d'une augmentation des hospitalisations pour dépression.

# CONTRARIÉTÉS NON MERCI !

**On en a toute la journée et ces contrariétés quotidiennes peuvent vite nous bouffer le moral comme l'énergie. Comment mieux gérer ?**

En adoptant l'exercice – tout simple – du ballon issu de la sophrologie. Cette discipline combine des exercices de relaxation et de visualisation en imaginant une scène agréable et positive. Cela détend le corps et aide à canaliser les pensées. En pratique :

- Prendre le temps de s'installer dans une position confortable et ressentir sa respiration, calme et profonde.
- Imaginer des ballons que l'on tient par une ficelle. On peut voir un ou plusieurs ballons qui peuvent être de la couleur que l'on souhaite.
- Laisser nos pensées nous envahir. Peut-être que l'on identifie une pensée désagréable, un tracas, une contrariété…
- Essayer de mettre chaque souci qui nous arrive à l'esprit dans un des ballons.
- Puis laisser s'envoler ces ballons, un à un, dans un beau ciel bleu, ensoleillé, imaginaire, et les regarder disparaître au loin.
- Prendre le temps de savourer ce moment d'apaisement.

## On regarde ça de près

### Donner, c'est bon pour le moral

« Le bonheur appartient à celui qui en donne aux autres », dit le chat de Philippe Geluck. L'équipe de Jordan Grafman, à l'université de Bethesda (États-Unis), a montré que le circuit de la récompense – et donc du plaisir – est activé de manière comparable lorsqu'on reçoit un cadeau ou lorsqu'on fait un don. Tout geste altruiste diminue la production d'hormones de stress et stimule celle de sérotonine, à la fois chez la personne qui l'effectue, chez celle qui en bénéficie et chez celle qui en est témoin… Puissant, non ?

## LE CONSEIL DU JOUR

### Rééquilibrer corps et esprit

*Arrêtez-vous un instant sur votre respiration. Rapide ? Superficielle ? C'est souvent la faute au stress, à la mode vestimentaire et aux heures passées en position assise qui compriment le diaphragme. Cela entraîne une élimination excessive du gaz carbonique acide et aboutit à une alcalinisation de toutes les cellules de l'organisme. Les neurones y étant particulièrement sensibles, le système nerveux devient « hyper-excitable », d'où l'intérêt d'apprendre la « bonne » respiration.*

## ÇA, C'EST GOOD !

### LE YOGA POUR BOOSTER SON MORAL

Une expérience a montré que, après six semaines de pratique intensive du yoga, des personnes dépressives perçoivent les mêmes effets que sous médicaments antidépresseurs. Il y a sûrement un cours près de chez vous pour essayer.

# LES MASSAGES QUI STIMULENT LES POINTS ANTIDÉPRIME

**Le shiatsu, une technique de massage japonaise, repose sur les mêmes bases que l'acupuncture, mais cette fois, pas besoin d'aiguilles. Les doigts vont faire le travail et stimuler certains points réflexes situés le long des méridiens.**

Il est possible de pratiquer quelques exercices de shiatsu chez soi. Masser les cinq points suivants vous aidera à repousser le découragement et autres émotions négatives. Travaillez chaque point durant 2 à 5 minutes, et n'hésitez pas à répéter la séance 2 à 3 fois par jour.

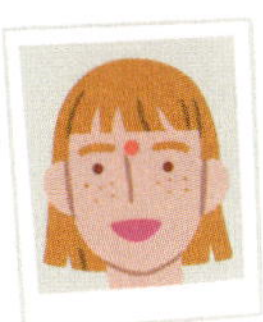

1 Massez le point situé en plein centre du front. Et stimulez-le en tapotant avec le bout de vos doigts.

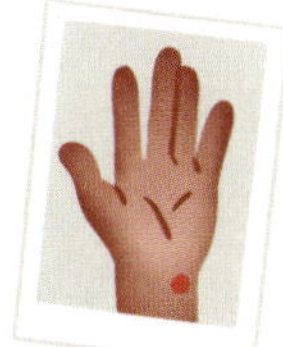

2 Massez la zone le long de la pliure interne du poignet.

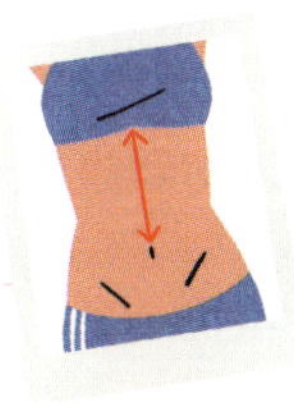

3 Massez le long de la ligne verticale entre le sternum et le nombril par pression et rotation, avec l'extrémité de l'index ou du pouce. Procédez du haut vers le bas pour vous détendre, ou du bas vers le haut si, à l'inverse, vous avez plutôt besoin d'être tonifié.

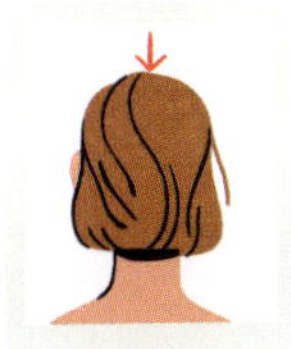

4 Massez le point situé au centre du crâne.

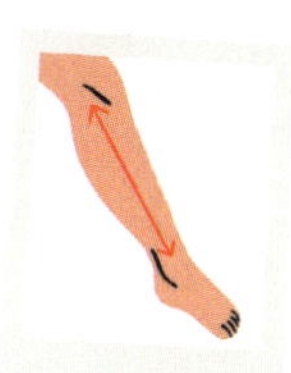

5 Massez les deux faces latérales (intérieures et extérieures) des jambes, de la cheville jusqu'au genou.

LE CONSEIL DU JOUR

### Une vraie séance de shiatsu

*Envie d'aller plus loin? Les praticiens de shiatsu dispensent des séances d'environ une heure dont on ressort profondément apaisé et rechargé en énergie. Pour trouver un thérapeute près de chez soi, on peut aller sur le site de la Fédération française de shiatsu traditionnel (ffst.fr).*

DITES-MOI DR.GOOD?

### Une petite cure, et c'est reparti?

L'étude Stop Tag de 2008 a démontré l'efficacité d'une cure thermale de dix-huit jours sur l'anxiété (sur ordonnance) : un patient sur deux ressent une amélioration pendant au moins six mois. Il faut dire que se faire « chouchouter » ne peut que faire du bien. Cinq centres sont habilités pour la prise en charge des troubles psychosomatiques : Saujon (Charente-Maritime), Néris-les-Bains (Allier) ; Divonne-les-Bains (Ain) ; Ussat-les-Bains (Ariège) et Bagnères-de-Bigorre (Hautes-Pyrénées).

# 16 JANVIER

## ON MANGE QUOI AUJOURD'HUI ?

| Petit déjeuner | Déjeuner | Dîner |
|---|---|---|
| Thé ou café, 2 tranches de pain + beurre et/ou miel, yaourt nature + vanille + noix de pécan, 1 pomme, 1 jus d'orange frais. | Choucroute de poisson, 1 belle tranche d'ananas frais. | Soupe potiron-carotte + graines de lin moules, soufflé au fromage, salade de mâche, ½ pamplemousse. |

### Les aliments santé

**Les graines de lin :** Oméga-3 en pagaille et vitamines du groupe B (dont la B9) : ces graines ont tout bon ! En prime, elles facilitent le transit en douceur. À consommer broyées ou sous forme d'huile de lin (à conserver au frais).

**La choucroute :** Riche en lacto-ferments (des probiotiques, ou bonnes bactéries), elle agit favorablement sur le microbiote intestinal, dont on sait aujourd'hui qu'il est (aussi) impliqué dans la régulation de notre moral. Des essais de traitement de la dépression par ces bonnes bactéries semblent intéressants.

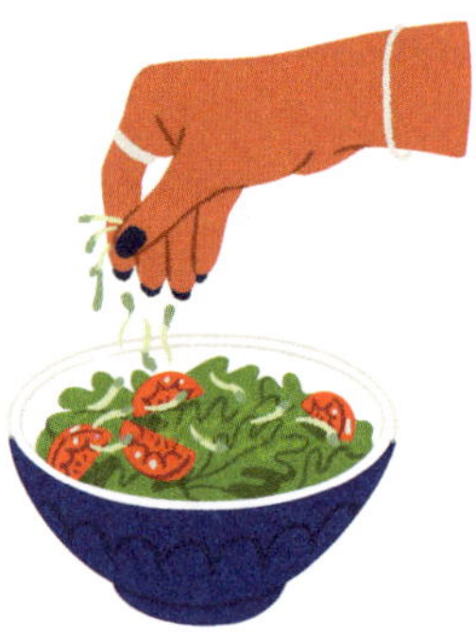

## On regarde ça de près

### L'intestin, notre deuxième cerveau

Lorsque notre flore intestinale est perturbée, rien ne va… Pourquoi ? Parce que les bactéries intestinales produisent des neurotransmetteurs (de la dopamine et 90 % de la sérotonine !) et l'intestin contient quelque 200 millions de neurones qui échangent non-stop des informations avec notre cerveau. Pour garder un bon moral, mieux vaut veiller sur son microbiote intestinal en le nourrissant bien !

### LE CONSEIL DU JOUR

**On force sur les probiotiques**

*Ils sont essentiels pour nourrir les bonnes bactéries de notre microbiote intestinal, car ils apportent directement des micro-organismes vivants qui leur viennent en renfort. Mettre l'accent sur les fruits et légumes (asperges, topinambours, oignons, salsifis), les légumineuses, les aliments fermentés (kéfir) et les céréales complètes.*

### ÇA, C'EST GOOD !

**DE BONS FERMENTS**

Pour renforcer notre flore intestinale, on peut faire une cure de compléments à base de *Lactobacillus helveticus* et *Bifidobacterium longum* pendant trente jours. Cela permet aussi d'améliorer plus rapidement les symptômes de stress et d'anxiété. À tester ?

17 JANVIER

# JE FAIS DONC
## JE VAIS BIEN

**Le « bonheur d'être occupé » ou « la raison d'être », c'est ce que les Japonais appellent l'*ikigai*, ce qui donne du sens à sa vie. Plus prosaïquement, créer, réaliser quelque chose de ses mains, ou faire une activité qui nous procure du plaisir, est déjà une première étape pour trouver son *ikigai*. Voici quelques idées :**

- **Créer du beau.** Jouer d'un instrument de musique, confectionner un bouquet, cuisiner, dessiner... Le fait de s'extirper d'un quotidien sous tension pour travailler à une œuvre d'art pendant quarante-cinq minutes diminue l'anxiété et réduit le niveau des hormones du stress.
- **Tricoter.** Être complètement concentré sur son ouvrage au point de ne pas voir le temps passer est déjà une forme de méditation, assure le Dr Christophe André.
- **Lire. Encore et toujours.** Le concept de « littérature qui soigne » est né en 1916 dans les hôpitaux américains pour guérir les troubles post-traumatiques des militaires. Un bon livre apporte du plaisir, peut nous transporter, voire nous réconcilier avec nous-même.
- **Écrire.** Il ne s'agit pas de se lancer dans un roman, mais d'évacuer les ruminations qui polluent notre mental en les couchant par écrit. Le but? Prendre de la distance par rapport aux événements qui nous perturbent, faire le tri dans ses pensées et y voir plus clair sur la conduite à adopter.

DITES-MOI DR.GOOD ?

### Les oligoéléments, c'est utile ?

Le lithium lutte contre l'irritabilité et les troubles légers du sommeil. Sous forme d'oligoélément, il est accessible sans ordonnance et dénué d'effets secondaires. Seules les femmes enceintes et les enfants de moins de 6 ans doivent s'abstenir par prudence. À demander au pharmacien sous forme d'ampoules (1 à 2 par jour pendant environ un mois).

LE CONSEIL DU JOUR

### Se projeter dans l'avenir

*Ou mieux encore : lancer des projets ! Ce sont eux qui donnent envie de se lever le matin. Pas besoin de viser la Lune, il suffit déjà de se laisser entraîner par l'amie qui vous invite au cinéma ou de planifier une sortie, un week-end, les prochaines vacances ou toute autre réalisation future.*

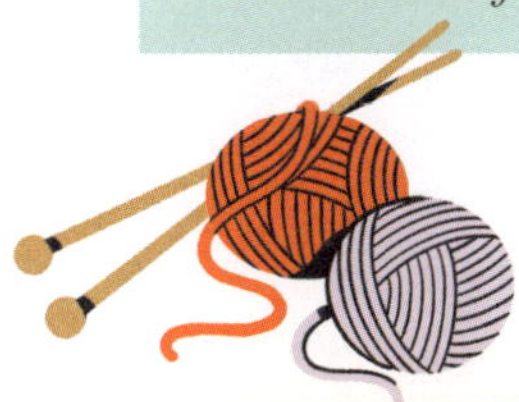

LE COACHING DE **Dr. Good !**

### Plaisir *vs* devoir : on fait le tri

Demandez-vous ce que vous faites par plaisir et ce que vous faites par devoir. Une fois les choses identifiées, faites en sorte de mettre un peu plus de plaisir et un peu moins de devoirs dans votre quotidien. Il est important de se ménager des moments de respiration. Quitte même à prévoir des « trous » dans la semaine... durant lesquels on ne prévoit rien.

# ADOPTER
## DES RITUELS *FEEL GOOD*

**Des petits riens qui peuvent faire le plus grand bien…**

- **Faire vibrer les couleurs de la maison :** Le décor que nous aménageons, tout comme notre garde-robe, peut contribuer à chasser les idées noires.
  **En pratique :** Tentez de créer une ambiance claire (bienvenues les bougies ou lumières douces) et rassurante. Et pourquoi pas suspendre dans une pièce des rideaux orange (effet soleil garanti toute l'année), ou de la parsemer de coussins turquoise qui réveille l'énergie ?
- **S'habiller *happy* :** Nos vêtements peuvent aussi aider à regonfler notre humeur, comme enfiler un pull jaune ou un pantalon rouge par jour de pluie, histoire de narguer la météo !
  **En pratique :** Le matin, prenez le temps de choisir la tenue qui vous met dans les meilleures conditions. On se sent plus combatif et chaleureux dans des couleurs chaudes (orange, jaune, rouge), tandis que les froides (bleu, violet, vert) aident, dit-on, à être concentré. Et, parfois, poser un vernis de couleur sur ses ongles suffit à reprendre un peu de poil de la bête.
- **Choisir une playlist doudou :** Oui, c'est prouvé, la musique nous fait du bien ! Grâce à ses vibrations qui touchent notre système limbique.
  **En pratique :** On se prépare vite une playlist pour les jours « sans ». Jazz ou classique ; rock, rap ou reggae ; chanson ou opéra, tout est bon tant que cela nous procure des émotions positives. Pour l'anecdote, la chanson qui rendrait le plus de gens heureux est « *Don't stop me now* » du groupe Queen.

### IL VAUT MIEUX LE SAVOIR

**MOLLO SUR LES RÉSEAUX**

SI LES RÉSEAUX SOCIAUX PEUVENT AIDER À GARDER LE CONTACT AVEC DES PROCHES, PLUS LEUR UTILISATION EST IMPORTANTE, PLUS ILS ONT UN IMPACT NÉGATIF SUR LA SANTÉ MENTALE, COMME LE CONFIRME UNE RÉCENTE ÉTUDE. RESTREINDRE SA PRÉSENCE SUR LES RÉSEAUX SOCIAUX À TRENTE MINUTES PAR JOUR PENDANT TROIS SEMAINES AMÉLIORE L'HUMEUR.

### LE CONSEIL DU JOUR

**Tous aux musées**

*Admirer des tableaux ou des sculptures, assister à une pièce de théâtre boostent la joie de vivre. Plus prosaïquement, notre production de cortisol diminue, notre cœur ralentit, notre corps se détend et notre cerveau sécrète de la dopamine, de la sérotonine, des endorphines et de l'ocytocine.*

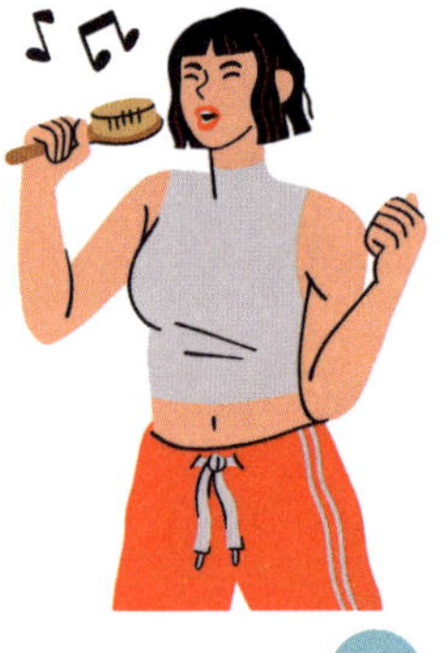

### ÇA, C'EST GOOD !

**CHANTER SOUS LA DOUCHE (MÊME FAUX) !**

Des chercheurs britanniques de l'Imperial College of London ont démontré que, ténor ou casserole, cela entraîne dans tous les cas des sécrétions de dopamine et d'endorphines, les hormones du bonheur.

LE CONSEIL DU JOUR

### On force sur les vitamines B

*B comme bien-être… car elles participent à la synthèse des neuromédiateurs du plaisir. Où les trouver ? La B3 : dans le foie, les viandes blanches et les poissons gras. La B6 : dans le foie, les poissons gras, la viande, les lentilles, l'avocat et la banane. La B9 (ou folates): dans le foie, le poulet et les poissons gras, les légumes, l'avocat, la levure de bière et le germe de blé. La B12 : dans les produits animaux (abats, huîtres, poissons, jaune d'oeuf, coquillages).*

ÇA, C'EST GOOD !

**FUIR L'ALCOOL**

Si boire quelques verres peut aider à se détendre, ce faux ami perturbe le sommeil, et l'effet rebond du lendemain rend plus stressé et déprimé. Réduire, voire supprimer l'alcool, ne peut être que bénéfique et, si on avait tendance à en abuser, le mieux-être sera rapidement mesurable.

# ON MANGE QUOI AUJOURD'HUI ?

| Petit déjeuner | Déjeuner | Dîner |
|---|---|---|
| Thé ou café, porridge maison : flocons d'avoine, lait de noisette, copeaux de chocolat noir, noix de pécan, vanille, 2 clémentines. | 1 avocat, macédoine de légumes et jus de citron, saumon mariné au quinoa, fruits (pomme, poire) et zestes d'orange. | 6 huîtres, omelette, salade de pousses d'épinards, salade de fruits d'hiver à la vanille et badiane (orange, pamplemousse, fruits de la passion, kiwi, banane). |

**Les aliments santé**

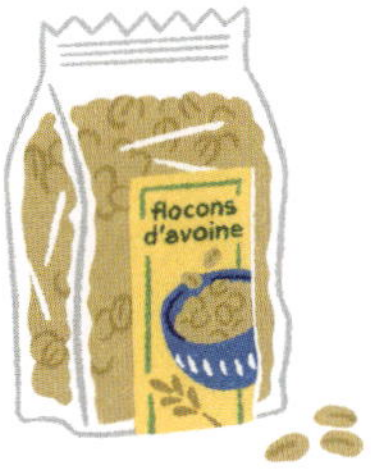


**L'orange :** Sa vitamine C donne un coup de fouet et intervient dans la fabrication de la dopamine, qui favorise un bon moral. Mais elle contient aussi de la vitamine B9, et un peu de magnésium : tout pour remonter la pente !

**L'œuf :** Excellente source de protéines, il est riche en bons acides gras (s'il est bio ou filière Bleu-Blanc-Cœur), en tryptophane qui donnera de la sérotonine bienfaisante, et en vitamine D qui participe à la bonne humeur.

**La recette du jour : saumon mariné au quinoa**

Pour 2 personnes : Dans un bol, verser 4 c. à s. d'huile d'olive, une pincée de safran et le zeste d'une orange et laisser infuser. Rincer deux fois 80 g de quinoa puis le mettre à cuire dans 1,5 fois son volume d'eau bouillante, à couvert. Couper deux filets de saumon en petits morceaux comme un tartare, les déposer dans une assiette creuse, les recouvrir avec l'huile d'olive et laisser mariner au réfrigérateur, à couvert. Peler 2 avocats, retirer les noyaux et les couper en tranches régulières. Quand le quinoa est cuit, bien l'égoutter. Déposer dans deux gros verres la moitié des avocats, recouvrir chacun de la moitié du quinoa puis du saumon, et refaire un étage supplémentaire. Arroser avec le reste d'huile parfumée et décorer d'une c. à s. d'œufs de saumon.

# VIVE LE PRÉSENTIEL !

**Eh oui, nous sommes des êtres sociaux, et les contacts humains sont indispensables à notre moral !**

### Cultiver sa vie sociale

Le besoin d'être ensemble, de partager, d'échanger, est inscrit dans notre ADN comme essentiel à notre équilibre psychique. Il est même prouvé qu'il nous aide à vivre plus vieux. Combien de fois par semaine voyez-vous des amis, même simplement pour un café ? Si votre score est inférieur à 3, il est temps d'ouvrir votre carnet d'adresses et de vous forcer un peu ! Entretenir ses relations exige d'y consacrer un certain temps. Ce n'est pas une raison pour toujours repousser à demain.
**En pratique :** Vous n'avez pas très envie de voir du monde ? Tant pis : passez un coup de fil, envoyez un SMS ou une carte postale, proposez un troc de livres ou d'arroser leurs plantes à vos voisins, inscrivez-vous dans une association pour rencontrer des personnes qui ont le même projet ou les mêmes valeurs que vous. Bref, forcez-vous à sortir de votre coquille par tous les moyens !

### S'adonner aux câlins

Le toucher nous est vital. Prendre dans ses bras, tenir la main, faire un baiser ou une légère caresse sur la joue, tous ces petits gestes de tendresse apaisent et mettent du baume au cœur. Il existe même une journée internationale des câlins (le 21 janvier) et des « bars à câlins » au Japon et aux États-Unis.
**En pratique :** Se mettre au *hug* (embrassade en anglais) le plus souvent possible… Des études ont évalué la dose quotidienne nécessaire à notre survie : sept minutes ou 4 câlins par jour. Avec son conjoint, ses enfants, ses amis… et aussi avec son animal familier. Les chats notamment sont de formidables compagnons antistress !

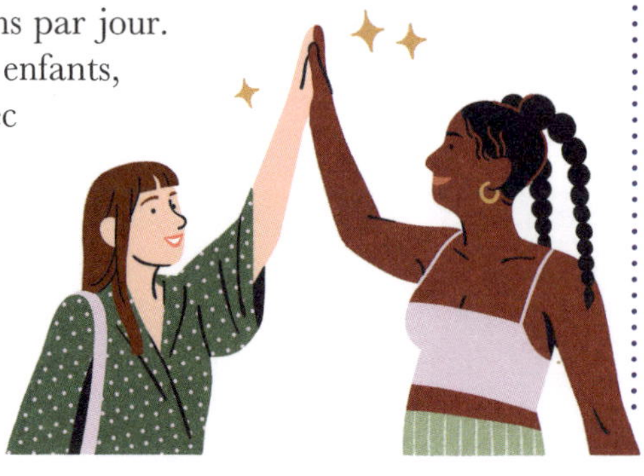

LE CONSEIL DU JOUR

**Vive l'amour**

*Les caresses et les câlins (érotiques cette fois !) libèrent de l'ocytocine, au bout de vingt secondes d'une simple étreinte. Cette hormone fait se sentir bien et en confiance. Jouir déclenche un véritable « orage orgasmique neuronal » qui réveille l'ensemble du cerveau, et provoque notamment un afflux de sérotonine et de dopamine. Sans compter qu'il n'existe pas de meilleur remède contre l'insomnie ! À adopter… seul ou à deux.*

**Le coup de pouce naturel**

## Un bain « remonte-moral »

Déposer 15 gouttes d'huile essentielle de marjolaine à coquilles dans 1 c. à s. de lait écrémé en poudre, puis disperser celui-ci dans un bain chaud ou tiède. S'y plonger dix à quinze minutes et ne pas se rincer en sortant.

LE CONSEIL DU JOUR

**Se faire un répertoire du rire**

*Ne pas se prendre trop au sérieux dédramatise les situations. Tout le monde n'est pas capable d'autodérision, mais il est possible de s'entraîner à voir les choses sous un meilleur angle, en s'autoprescrivant chaque jour un dessin d'humour, un sketch de stand-up, une vidéo décalée ou une comédie. Un vaccin efficace à 99,9 % quand la tristesse pointe le bout de son nez.*

ÇA, C'EST GOOD !

**LE YOGA DU RIRE**

Pour ceux qui n'ont pas reçu l'humour en héritage, les séminaires et clubs du rire essaiment. Même un peu forcé au départ, le rire dans lequel le coach entraîne ses élèves devient vite contagieux, libérateur et apaisant. Pour trouver un club : yoga-du-rire-observatoire.info

# LES GRANULES À LA RESCOUSSE

**L'homéopathie ne fait pas l'unanimité. Pourtant, s'il est un domaine où elle a fait ses preuves, c'est dans le traitement des troubles de l'humeur.**

Absorber ces granules un quart d'heure avant de manger. On arrête quand tout est rentré dans l'ordre.

- ***Natrum muriaticum* 9 CH** si la tristesse s'accompagne d'un désir de solitude, de ruminations.
  **Posologie :** 4 granules chaque matin et même 3 fois par jour au début.
- ***Phosphoricum acidum*** face à une déprime qui survient après un surmenage ou un chagrin, et s'accompagne d'insomnie et de repli sur soi.
  **Posologie :** 1 dose en 7 CH le premier jour, puis en 9 CH le deuxième jour, en 15 CH le troisième et enfin une dose en 30 CH le quatrième jour.
- ***Kalium phosphoricum* 9 CH** est indiqué lorsque le manque d'énergie est dû au poids des soucis.
  **Posologie :** 3 granules au réveil et au coucher.
- ***Sepia officinalis*** convient aux personnes pessimistes, qui n'ont plus goût à rien.
  **Posologie :** 4 granules chaque matin en 9 CH ou 1 dose/semaine en 15 CH pendant un mois.
- ***Ignatia amara* 9 CH** pour les personnes qui ruminent, broient du noir, pleurent facilement et sont angoissées.
  **Posologie :** 5 granules de préférence le matin, plusieurs jours de suite.

LE SAVIEZ-VOUS ?

**LES BIENFAITS DES BONNES ACTIONS**

TOUTE BONNE ACTION, MÊME IMPROMPTUE, COMME AIDER SON VOISIN À FAIRE SES COURSES OU UNE PERSONNE ÂGÉE À TRAVERSER LA RUE, EST BÉNÉFIQUE. IL N'Y A PAS VRAIMENT DE RÈGLE (UNE FOIS PAR JOUR, C'EST DÉJÀ BIEN).

# ON MANGE QUOI AUJOURD'HUI ?

| Petit déjeuner | Déjeuner | Dîner |
| --- | --- | --- |
| Thé ou café, brioche et confiture d'oranges, yaourt nature et vanille, 1 kiwi. | 1 steak de bœuf grillé, frites de patate douce (au four), salade de mâche, 1 pomme. | Velouté de chou-fleur, assiette de fromages, salade de mâche et épinards, mousse chocolat-orange. |

## Les aliments santé

**La patate douce :** Délicieuse et riche en pigments antioxydants, elle recèle aussi une bonne quantité de calcium, zinc, potassium et vitamines du groupe B, autant de minéraux et oligoéléments indispensables à l'équilibre nerveux.

**Le parmesan :** Son calcium, outre l'entretien du capital osseux, exerce la fonction moins connue d'antidépresseur en stimulant la sécrétion de la sérotonine et de l'acétylcholine. Il contient en outre de la tyrosine, substance clé de la bonne humeur, de l'acide glutamique, utilisé par le corps pour fabriquer du GABA (impliqué dans le calme et la sérénité), et du tryptophane apaisant.

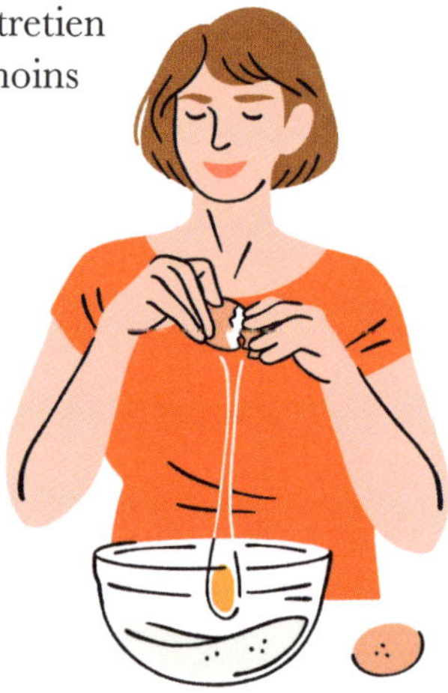

DITES-MOI DR.GOOD ?

### Dès que j'ai le blues, je me jette sur le sucré, que faire ?

On boit une tisane et on grignote des oléagineux avec du chocolat (idéalement noir) et un fruit frais (1 pomme ou 2 clémentines ou 1 banane) : ainsi la glycémie ne fait pas les montagnes russes et on a fait le plein de nutriments. On peut aussi s'offrir 1 crêpe maison avec une compote de fruits sans sucre ajouté… ou même une mousse au chocolat maison (sans beurre ni sucre).

LE CONSEIL DU JOUR

### Forcer sur le magnésium

*C'est son importance dans la transmission de l'influx nerveux qui lui confère le titre de champion des antistress. Il est présent à petite dose dans presque tous les aliments. Cependant, une majorité de Français en est carencée. Forcer sur le cacao, le soja, les céréales complètes, les coquillages (palourdes, coques, etc.), les fruits secs, les légumineuses (lentilles, haricots blancs, pois cassés, pois chiches), la levure de bière et certaines eaux minérales (Rozana, Hépar, Quézac, Badoit, Contrex).*

ÇA, C'EST GOOD !

### LE SAFRAN

Utilisé en médecine persane et chinoise pour lutter contre la déprime, « l'or rouge » apaise, améliore l'humeur et la sérénité et ses effets antidépresseurs sont validés scientifiquement. Certes c'est cher, mais une pincée suffit à parfumer ses plats.

# MIEUX GÉRER
## SES ÉMOTIONS

**La plupart des émotions fortes entraînent des manifestations physiques (le visage rougit, les mains transpirent, le rythme cardiaque s'accélère, etc.). Résultat, un yoyo émotionnel qui pèse sur notre moral. Y faire face, c'est déjà une demi-victoire.**

- Devant votre miroir, demandez-vous : « Comment je me sens aujourd'hui ? » Nommer sa tristesse, ou sa peur, c'est déjà en guérir un peu. En effet, la première étape consiste à accepter son ressenti, sans chercher à le juger. Avant d'apprendre comment l'exprimer et le gérer de façon constructive.
- Quand une situation nous touche émotionnellement, demandons-nous ce qu'elle réveille en nous : un souvenir d'enfance ? une personne du passé ? un épisode familial ? Identifier la source de notre colère ou de notre souffrance peut contribuer à diminuer son impact sur notre vie actuelle.

LE CONSEIL DU JOUR

### Éviter de les refouler

*Amitié trahie, déboires sentimentaux… Face aux désillusions, une réaction fréquente consiste à se couper de ses émotions. On enfouit ses sentiments pour s'en débarrasser, si bien qu'à la longue on se retrouve déprimé sans savoir pourquoi. Alors quand le vase déborde, laissez couler les larmes, ou exprimez votre frustration sur papier, en musique ou en faisant de la course à pied. Vous retrouverez plus rapidement votre sérénité.*

LE COACHING DE **Dr. Good !**

### Utiliser la technique du leurre

Ce petit exercice, tout simple, permet de tromper notre esprit envahi par une émotion négative. En effet, notre cerveau ne pouvant gérer qu'une émotion à la fois (quand on est triste, difficile d'être zen en même temps), on va donc détourner son attention. L'exercice ne prend que cinq minutes.

**1.** Asseyez-vous en tailleur sur un coussin ou sur une chaise, les mains sur les genoux, le dos droit.
**2.** Fermez les yeux et respirez naturellement, calmement, profondément.
**3.** Trouvez un mot ou une phrase qui vous fait du bien et répétez-le comme un mantra. Vous pouvez caler la répétition sur votre souffle, par exemple en la prononçant sur chaque expiration.
**4.** Au bout de quelques minutes, le calme revient : l'émotion est passée au second plan.

DITES-MOI DR. GOOD ?

### C'est normal d'être hypersensible ?

Vous prenez tout à cœur ? Si vous êtes devenu brusquement hyperémotif alors que vous ne l'aviez jamais été, c'est plutôt un signal d'alarme à prendre au sérieux. Sinon, vous faites partie des 20 % (environ) de Français hypersensibles.

LE CONSEIL DU JOUR

**Positiver nos échecs**

*L'image est connue : quand on tombe de cheval, il faut remonter en selle aussitôt (ne pas se laisser « désarçonner »). Inutile d'en rajouter en culpabilisant – cela nous arrive à tous ! Mieux vaut regarder l'échec comme une chance de comprendre ce qui ne va pas et commencer à réagir pour changer les choses.*

# PRATIQUER L'AUTOCOMPASSION

**On est souvent trop sévère avec soi-même… avec à la clé un sentiment de dévalorisation qui met notre moral dans les chaussettes. On change d'attitude !**

Faites taire cette petite voix critique en imaginant que vous vous adressez à un ami à réconforter : montrez-vous aussi bienveillant à votre égard que vous le seriez avec lui. Nous avons tous besoin d'encouragements !

- Déprimé ou débordé ? Face au miroir, en vous souriant, dites-vous des phrases qui font du bien : « je vais faire de mon mieux » ; « je vais trouver une solution à mon problème ». Le cerveau va recevoir ces affirmations comme « vraies » et enclencher un cercle vertueux !
- Et lorsqu'une tâche à effectuer nous paraît trop difficile, la solution consiste à adopter la tactique des petits pas, en la décomposant en plusieurs étapes que l'on peut aborder l'une après l'autre, à notre rythme. La montagne devient bien moins difficile à gravir, et se révèle à notre portée. Nul n'est parfait, alors fixez-vous des objectifs réalistes, puis foncez, en acceptant de vous tromper. Et n'oubliez pas de vous réjouir et de vous féliciter de vos succès.

Le coup de pouce naturel

## L'huile essentielle de marjolaine à coquilles

L'*Origanum majorana*, proche de l'origan et très aromatique, allège pression et responsabilité, calme l'hypersensibilité et l'excès de tension nerveuse.

Comment l'utiliser? On en dépose 2 gouttes sur un mouchoir à respirer profondément pendant deux minutes, ou 2 gouttes sur les poignets avant de masser doucement, 1 à 3 fois/jour pendant 2 à 15 jours. Ne pas utiliser si vous êtes enceinte ou chez les jeunes enfants.

ÇA, C'EST GOOD !

**SOURIEZ !**

S'obliger à (se) sourire à chaque fois que l'on se voit dans un miroir. Pas un sourire forcé ou une grimace, mais un vrai grand sourire, franc, entier, et surtout bienveillant. Difficile au début, mais on prend vite le réflexe, et ça fait du bien ! On peut même s'envoyer un bisou ! Et à chaque fois qu'on va dire « j'en ai marre », on remplace par « je m'en fiche » : ça fait du bien.

# PASSER DU BON CÔTÉ
## DE LA FORCE

**Voir le verre à moitié plein plutôt qu'à moitié vide. C'est un résumé très lapidaire de la pensée positive, cette approche qui contribue à nous faire voir la vie de façon plus positive et à favoriser notre épanouissement.**

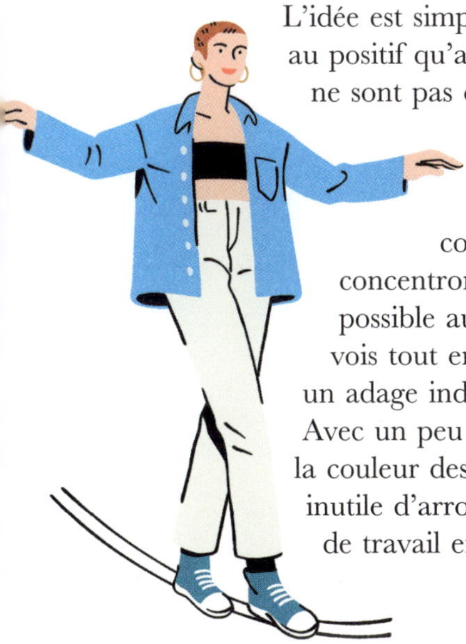

« Nous nous agaçons du chauffe-eau en panne, mais qui pense à se réjouir chaque matin d'avoir une douche chaude ? » illustre le psychiatre Christophe André. L'idée est simple : accorder autant d'attention au positif qu'au négatif. Les personnes heureuses ne sont pas celles qui n'ont pas de problèmes. Ce sont celles qui parviennent à voir le bon côté de la vie malgré les difficultés. Si nous sommes contraints à des renoncements, concentrons-nous sur ce qui est encore possible au lieu de cultiver les regrets. « Si tu vois tout en gris, déplace l'éléphant », conseille un adage indien.

Avec un peu d'entraînement, on peut repeindre la couleur des jours. Aimer la pluie, car elle rend inutile d'arroser les plantes ; supporter ce surcroît de travail en se disant qu'il va permettre de financer les vacances ; les enfants font les fous… ils sont en bonne santé et remplissent la maison de vie. Plus on s'entraîne à voir du positif dans la vie, plus cela devient un automatisme.

LE CONSEIL **DU JOUR**

### Pratiquer l'autosuggestion positive

*Notez dans un journal les événements les plus positifs que vous avez vécus dans la journée (il y en a bien plus que vous ne croyez) et comment vous y avez contribué. Une étude montre qu'après six semaines de ce travail le moral remonte.*

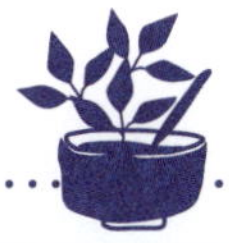

**Le coup de pouce naturel**

## L'huile essentielle d'ylang-ylang

La *Cananga odorata* apaise les émotions, redonne de l'optimisme… et regonfle également une libido en chute libre (ce qui va souvent de pair avec la déprime).

Comment l'utiliser? 1 goutte sur les poignets à respirer longuement, ou, par diffusion : 5 gouttes + 10 gouttes d'huile essentielle de citron, pendant cinq minutes, 3 fois/jour. Ne pas utiliser si vous êtes enceinte et chez les jeunes enfants.

ÇA, C'EST GOOD !

### CRÉER UNE BOÎTE À BONHEUR

Concevoir une « boîte à bonheur », emplie de souvenirs qui nous font chaud au cœur – photo, parfum, lettre, objet, diplôme, etc. – et l'ouvrir régulièrement, surtout quand on n'est pas au top de sa forme.

## 26 JANVIER

# ARRÊTER D'INTERPRÉTER NÉGATIVEMENT

**Un regard bizarre d'un collègue, un manque d'enthousiasme de son conjoint... au moindre nuage, nous avons tendance à échafauder des suppositions qui nous remettent en cause et nous font cogiter.**

C'est ce qu'on appelle la distorsion cognitive : on déforme une situation et cela nous met dans un état de stress et d'anxiété. Pour faire la lumière sur nos pensées en fonction des situations et mieux identifier ces distorsions, on réalise l'exercice suivant. On trace trois colonnes sur une feuille de papier :

- Dans la première on décrit la situation (où, quand, comment, qui).
- Dans la deuxième, nos pensées, nos émotions.
- Dans la troisième, notre interprétation.

Par exemple : « Il ne m'a pas souri, cela me rend triste, c'est qu'il ne m'aime plus. » À présent, si on essayait de traduire différemment ? Cela donnerait : « Il ne m'a pas souri parce qu'il était occupé. » Et voilà que les pensées « distordues » n'ont plus lieu d'être !

Le coup de pouce naturel

### L'huile essentielle de camomille romaine (ou noble)

Le *Chamaemelum nobile* libère de la frustration, calme les angoisses ou un choc nerveux et favorise le sommeil. Après une journée agitée, on peut compter sur les effets rapides de cette huile essentielle. On la respire au flacon pendant deux minutes, on la dépose pure (1 goutte) sur le plexus solaire ou les poignets, ou même on la prend par voie orale (1 goutte sur un petit sucre, 1 cuillerée à café de miel ou 1 comprimé neutre) 3 fois par jour. Ne pas utiliser si vous êtes enceinte et chez les jeunes enfants.

LE CONSEIL DU JOUR

### Parler positif

*Changer de vocabulaire est indispensable pour se sentir mieux. Commencez par les expressions négatives en reformulant les phrases... et les pensées ! « Je ne dois surtout pas rater » devient « je vais tout faire pour réussir » et « j'ai raté » devient « je ferai mieux la prochaine fois ». Le cerveau « n'imprime pas » la négation et se remet dans une configuration de réussite : de quoi regagner de la confiance en soi.*

LE COACHING DE Dr.Good !

### Fuir les personnes toxiques

**On liste les gens sur lesquels on peut compter, les bienveillants, les positifs, ceux qui ne nous jugent ou ne nous culpabilisent pas. Ensuite, on liste les « toxiques » : casse-pieds, négatifs... L'idée ? Privilégier les premiers et fuir les seconds.**

LE CONSEIL DU JOUR

## On force sur le calcium

*Oui aux yaourts qui sont riches en tryptophane, ce précurseur de la sérotonine qui influe sur l'humeur et la sérénité, ainsi qu'aux fromages et notamment au parmesan. On choisit ses laitages natures (exit les desserts lactés !) et on fait des soirées fromages avec un bon pain complet, une grosse salade verte avec des amandes et de l'huile de noix ! Certaines eaux également sont riches en calcium (Hépar, Courmayeur, Contrex, Salvetat, Quézac).*

ÇA, C'EST PAS GOOD !

**LA *JUNK FOOD***

Quand on déprime, on a le réflexe de se tourner vers des aliments doudous, riches en sucre et en gras, car ils activent le circuit de récompense. Mieux vaut les éviter, notre corps nous remerciera. On limite donc au max les sucreries, la *junk food*, les aliments à index glycémique élevé (céréales et féculents raffinés).

# ON MANGE QUOI AUJOURD'HUI ?

| Petit déjeuner | Déjeuner | Dîner |
|---|---|---|
| Thé ou café, pancakes à la farine de quinoa, miel et noix de pécan, 1 yaourt nature, 2 clémentines. | Artichaut vinaigrette, escalope de veau à la crème, gratin de blettes au parmesan, flan maison à la vanille. | Soupe de carottes à l'orange + graines de lin moulues, quiche au saumon et épinards, orange rôtie au miel et à la vanille. |

### Les aliments santé

**La vanille :** Elle est réputée de longue date pour remonter le moral des personnes déprimées et stimuler le système nerveux. On évite les extraits artificiels (ou sucres parfumés) et on choisit une vraie essence, plus chère, mais plus parfumée et efficace. Mettre 1 ou 2 gouttes dans un dessert, une boisson.

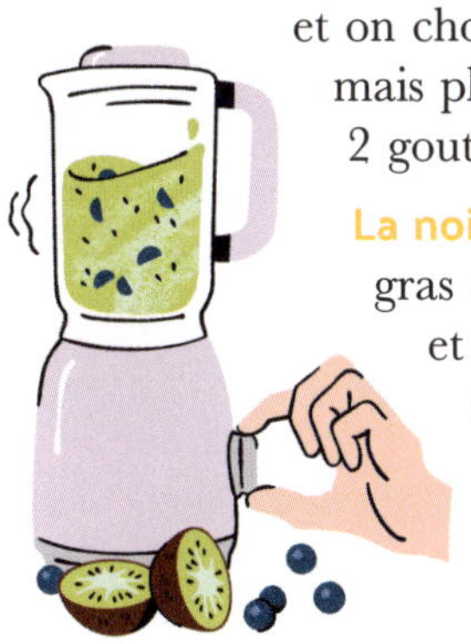

**La noix de pécan :** Une bombe d'acides gras oméga-3 qui régularisent émotions et humeurs, du magnésium et de la thiamine (vitamine B1) impliquée dans le système nerveux et réputée contre les troubles de l'humeur et l'irritabilité.

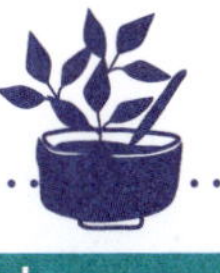

### Le coup de pouce naturel

## Une tisane relaxante

Dans un pot, mélanger 20 g de rooibos, 10 g de fleurs de lavande, 15 g de feuilles d'oranger, 20 g de tilleul, 20 g de mélisse. Prendre 1 c. à s. du mélange et verser dans le filtre papier. Faire chauffer 25 cl d'eau et, à frémissement, verser sur les plantes. Laisser infuser trois minutes à couvert. Retirer le filtre. Dans une petite c. à c. de miel, verser 1 goutte d'huile essentielle de lavande, la déposer dans la tasse et laisser fondre avant de boire.

LE CONSEIL DU JOUR

**La gratitude attitude**

*C'est prouvé, pratiquer la gratitude booste le bien-être et entretient les pensées positives ! On n'oublie donc pas de dire « merci », autant pour nous que pour ceux auxquels nous manifestons notre reconnaissance. Au moins trois fois par semaine, il faudrait remercier le boulanger parce qu'on aime son pain, un ami pour sa présence fidèle. On peut aussi tenir un journal de gratitude à remplir le matin, pour commencer la journée du bon pied, ou le soir, pour récapituler les points positifs de la journée.*

ÇA, C'EST GOOD !

**LE TEST DU BRACELET**

Pour mesurer ses progrès anti-râlage, on peut adopter cette astuce : mettre un bracelet à son poignet et le changer de côté à chaque fois que l'on se surprend à ronchonner. Les premiers jours, la valse peut nous surprendre !

# SE LANCER
## DANS LA MÉDITATION DE PLEINE CONSCIENCE

Rien de mieux pour chasser à la fois les tensions physiques et les ruminations mentales. La méditation consiste à se concentrer sur ses sensations, sa respiration, ses émotions, ses pensées, sans émettre de jugement de valeur. Elle provoque une sécrétion d'endorphines qui améliore l'humeur, diminue l'angoisse, la colère et le risque de déprime. Voici un petit exercice simple à effectuer chez vous, dans un endroit calme.

- Asseyez-vous en tailleur ou juste le dos droit (sans crisper les épaules), les mains posées, relâchées, sur vos genoux ou sur vos cuisses.
- Fermez les yeux ou fixez-les sur un mur blanc.
- Concentrez-vous sur votre respiration. Sentez le souffle qui pénètre votre corps, s'y diffuse dans chaque recoin, puis s'en échappe.
- Des pensées, des émotions, vont traverser votre esprit. Observez-les de l'extérieur, sans vous y accrocher, en spectateur. Regardez-les passer puis s'envoler de votre tête comme un papillon. Et recentrez-vous sur votre souffle.

Efforcez-vous à une pratique quotidienne, au meilleur moment pour vous (réveil ou coucher). Commencez par 2 minutes, puis 5, puis 10, etc. en augmentant un peu chaque semaine.

LE COACHING DE **Dr.Good !**

### La technique du « Et puis au pire »

Quand on tient à ce que tout soit parfait en permanence (au travail, à la maison...), on a de grandes chances de vivre en surchauffe (bonjour la charge mentale !). Tout n'a pas besoin d'être au cordeau pour être apprécié, non ? Et en pratique ? On relativise. Face à une situation qui nous met la pression, posons-nous la question : « Si je ne fais pas ça, que va-t-il se passer ? » puis, « Et alors ? est-ce si grave que ça ? ». Il y a fort à parier que la deuxième réponse vous aidera à calmer vos exigences.

# BIRCHER MUESLI AUX FRUITS

POUR 2 PERSONNES - PRÉPARATION : 10 MIN - TREMPAGE : 1H MINIMUM

1 pomme bio • 50g de flocons d'avoine • 2 c. à s. de graines (tournesol et/ou lin) • 2 c. à s. de cerneaux de noix • 100g de yaourt nature • 10cl d'eau

POUR LE TOPPING :

1 banane coupée en morceaux • Quelques mûres • Quelques tranches de fruits frais • 1 c. à s. de cerneaux de noix • 1 c. à s. de graines de sésame • Quelques pincées de cannelle

Râpez la pomme dans un bol, ajoutez le reste des ingrédients, couvrez et mettez au réfrigérateur pendant au moins 1 heure (ou toute la nuit).

Versez le bircher dans 2 bols et garnissez de fruits frais, d'éclats de noix, parsemez de cannelle et de sésame.

**Le + santé :** Des oléagineux pour soutenir son moral et apaiser ses émotions, du yaourt et de l'avoine pour entretenir le microbiote intestinal, des fruits et de la cannelle pour s'offrir le plaisir du sucré sans craindre les «montagnes russes» que provoque l'hypoglycémie !

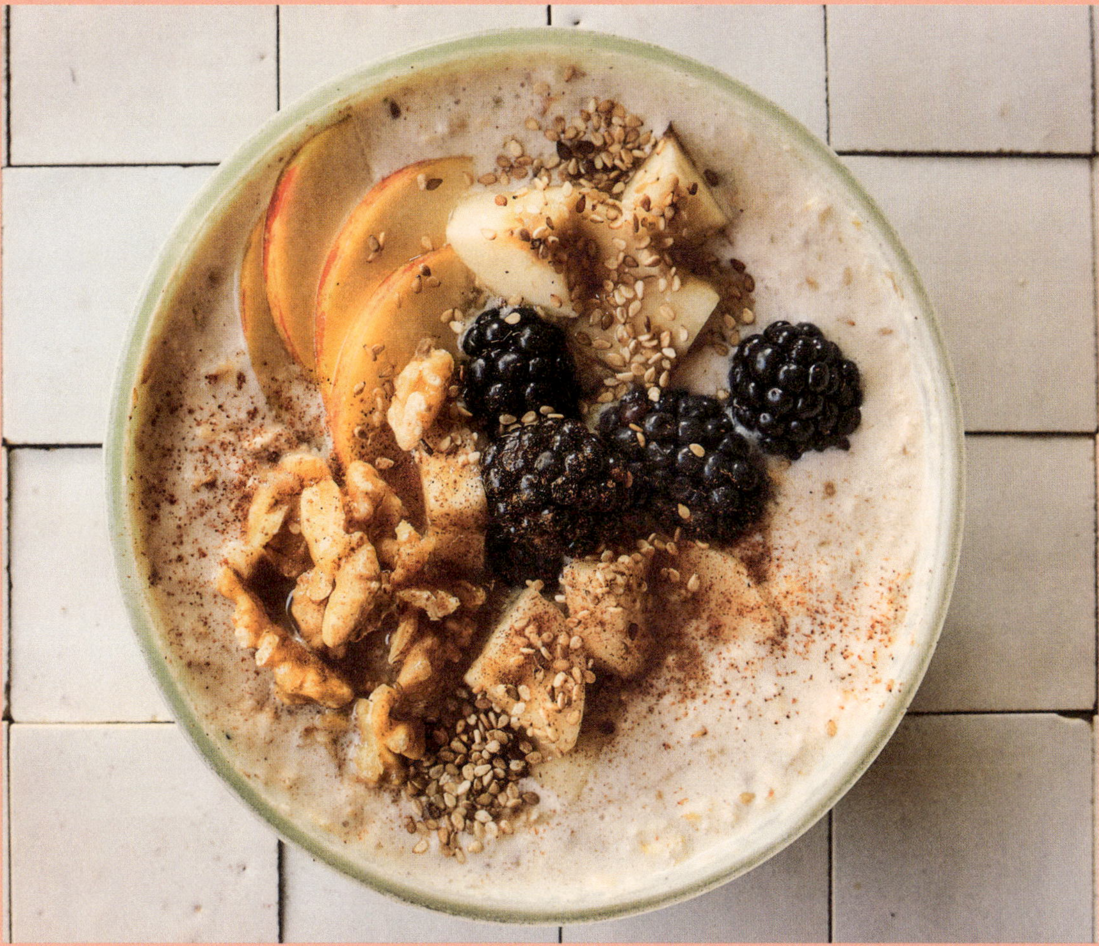

30 JANVIER

# SALADE DE POULET ET RIZ AU SAFRAN

POUR 4 PERSONNES - PRÉPARATION : 10 MIN - CUISSON : 15 MIN

240 g de riz basmati • 2 avocats • 4 blancs de poulet rôtis froids • ½ c. à s. de graines de moutarde • 1 capsule de pistils de safran • Quelques feuilles de mâche • 2 œufs durs • Vinaigre de cidre • Huile d'olive • Sel et poivre

Rincez le riz et faites-le cuire dans deux fois son volume d'eau bouillante salée additionnée de la capsule de safran, en suivant les instructions indiquées sur l'emballage (en général une dizaine de minutes).

Épluchez et dénoyautez les avocats puis coupez-les en lamelles. Émincez les blancs de poulet.

Mélangez les graines de moutarde dans un bol avec 2 cuillerées à soupe d'huile et 1 cuillerée à soupe de vinaigre puis assaisonnez. Versez la sauce sur le riz et mélangez.

Répartissez le riz dans 4 assiettes et garnissez-le de lamelles de poulet et d'avocat, de mâche et d'œufs durs coupés en deux.

**Le + santé :** On se régale avec le safran, épice réputée de très longue date pour ses vertus anti-déprime et utilisée pour soulager les dépressions légères et modérées. En prime, l'avocat est une mine de vitamines du groupe B, essentielles pour l'humeur et l'équilibre émotionnel.

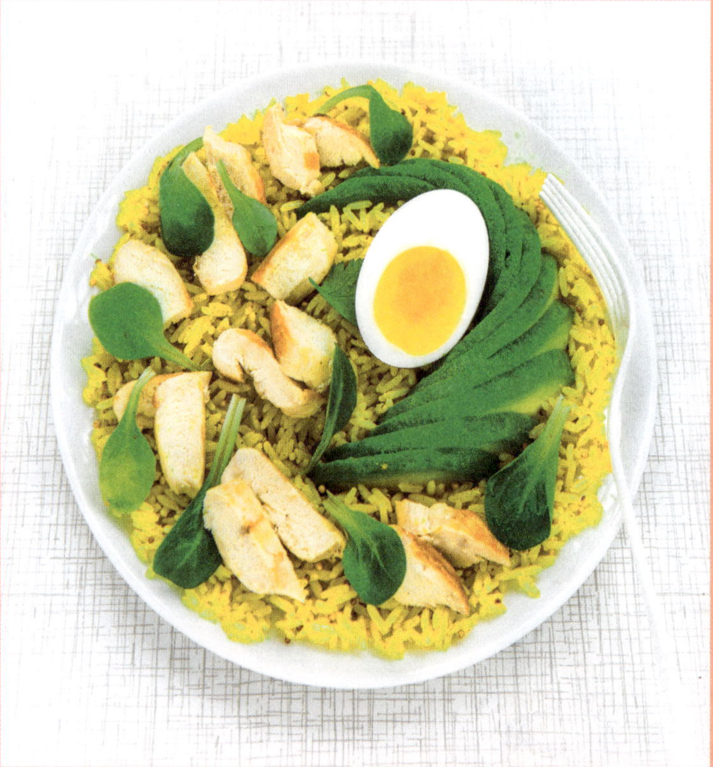

# SALADE DE POMMES DE TERRE, LENTILLES ET TOMATES CERISES

POUR 4 PERSONNES - PRÉPARATION : 10 MIN - CUISSON : 1H À 1H05

8 pommes de terre • 1 échalote • 12 tomates cerises • 250 g de lentilles en bocal • Huile d'olive • Sel, poivre

POUR LA PÂTE :

140 g de farine • 40 g d'huile de tournesol • 30 g d'amandes concassées • 15 g de son d'avoine • 15 g de graines de lin • ½ c. à c. de levure chimique • 1 pincée de sel

Préchauffez le four à 170 °C (th. 5-6).

Mélangez tous les ingrédients de la pâte dans un saladier avec 15 cl d'eau jusqu'à obtenir une consistance homogène. Formez une boule, placez-la entre 2 feuilles de papier sulfurisé et étalez-la. Coupez 12 cercles dedans avec un emporte-pièce (ou un verre) et déposez-les sur une plaque recouverte de papier sulfurisé. Enfournez pour 20 minutes.

Montez la température du four à 180 °C (th. 6).

Déposez les pommes de terre coupées en deux dans un plat à four, arrosez-les d'un filet d'huile d'olive et assaisonnez-les, puis enfournez pour 40 à 45 minutes.

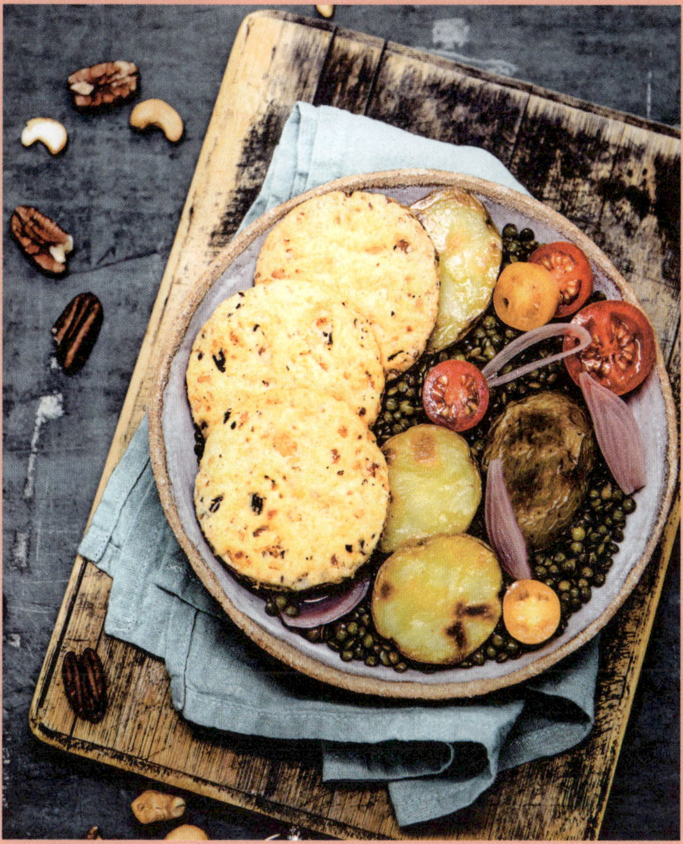

Émincez l'échalote et coupez les tomates en deux.

Répartissez les lentilles, les pommes de terre, l'échalote et les tomates dans 4 bols. Disposez les crackers dessus.

**Le + santé :** Pommes de terre et lentilles apportent l'énergie nécessaire pour se redonner du courage l'hiver… et pour la gourmandise, les crackers ne feront pas culpabiliser car ils sont riches en fibres, en gras insaturés et en protéines végétales grâce au son, aux amandes et aux graines de lin.

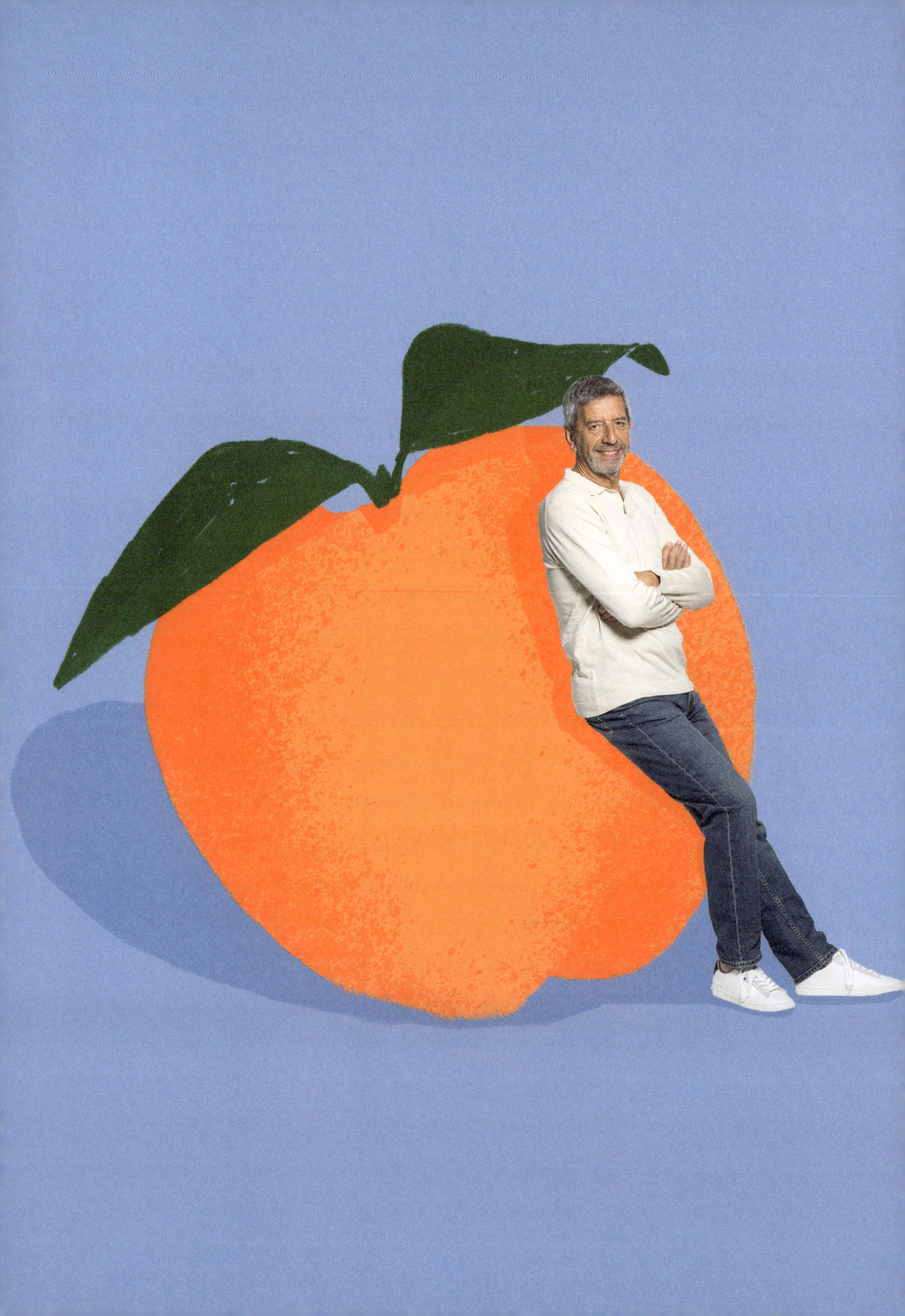

*Février*

# JE GARDE LA PÊCHE

## (ET LA FORME TOUTE L'ANNÉE !)

# FÉVRIER

**Temps gris et froid, humeur morose, manque de lumière, petites nuits, abus des fêtes… En début d'année, tout s'accumule pour justifier notre fatigue latente et le fait de nous traîner en mode escargot du lit au canapé (en passant par le frigo). Mais hors de question de se laisser aller! Au contraire, on lutte sur tous les fronts pour retrouver une belle énergie en attendant le printemps. Sommeil, alimentation, activité physique, coups de pouce naturels : on vous donne les bons réflexes pour augmenter votre tonus.**

D'OÙ PROVIENT VOTRE FATIGUE? EN POINTANT DU DOIGT CE QUI NE VA PAS, VOUS IREZ PLUS VITE VERS LA SOLUTION QUI VOUS CONVIENT. DITES-MOI TOUT!

## MES FRAGILITÉS

**Un mode de vie «brinquebalant».** Nuits trop courtes, journées trop longues, *junk food*, manque d'air, abus d'écran ou de fiestas… Si votre santé suit, vous avez tendance à abuser… et vous épuiser!

**Un cerveau en surchauffe.** Stress, gestion éreintante de la famille et du travail en parallèle, engagement professionnel intense… vous vivez sous pression du matin au soir, vous vous épuisez, vous démotivez et n'arrivez pas à récupérer correctement.

**Une période délicate.** Convalescence, maladie grave ou chronique, métier manuel, sport intense, ou out simplement phase de vie difficile (enfants en bas âge, ménopause, arrivée en retraite), votre fatigue physique lancinante s'installe et vous pèse.

## MES OBJECTIFS

- ☐ Me sentir plus reposé, retrouver mon énergie physique.
- ☐ Améliorer mon humeur et gérer mon stress pour repartir du bon pied.
- ☐ Miser sur les aliments «tonus».
- ☐ Me «doper» naturellement pour me sentir plus en forme.

# FATIGUE : QUAND NOTRE MOTEUR « NOUS LÂCHE »

**Notre organisme est comme une voiture : si on n'en prend pas soin, qu'on le « pousse trop », qu'on ne lui fournit pas du carburant de qualité, qu'on ne fait jamais ni les niveaux ni l'entretien... il y a peu de chances qu'il garde des performances de bolide et ne nous fasse pas un jour « le coup de la panne » !**

On commence donc par se pencher sur ce qui cloche et par pister nos erreurs… pour les corriger avant la sortie de route ! Car si être « crevé » est un phénomène bien courant, nous en sommes souvent responsables, par notre hygiène de vie : trop d'écran, de travail, de nuits courtes, pas assez de sport, une alimentation désordonnée ou industrielle…
Parfois aussi, la fatigue s'installe insidieusement : quotidien surchargé, excès de tâches, changements hormonaux, stress chronique… nous ne nous ménageons pas et nos réserves d'énergie s'épuisent.
Il faut faire le point, repérer ses manques (ou ses abus !), ses « points faibles énergétiques », et les changer pour récupérer, avec de vraies règles de bonne conduite pour chouchouter, voire optimiser son moteur !

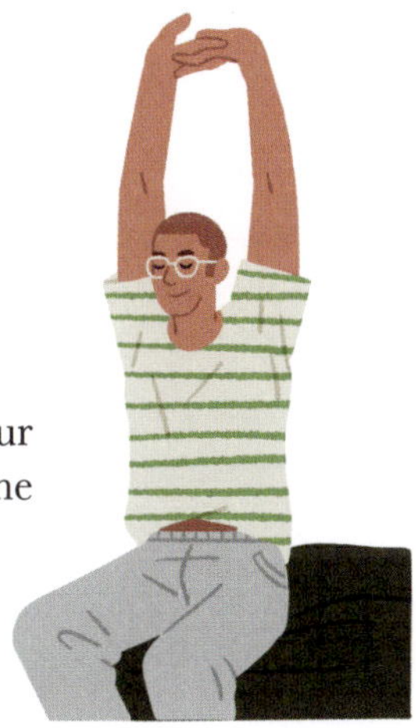

## On regarde ça de près

### Fatigue physique ou mentale ?

Les deux sont souvent liées : la fatigue physique prolongée a des répercussions sur le psychisme (on se démotive, s'inquiète, culpabilise...) et, inversement, quand on a le moral à plat, nos performances physiques en pâtissent ! C'est parfois un imbroglio qu'il faut démêler en se posant les bonnes questions, car dans tous les cas, rien n'oblige à « vivre avec » !

**LE CONSEIL DU JOUR**

**Chaud + froid = un vrai coup de fouet !**

*Réveil difficile ? On prend une douche… écossaise ! Les alternances de chaud et de froid stimulent la circulation sanguine, réactivent le corps et ses fonctions vitales et font remonter la température interne, signal physiologique de réveil pour l'organisme. Si l'idée du froid vous répugne, on commence par se doucher à l'eau tiède ou pas trop chaude, et on termine à l'eau de plus en plus froide de la plante des pieds jusqu'aux épaules. On s'habitue vite et surtout, on déborde d'énergie dès le matin !*

**IL VAUT MIEUX LE SAVOIR**

**SIMPLE FATIGUE OU ASTHÉNIE ?**

LES MÉDECINS UTILISENT PARFOIS LE TERME D'ASTHÉNIE.
IL CORRESPOND À UNE FATIGUE CONSIDÉRÉE COMME « ANORMALE », C'EST-À-DIRE QUI NE DISPARAÎT PAS APRÈS UNE GROSSE NUIT OU UN BON WEEK-END DE REPOS ET S'INSTALLE DURABLEMENT.

LE CONSEIL DU JOUR

### Boire plus

*Un défaut d'hydratation même mineur réduit nos performances : 2 % de déficit les font chuter de… 20 % ! Mais pris dans le feu de nos journées, on oublie souvent de boire, alors qu'il faut atteindre 1,5 litre par jour (avec des urines claires en journée). Tendance à zapper ? On investit dans une bouteille thermos à transporter avec soi, et on s'oblige à boire avant même d'avoir soif, signe qu'on est déjà en manque !*

**6 %**

C'est le pourcentage de Français se sentant d'attaque le matin… et 64 % appuient sur le rappel de leur réveil pour gagner encore cinq minutes. Et vous ?

(Opinion Matters pour Withings, 2014)

# ON MANGE QUOI AUJOURD'HUI ?

| Petit déjeuner | Déjeuner | Dîner |
|---|---|---|
| Thé vert, porridge (flocons d'avoine, lait ou boisson végétale, copeaux de noix coco, noix de pécan, raisins secs, vanille, germes de blé), 1 banane. | Avocat aux crevettes, quinoa avec courgettes et fèves (surgelées) sautées à l'huile d'olive, ½ pamplemousse. | Croquettes de patate douce, salade de mâche (ou pousses d'épinards) avec lamelles de parmesan, pomme cuite à la cannelle. |

**La recette punchy du jour :** croquettes de patate douce

Pour 2 personnes : Peler une patate douce, la couper en morceaux et la cuire dans de l'eau bouillante avec un demi-bouillon cube jusqu'à ce qu'elle soit tendre. Égoutter et écraser à la fourchette, en liant avec 70 ml de lait chaud (ou boisson végétale). Ajouter 1 c. à c. d'huile de coco, 1 c. à c. de cannelle, 2 pointes de couteau de muscade en poudre et 1 c. à s. de sirop d'érable (ou d'agave). Façonner en petites boulettes plates et cuire à la poêle dans de l'huile de coco. Saupoudrer de coriandre avant de servir. Une bonne dose de vitamines du groupe B pour soutenir le moral !

**L'aliment pleine forme :** l'avocat, le bon gras antifatigue

Doux et onctueux, c'est une mine de vitamines du groupe B, dont la vitamine B9, essentielle à l'équilibre des humeurs et des émotions. En prime, il apporte du magnésium antifatigue et antistress. À adopter au moins 2 fois par semaine !

ÇA, C'EST PAS GOOD !

### LA FATIGUE : UN RISQUE AU VOLANT

Un tiers des accidents mortels sur l'autoroute commencent par un bâillement… et sont liés à une fatigue excessive, entraînant de la somnolence au volant. Une imprudence hélas courante, mais qui se paie parfois cash.

# CET HIVER
## QUI NOUS PÈSE…

**Vous avez l'impression d'être « à plat », et même d'être morose pendant les mois gris ?**

Vous vous réfugiez sous la couette, mangez plus que d'ordinaire (y compris du sucré) et avez tendance à prendre du poids ? Vous souffrez peut-être de ce « blues de l'hiver », ou dépression saisonnière, qui toucherait 15 à 25 % de la population, surtout les femmes (3 à 4 fois plus que les hommes), et disparaît au retour des beaux jours.

Le responsable : le manque de lumière naturelle qui influe sur la sécrétion de mélatonine (un neurotransmetteur) et met alors le corps en mode hibernation. Nuits longues et journées courtes suffisent à impacter les personnes très sensibles à la luminosité, surtout celles qui travaillent à l'intérieur (pas toujours près d'une fenêtre), partent tôt le matin et rentrent à la nuit tombée.

S'il n'y a pas de solution miracle, on commence par s'obliger à marcher dehors le matin ou à l'heure du déjeuner afin de s'exposer à la lumière au moment où elle est la plus forte. Si le problème est important, on peut opter pour des lampes de luminothérapie, mais aussi une consultation avec un psychothérapeute, véritable aide pour mieux affronter la mauvaise saison.

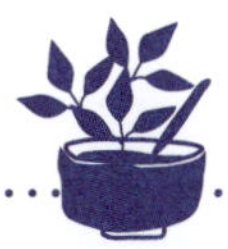

**Le coup de pouce naturel**

### Cap sur la D

Non seulement la vitamine D entretient le système osseux et participe à l'immunité, mais en prime, elle soutient le moral, tout particulièrement pendant les mois d'hiver. Si vous n'avez pas commencé de « cure », c'est le moment ! Prenez-en chaque jour (1000 IU), en gouttes, jusqu'au printemps, vous sentirez vite la différence !

**LE CONSEIL DU JOUR**

### L'appli qui sauve

*L'appli « Stopblues » (ou le site stopblues.fr) a été conçue par des chercheurs de l'INSERM et elle est financée intégralement par des fonds publics. Explications, vidéos, quizz, conseils, astuces, mais aussi vrai plan de soutien : elle se veut une aide pointue pour tous ceux dont le moral s'écroule. N'hésitez pas, sans attendre d'aller vraiment mal !*

# 1/5

**C'est la proportion de personnes qui pourraient être touchées au cours de leur vie par la « vraie » dépression.**

Une traversée du tunnel plus durable que la déprime hivernale et bien plus lourde, qui occasionne une fatigue plombante et nécessite de consulter sans honte.

# ON MANGE QUOI AUJOURD'HUI ?

| Petit déjeuner | Déjeuner | Dîner |
|---|---|---|
| Thé vert, cake aux flocons d'avoine, 1 yaourt nature, kiwi. | Radis avec houmous et graines germées, filet de poulet grillé au citron, gratin de blettes, compote sans sucre. | Riz sauté au safran, noix de cajou, courgettes et champignons, poire au chocolat. |

**La recette punchy du jour :** cake aux flocons d'avoine

Pour 4 personnes : Mélanger 150 g de farine, 50 g de flocons d'avoine, 80 g de noisettes en poudre, 60 g de sucre et 1 sachet de levure. Ajouter 3 œufs, 1 yaourt nature, 100 g de beurre fondu, les zestes de 2 oranges bio et 1 poignée de noix de pécan. Verser dans un moule et cuire 45 minutes à 180 °C. Démouler. Chauffer le jus des oranges, ajouter 2 c. à s. de miel, laisser fondre et arroser le gâteau chaud. Un gâteau énergétique pour éviter les coups de pompe.

**L'aliment pleine forme :** le chocolat, plaisir et énergie !

Très riche en magnésium (qui lutte contre fatigue et stress), il contient des substances psychoactives comme le tryptophane qui améliore l'humeur, la caféine et la théobromine qui augmentent la concentration. On le choisit idéalement noir et on le déguste avec modération chaque jour si on veut !

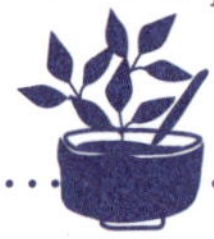

**Le coup de pouce naturel**

## L'huile essentielle de menthe poivrée

Elle stimule les performances physiques et intellectuelles. Idéale en cas de coup de pompe. Nul besoin de l'avaler : la renifler au flacon suffit, 3 ou 4 fois par jour sans problème*. Un joker efficace à garder près de soi !

* Contre-indiquée chez la femme enceinte ou allaitante, l'enfant de moins de 7 ans et les personnes asthmatiques ou épileptiques.

LE CONSEIL DU JOUR

### Des projets pour se motiver

*Même s'il semble difficile de faire des projets quand on se sent exténué, s'y obliger donne des objectifs positifs et motive. Organiser un moment avec des amis, commencer ses recherches pour les vacances, s'inscrire à une formation : ces repères pour l'avenir (à court, moyen et long terme) redonnent du tonus. Alors, on fait quoi ?*

LE COACHING DE **Dr. Good !**

### Un réveil sans violence...

**Encore couché, on s'accorde cinq minutes pour s'étirer de tout son long (en poussant les orteils vers l'avant), faire quelques respirations profondes, les yeux fermés. On s'assoit pour faire des rotations lentes et douces des poignets, puis de la tête, du buste, enfin on étire les bras vers le ciel, mains jointes et épaules basses avant de les écarter sur le côté... et hop, debout, on s'est réchauffé et assoupli !**

LE CONSEIL DU JOUR

**Pas de grasse mat' !**

*La grasse matinée du week-end est une fausse bonne idée : si elle permet de récupérer une ou deux heures de sommeil, elle perturbe l'horloge biologique. On risque d'avoir du mal à dormir la nuit suivante, plus encore si on en a profité pour veiller tard ! On lui préfère la sieste courte (vingt minutes environ) qui permet de retrouver de l'énergie.*

STOP AUX IDÉES REÇUES

**MOI, JE N'AI PAS BESOIN DE BEAUCOUP DORMIR !**

En êtes-vous certain ? Ceux qu'on appelle les « courts dormeurs » (qui se satisfont pleinement de moins de six heures par nuit) ne représentent que... 5 % de la population. En revanche, 15 % ont besoin de plus de neuf heures. Pour connaître ses besoins physiologiques, pendant quelques jours de vacances, on se couche dès qu'on en ressent le besoin, et on se lève au réveil spontané. On note les horaires... et on fait le calcul. Parfois étonnant !

# CE CRUEL MANQUE DE SOMMEIL...

**6 h 41 par nuit : c'est la durée moyenne de sommeil des Français en semaine. Soit une heure de moins qu'il y a trente ans, ce qui explique que nous vivons dans ce que les spécialistes appellent « une dette de sommeil » qui nuit à notre énergie et notre résistance, tant physique que mentale.**

En effet, c'est pendant le sommeil dit lent et profond qu'une région du cerveau, l'hypophyse, produit l'hormone de croissance (somatotropine), qui participe à l'entretien et la réparation du corps : elle préserve la masse musculaire, les os et cartilages, l'énergie physique, la libido. Pour résumer, elle aide à rester en forme et un manque nous fatigue ! De bonnes nuits permettent aussi de conserver de bonnes défenses immunitaires et d'entretenir nos fonctions intellectuelles : c'est quand nous dormons que le cerveau stocke les informations dans son disque dur de mémoire ! Notre attention, notre concentration et notre humeur sont également dépendantes du sommeil... Bref, couchons-nous plus tôt !

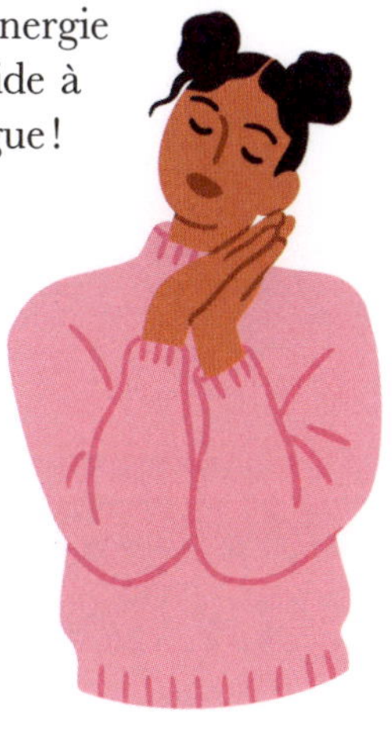

IL VAUT MIEUX LE SAVOIR

**STRESS ET MANQUE DE SOMMEIL**

DORMIR TROP PEU, C'EST AUSSI RÉDUIRE SA RÉSISTANCE AU STRESS. LES PETITS OU MAUVAIS DORMEURS PRÉSENTENT UN TAUX DE CORTISOL (HORMONE DU STRESS) PLUS ÉLEVÉ, Y COMPRIS LA NUIT : RÉACTIONS AU QUART DE TOUR, INQUIÉTUDE, IRRITABILITÉ... UN CERCLE VICIEUX PEUT AUSSI S'INSTALLER, CAR ON A SOUVENT DU MAL À S'ENDORMIR, ET ON PEUT SOUFFRIR D'INSOMNIES.

LE CONSEIL DU JOUR

## Ne pas en faire trop !

*La « précrastination » est une tendance à vouloir tout faire tout de suite, quitte à se précipiter, pour se sentir performant… parfois, au détriment de notre tonus et efficacité. Surtout en période chargée, on doit savoir distinguer l'important et l'urgent du reste qui peut attendre. Et laisser tomber ce superflu sans culpabilité !*

LE COACHING DE **Dr. Good !**

## Bain délassant

Le soir, on évite le bain trop chaud, car s'il détend les muscles, il remonte aussi la température corporelle, signal de réveil pour l'organisme. Alors, pas plus de 37 °C ! Versez-y (dans un produit neutre ou 1 c. à s. de lait écrémé en poudre) 8 à 10 gouttes d'huile essentielle de lavande ou d'orange douce et on barbote quinze minutes yeux fermés. Détente garantie !

# ON MANGE QUOI AUJOURD'HUI ?

| Petit déjeuner | Déjeuner | Dîner |
|---|---|---|
| Thé vert, smoothie bowl multicolore, pain complet beurré. | Salade de carottes râpées, betterave et maïs, escalope de veau aux champignons, purée de châtaignes à la vanille. | Velouté au céleri-rave, tartine de pain de campagne avec tapenade, jambon et fromage râpé, salade d'endives, pomme. |

**La recette punchy du jour :** smoothie bowl multicolore

Pour 1 personne : Dans un blender, mixer 125 g de yaourt avec ½ banane et 1 tasse de cassis surgelé. Verser dans un bol, décorer avec l'autre ½ banane, 1 kiwi en morceaux et quelques quartiers de clémentine (ou pamplemousse rose). Parsemer d'amandes concassées et de copeaux de noix de coco. Pour faire le plein de vitamines en un seul bol !

**L'aliment pleine forme :** la betterave rouge, une futée pour le tonus

Des études ont démontré son effet bénéfique sur les performances sportives, car ses nitrates élargissent les vaisseaux sanguins, aident les muscles à consommer moins d'oxygène et à être plus efficaces. En prime, ses pigments (lutéine et zéaxanthine) prennent soin des yeux fatigués. À déguster 1 à 2 fois par semaine.

DITES-MOI DR. GOOD ?

## Quelle dose de café ne pas dépasser ?

Fatigué, on enchaîne les tasses : la caféine dope l'attention et la vigilance et nous tient éveillé. Mais si on abuse, on risque le mal de ventre, la tachycardie, l'irritabilité… et on peut avoir du mal à s'endormir (il agit pendant six heures). Donc non au café de 17 heures et on stoppe à 3 tasses maximum par jour d'arabica (moins riche en caféine que le robusta).

# REPÉRER
## LE SURMENAGE

**S'il peut être nécessaire lors de périodes intenses, le surmenage devient parfois un « mode de vie » dangereux ! Car à vivre le pied enfoncé sur la pédale d'accélérateur de l'organisme, on risque de déraper et perdre le contrôle de son précieux véhicule. Quels signes d'alerte ?**

- D'une part, un état de tension et d'agitation permanent : toute l'énergie est mobilisée non-stop, même quand cela ne se justifie pas, comme un moteur emballé qui ne parviendrait plus à ralentir.
- Puis la fatigue qui, masquée au début, s'intensifie jusqu'à ce que tout demande un effort surhumain.
- Des signes de « batterie à plat » qui doivent déclencher l'alerte avant de nuire à la santé physique, mais aussi mentale, car les nerfs s'épuisent.

Une prise de conscience s'impose pour ralentir et revenir à un rythme de vie acceptable et préserver son capital : on allège ses tâches (même s'il faut renoncer à certaines activités), on revoit ses priorités, et on fait de vraies pauses… bref, on passe en « mode éco » pour éviter le crash !

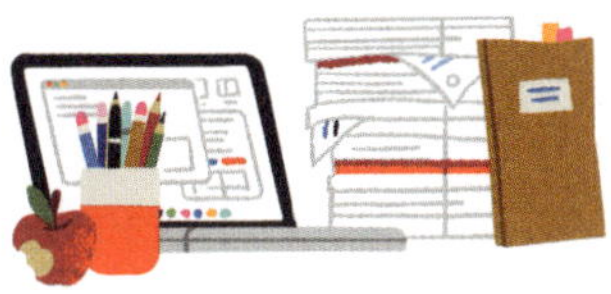

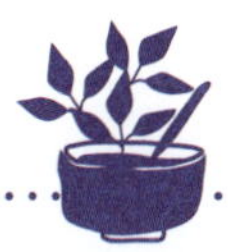

**Le coup de pouce naturel**

### Vive le ginseng !

L'effet tonique de cette plante sans caféine a été cliniquement établi par l'OMS pour améliorer les capacités physiques et intellectuelles en cas de fatigue ou d'épuisement ! On choisit le ginseng rouge coréen, extrait de racines anciennes (plus de 4 ans, c'est généralement précisé) pour garantir une forte concentration en principes actifs, et on en prend 500 mg/jour chaque matin pendant un mois.

**LE CONSEIL DU JOUR**

### Une RTT pour soi

*Ces journées de récup' ne doivent pas être passées uniquement à rattraper les tâches ménagères ou administratives en retard ! Au moins une fois sur deux, on s'offre une journée off pour soi et on se fait plaisir : promenade, ciné en solo, lecture… On en profite sans culpabiliser, car on sera plus serein et moins fatigué.*

**LE COACHING DE Dr. Good !**

### Surmonter le coup de barre

On récupère en 2 temps 3 mouvements en fermant les yeux, et en se laissant dériver quelques minutes (dans le bus, sur le canapé, ou dans les toilettes du bureau), sans penser à rien… L'astuce pour ne pas s'endormir pour de bon ? Garder son trousseau de clefs en main : quand il tombe parce qu'on s'écroule, le bruit nous réveille… et c'est reparti ! Une sieste flash revigorante qu'on peut répéter dès qu'on en a besoin.

# 8 FÉVRIER

# ON MANGE QUOI AUJOURD'HUI ?

| Petit déjeuner | Déjeuner | Dîner |
| --- | --- | --- |
| Thé vert, 2-3 tartines de pain complet avec purée d'oléagineux, 1 yaourt nature, 1 poire. | Quiche aux courgettes et chèvre, salade verte, ½ mangue. | Lasagnes de la mer, compote pomme-orange-clémentine à la cannelle. |

**La recette punchy du jour :** lasagnes de la mer

Pour 4 personnes : Émincer 3 blancs de poireaux, les faire revenir dans 1 c. à s. d'huile d'olive. Émincer 400 g de champignons de Paris, les faire suer, puis ajouter 4 poignées de pousses d'épinards. Dans une casserole, délayer 1 c. à s. de Maïzena dans 30 cl de lait, épaissir à feu doux en remuant. Couper 300 g de saumon cru en petits dés.
Dans un plat, monter les lasagnes. Couvrir de béchamel, saupoudrer de parmesan et chapelure, déposer des noisettes de beurre, cuire à four chaud (200 °C) 40 minutes.

**L'aliment pleine forme :** le thé vert, pour mieux performer

Il réveille les facultés mentales et intellectuelles. Des études sur des sportifs de haut niveau ont montré un effet « booster » sur leurs performances, mais aussi leurs capacités de récupération après l'effort. À choisir idéalement bio, et déguster 3-4 tasses par jour.

**Le coup de pouce naturel**

## Formidable gelée royale

Vitamines du groupe B qui participent à l'équilibre du système nerveux, oligoéléments… c'est un nectar vitalisant. Des expériences ont montré ses bienfaits chez les seniors avec des effets toniques et euphorisants pour soutenir le moral. À choisir fraîche, à raison de 1 g/jour (à jeun le matin), pendant un mois.

**LE CONSEIL DU JOUR**

### Freiner l'alcool

*Certes, il requinque et détend. Mais ce faux ami perturbe et fragmente le sommeil : on est alors plus stressé, anxieux et fatigué le lendemain. On s'autorise un unique verre de (bon) vin rouge maximum, et pas tous les jours.*

**LE COACHING DE Dr.Good !**

### Faire venir le sommeil

Allongé dans le lit, écartez les jambes puis pliez-les pour ramener vos pieds joints face au pubis. Les jambes forment un losange assez grand pour que ce soit confortable : c'est, en yoga, la position dite du papillon. Écartez légèrement les bras paumes vers le ciel, fermez les yeux et respirez doucement 5 à 6 minutes en laissant votre souffle devenir de plus en plus lourd et paisible.

# QUAND LE STRESS
## NOUS ÉPUISE

**Un Français sur deux se considère comme assez ou très stressé, surtout les femmes (68 % contre 38 % des hommes). Le travail est le motif le plus courant, suivi par les soucis financiers et la vie personnelle.**

Le stress, s'il est normal et positif à petites doses, devient néfaste quand il s'intensifie ou se prolonge, avec des impacts dévastateurs sur l'état de forme et d'énergie :

- troubles du sommeil qui empêchent la récupération et aggravent la fatigue ;
- tensions musculaires et douleurs de dos ou troubles digestifs qui laminent corps et moral ;
- performances intellectuelles réduites ;
- respiration courte et superficielle (d'où une mauvaise oxygénation).

Si on ne peut pas toujours le supprimer, on peut apprendre à lui résister. Alimentation, sommeil, activité sportive, voire méditation et cohérence cardiaque : on dispose de vrais outils pour rendre l'organisme plus résistant !

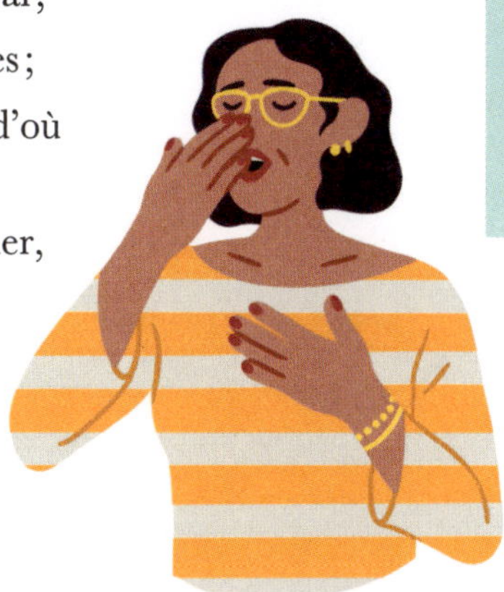

### LE CONSEIL DU JOUR

**Gagner en efficacité**

*Notre cerveau est monotâche : tout stimulus extérieur le distrait, ce qui fait chuter illico la concentration (qui peut mettre un quart d'heure avant de redevenir optimale). Mails, appels téléphoniques doivent être mis en stand-by quand on doit travailler intensément. On définit des plages horaires (entre deux dossiers par exemple) pour les consulter et y répondre. Le reste du temps, on coupe !*

### IL VAUT MIEUX LE SAVOIR

**LES RAVAGES DU BRUIT**

AU TRAVAIL, 6 SALARIÉS SUR 10 SONT PERTURBÉS PAR LE BRUIT ET 72 % ESTIMENT QUE LA QUALITÉ DE LEUR TRAVAIL EN PÂTIT, NOTAMMENT EN TERMES DE CONCENTRATION. MAIS À LA MAISON ÉGALEMENT, LE BRUIT NOUS USE ET NOUS FATIGUE : IL NUIT À LA QUALITÉ DU SOMMEIL (C'EST LE PREMIER FACTEUR DE RÉVEIL POUR 60 % DES FRANÇAIS), IL INDUIT STRESS, NERVOSITÉ, IRRITABILITÉ. LA SOLUTION ? DE VRAIES PLAGES DE SILENCE REPOSANTES : COUPER LA MUSIQUE (OU LA TÉLÉ), PORTER UN CASQUE ANTIBRUIT OU DES BOUCHONS D'OREILLES POUR FAIRE UNE PAUSE RÉPARATRICE. CELA AIDE AUSSI À SE CALMER SI ON EST ÉNERVÉ.

**62 %**

**C'est le pourcentage de salariés stressés par le manque de temps au travail.** Puis, parmi les motifs de stress cités, viennent le manque d'autonomie, la non-participation aux décisions, des objectifs difficiles à atteindre, un travail dans lequel on ne se sent pas utile et qui ne donne pas une bonne image de soi, le manque de soutien moral, et enfin la mauvaise ambiance au travail.

# ON MANGE QUOI AUJOURD'HUI ?

| Petit déjeuner | Déjeuner | Dîner |
|---|---|---|
| Thé vert, gâteau de semoule aux raisins, jus de 2 oranges avec un morceau de gingembre. | Radis et guacamole, pintade avec chou vert, pommes de terre et carottes, yaourt nature. | Soupe minestrone avec pâtes, parmesan et basilic, 2 tranches de jambon cru, panna cotta coco-kiwi. |

**La recette punchy du jour :** panna cotta coco-kiwi

Pour 4 personnes : Peler 4 kiwis, les couper en tranches épaisses. Mettre 3 feuilles de gélatine à ramollir dans de l'eau froide. Verser dans une casserole 50 cl de crème fraîche liquide + 25 cl de lait de coco + 80 g de sucre. Chauffer jusqu'à ébullition, laisser bouillir 2 minutes. Hors du feu, ajouter les feuilles de gélatine essorées et remuer. Dans 4 verrines, disposer face contre verre les tranches de kiwis. Ajouter la crème chaude. Laisser refroidir puis placer 6 heures au réfrigérateur. Servir les crèmes parsemées de noix de coco râpée et de graines de grenade.

**L'aliment pleine forme :** le gingembre, une racine pleine de tonus

Stimulant, ce rhizome piquant réveille et est idéal en cas de baisse de forme ou de convalescence. En médecine chinoise, il est réputé pour réchauffer les glandes surrénales, qui sont au cœur du processus énergétique et fabriquent du cortisol impliqué dans la forme. À consommer frais !

## On regarde ça de près

### Mononucléose : les adultes aussi !

Si, chez l'ado, on suspecte souvent cette maladie virale en cas de fatigue intense et durable, la « maladie du baiser » (car elle se transmet par la salive) touche aussi l'adulte et il ne faut pas écarter cette explication ! Des couverts souillés à la cantine peuvent être responsables… Une analyse sanguine permettra d'en savoir plus.

## LE CONSEIL DU JOUR

### Tamiser la lumière en soirée

*La réduire peu à peu prépare le corps au sommeil : on éteint les lumières violentes et on privilégie celles douces et plutôt orangées, qui facilitent la détente et l'endormissement.*

## ÇA, C'EST GOOD !

**RIRE FAIT DU BIEN !**

Rire améliore la circulation sanguine et l'oxygénation du sang, déclenche des endorphines bienfaisantes, réduit le taux de cortisol, favorise la détente musculaire : idéal pour se sentir mieux. Films comiques ou sketchs, jeux de mots ou de société, on a le choix !

# CES PÉRIODES DÉLICATES…

**Certaines étapes dans la vie sont particulièrement génératrices de fatigue. Le savoir, c'est pouvoir rebondir et (re)trouver son rythme de croisière.**

- C'est le cas notamment à l'arrivée d'un bébé, période délicate à gérer sur le plan organisationnel, alors que le corps est épuisé par la grossesse, mais aussi par les bouleversements hormonaux et les nuits trop courtes.
- La cinquantaine chez la femme est également une étape charnière, avec l'arrivée de la ménopause ce sont les œstrogènes, en chute libre, qui réduisent l'énergie et entraînent de véritables montagnes russes émotionnelles.
- À la soixantaine c'est l'arrivée à la retraite qui parfois, au lieu d'une libération qui redonne envie et tonus, peut déboussoler et entraîner une forte fatigue mentale.
- Enfin, toute maladie chronique ou lourde, toute intervention chirurgicale importante peut être suivie d'une période de convalescence plus longue que prévu : le corps a été mis à rude épreuve, le moral également.

Dans tous les cas, il faut se donner le temps de récupérer peu à peu, garder courage et motivation.

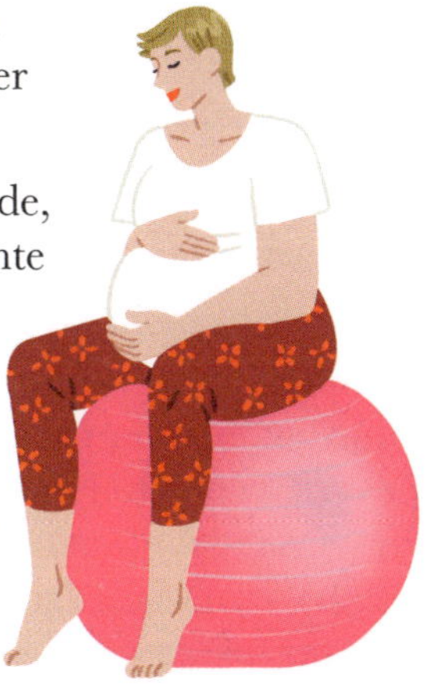

LE COACHING DE **Dr.Good !**

## Soulager ses cervicales

On les libère de leurs tensions en penchant la tête vers l'avant et en posant le bout des 10 doigts en crochets derrière la nuque, coudes vers l'avant. Puis, tout en relevant doucement la tête, écarter lentement les mains en appuyant fortement des doigts sur tous les muscles, comme pour les « racler ». Répéter 3 à 5 fois.

LE CONSEIL DU JOUR

### Stop au perfectionnisme

*Maison impeccable, travail soigné, vêtements repassés, dîners équilibrés… Et si, dans notre quotidien, on se mettait la pression, et que, juste, on en « faisait trop » ? Comment (et sur quoi) lâcher du lest ? Il ne s'agit pas de tout laisser à vau-l'eau, mais d'arrêter les fausses obligations qui nous épuisent. On essaie, pour voir ?*

LE SAVIEZ-VOUS ?

### UN SOMMEIL TRANSFORMÉ

AVEC L'ÂGE, LE SOMMEIL CHANGE, IL DEVIENT MOINS PROFOND ET SE FRAGMENTE : LES RÉVEILS SONT PLUS FRÉQUENTS ET PLUS LONGS, CELUI DU MATIN, PLUS PRÉCOCE. RIEN D'ANORMAL, IL N'Y A PAS LIEU DE S'INQUIÉTER TANT QU'ON NE SOUFFRE PAS DE TROUBLES OU DE FATIGUE EN JOURNÉE. ET ON N'HÉSITE PAS À FAIRE UNE (COURTE) SIESTE SI BESOIN !

# ON MANGE QUOI AUJOURD'HUI ?

| Petit déjeuner | Déjeuner | Dîner |
|---|---|---|
| Thé vert, brioche, yaourt nature avec miel et noix, ½ pamplemousse. | Poulet rôti, gnocchis, haricots verts avec ail et persil, mousse au chocolat. | Soufflé au fromage, salade verte avec graines germées, rouleaux de printemps aux fruits. |

**La recette punchy du jour :** rouleaux de printemps aux fruits

Couper en petits morceaux 1 banane, ½ mangue, 2 kiwis, et parsemer de menthe fraîche (ou surgelée), mélanger. Poser sur un torchon humide une feuille de riz pour la ramollir, remplir le centre du mélange de fruits, replier les extrémités puis rouler. Recommencer avec 3 autres feuilles de riz. Servir les rouleaux coupés en deux, avec un coulis cassis-framboise (surgelé).

**L'aliment pleine forme :** les graines germées, mini, mais maxi punchy !

Petites et piquantes, elles sont hautement concentrées en vitamines (notamment la vitamine C), en minéraux (magnésium, potassium, calcium…) et en enzymes qui bichonnent le système digestif et augmentent la vitalité. On les choisit au rayon frais en barquette (ou mieux, on les fait pousser avec un germoir), et on les déguste crues en salade ou parsemées sur nos plats.

## IL VAUT MIEUX LE SAVOIR

### UN BOULOT MORTEL

LE *KAROSHI* EST UN DÉCÈS PAR ÉPUISEMENT LIÉ AU SURMENAGE AU TRAVAIL, PROVOQUANT CRISE CARDIAQUE, AVC OU SUICIDE. UN DRAME COURANT AU JAPON (15 000 PERSONNES PAR AN), PROVOQUÉ PAR PLUS DE 100 HEURES SUPPLÉMENTAIRES TRAVAILLÉES PAR MOIS.

## LE CONSEIL DU JOUR

### Stop au « râlage »

*Pain trop cuit, bus en retard : les Français râlent 15 à 30 fois par jour ! Si cela semble libérateur, l'effet est pervers, nous posant en victimes permanentes et créant un climat intérieur qui consume énergie et moral. Et si on arrêtait d'exagérer les aléas quotidiens ?*

## LE COACHING DE Dr. Good !

### Pep's express

On se réchauffe, réoxygène et stimule : pieds écartés de la largeur des hanches, genoux légèrement fléchis, on inspire en dirigeant les bras vers l'avant, en les écartant sur le côté, puis en les tendant vers le plafond. Enfin on expire très fortement en les baissant, ainsi que le buste, vers l'avant et le sol. 8 à 10 répétitions redynamisent instantanément : c'est reparti pour un tour !

LE CONSEIL DU JOUR

### Mieux évaluer son timing

*La sensation de toujours courir et d'être en retard vient souvent du fait qu'on évalue mal le temps nécessaire à chaque tâche : préparer le repas ne prend pas 15 minutes, mais 40, faire les courses au supermarché 1 h 30 et non 45 minutes (il faut décharger et ranger). Pendant une semaine, on s'équipe d'un chronomètre et d'un carnet pour noter le temps réel nécessaire à nos obligations quotidiennes ! Ainsi, quand on établira sa* to-do list, *on aura des horaires plus réalistes, donc on courra moins…*

**3h26**

**C'est, selon l'INSEE, le temps passé chaque jour par les femmes à réaliser les tâches ménagères (ménage, cuisine, linge, courses et soins des enfants), contre… deux heures pour les hommes.**

Au total, les femmes gèrent 71 % des tâches ménagères et 65 % des tâches parentales.

# FEMMES : UN TRAVAIL DE L'OMBRE ÉPUISANT

**Fortement touchées par la fatigue, les femmes souffrent non seulement de ce qu'on nomme la « deuxième journée » pour les mères qui travaillent, mais aussi d'une charge mentale qui relève souvent de la surcharge…**

Premières levées et dernières couchées (leur déficit de sommeil a été estimé à 341 heures par an, soit 20 % de plus que les hommes), présentes sur le front professionnel, mais aussi familial et conjugal, elles s'épuisent à vivre « sans répit ». En effet, c'est encore essentiellement sur elles que reposent les tâches ménagères et l'éducation des enfants, mais aussi la gestion et le bien-être du foyer : des « petits riens » qui, mis bout à bout, créent une tension cérébrale permanente, un devoir d'organisation, de mémorisation et d'anticipation qui s'ajoute au travail professionnel, ne permettant jamais de se reposer mentalement, week-end et vacances compris !

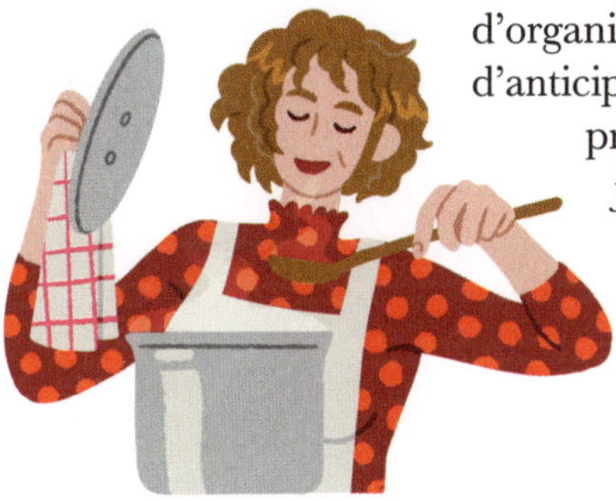

On regarde ça de près

## Les dangers de la charge mentale

Les risques sur la santé sont ceux du surmenage : fatigue importante, difficultés de récupération, douleurs variées, nuits difficiles, hyper-réactivité émotionnelle (on est « à fleur de peau »), troubles anxieux, maladies de peau, maux de ventre, mais aussi risques cardio-vasculaires liés au stress chronique et risque de burn-out. D'autant qu'il a été établi que les femmes grignotent « spontanément » sur leur temps personnel (et bénéfique) de loisirs, sommeil, vie sociale et activités sportives pour réussir à tout mener de front.

LE CONSEIL DU JOUR

### Réduire le sucre

*Fatigué, tendu, on a tendance à se «recharger» en grignotant du sucré, qui donne un coup de fouet. Mais c'est pour mieux nous assommer un peu plus tard, dès que le taux de sucre sanguin sera redescendu. Il faut briser ce cercle infernal, en supprimant les produits sucrés, surtout consommés isolément (soda de fin de journée, barre chocolatée de 10 heures), en les remplaçant par exemple par une banane ou une poignée d'amandes. Une* sugar détox *utile pour l'énergie.*

STOP AUX IDÉES REÇUES

**BAILLER RÉVEILLE**

**En réalité, cette irrépressible envie est une nécessité physiologique qui assurerait la régulation de la température du cerveau. Une façon «d'ouvrir la fenêtre» pour éviter la surchauffe de ses neurones, en quelque sorte!**

# ON MANGE QUOI AUJOURD'HUI?

| Petit déjeuner | Déjeuner | Dîner |
| --- | --- | --- |
| Thé vert, un bol de muesli sans sucre ajouté avec lait, 3 abricots secs, 1 poire, de la cannelle et des amandes concassées. | Betteraves «mimosa», une boîte de sardines à l'huile, 2 pommes de terre vapeur, 1 pomme. | Soupe de potiron et carotte, pâtes avec sauce tomate aux olives et parmesan, yaourt nature avec morceaux de poire et graines de grenade. |

**La recette punchy du jour :** betteraves «mimosa»

Pour 1 personne : Couper en cubes une betterave rouge cuite. Faire durcir un œuf, le refroidir sous le robinet, l'écaler et le hacher grossièrement. Laver, sécher et ciseler une poignée de persil plat. Dans l'assiette, déposer les cubes de betterave, parsemer d'œuf, saupoudrer de persil, ajouter le jus d'un citron, 1 c. à s. d'huile d'olive, et de noix concassées. Une entrée simplissime pour faire le plein de vitamines et protéines.

**L'aliment pleine forme :** la grenade, une bombe!

Cette grosse baie contient de l'ellagitanine, un polyphénol que les bactéries intestinales utilisent pour fabriquer de l'urolithine A, qui entretient les capacités physiques et l'endurance de l'organisme. On en parsème ses plats sucrés ou salés, ou on en fait des jus acidulés.

LE COACHING DE **Dr.Good!**

### Défatiguez vos yeux!

Sans bouger la tête, faites des cercles avec vos yeux (dans les 2 sens), puis enchaînez les mouvements visuels en diagonale, à l'horizontale, à la verticale, louchez... Répétez pendant 3-4 minutes (lors d'un trajet en bus ou métro par exemple), en début et fin de journée ou lors d'une pause devant l'ordi.

LE CONSEIL DU JOUR

**Savoir dire non !**

*Annulation de congés, réunions à 19 heures, dossier urgent à terminer impérativement le week-end : on se laisse souvent envahir et on finit par travailler 7 jours sur 7, rentrer tard et vivre sous pression permanente, surtout si on nous prend par les sentiments (ou la culpabilité). Une solution ? Savoir dire non, poliment, mais fermement, sans s'embarrasser d'explications superflues ou complexes, ou de fausses excuses auquel notre interlocuteur s'empressera de trouver une parade.*

# JE N'EN PEUX PLUS DE MON TRAVAIL !

**Certes, il est normal qu'il nous fatigue, surtout si le rythme est intense. Mais parfois, il devient véritablement délétère… et cela peut expliquer un épuisement. Quand on a la sensation de subir plus que de choisir, il faut réagir.**

- Au travail, on connaît désormais bien le burn-out (un épuisement généralisé qui « consume » la personne surinvestie dans son travail) : 18 % des salariés disent en avoir été victimes.
- Mais il existe aussi son opposé, le bore-out (qui traduit un ras-le-bol lié à l'ennui de celui qui manque de travail), tout aussi nocif.
- Plus récemment, on a vu apparaître le brown-out, un désinvestissement et une dégradation psychique provoqués par l'absurdité des tâches professionnelles, leur non-intérêt ou le non-respect de ses valeurs personnelles.

Trois vraies maladies psychologiques qui, bien que non reconnues comme professionnelles, exigent d'en parler avec le médecin du travail et de consulter son médecin traitant avant de sombrer pour de bon.

**6 minutes**

**C'est le temps qu'il faut au stress pour s'effondrer de 68 % quand on ouvre un livre : plus vite que la marche, la musique et… la télévision ! Ayons toujours un livre avec nous !**

Le coup de pouce naturel

## Antistress végétal

Débordé, tendu, grincheux, avec le moral qui flanche ? On mise sur la rhodiole (*Rhodiola Rosea*), plante adaptogène qui aide le corps à s'adapter au stress extérieur, stimule le système intellectuel et booste l'humeur. Son avantage ? Elle agit dès la première semaine : on prend en journée (matin et midi) 2 gélules dosées à 250 mg, pendant 3 semaines. On pourra même recommencer une seconde cure (après une semaine d'interruption).

# 16 FÉVRIER

# ON MANGE QUOI AUJOURD'HUI ?

### Petit déjeuner

Thé vert, jus de carotte + orange + gingembre, pain complet beurré, yaourt nature avec mangue + 1 c. à s. de germes de blé.

### Déjeuner

Chili con carne (haricots rouges, bœuf haché, tomates, poivrons), riz basmati, kiwi.

### Dîner

Soupe à l'oseille, galettes vertes, salade verte avec noix, clémentines.

**La recette punchy du jour :** galettes vertes

Pour 2 personnes : Peler et râper 2 pommes de terre. Râper 2 courgettes. Mélanger et ajouter 2 poignées de petits pois (décongelés), 1 c. à s. de menthe ciselée et 100 g de féta émiettée. Lier avec 1 œuf et 10 cl de crème liquide, saler et poivrer. Façonner en galettes peu épaisses (1-2 cm) et cuire au four sur du papier sulfurisé à 190 °C 30 minutes en retournant à mi-cuisson. Idéal en famille, un mix de pomme de terre et verdure pour booster ses apports en vitamine C.

**L'aliment pleine forme :** le kiwi, vert et malin

Il contient juste ce qu'il faut de bons sucres et de fibres qui se gorgent d'eau et épaississent pour réguler la glycémie et éviter ses pics qui nous épuisent ! Il est aussi riche en vitamine C (3 fois plus que l'orange) et se digère bien.

## LE COACHING DE Dr. Good !

### De l'air pour se dynamiser

La respiration kapalabhati, issue du yoga, donne un coup de fouet et facilite l'oxygénation cérébrale. On inspire profondément (5 secondes), puis on fait une dizaine (jusqu'à ce que les poumons soient vides) de petites, rapides et énergiques expirations par le nez comme si on voulait expulser une impureté logée dans ses narines. On continue pendant 2 à 3 minutes.

## LE CONSEIL DU JOUR

### Et si je manquais de fer ?

*L'anémie épuise, et est courante en cas de règles abondantes. Les femmes ont tout intérêt à booster leurs apports en fer (viande rouge et abats, fruits de mer, légumineuses, à consommer en association avec des légumes verts, riches en vitamine C qui améliore son absorption). Pâleur et essoufflements s'ajoutent à la fatigue ? On fait une prise de sang !*

## ÇA, C'EST GOOD !

### « RACONTE-MOI UNE HISTOIRE »

Parfois, on se sent trop épuisé pour lire… Optez pour le livre audio ! Ces histoires (des grands classiques aux romans les plus modernes) sont souvent lues par des comédiens célèbres et nous font passer d'agréables moments, on s'évade sans se fatiguer ni céder à la facilité des écrans. Laissez-vous captiver et profitez de cette pause littéraire bien agréable !

LE CONSEIL DU JOUR

### Adopter un ami

*Augmentez votre activité physique en… adoptant un chien! C'est le conseil de la Fédération française de cardiologie pour réduire la sédentarité à l'origine de maladies cardio-vasculaires, pour lutter contre l'isolement (qui augmente le risque de stress et de déprime), et pour augmenter sa sécrétion d'endorphines bienfaisantes pour le corps (détente) et l'esprit (bien-être) : parfait pour retrouver la forme!*

# CETTE «BONNE FATIGUE»

**L'activité physique régulière aide à réduire la fatigue. Avez-vous remarqué comme on se sent bien après une longue marche, une rando à vélo, une séance de natation?**

Bouger augmente la sécrétion d'endorphines antidouleur et relaxantes. Les muscles sont détendus, nous aussi : on améliore la qualité et la durée de son sommeil, pour mieux récupérer physiquement et nerveusement!

Le sport aide aussi à moins souffrir du dos (haut lieu de crispations musculaires, donc de douleurs fatigantes), et régularise le rythme cardiaque en entraînant le cœur (un muscle).

On améliore ses capacités respiratoires, donc son oxygénation, ce qui rend plus performant et endurant.

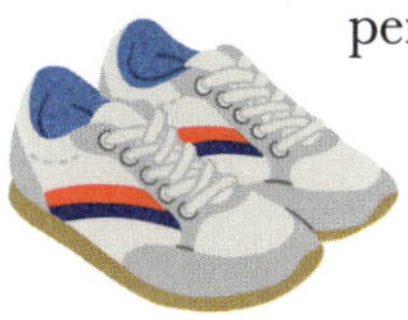

Pour l'esprit, le sport est un excellent exutoire, permettant d'évacuer les tensions, de moins cogiter et s'énerver. En prime, on libère de la dopamine, baptisée «hormone du bonheur» pour ses effets euphorisants garants d'une meilleure humeur et d'une meilleure forme!

LE COACHING DE **Dr.Good!**

### Matin punchy

Fenêtre ouverte pour faire le plein d'air frais (s'il fait froid, on reste couvert), on respire à pleins poumons pendant quelques secondes, et on enchaîne avec une minute de footing sur place (on peut sautiller doucement), puis une minute de «boxe», en gardant les jambes souples et en envoyant 20 coups de poing dans le vide, en alternant les bras. On récupère une minute en respirant, et on recommence footing et boxe. Routine parfaite pour se réchauffer, stimuler ses muscles, et évacuer ses tensions.

STOP AUX IDÉES REÇUES

**LES SPORTS INTENSES, C'EST MIEUX!**

Non, les sports intenses ne sont pas forcément les meilleurs pour évacuer son stress, surtout s'ils nous challengent et nous mettent la pression. Des activités douces mais prolongées sont aussi efficaces. Question de tempérament : choisissez ce qui vous plaît pour être régulier, sans vous obliger à transpirer abondamment!

# 18 FÉVRIER

# ON MANGE QUOI AUJOURD'HUI ?

| Petit déjeuner | Déjeuner | Dîner |
|---|---|---|
| Thé vert, fromage blanc nature, muesli non sucré, 1 c. à s. d'amandes concassées et 1 c. à s. de germes de blé, 1 banane. | Salade façon césar, mousse au chocolat, clémentines. | Soupe de carotte et potiron, gratin de blettes au jambon et à la béchamel, compote de poire à la vanille. |

**La recette punchy du jour :** salade façon césar

Pour 1 personne : Laver et sécher une poignée de salade romaine. Découper 1 blanc de poulet en lamelles et les paner (en les trempant dans la farine, puis un œuf battu, puis de la chapelure avant de les cuire dans une poêle chaude avec un peu d'huile). Dans une assiette, déposer la salade, 8 tomates cerises, 6 olives noires, ½ avocat tranché, les blancs de poulet panés, des lamelles de parmesan. Faire dorer 3 tranches de bacon et 1 c. à s. de graines de courge. Ajouter immédiatement et arroser de vinaigrette.

**L'aliment pleine forme :** ayez la banane !

C'est l'aliment rassasiant et anti-coup de pompe des sportifs, facile à digérer et antiacide, qui améliore la vitalité grâce à son magnésium et sa dopamine stimulante. En prime, elle est riche en vitamine B6 et tryptophane, qui améliorent l'humeur. On la choisit mûre, mais pas trop.

**Le coup de pouce naturel**

## La chlorophylle

Ce concentré de vert détoxifie les organismes encrassés, et améliore l'oxygénation. À gagner, un vrai plus de vitalité ! On la choisit en poudre à diluer dans un verre d'eau (préférable aux capsules) et on fait une cure d'un mois (1 c. à c./jour).

LE CONSEIL DU JOUR

## À tue-tête

*Chanter à pleins poumons permet de faire circuler l'énergie, mieux oxygéner l'organisme, stimuler le transit, libérer le diaphragme et entraîner tout le système musculaire. Dans la voiture ou sous la douche, sur de la pop ou de la variété, lâchez-vous. En prime, chanter met en joie !*

LE COACHING DE **Dr. Good !**

## Point de tonus

Envie de piquer du nez ? Utilisez la digitopuncture (proche de l'acupuncture) en appuyant plusieurs fois pendant quelques secondes sur le point situé entre le sommet de la lèvre supérieure et la base du nez. Regain d'énergie assuré !

# ON SE DÉCONNECTE !

**L'abus d'écrans nous épuise, créant un état de tension permanent, une fatigue oculaire, mais aussi des veillées trop tardives et des troubles du sommeil. Et si on passait en mode *off* ?**

En France, le droit à la déconnexion autorise à ne pas se connecter aux outils numériques ni être joint par son employeur pendant le temps non travaillé (soirées, week-ends, congés, RTT), y compris en télétravail. Mais en réalité, 47 % des salariés utilisent les outils numériques professionnels le soir, 45 % le week-end, 35 % en vacances… et s'ils s'y refusent, 40 % culpabilisent !

Même sans raison professionnelle, nous vivons le portable à la main, et le consultons en moyenne… 150 fois par jour !

Pourtant, il est essentiel de se « désintoxiquer » et de tout éteindre pour s'offrir des plages de repos ! Ces breaks digitaux permettent de se reconnecter à soi, son couple, sa famille, la nature, et nous réapprennent que la vraie vie se passe autour de nous, pas dans notre téléphone…

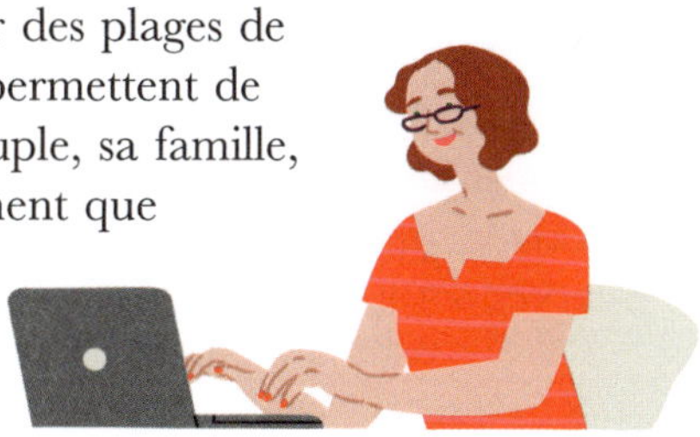

LE CONSEIL DU JOUR

### S'obliger à « décrocher »

*Pour réduire son temps quotidien d'écran, on peut « obliger » son téléphone à se déconnecter après un certain temps passé sur les réseaux ou certaines applis. On peut aussi le mettre sur silencieux ou en mode avion pour ne pas être dérangé. Étapes suivantes : aucun écran pendant une demi-journée, puis une journée, puis tout un week-end : chiche ?*

**39 %**

**C'est le pourcentage des Français qui utilisent ordinateur, tablette ou smartphone au lit… et perdent ainsi en moyenne trente minutes de précieux sommeil par nuit.**
(INVS, 2016)

IL VAUT MIEUX LE SAVOIR

**NE PAS « POLLUER » SA NUIT**

LE SOIR, IL EST RECOMMANDÉ DE COUPER LES ÉCRANS NON PAS UNE FOIS AU LIT, MAIS AU MOINS 1 H 30 AVANT LE COUCHER. LES SPÉCIALISTES SONT UNANIMES : ILS PERTURBENT L'ENDORMISSEMENT, CAR LEUR FORTE LUMINOSITÉ RETARDE LA PRODUCTION DE MÉLATONINE (IMPLIQUÉE DANS LE SOMMEIL ET LES RYTHMES BIOLOGIQUES) ET TROUBLE LA SENSATION DE SOMNOLENCE. ILS TIENNENT ÉVEILLÉ LE CORPS MÊME S'IL ASPIRE À DORMIR…

# ON MANGE QUOI AUJOURD'HUI ?

| Petit déjeuner | Déjeuner | Dîner |
| --- | --- | --- |
| Thé vert, brioche, yaourt nature avec coulis de cassis, 1 c. à s. de germes de blé, kiwi. | Carottes râpées, filet mignon de porc sauce moutarde, haricots verts, gâteau chocolat poire à la farine de châtaigne. | Gratin dauphinois, salade avec graines germées, ananas. |

**La recette punchy du jour :** gâteau chocolat poire à la farine de châtaignes

Fouetter 5 jaunes d'œufs avec 150 g de sucre. Ajouter 150 g de farine de châtaigne tamisée et 2 petits pots (250 g) de compote pomme-châtaigne. À part, faire fondre au bain-marie 200 g de chocolat noir, ajouter 100 g de beurre fondu. Mélanger les deux appareils. Ajouter délicatement les 5 blancs d'œufs montés en neige ferme. Dans un moule antiadhésif, disposer 3 poires pelées coupées en lamelles, recouvrir avec la pâte et cuire 35 minutes à 190 °C.

**L'aliment pleine forme :** le cassis, une bombe de vitamine C

Avec 190 mg/100 g, cette baie acidulée est le fruit le plus riche en vitamine C des régions tempérées. Elle participe au tonus physique et cérébral, et augmente l'assimilation du fer. Ses proanthocyanidines diminuent même la fatigue musculaire. À consommer frais ou surgelé (non sucré !).

## LE COACHING DE Dr. Good !

### Décrisper sa mâchoire

Contractée par le stress, elle occasionne maux de tête, tensions du dos et des cervicales ! On masse les maxillaires jusqu'au menton par des mouvements circulaires des doigts (en posant les coudes sur la table), puis on « mâchonne » comme si on avait un chewing-gum dans la bouche, en exagérant ses mouvements (bouche fermée et ouverte), lentement si on entend la mâchoire craquer.

## LE CONSEIL DU JOUR

### Bain de détente

*L'idéal en fin de journée et de semaine pour chasser le stress ? Une douche ou un bain chaud, qui délasse, atténue les tensions corporelles et agit comme un sas de décompression au retour du travail. Plus efficace que juste avant de se coucher (car le chaud ne facilite pas l'endormissement), pour passer une soirée paisible…*

## ÇA, C'EST GOOD !

### LES ALIMENTS FERMENTÉS

Yaourt, choucroute, fromages, pain au levain, mais aussi vinaigre, cornichons, olives non pasteurisées apportent au microbiote intestinal de bonnes bactéries (les probiotiques) qui le nourrissent, et améliorent l'assimilation de certains nutriments impliqués dans la forme et le moral comme le magnésium ou les vitamines du groupe B. À consommer régulièrement !

LE CONSEIL DU JOUR

### Stop aux petits déj' « flingueurs d'énergie »

*Pain de mie + confiture, verre de jus de pomme et yaourt aux fraises : voilà le petit déjeuner idéal pour… avoir un coup de barre dans la matinée ! Ces shoots de sucre garantissent l'hypoglycémie réactionnelle, avec chute de concentration et d'efficacité. On choisit plutôt des fruits frais, des céréales complètes (muesli sans sucre, flocons d'avoine, pain complet…), du beurre, des laitages nature, du salé (œuf, jambon, fromage).*

LE COACHING DE **Dr.Good !**

### Apaiser corps et esprit

Allongé, on pose une main sur l'abdomen. On inspire profondément par le nez, en gonflant poitrine puis ventre, et on expire doucement par le nez jusqu'à creuser le ventre comme pour rapprocher le nombril du dos. À répéter, yeux fermés pendant cinq minutes pour sentir le cœur et le corps se calmer.

# FUIR
## L'ULTRA-TRANSFORMÉ

**Fibres, vitamines, minéraux, protéines, bonnes graisses et bons sucres sont le carburant indispensable de notre moteur. Pour optimiser notre forme, il importe donc d'avoir une assiette « à haute densité nutritionnelle » : on ne mange pas plus, mais mieux !**

Notamment en réduisant au maximum les « AUT » (aliments ultra-transformés) prêts à manger : cordons bleus, soupes, mais aussi crèmes desserts ou même burgers végétaux, ils représentent désormais 80 % de l'offre alimentaire de grande surface (y compris au rayon bio ou diététique, parfois faussement *clean* !). Des produits gavés de sel, sucre, graisses bas de gamme et additifs, mais pauvres nutritionnellement. À remplacer par de vrais aliments bruts pour plus de nutriments bénéfiques. Un exemple ? Pour l'équivalent de nuggets de poulet/frites, on peut faire un repas complet avec blanc de poulet ou œuf, légumes, légumineuses, laitage ou fromage et fruit : on devine ce qui sera le plus utile pour rester en forme !

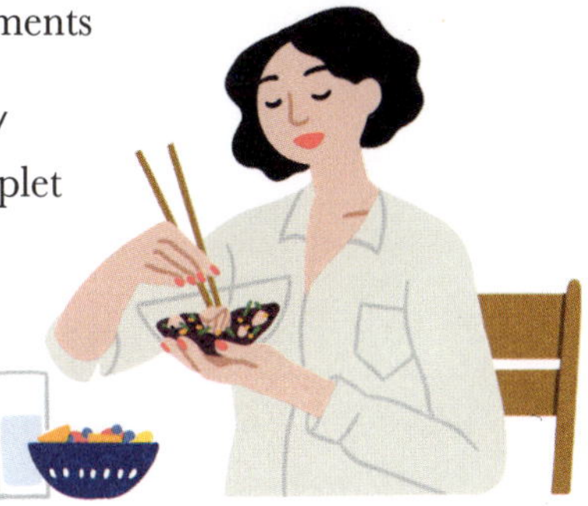

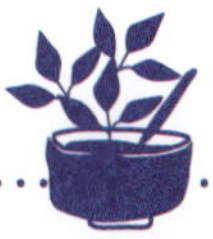

Le coup de pouce naturel

### Cap sur la spiruline !

L'*Arthrospira platensis* est une algue ultraconcentrée en protéines (60 à 70 % de son poids sec), en fer et antioxydants. Les sportifs l'utilisent pour récupérer et améliorer leurs performances et leur résistance à l'effort. Alors on prend 1g/jour (en sachet ou comprimés compressés, plus faciles à utiliser) pendant une semaine, puis on augmente progressivement la dose (5 g maximum), pendant trois semaines.

LE CONSEIL DU JOUR

### Moins s'agiter

*Courir partout épuise… et est souvent vain, car peu efficace. On teste l'inverse : moins de mouvements (et plus lents), moins d'actions, de bavardages, et plus de silence. Une bonne façon de se poser et reposer.*

ÇA, C'EST GOOD !

### VOIR LE VERRE PLEIN

Pris dans le stress et la fatigue, on oublie souvent les bons petits moments de la journée. En effet, notre cerveau a tendance à se laisser impacter plus fortement par les événements négatifs. Y être attentif (et les noter chaque soir, au lit, sur un petit carnet) exerce à la gratitude et permet de mieux repérer, renforcer et cultiver ses émotions positives.

# ON MANGE QUOI AUJOURD'HUI ?

| Petit déjeuner | Déjeuner | Dîner |
|---|---|---|
| Thé vert, pancakes à la banane, au miel et aux noix, jus de pamplemousse pressé, 1 kiwi. | Assiette d'huîtres et crevettes + citron frais, filet de saumon grillé, épinards à la crème, mangue et sa boule de sorbet. | Soupe de courgettes, croque-monsieur, salade verte avec graines germées, salade d'orange à la cannelle. |

**La recette punchy du jour :** pancakes à la banane

Pour 2 personnes : Réduire en purée une banane bien mûre à la fourchette. Ajouter 1 œuf, 75 g de farine, ½ sachet de levure et mélanger. Ajouter progressivement 30 cl de lait pour obtenir une pâte épaisse. Cuire les pancakes dans une poêle chaude, avec un peu d'huile de coco ou de beurre. Servir avec des rondelles de banane, un filet de miel et des noix concassées. Gourmands, énergétiques, mais diététiquement corrects et digestes !

**L'aliment pleine forme :** la cannelle, une tonique naturelle

Ses proanthocyanidines (des tanins) en font un excellent tonique physique et intellectuel qui favoriserait la concentration et la mémorisation. Elle régule aussi les compulsions sucrées, courantes en période de fatigue, mais qui favorisent les « coups de pompe ». On prend 1 c. à c. de poudre par jour, dans une compote, un yaourt, un thé noir…

LE COACHING DE **Dr. Good !**

### Coup de fouet « bonne mine » !

Teint de papier mâché ? On arrose son visage avec un jet d'eau fraîche qui va stimuler la circulation locale et réveiller la peau. Puis on effectue des pincements (doux, mais toniques) entre le pouce et l'index en commençant par le menton et en remontant jusqu'aux oreilles, puis sur les joues et pommettes. Enfin, on lisse le front, des deux mains vers l'extérieur, une dizaine de fois. Et hop, on a repris des couleurs !

LE CONSEIL DU JOUR

**Magnésium naturel**

*Besoin de booster ses apports sans passer par la case compléments? On choisit les aliments qui en sont riches : cacao et chocolat noir, fruits oléagineux (toutes les noix, amandes, graines de tournesol et de sésame), noix de coco sèche, bigorneaux, lait de vache, boissons végétales, riz et pain complets. On peut aussi faire une «cure» d'eau minérale riche en magnésium (Rozana, Hepar, Quézac), une bouteille par jour.*

# INDISPENSABLE MAGNÉSIUM!

**Ce minéral est votre «incontournable» de forme! Réputé pour ses vertus antistress puisqu'il réduit l'hyperexcitabilité des neurones et entre dans la fabrication de la sérotonine (impliquée dans la sérénité), le magnésium intervient aussi sur les glandes corticosurrénales pour diminuer la fabrication de cortisol (une des principales hormones du stress).**

Mais il est également un formidable antifatigue : il participe à la fabrication d'énergie à partir des sucres et des graisses, ainsi qu'au travail des muscles, qui contiennent environ 25 % du capital en magnésium de l'organisme. Il est même démontré qu'en cas de manque (assez fréquent, chez les sportifs notamment), les performances chutent et la récupération est moins bonne.
Quand on travaille dur et qu'on se sent fatigué, on n'hésite pas à en prendre en compléments alimentaires, plutôt sous forme de «glycérophosphate de magnésium», bien assimilé et toléré (moins laxatif que les autres formes).

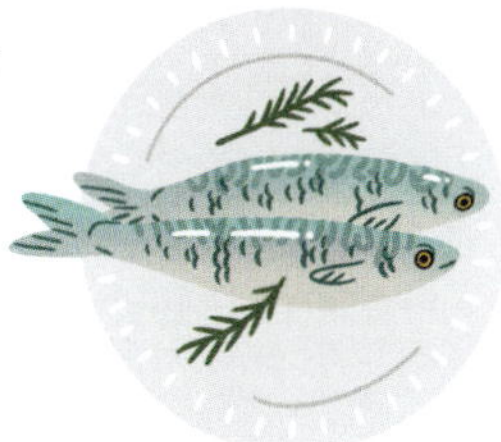

IL VAUT MIEUX LE SAVOIR

**DES ARBRES QUI SOULAGENT**

AU JAPON, LE *SHINRIN YOKU* (À TRADUIRE PAR «BAIN DE FORÊT») EST UNE BALADE LENTE AU MILIEU DES BOIS, DESTINÉE À UTILISER LES CINQ SENS POUR CHASSER LE STRESS ET SE RESSOURCER. EN FRANCE, ON PARLE DE SYLVOTHÉRAPIE, UNE PRATIQUE DE PLUS EN PLUS RÉPANDUE. LES BÉNÉFICES? UNE CHUTE DU CORTISOL, PLUS DE CONCENTRATION, D'IMAGINATION ET D'INTUITION... ET MÊME UNE STIMULATION DU SYSTÈME IMMUNITAIRE! ENVIE DE TESTER?

**70 %**

C'est le pourcentage des Français ayant des apports insuffisants en magnésium (les recommandations sont de 375 mg/jour), et 1 Français sur 5 le retient moins bien que la normale, ce qui rend physiologiquement plus vulnérable au manque et au stress.

(étude SU.VI.MAX)

# ON MANGE QUOI AUJOURD'HUI ?

| Petit déjeuner | Déjeuner | Dîner |
|---|---|---|
| Thé vert, jus (maison) de carotte + orange + menthe + gingembre, tartines de pain complet beurrées, compote pommes-poires sans sucre ajouté + 1 c. à s. de germes de blé + 1 c. à s. de noisettes concassées. | Salade «pep's» de carottes, filet de saumon grillé, lentilles, yaourt nature, ½ mangue. | Soupe de potimarron, 2 œufs coque, épinards à la crème, 1 kiwi. |

**La recette punchy du jour :** salade «pep's» de carottes

Pour 1 personne : Laver et gratter une grosse carotte, la râper. À part, mélanger le jus d'une orange avec 1 c. à s. d'huile d'olive ou de colza et ½ c. à c. de moutarde, fouetter avant de verser sur les carottes. Parsemer de graines de courge dorées à la poêle, pépins de grenade et de graines germées.

**L'aliment pleine forme :** les lentilles, ultratoniques

Riches en fibres, en bons sucres pour l'énergie, en protéines végétales, en minéraux (fer, cuivre, zinc, phosphore, manganèse) et vitamines du groupe B (dont la B9 essentielle pour l'humeur et la sérénité), elles permettent de tenir le choc en période de fatigue, sans coup de barre après le repas.

LE COACHING DE **Dr. Good !**

## Réveil tonique

Avec un bâton (ou simplement le manche d'un balai !) tenu à pleines mains à hauteur de taille (coudes pliés), enchaînez 25 rotations rapides du buste vers la droite et 25 vers la gauche. Récupérez 30 secondes puis recommencez cette fois avec le bâton au niveau des cuisses (bras tendus) puis, pour finir, avec le bâton à hauteur de poitrine (coudes pliés vers le haut). Ça réchauffe et met en forme !

LE CONSEIL DU JOUR

### Un massage au magnésium

*Appliqué sur la peau, le magnésium recharge l'organisme (par voie transcutanée) et aide à dénouer les tensions musculaires et zones stratégiques comme l'abdomen en apaisant les muscles lisses du tube digestif. On le trouve sous forme « d'huile de magnésium » (visqueuse, mais en réalité non grasse) obtenue par évaporation d'eau de mer. À tester pour un massage du soir.*

STOP AUX IDÉES REÇUES

### TENSION ET FATIGUE

On a beau dire « il a deux de tension » quand quelqu'un est mou, une tension basse (moins de 100 mmHg) ou une chute de tension n'est pas due à la fatigue, même si elle survient au saut du lit. C'est peut-être plutôt parce qu'on s'est levé trop brutalement !

# FATIGUE INTENSE : ET SI C'ÉTAIT LE SFC ?

**Quand la fatigue augmente, s'installe et devient invalidante (empêchant de mener normalement ses activités professionnelles ou personnelles), il peut s'agir d'un syndrome de fatigue chronique, ou SFC, peu connu, mais qui affecterait 50 000 à 200 000 personnes en France.**

Reconnue par l'OMS depuis 1992, cette maladie aussi appelée encéphalomyélite myalgique apparaît souvent entre 40 et 50 ans. Elle provoque une fatigue intense pendant plus de six mois, un sommeil non réparateur, un épuisement disproportionné après un effort modéré suivi fréquemment de malaises, de pertes de mémoire, parfois des ganglions lymphatiques gonflés, des douleurs abdominales ou musculaires… Un effet de chute libre dont l'origine semble multifactorielle : anomalies immunologiques, neurologiques, inflammatoires, infections virales ou bactériennes semblent se combiner, accentuées par le stress et les difficultés à «vivre avec». Si aucun traitement miracle n'existe, la prise en charge s'effectue au cas par cas, avec un programme personnalisé pour une amélioration progressive.

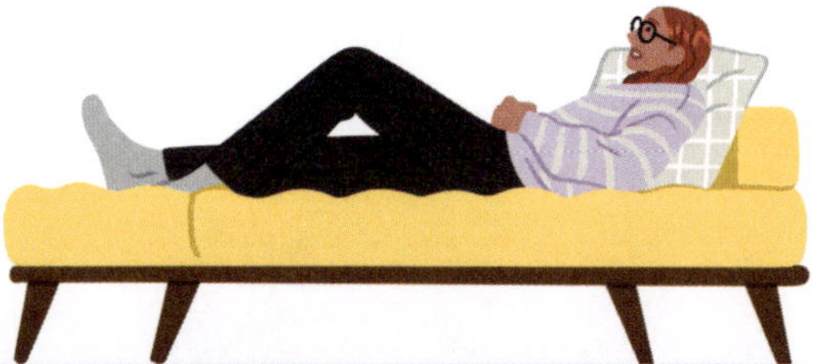

## IL VAUT MIEUX LE SAVOIR

### UN PSY CONTRE LA FATIGUE

ON N'Y PENSE PAS, MAIS LE PSYCHIATRE EST UN BON INTERLOCUTEUR QUAND LA FATIGUE EST (AUSSI) DANS LA TÊTE : ANGOISSES, ANXIÉTÉ, STRESS, RUMINATIONS, DÉPRESSION, MAL-ÊTRE, PERTE DE MOTIVATION… IL PRESCRIRA SI BESOIN DES MÉDICAMENTS ET PROPOSERA UN TRAVAIL PROGRESSIF PERSONNALISÉ (THÉRAPIE COMPORTEMENTALE ET COGNITIVE), POUR CHANGER D'ANGLE, ENCLENCHER UNE DYNAMIQUE DE CHANGEMENT ET RETROUVER «L'ENVIE D'AVOIR ENVIE».

## LE CONSEIL DU JOUR

### Une vraie prise en charge

*Vous pensez être concerné par le SFC ? Pas d'autodiagnostic sauvage : il faut consulter impérativement dans un service hospitalier de médecine interne, qui vérifiera que votre épuisement n'a pas d'autres causes cachées. Après le diagnostic, rapprochez-vous d'une association (asso-sfc.org) pour trouver du soutien et éviter de déprimer.*

## LE COACHING DE Dr.Good !

### Squats forme

Parce qu'ils entraînent fessiers, jambes, abdos… les squats améliorent l'équilibre et la souplesse. De quoi démarrer la journée du bon pied ! Debout, pieds parallèles écartés, fléchir lentement les jambes (le temps de compter jusqu'à 5) pour baisser les fesses juste au-dessus du niveau des genoux en inspirant profondément, et remonter rapidement (2 secondes) en expirant. À renouveler 10 fois, puis 30 secondes de récupération, et on inverse : descente rapide, remontée lente.

# 26 FÉVRIER

LE CONSEIL DU JOUR

**Green vitamine**

*La nature nous est essentielle, nous apaise et nous énergise. Une immersion de deux heures par semaine participe à notre forme physique et mentale. Ce peut être simplement prévoir sa pause déjeuner au parc, faire un détour par un jardin en rentrant à la maison, embarquer les enfants ou le chien en forêt le week-end…*

LE COACHING DE **Dr.Good!**

**Brosser, c'est la santé!**

Effectué à la serviette sèche un peu rugueuse, au gant de crin ou, idéalement, avec une brosse en poils naturels, le brossage corporel exfolie, accélère la microcirculation sanguine et stimule le système lymphatique. Un vrai réveil corporel! On prend l'habitude de le faire chaque matin, sur tout le corps, par brossages légers avant de sauter sous la douche.

# ON MANGE QUOI AUJOURD'HUI?

| Petit déjeuner | Déjeuner | Dîner |
| --- | --- | --- |
| Thé vert, pain complet beurré, yaourt nature avec 1 c. à s. de germes de blé, ½ pamplemousse rose. | Radis, ragoût de pois chiches à l'espagnole, mousse au chocolat, 1 kiwi. | Soupe miso, assiette de fromages variés avec pain complet, salade verte avec noix, pomme cuite à la cannelle. |

**La recette punchy du jour :** ragoût de pois chiches à l'espagnole

Pour 2 personnes : Dans un faitout, faire fondre 2 oignons émincés dans l'huile d'olive. Ajouter un poivron rouge émincé, puis une boîte de pois chiches (cuits) égouttés et une boîte de tomates concassées. Laisser mijoter 10 minutes avec 2 feuilles de laurier. Juste avant de servir, glisser quelques fines tranches de chorizo piquant dans le ragoût. Un plat rassasiant riche en fibres, vitamine C et bons sucres.

**L'aliment pleine forme :** le miso, chaud et bénéfique

La pâte de soja fermentée, consommée traditionnellement au Japon, est riche en probiotiques bons pour les abdomens qui souffrent du stress, en protéines végétales et vitamines. En médecine asiatique, on en boit pour apporter une énergie «chaude» bienvenue au cœur de l'hiver.

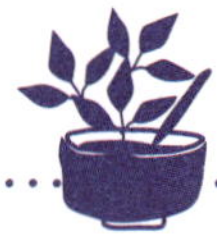

**Le coup de pouce naturel**

## Vive l'acérola

Cette «cerise» d'Amazonie est une bombe de vitamine C : 40 fois plus que l'orange! C'est LA vitamine des glandes surrénales, seule réserve de notre corps et dont l'épuisement provoque une fatigue forte et durable. Elle apporte aussi magnésium, vitamines et fer. On prend 500 mg (minimum), et jusqu'à 1 g en 2 prises (matin et soir) aussi longtemps que nécessaire.

# MINI-FONDANTS AU CHOCOLAT

POUR 8 PERSONNES - PRÉPARATION : 15 MIN - CUISSON : 8 À 10 MIN

10 cl de crème de soja cuisine • 125 g de chocolat noir pâtissier à 70 % de cacao • 3 œufs • 50 g de sucre de canne blond non raffiné • 2 c. à s. de poudre d'amandes • 30 g de farine de riz complet (ou T65) • Sel

Préchauffez le four à 180 °C (th. 6).

Faites fondre la crème de soja et le chocolat au bain-marie. Mélangez pour lisser la préparation.

Hors du feu, ajoutez les oeufs un par un en mélangeant à l'aide d'une cuillère en bois, puis le sucre, la poudre d'amandes, 1 pincée de sel et la farine. Mélangez jusqu'à obtenir une pâte bien homogène.

Versez la pâte dans 8 ramequins hauts (ou 8 moules souples) et enfournez pour 8 à 10 minutes selon la taille des moules.

**Le + santé :** Le chocolat est un merveilleux remède à la fatigue physique et mentale ! Riche en magnésium et en substances légèrement psychotropes, qui améliorent l'humeur mais aussi qui boostent la concentration, c'est notre doudou ! Pour ne pas faire exploser le compteur calorique, cette recette l'associe à l'amande (antistress et antifatigue).

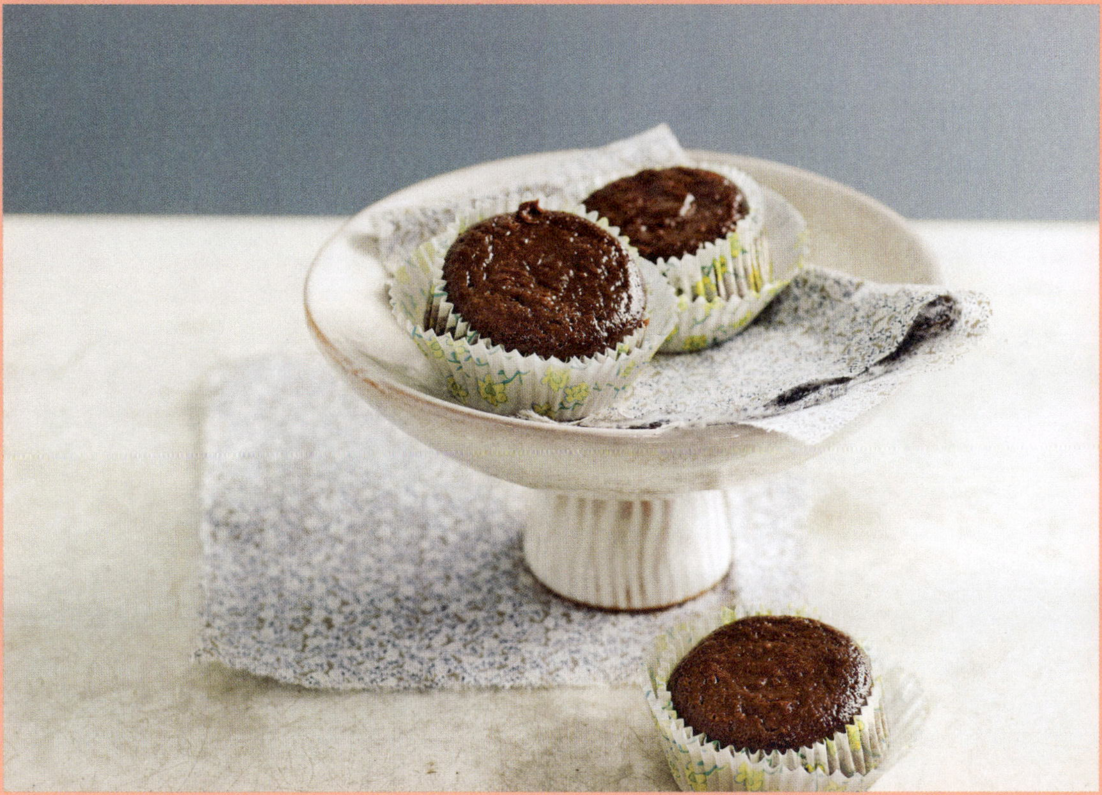

# SALADE DE CÉLERI-RAVE, BETTERAVES, CAROTTES ET GRANNY

POUR 4 PERSONNES – PRÉPARATION : 20 MIN

2 granny smith • 4 carottes • 2 betteraves • ½ céleri-rave • ½ grenade • Quelques brins de persil • Quelques noix de pécan

POUR LA SAUCE :

1 petite gousse d'ail • Le jus de ½ citron • 1 c. à c. de miel • 1 c. à s. de moutarde en grains • 2 c. à s. d'huile d'olive • Sel, poivre

Râpez l'ail. Mélangez tous les ingrédients de la sauce dans un petit bol et assaisonnez-la.

Lavez les pommes, épluchez les carottes, les betteraves et le céleri-rave, puis coupez le tout en julienne (si possible à l'aide d'une mandoline). Égrainez la grenade et hachez le persil.

Placez tous les légumes dans un saladier avec le persil, la grenade et quelques noix de pécan. Arrosez de sauce et servez.

**Le + santé :** Betterave et grenade forment un formidable combo «spécial pep's» : la première apporte du fer antifatigue, et ses nitrates soutiennent l'efficacité musculaire (cela a été prouvé chez les sportifs). La seconde contient un polyphénol transformé par l'intestin en une substance qui augmente l'endurance. Avec de la carotte (dont la vitamine B 9 est antifatigue) et la pomme granny, on se régale d'une salade bien acidulée qui réveille l'organisme… et les papilles gustatives !

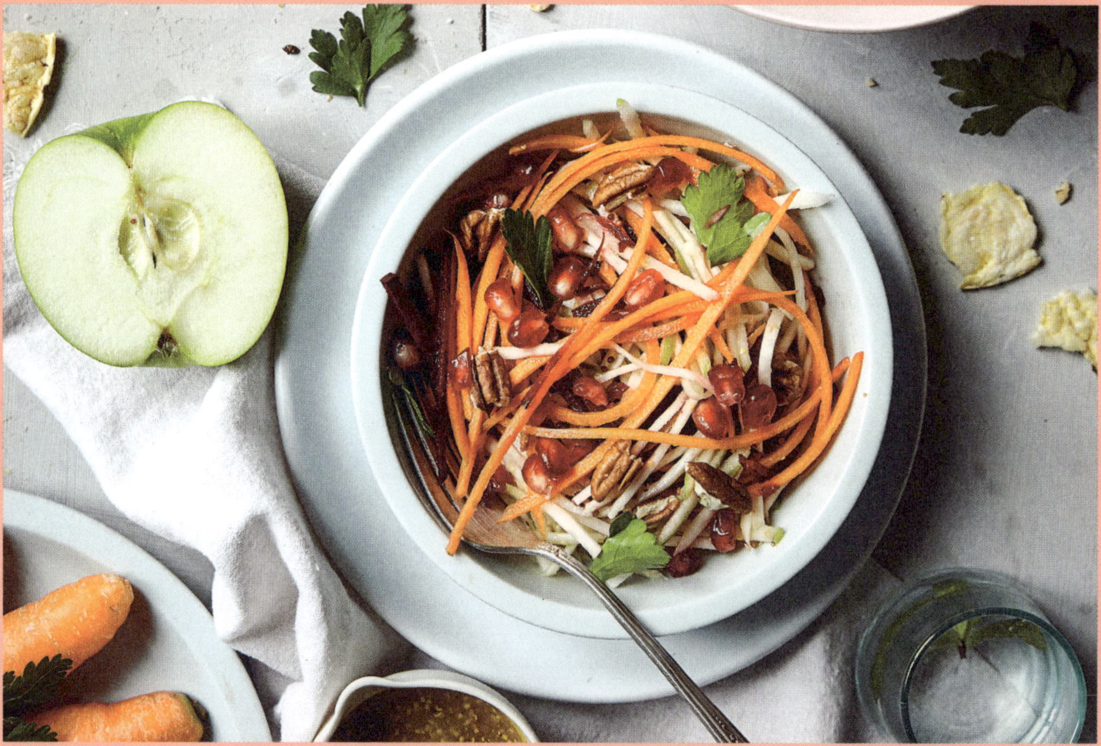

# DAURADE PANÉE AUX GRAINES, QUINOA AUX ALGUES

POUR 4 PERSONNES - PRÉPARATION : 20 MIN - CUISSON : 15 MIN

8 cerneaux de noix • 2 c. à s. de graines de courge • 4 c. à s. de poudre d'amandes • 3 c. à s. de coriandre ciselée • 4 filets de daurade sébaste • 1 œuf • 2 c. à s. d'amandes effilées • 3 c. à s. de dulse fraîche (magasins bio) • 200 g de quinoa rouge • 1 c. à c. de curry en poudre • 1 c. à s. de persil ciselé • Huile de sésame • Sel et poivre du moulin

Préchauffez le four à 200 °C (th. 6-7).

Concassez grossièrement les noix et les graines de courge au mixeur. Puis, dans une assiette creuse, mélangez-les avec la poudre d'amandes, 1 cuillerée à soupe de coriandre, du sel et du poivre.

Passez les filets de daurade dans l'œuf battu puis dans cette panure et déposez-les sur la plaque du four. Parsemez-les d'amandes effilées et enfournez-les pour 8 minutes.

Pendant ce temps, rincez la dulse quelques minutes sous un filet d'eau fraîche, puis coupez-la en lanières.

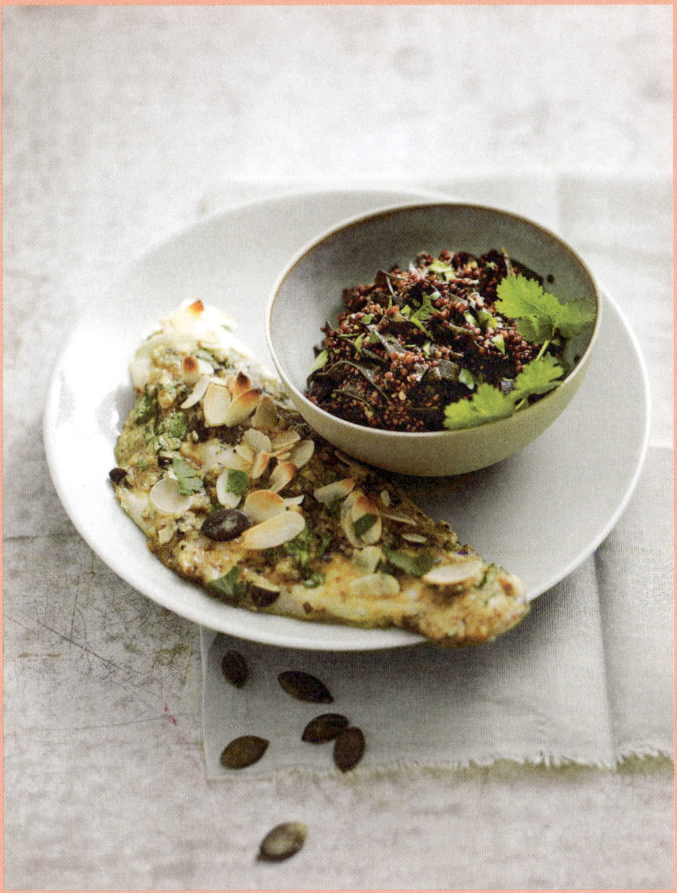

Faites cuire le quinoa avec 3 bols d'eau, le curry, un peu de sel (attention, l'algue est naturellement salée) et les algues émincées pendant environ 10 minutes à feu doux, jusqu'à ce que le liquide soit absorbé. Ajoutez ensuite 1 cuillerée à soupe d'huile, le persil et le reste de la coriandre, puis mélangez.

Servez les filets de daurade avec le quinoa aux algues.

**Le + santé :** Formidablement reminéralisantes et protéinées, les algues sont un vrai plus pour le tonus ! Ici, la daurade, un poisson blanc et maigre mais rassasiant, est également associée à du quinoa (riche en protéines et énergétique) et à quantité de graines riches en magnésium antifatigue et en bons acides gras oméga-3 pour soutenir le mental et le cœur. Une recette originale et revigorante qui sent bon la mer !

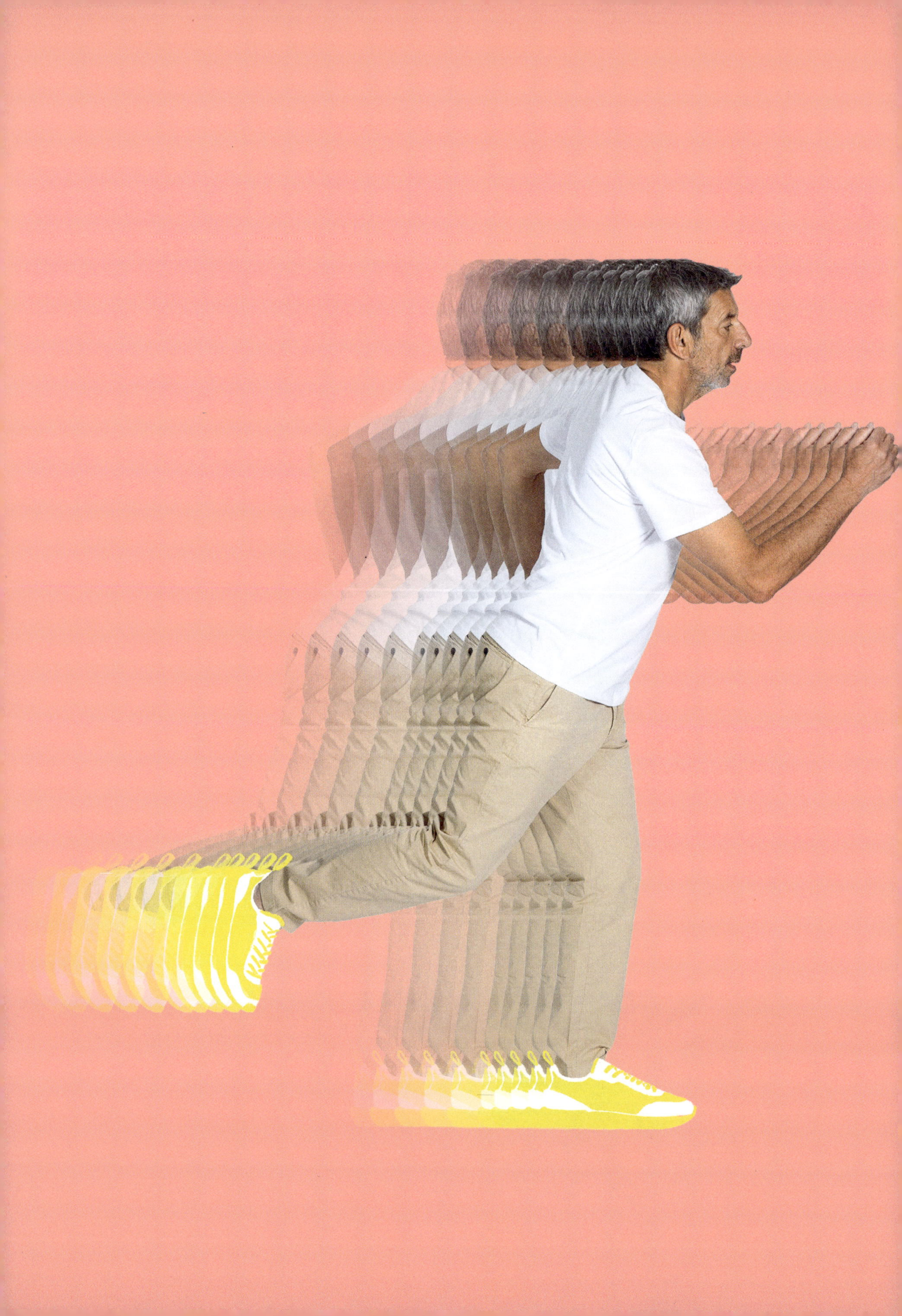

Mars

# ALLEZ HOP, JE ME BOUGE

## (LE SPORT, C'EST LA SANTÉ !)

# MARS

**L'activité physique est une véritable assurance santé. Pour lutter contre la sédentarité, rien de tel que bouger trente minutes par jour : une routine quotidienne qui fait gagner deux ans d'espérance de vie ! Bon pour l'organisme au sens large – pour maintenir la masse musculaire, réguler son poids, améliorer son souffle, faire travailler son cœur, booster ses performances cérébrales –, le sport est également un formidable allié pour dompter son stress et conserver un moral au beau fixe. Une autre bonne nouvelle ? Plus on bouge, plus on a envie de bouger !**

BOUGER PLUS POUR LE PLAISIR, MAIS AUSSI POUR RESTER EN PLEINE FORME. ALORS QUELLE ROUTINE SPORTIVE ADOPTER ? ON FAIT LE POINT POUR DÉFINIR UN PLAN D'ATTAQUE !

## J'ESSAYE DE BOUGER...

**Très peu :** le sport n'a jamais été une passion. Et puis, entre le travail, la maison, les enfants, vous estimez que vous vous dépensez déjà bien assez.

**Un peu :** vous avez conscience que l'exercice physique est essentiel à une bonne santé générale, mais vous n'avez pas trouvé le sport qui vous convient. Alors vous marchez de temps en temps...

**Beaucoup :** vous avez conscience que le sport est bénéfique pour vous tant sur le plan physique que psychique. Vous en faites plusieurs fois par semaine pour vous entretenir et pour le plaisir !

## MES OBJECTIFS

- ☐ Découvrir les activités physiques qui me correspondent le mieux.
- ☐ Apprendre comment pratiquer plus régulièrement une activité physique sans forcément être inscrit dans un club.
- ☐ Mémoriser des mouvements faciles et efficaces afin de les intégrer dans une routine quotidienne.

LE CONSEIL DU JOUR

**Faire une expérience**

*Lorsqu'on fait du sport, la production de dopamine (une hormone du plaisir) augmente dans le cerveau et active le système de récompense. Bouger donne ainsi envie de bouger. A contrario, moins on est actif, plus on se sent fatigué… Faites l'essai sur une semaine en planifiant par exemple quarante-cinq minutes de marche, une heure à une heure et demie de vélo et vingt à trente minutes de renforcement musculaire : vous verrez comme vous vous sentirez bien après chaque séance !*

LE SAVIEZ-VOUS ?

**LE SPORT C'EST BON POUR NOTRE SEXUALITÉ**

EN PLUS D'AMÉLIORER LA LIBIDO À TOUT ÂGE, LE SPORT FAVORISE LA SÉCRÉTION D'HORMONES SEXUELLES CHEZ LES FEMMES À LA MÉNOPAUSE, TANDIS QU'IL PERMET DE DIMINUER LE RISQUE D'IMPUISSANCE CHEZ LES HOMMES… MOTIVANT, NON ?

# POURQUOI EST-CE SI IMPORTANT DE BOUGER ?

L'Organisation mondiale de la santé (OMS) définit l'activité physique comme « tout mouvement produit par les muscles squelettiques (ceux qui permettent les mouvements volontaires du corps) responsable d'une augmentation de la dépense énergétique ». Son intensité est indiquée en MET (*metabolic equivalent of the task*), une unité de mesure qui correspond à une consommation d'oxygène de 3,5 ml par kilo de poids corporel par minute. Le sport est donc une activité physique, mais jardiner, prendre les escaliers, marcher pour aller chercher son pain et même faire le ménage le sont aussi. Or, aujourd'hui, il est scientifiquement prouvé que le manque d'activité physique régulière favorise la survenue de maladies chroniques (diabète de type 2, pathologies cardio-vasculaires, rhumatismes…). Il est donc urgent de prendre conscience à quel point bouger régulièrement est essentiel, le corps ne s'usant que si on ne s'en sert pas !

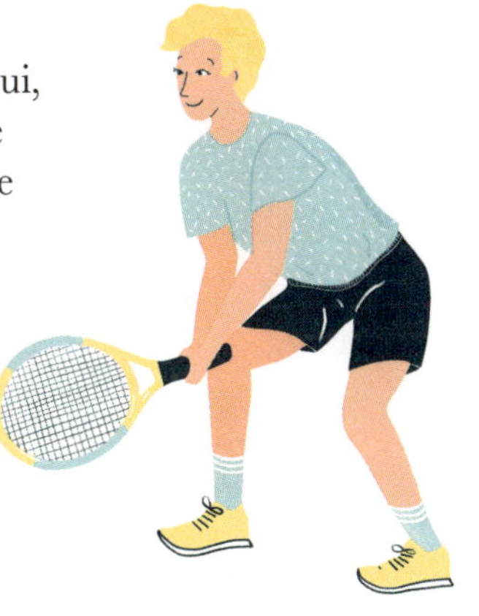

On regarde ça de près

## L'exercice physique est un médicament pour le cœur

Selon les travaux du cardiologue du sport Stéphane Doutreleau, les bénéfices de l'activité physique sont nets aussi bien en prévention des maladies cardio-vasculaires qu'une fois la pathologie déclarée. Grâce à l'activité physique, le flux sanguin exerce un frottement accru sur la couche de cellules qui tapisse les vaisseaux sanguins, ce qui contribue à diminuer la formation de plaques de graisse (athérome) encrassant les artères.

# 2 ASTUCES POUR DOMPTER LA FLEMME

**Entre la paresse et le mouvement, c'est souvent la première qui l'emporte. À moins de mettre en place des stratégies malignes…**

**1 Le bon moment pour soi.** Entre nos pulsions et émotions qui nous encouragent plutôt à l'inertie et nos objectifs personnels auxquels on a plus longuement réfléchi, la lutte est permanente et après une longue journée, la paresse l'emporte souvent.
**La bonne idée :** définir le moment de la journée où on aura le plus de chance de gagner le match contre la flemme. Tôt le matin avant de partir travailler ? À midi, juste avant de déjeuner ? Le mercredi soir, car c'est une journée plus cool au travail ? À vous de décider !

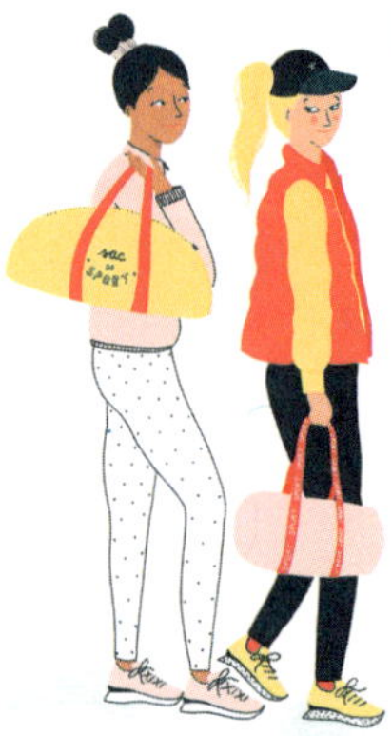

**2 Le plaisir pour susciter le désir.** S'inscrire à la natation alors qu'on n'aime pas nager, s'astreindre à courir plutôt que marcher en pensant que les kilos s'envoleront plus vite est une mauvaise idée. Le combo activité physique + joie est toujours préférable pour bouger sur la durée.
**La bonne idée :** choisir le sport qui nous plaît quitte à lâcher ses amis qui préfèrent autre chose. L'occasion, en prime, de nouer de nouveaux liens sociaux !

DITES-MOI DR.GOOD ?

### Pourquoi la baisse de moral favorise-t-elle la paresse ?

La déprime est directement associée à la baisse des neurotransmetteurs intervenant dans la régulation de l'humeur et de l'énergie (sérotonine, dopamine, noradrénaline). Au rendez-vous : démotivation, perte de désir/envie, voir même état apathique. Si votre mal-être s'installe et persiste au fil des semaines, il faut alors consulter pour retrouver peu à peu le sourire et la pêche !

LE CONSEIL DU JOUR

**Faire sa *to-do list***

*En inscrivant dans son agenda hebdomadaire les horaires de ses séances de sport, au même titre que les rendez-vous professionnels, la visite chez le dentiste du petit dernier ou la réunion de copropriété du mardi soir, le sport deviendra vite un rendez-vous impossible à manquer !*

ÇA, C'EST GOOD !

**LE SPORT RENFORCE L'ESTIME DE SOI**

En pratiquant régulièrement, on progresse, on change de silhouette, on est de meilleure humeur. Le regard des autres change, on se sent capable d'atteindre des objectifs qu'on n'aurait pas imaginé se fixer auparavant. Petit à petit, on est fier de soi, on gagne en assurance, notre estime de soi se renforce et, avec elle, notre motivation et notre volonté !

# S'ÉQUIPER
## POUR PRATIQUER À LA MAISON

**Pas le temps d'aller à la salle de sport : qu'importe ! Ces dernières années, le sport à la maison a gagné du terrain, les clubs de sport proposant de plus en plus de cours en ligne, de même que les applis de coaching pour smartphone ou les livres richement illustrés.**

Reste à avoir à portée de main les bons objets pour pratiquer confortablement et efficacement :

- une grande serviette éponge un peu épaisse en guise de tapis de sol ;
- la corde à sauter des enfants pour faire travailler cœur et souffle lors de l'échauffement ;
- 2 bouteilles d'eau de 50 cl (pleines !) pour remplacer les haltères et muscler ses biceps ;
- un coussin pour caler sa tête ou son dos lors des positions de yoga ;
- un escalier à proximité pour enchaîner les montées et renforcer ses jambes ;
- un ballon à serrer entre ses genoux et à « écraser » pour tonifier l'intérieur des cuisses ;
- un manche à balai à caler derrière sa tête, sur ses épaules pour se faire une taille de guêpe en effectuant des rotations avec le haut du corps… Les astuces ne manquent pas !

LE COACHING DE **Dr.Good !**

### Entrer dans un cercle vertueux

Dès que vous ressentirez les premiers bienfaits de l'activité physique, vous entrerez dans un cercle vertueux. Vous allez vous sentir mieux et par conséquent avoir envie de prendre plus soin de vous (maquillage, vêtements, soins du corps…), de faire attention à ce que vous mangez, de vous coucher plus tôt… bref, de vous faire du bien !

LE CONSEIL DU JOUR

### Bouger au moins dix minutes par jour

*Trente minutes de sport par jour vous semblent difficiles à caser ? Commencez par dix minutes d'affilée par jour pendant une semaine. Dites-vous que dix minutes valent mieux que zéro et vous verrez qu'en installant cette parenthèse régulière, vous aurez tôt fait d'en faire plus !*

LE SAVIEZ-VOUS ?

### BOUGER PLUS POUR SOUFFRIR MOINS

VOUS SOUFFREZ DE MAL DE DOS, D'ARTHROSE, DE RHUMATISMES INFLAMMATOIRES… SACHEZ QUE L'ACTIVITÉ PHYSIQUE EST UN ANTI-INFLAMMATOIRE NATUREL. DES EFFETS DUS À CERTAINES MOLÉCULES SÉCRÉTÉES PAR LE MUSCLE LORSQU'IL SE CONTRACTE, LES MYOKINES, QUI SE DIFFUSENT DANS L'ORGANISME POUR DIMINUER LE NIVEAU D'INFLAMMATION.

# CHACUN SON ÂGE, CHACUN SA PRATIQUE !

LE CONSEIL DU JOUR

**Faire plus si on en a envie**

*Pour ceux qui veulent tirer plus de bénéfices du sport, l'OMS conseille de doubler la dose par semaine. Soit cinq fois une heure d'activité d'intensité modérée, ou cinq fois trente minutes d'activité d'intensité soutenue, avec deux séances hebdomadaires d'exercices de renforcement musculaire.*

ÇA, C'EST GOOD !

**LE TEST D'EFFORT**

Selon le club des Cardiologues du sport, un bilan médical est recommandé avant toute reprise du sport à partir de 35 ans pour les hommes et de 45 ans pour les femmes. L'occasion de faire un état des lieux et de savoir à quelle fréquence d'effort s'entraîner en toute sécurité. Si tout va bien, vous pouvez, a priori, pratiquer tous les sports que vous voulez, à condition de rester à l'écoute de votre corps.

**De 18 à 64 ans, l'OMS recommande à tous de pratiquer chaque semaine au moins deux heures et demie d'activité physique d'intensité modérée, c'est-à-dire qui vous demande un effort, mais pendant laquelle vous pouvez parler : marche rapide, vélo ou natation sans forcer… En clair, cela représente cinq séances de trente minutes. Mais selon votre âge, votre état de forme, votre emploi du temps, ce timing peut ne pas vous convenir. Il existe alors d'autres options, comme…**

- **Une heure et quart par semaine d'une activité physique d'intensité soutenue,** c'est-à-dire qui vous demande un effort important pendant lequel votre rythme cardiaque s'accélère et qui ne vous permet pas de tenir une conversation : running, tennis, danse ou fitness toniques, vélo ou natation à vive allure… Cela fait seulement trois séances de vingt-cinq minutes !
- **Ou une combinaison équivalente d'activités d'intensité modérée et soutenue.** Par exemple, trois séances de trente minutes de marche (intensité modérée) et une séance de trente minutes de running (intensité soutenue) dans la semaine.

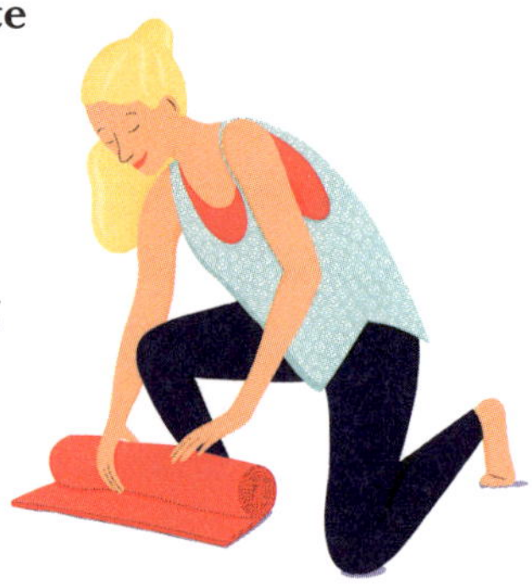

DITES-MOI DR.GOOD ?

### Et si on n'aime pas le sport ?

Vous faites partie de ceux qui pensent que le sport n'est pas fait pour vous et êtes persuadé que vous n'aimez pas ça ? C'est souvent une fausse croyance… Avez-vous au moins essayé ? Dès que vous aurez vos premiers shoots d'endorphine et que vous vous sentirez en meilleure forme, vous mordrez sans doute à l'hameçon !

# SE (RE)METTRE AU SPORT, ÇA SE PRÉPARE !

**Partir courir bille en tête un soir sans trop savoir pourquoi est le meilleur moyen de ne pas recommencer le lendemain. Pour installer durablement l'envie de bouger régulièrement, mieux vaut se questionner un peu...**

- **Prenez le temps** de faire le point sur les sports qui pourraient vous plaire ou qui vous attirent. Si vous n'avez pas d'idées, vous remémorer ceux que vous aimiez pratiquer à l'école ou au collège peut déjà être une première piste. Sinon, consultez le site du ministère chargé des Sports qui regroupe les coordonnées des 115 fédérations sportives en France : de quoi découvrir des disciplines auxquelles vous n'avez peut-être pas pensé.
- **Privilégiez** une ou des activités que vous pourrez pratiquer facilement et sur le long terme. Par exemple, si vous décidez de vous mettre à la natation alors que la piscine est loin de chez vous, vous risquez d'abandonner rapidement. Mieux vaut opter pour la marche ou le footing, question de bon sens…
- **Définissez votre objectif.** Avoir un but est une bonne source de motivation et permet de ne pas lâcher en cas de coup de mou… Que vous vous mettiez au sport pour mincir, vous muscler, améliorer votre condition physique et votre santé, vous déstresser ou tout simplement parce que votre médecin vous l'a conseillé, gardez votre objectif en tête.

LE COACHING DE **Dr.Good !**

### Tenir un petit journal

Tenir un petit journal peut être une bonne idée pour suivre votre évolution et vos progrès. Vous pouvez y noter votre poids de départ, votre ressenti après chaque entraînement, vos objectifs à court et à long terme (augmenter la durée de vos séances, perdre une taille de pantalon, vous inscrire à votre première compétition...). Avoir un historique de votre parcours sportif peut vous rebooster lors des éventuelles périodes de démotivation.

LE CONSEIL DU JOUR

### Annoncer la couleur

*N'hésitez pas non plus à en parler autour de vous : en prévenant votre entourage que vous commencez ou reprenez le sport, vous aurez de fortes chances de recevoir des encouragements motivants, et aussi de faire des émules en entraînant une cousine, un copain… dans votre sillage.*

ÇA, C'EST GOOD !

### UNE PLAYLIST POUR GARDER LE RYTHME

Une bonne façon de rester motivé : se préparer des playlists à écouter lors de ses entraînements. C'est le moment de réécouter vos morceaux préférés ou de découvrir les derniers albums de vos musiciens favoris. Pensez aussi aux podcasts (il y en a de plus en plus, sur toutes les thématiques) et aux émissions de radio que vous n'avez pas le temps d'écouter d'habitude.

# DÉVERROUILLER SES ARTICULATIONS SINON RIEN !

**C'est la base avant de commencer une activité… À ne zapper sous aucun prétexte, les gestes de préparation à l'effort et de récupération sont essentiels pour éviter les blessures et optimiser votre entraînement. Faites de ces moments un rituel, en répétant les mouvements dans le même ordre avant et après chaque séance.**

1 Debout, mobilisez vos articulations tout en douceur en effectuant 5 rotations (dans chaque sens) des chevilles, des genoux, du bassin.

2 Effectuez 5 grands cercles vers l'arrière avec vos épaules, puis 5 vers l'avant.

3 Posez vos mains sur vos épaules, levez les coudes devant vous et dessinez 5 cercles avec vos coudes dans un sens, puis dans l'autre. Pour les mains et les poignets, croisez les doigts, paumes jointes, et décrivez des 8 à l'horizontale, 5 fois dans un sens, puis dans l'autre.

4 Tournez lentement votre tête à droite, puis à gauche, puis vers le haut et vers le bas, 3 fois et sans forcer.

5 Terminez par une flexion de la colonne vertébrale en fléchissant le buste vers l'avant pour toucher le sol (ou pas) avec vos mains. Pour vous redresser, fléchissez légèrement les genoux et déroulez votre dos, une vertèbre après l'autre, en relevant la tête en dernier.

LE CONSEIL DU JOUR

### Dix à quinze minutes au démarrage

*Comme une voiture que l'on fait chauffer en hiver pour éviter de faire souffrir la mécanique, on prend le temps de s'échauffer tranquillement avant chaque séance de sport. D'abord, on mobilise ses articulations afin de « huiler la machine » et de vérifier que tout va bien. Puis on fait « chauffer le moteur » pour préparer progressivement le corps, en particulier le cœur et les muscles, à faire un effort. Et n'hésitez pas à prolonger votre échauffement de cinq minutes les premiers temps, si vous avez arrêté l'entraînement plus de quinze jours ou par temps froid si vous pratiquez en extérieur.*

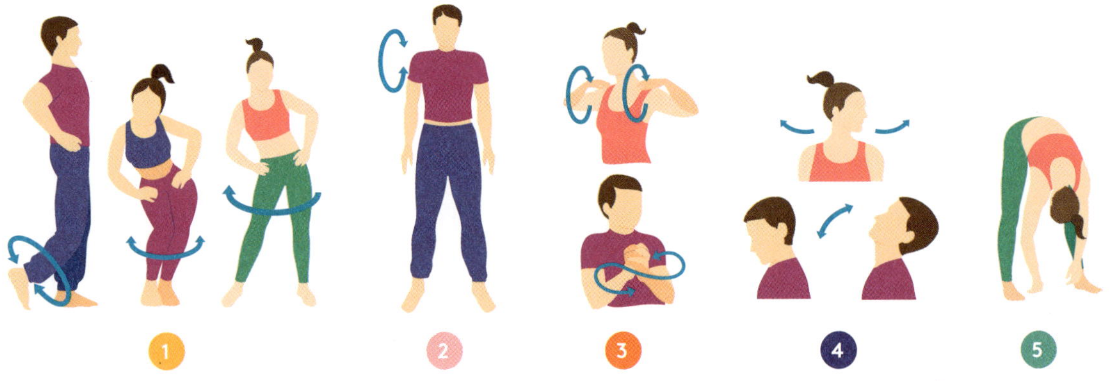

LE CONSEIL DU JOUR

### Attention aux pics de pollution

*Quand on habite en ville, il est tout de même possible de s'entraîner en extérieur lors des pics de pollution, à condition de ne pas avoir de problèmes respiratoires et de pratiquer avec une intensité légère, en veillant à ne pas augmenter son rythme respiratoire. Évidemment, on privilégie les parcs et on évite les grands axes routiers et les heures de pointe.*

LE SAVIEZ-VOUS ?

**LE SPORT AÈRE LES POUMONS ET BOOSTE LE SOUFFLE**

PENDANT L'EFFORT, ON RESPIRE PLUS FORT ET PLUS SOUVENT. LE VOLUME D'AIR BRASSÉ PAR LES POUMONS PASSE DE 5 À 8 LITRES PAR MINUTE AU REPOS À 80 À 150 LITRES PAR MINUTE SELON L'INTENSITÉ DE L'EXERCICE. À LONG TERME, LA CAGE THORACIQUE SE DÉVELOPPE, LES MUSCLES RESPIRATOIRES FONCTIONNENT MIEUX ET LA VENTILATION ET LA DIFFUSION DE L'OXYGÈNE SONT AMÉLIORÉES.

# TOUJOURS FAIRE MONTER SA TEMPÉRATURE CORPORELLE !

**Au début de la séance, effectuez toujours un exercice d'intensité légère dont vous allez augmenter la difficulté, jusqu'à ce que vous sentiez que vous avez chaud et que votre souffle s'accélère légèrement.**

- **Vous allez courir ?** Marchez rapidement pendant deux minutes, puis de plus en plus vite, ou encore montez et descendez des escaliers de la même manière. Si vous êtes en intérieur, marchez puis sautillez sur place en faisant des talons-fesses et n'oubliez pas de bouger vos bras d'avant en arrière avant de sortir courir ou avant de vous installer sur votre tapis de course.
- **Vous sortez faire du vélo ?** Ajoutez aux mouvements décrits précédemment quelques squats et fentes. Une fois en selle, pédalez doucement (jouez avec les vitesses) sur du plat et augmentez la cadence petit à petit.
- **Vous entamez un match de tennis ?** Pensez aux pas chassés, aux sauts sur place, aux changements de direction (course vers l'avant puis demi-tour), aux courses vers l'avant puis en marche arrière… et faites des cercles bras tendus sur les côtés, d'abord petits, puis plus grands, lentement et de plus en plus vite.

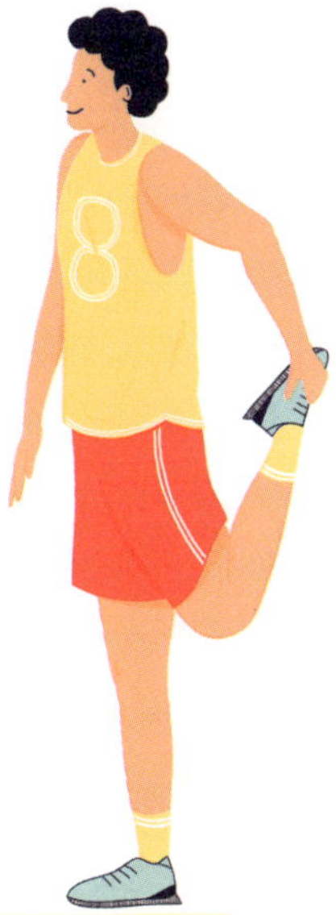


LE COACHING DE **Dr. Good !**

### Faire ami-ami avec la pluie

Il fait gris, froid, il pleut… Au lieu de rebrousser chemin et remettre à plus tard votre session de marche active, de running, etc., pensez simplement à bien vous équiper ! Des baskets imperméables (en Gore-Tex par exemple), un coupe-vent ou pluie, un tour de cou, un petit bonnet et des gants pour éviter de vous enrhumer et hop, c'est parti ! Et ce sera à coup sûr vivifiant.

# RENFORCER SES MUSCLES
## POUR COMMENCER

Pendant les deux premières semaines, mieux vaut privilégier la qualité des mouvements plutôt que leur quantité. On pense donc à bien synchroniser sa respiration de façon à se familiariser avec chaque exercice pour soigner son exécution et se muscler jour après jour. Pour commencer, travaillez en douceur et en profondeur votre sangle abdominale : à la clé, des muscles plus solides, mieux dessinés (sans toutefois ressembler à une tablette de chocolat !) et un ventre plus plat !

**LE COACHING DE Dr. Good !**

Pour redescendre le haut du dos et la tête au sol, utilisez la force de vos abdominaux en contrôlant le mouvement.

### LES ABDOS DOUX

1 Allongé sur le dos, jambes fléchies, pieds à plat au sol et écartés de la largeur du bassin, tendez les bras et posez les mains sur les cuisses. Baissez légèrement le menton pour allonger la nuque.

2 Inspirez lentement par le nez en rentrant légèrement le ventre.

3 Expirez par la bouche en contractant fort les abdominaux et enroulez lentement la tête, puis le haut du dos, jusqu'à ce que les omoplates décollent du sol. Simultanément, sentez que le bas de votre dos (les lombaires) se plaque au sol.

4 Inspirez sans relâcher le ventre et, à l'expiration, déroulez lentement le dos au sol, une vertèbre après l'autre.

**Le bon tempo :** 3 à 5 répétitions la première semaine, 5 à 7 répétitions la deuxième semaine.

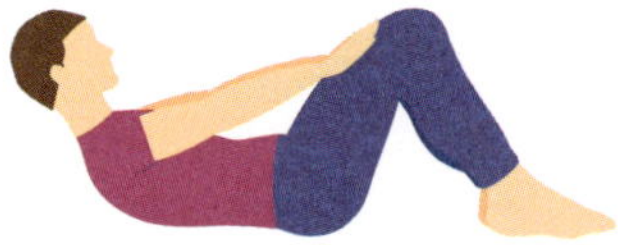

### POUR ALLER PLUS LOIN

1 Faites l'exercice les bras le long du corps (et non plus les mains posées sur les cuisses) ou avec les doigts croisés derrière la nuque, coudes ouverts.

2 Levez le buste un peu plus haut à chaque montée, mais seulement si vous pouvez maintenir des mouvements fluides et sans à-coups.

**Le bon tempo :** 7 à 10 répétitions la troisième semaine, 10 à 15 la quatrième semaine.

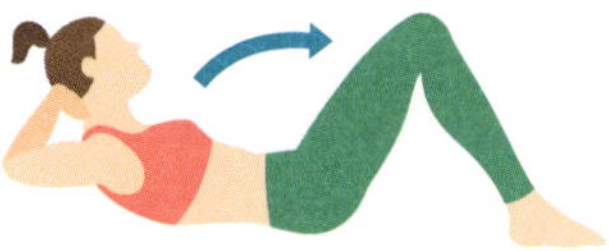

LE CONSEIL DU JOUR

### Investir dans de bonnes baskets

*C'est l'équipement minimum pour pratiquer. Le bon choix : des chaussures de running qui feront l'affaire aussi bien pour marcher que pour vos séances de renforcement musculaire. Achetez-les de préférence en boutique pour pouvoir les essayer et vous faire conseiller. Allez-y plutôt en fin de journée, lorsque vos pieds sont un peu gonflés. Et si vous comptez courir, n'hésitez pas à prendre une paire dans laquelle il vous reste 1,5 à 2 cm à l'avant du pied.*

# 6 BONNES RAISONS
## DE FAIRE DU SPORT

**Le sport change notre corps... en mieux ! Voyez par vous-même ses bienfaits à long terme chez les hommes comme chez les femmes...**

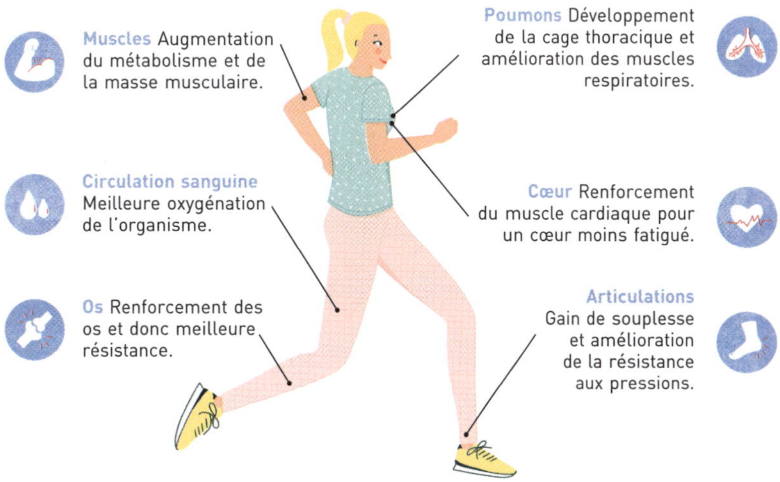


**7 h 24**

**C'est le temps que les Français (trop sédentaires !) passent assis chaque jour, contre 5 h 50 pour les Finlandais. Hop, hop, hop ! On se lève !**

(Étude Harris Interactive pour l'association Attitude Prévention, avril 2018)

ÇA, C'EST GOOD !

### LA BRASSIÈRE DE SPORT

Même si vous avez une petite poitrine, il est indispensable de porter une brassière de sport adaptée à votre morphologie et à l'intensité de vos activités. Le mieux est d'en avoir deux pour en avoir toujours une de propre. Côté maintien, optez pour celles prévues pour les sports à forts impacts si vous faites du 90 B ou plus. Dans tous les cas, elle doit être confortable, en matière technique et sans coutures mal placées ou irritantes.

# TONIFIER SES MUSCLES FESSIERS ET SES ABDOS

Le « relevé de bassin » est l'exercice phare à maîtriser pour renforcer les muscles de sa sangle abdominale, de même que ses fessiers pour un « popotin » plus ferme et rebondi, au masculin comme au féminin !

## LES RELEVÉS DE BASSIN

1 Allongé sur le dos, jambes fléchies, pieds au sol écartés de la largeur du bassin, vos bras le long du corps, paumes des mains au sol, baissez légèrement le menton pour allonger votre nuque. Vos épaules sont détendues et éloignées des oreilles.

2 Inspirez lentement en contractant légèrement le ventre.
À l'expiration, approfondissez la contraction des abdos, soulevez lentement le bassin, puis les lombaires et le milieu du dos jusqu'à ce que les omoplates décollent du sol.

3 Inspirez sans relâcher complètement le ventre et pressez sur vos pieds et vos bras pour ajuster l'alignement des épaules, du bassin et des genoux. Serrez les fesses et poussez le pubis vers le ciel.

4 À l'expiration, contractez à nouveau fort les abdominaux et revenez lentement à la position de départ en déroulant la colonne vertébrale, une vertèbre après l'autre.

**Le bon tempo :** 3 à 5 répétitions les 15 premiers jours, puis 7, puis 10 à mesure que l'on se sent capable d'augmenter la difficulté.

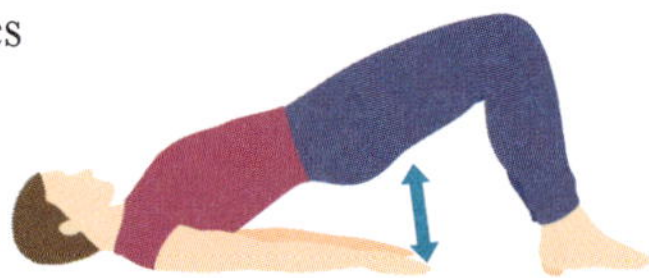

## ÇA, C'EST GOOD !

### RESTER DANS SA ZONE DE CONFORT

Lors de l'échauffement, on peut avoir tendance (déjà) à pousser trop loin certains mouvements. Attention ! Tant que le corps n'est pas chaud, ça peut entraîner une contracture musculaire ou une douleur articulaire.

## LE COACHING DE Dr.Good !

Faites l'exercice lentement, en privilégiant une bonne synchronisation de la respiration et du mouvement et un engagement des abdominaux à la montée et à la descente du bassin.

## POUR ALLER PLUS LOIN

1 Faites l'exercice en contractant fort le périnée (en plus des muscles abdominaux) à chaque montée pour intensifier l'engagement du muscle transverse.

2 Faites l'exercice avec une jambe tendue vers le ciel, en veillant à ce que les hanches restent bien alignées.

**Le bon tempo :** 10 à 15 répétitions, voire au-delà, au fil des semaines.

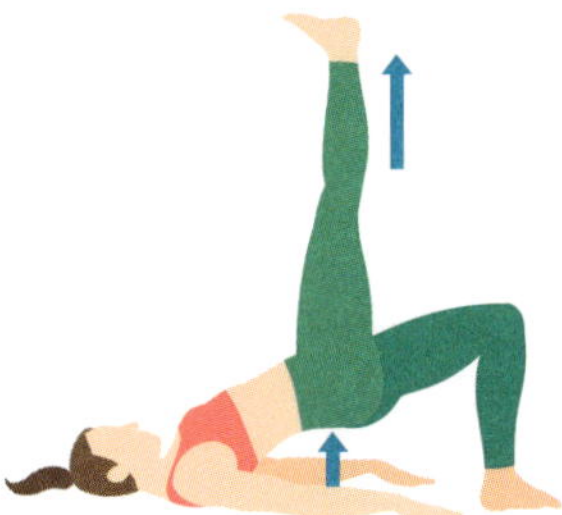

# AVOIR LE *SMILE* GRÂCE AU SPORT, C'EST POSSIBLE ?

**Oh que oui puisque l'activité sportive favorise la sécrétion des fameuses hormones du bien-être.**

- À partir de trente minutes de pratique, la libération d'endorphines (dont la structure ressemble à celle de la morphine) procure une sensation de plaisir, de plénitude, parfois même d'euphorie, qui perdure plusieurs heures après l'effort.
- La dopamine a un effet booster et permet d'augmenter la vigilance et de se sentir moins fatigué pendant sa séance.
- Enfin, le sport augmente la sécrétion de tryptophane, un acide aminé qui entre dans la fabrication de la sérotonine, une substance qui améliore notre humeur. Tout pour pratiquer avec le sourire !
- Sans compter qu'en plus de défouler, le sport entraîne l'augmentation de noradrénaline, une substance chimique qui permet au cerveau de mieux réagir face au stress ou aux situations pesantes.

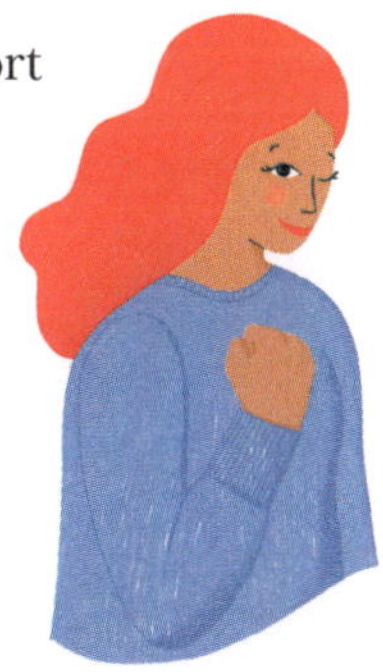

DITES-MOI DR.GOOD ?

### Je suis fatigué : je me force ou je zappe ma séance ?

En cas de réelle fatigue (manque de sommeil, épuisement professionnel...), mieux vaut vous reposer quelques jours. Cela vous évitera le risque d'être dégoûté (puis démotivé) et de vous blesser. Et vous serez plus efficace à votre prochaine séance. S'il s'agit d'une flemme passagère, motivez-vous en pensant à l'état de bien-être que vous avez ressenti après votre dernière séance. Le plus dur, c'est d'y aller... après, c'est que du bonheur !

LE CONSEIL DU JOUR

### Se faire coacher

*Pour pratiquer par exemple la marche méditative, la rando-sophrologie, le paddle-yoga, le tai-chi... : des activités sportives qui associent les bienfaits sur le plan physique, mais également mental. Le coach spécialisé montre comment adopter les bons gestes et les bonnes postures. Il donne aussi les consignes pour déconnecter son esprit des tracas quotidiens de façon à obtenir au fil des séances une meilleure humeur.*

STOP AUX IDÉES REÇUES

### LE YOGA N'EST PAS UN « FAUX SPORT »

**Activité zen par excellence (et ouverte aux hommes rappelons-le !), le yoga reste un sport à part entière qui sollicite la plupart de nos chaînes musculaires en profondeur, qui améliore la souplesse, l'équilibre... et qui a en plus l'avantage de relaxer le mental. Hatha yoga, yin-yoga, yoga vinyasa, bikram..., il y en a forcément un qui vous conviendra !**

# OBJECTIF : CUISSES EN BÉTON !

**Les squats sont particulièrement conseillés et efficaces pour renforcer tous les muscles des cuisses, mais également les fessiers et les abdominaux. À condition, mesdames et messieurs, d'exécuter le mouvement dans les règles de l'art…**

## LES SQUATS

1 Debout, dos droit, jambes légèrement écartées et pieds tournés vers l'extérieur, vos bras sont le long du corps.

2 Inspirez en contractant les abdominaux et fléchissez les genoux en poussant les fesses vers l'arrière (comme pour vous asseoir), jusqu'à ce que vos cuisses soient parallèles au sol. Simultanément, levez les bras tendus devant vous à hauteur des épaules. Gardez le dos droit et sentez que le poids du corps est sur vos talons.

3 Expirez en remontant et en gardant le ventre contracté. Simultanément, ramenez vos bras le long du corps.

**Le bon tempo :** 3 à 5 répétitions les 15 premiers jours, puis 7, puis 10 au fil du temps, à mesure que l'on se sent capable d'augmenter la difficulté.

## POUR ALLER PLUS LOIN

1 Debout, dos droit, pieds écartés de la largeur du bassin, posez les mains sur les hanches.

2 Faites un grand pas avec la jambe droite et prenez appui sur la pointe du pied gauche.

3 Fléchissez les jambes en veillant à ce que le genou droit soit aligné avec la cheville droite, poids du corps au milieu.

4 Avant que le genou gauche ne touche le sol, remontez en appuyant fort sur le talon du pied droit pour revenir dans la position initiale.

5 Recommencez avec la jambe gauche et continuez.

**Le bon tempo :** 5 répétitions pour chaque jambe, puis 7, puis 10 au fil des semaines.

### LE COACHING DE Dr. Good !

Lors de la descente, les genoux suivent la direction du gros orteil sans jamais dépasser la pointe des pieds.

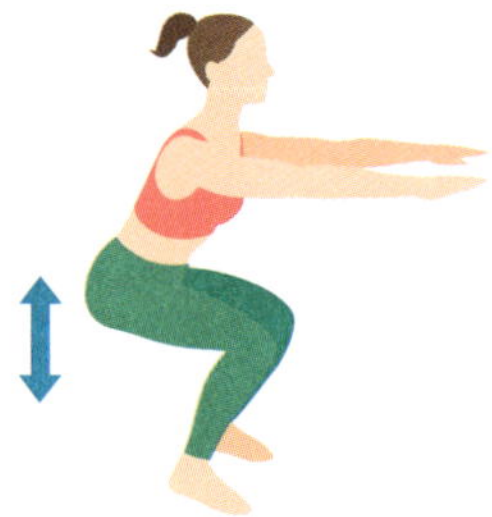

### LE COACHING DE Dr. Good !

Gardez vos abdos engagés et votre dos bien droit et immobile pendant tout l'exercice. Essayez de contracter un peu plus le ventre à chaque expiration.

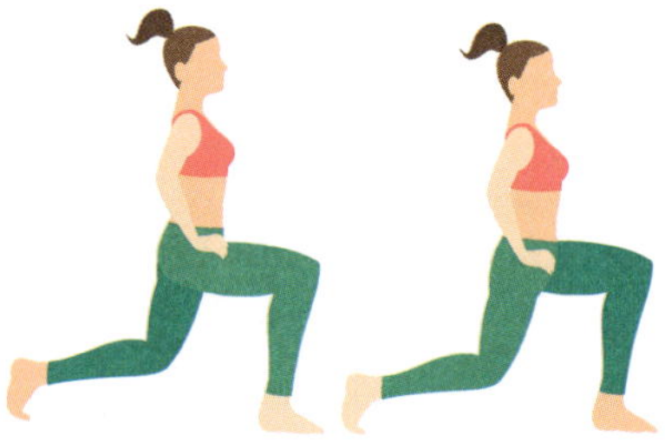

LE CONSEIL DU JOUR

**Bouger dans l'eau**

*La grossesse est une bonne occasion de troquer ses sessions de running ou de cyclisme contre des cours d'aquagym. Portée par l'eau, vous vous dépenserez sans risque pour vos muscles et articulations, le tout en apprenant à vous relaxer et à bien respirer.*

ÇA, C'EST PAS GOOD !

**REPRENDRE LE SPORT TROP VITE APRÈS L'ACCOUCHEMENT**

Vous avez accouché il y a peu et vous brûlez d'envie de reprendre le sport (avec l'idée de perdre quelques kilos) ? Tout doux bijou ! Attendez d'abord le bilan de votre visite postnatale (six semaines après l'accouchement), de même que la fin des exercices de rééducation du périnée. Et en cas d'épisiotomie ou de césarienne, ne reprenez pas avant la cicatrisation complète, soit deux à trois mois après la naissance de bébé.

# BOUGER
## QUAND ON EST ENCEINTE, UNE BONNE IDÉE?

**Non seulement la pratique sportive pendant la grossesse est possible, mais elle détend, muscle et améliore la circulation sanguine et le souffle. De sacrés atouts pour se préparer à l'accouchement ! En l'absence de contre-indication médicale, il est recommandé de pratiquer une activité physique d'intensité modérée d'au moins trente minutes par jour (ou au minimum trois fois par semaine).**

- **Vigilance le premier trimestre.** Tant que vous vous sentez bien, pratiquez comme vous le voulez, mais sans jamais forcer, car la consommation en oxygène augmente, le cœur a tendance à s'emballer, la fatigue est plus fréquente.
- **Modération le deuxième trimestre.** Le ventre s'arrondit… et change le centre de gravité et l'équilibre, rendant certaines positions ou certains gestes inconfortables. C'est le moment de passer à des activités plus douces comme le yoga ou le Pilates prénatal, qui musclent, assouplissent et améliorent la respiration.
- **Douceur le troisième trimestre.** Les kilos sont là et avec eux la fatigue, le mal de dos et les jambes gonflées… Restez à l'écoute de vos sensations et reposez-vous si le ventre tiraille ou si vous ressentez des contractions.

DITES-MOI DR.GOOD ?

### Tous les sports sont-ils autorisés ?

Certaines activités sont à proscrire, notamment celles comportant un risque de chute (équitation, ski, rollers, vélo, running…) et/ou de chocs (sports de balle et de combat, CrossFit…). Interdite également, la plongée sous-marine, qui présente un risque d'hypoxie (c'est-à-dire un manque d'oxygène dans le sang) pour le fœtus.

# ENVIE DE SE DESSINER
## DE JOLIS BRAS...

**En pratiquant régulièrement ces pompes « magiques » avec les genoux au sol, on muscle à la fois biceps, triceps, pectoraux, épaules et abdos. Un mouvement qui convient aussi bien à Popeye qu'à Olive !**

### LES POMPES, GENOUX AU SOL

1 Allongé sur le ventre, placez vos mains à plat au sol au niveau de la poitrine (l'extrémité de vos doigts doit être sous vos épaules). Écartées d'un peu plus de la largeur de vos épaules, vos mains sont légèrement dirigées vers l'intérieur.

2 Inspirez en contractant légèrement le ventre.

3 À l'expiration, approfondissez la contraction abdominale, serrez les fesses et poussez sur les mains pour soulever le torse en gardant les genoux au sol. Votre dos est droit et votre tête dans le prolongement de la colonne vertébrale, regard vers le sol.

4 Puis inspirez et fléchissez les bras jusqu'à ce que le nez, la poitrine et l'abdomen frôlent le sol, avant de remonter à l'expiration suivante et de continuer.

**Le bon tempo :** 3 à 5 répétitions les 15 premiers jours, puis 7, puis 10 au fil du temps, à mesure que l'on se sent capable d'augmenter la difficulté.

### POUR ALLER PLUS LOIN

1 Faites l'exercice sans poser les genoux au sol.

2 Ralentissez le mouvement à la descente, sur 3 temps, puis 4, puis 5…

**Le bon tempo :** 5 à 10 répétitions voire plus à partir de la troisième semaine.

LE COACHING DE **Dr. Good !**

Gardez les muscles abdominaux et fessiers contractés et le dos bien droit pendant tout l'exercice.

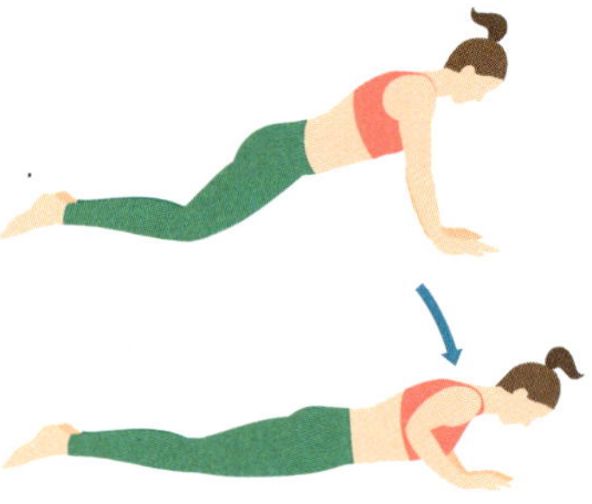

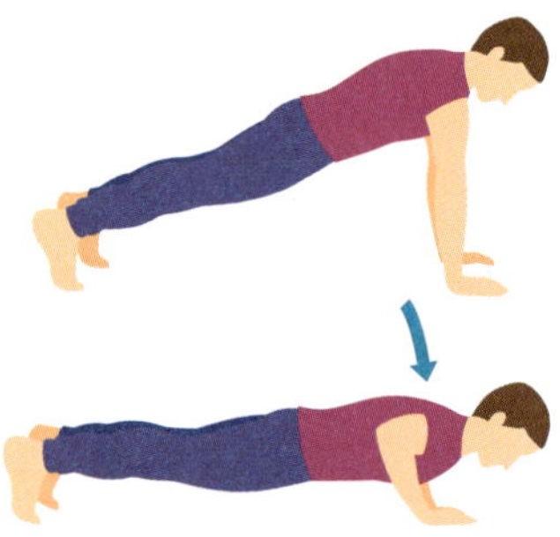

# ADAPTER SON ACTIVITÉ AVEC L'ÂGE, C'EST ESSENTIEL

**Prendre de l'âge n'empêche en rien de bouger ! Toutefois, le corps change et quelques adaptations sont nécessaires...**

- **À partir de 40 ans.** Si vous constatez une perte de souplesse et de vélocité, privilégiez les activités d'endurance (natation, running, cyclisme…) et laissez aux vingtenaires les sports extrêmes demandant beaucoup de force ou des gestes très techniques.
- **De 50 à 65 ans.** Pour certains, c'est le temps des premières douleurs articulaires, du cholestérol, de l'essoufflement qui arrive plus vite à l'effort et de la fonte musculaire (à partir de 60 ans). Avant de vous lancer, passez par la case médecin. Le feu est au vert ? Pensez à allonger la durée de votre échauffement et allez-y progressivement. Préférez les sports d'endurance (marche rapide, jogging, cyclisme, natation…) adaptés à vos possibilités et raisonnables en laissant tomber les efforts trop éloignés de votre zone de confort… ou les records !
- **Après 65 ans.** Si certains sexagénaires sont capables de pratiquer des activités intenses (running, fitness…), d'autres devront être plus vigilants, privilégier des sports plus doux et sans trop de sollicitations (marche, natation, gym douce…), sous surveillance médicale impérativement.

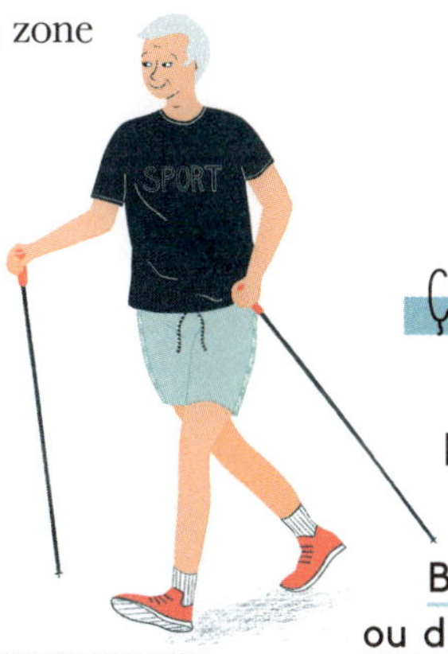


LE SAVIEZ-VOUS ?

**SPORT CONTRE DIABÈTE : ÇA MARCHE !**

POUR LUTTER CONTRE LE DIABÈTE DE TYPE 2, IL N'Y A PAS QUE LES MÉDICAMENTS ET LE RECADRAGE ALIMENTAIRE ! L'ACTIVITÉ PHYSIQUE FAIT PARTIE INTÉGRANTE DU TRAITEMENT, AVEC POUR EFFET UNE BAISSE DE LA GLYCÉMIE (TAUX DE SUCRE DANS LE SANG). CETTE PATHOLOGIE DONNE DROIT AU PROTOCOLE SPORT SUR ORDONNANCE PRESCRIT PAR LE GÉNÉRALISTE.
***PLUS D'INFOS :*** SPORT-ORDONNANCE.FR

LE CONSEIL DU JOUR

**Marcher tous les jours**

*C'est la solution facile et gratuite pour rester en forme et en bonne santé. 10 000 pas par jour (environ 7,5 km), c'est l'idéal, mais l'OMS recommande d'en faire 6 000 par jour pour déjà bénéficier des effets positifs. L'essentiel c'est de marcher, surtout si à la base on n'avait aucune activité physique.*

ÇA, C'EST GOOD !

**LES BÂTONS POUR ÉVITER LA CHUTE**

Bâtons de rando ou de marche nordique (avec gants intégrés pour ne pas les lâcher), ils sont un soutien de taille pour prévenir le risque de chute quand les articulations se fragilisent ou font mal. On s'équipe en essayant différents modèles en magasin de sport !

# PLANCHER
## SUR LA PLANCHE

**C'est sans doute l'exercice le plus connu des séances de renforcement musculaire. Il muscle de très nombreuses zones du corps en même temps : sangle abdominale, ceinture lombaire, fessiers, cuisses, dorsaux, bras... Hop, hop, hop, vous avez du pain sur la planche, messieurs-dames !**

LE COACHING DE **Dr. Good !**

Gardez la sangle abdominale bien contractée pendant tout l'exercice. Pour le faciliter, posez les genoux au sol ; pour l'intensifier, prenez appui sur les mains, bras tendus.

### LA PLANCHE

1 À quatre pattes, posez les coudes au sol dans l'axe des épaules. Reculez une jambe, puis l'autre, et prenez appui sur les orteils. Le dos est droit, la tête est dans le prolongement de la colonne vertébrale et le regard dirigé vers le sol.

2 Contractez le ventre et les fesses très fort en maintenant la position statique (sans bouger). Les fesses ne sont ni trop hautes ni trop basses, et le corps doit former une ligne droite : oreilles, épaules, bassin et genoux sont alignés.

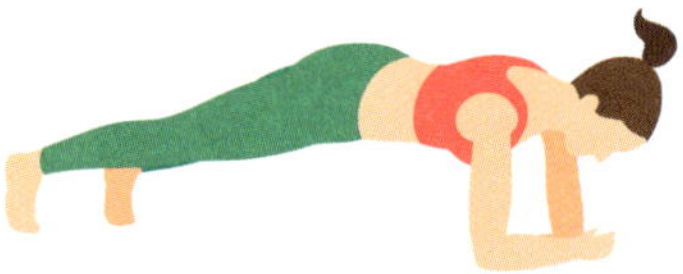

**Le bon tempo :** Tenir la position 10 à 15 secondes les 15 premiers jours, puis 15 à 20 secondes, voire 30 secondes, au fil du temps, à mesure que l'on se sent capable d'augmenter la difficulté.

### POUR ALLER PLUS LOIN

1 Depuis la position de la planche « classique », en appui sur les avant-bras ou sur les mains, contractez fort les muscles abdominaux et fessiers.

2 Levez ensuite la jambe droite tendue (mais pas trop haut pour ne pas cambrer le bas du dos) et tendez le bras gauche devant vous, dans le prolongement de votre épaule, sans bouger le reste du corps.

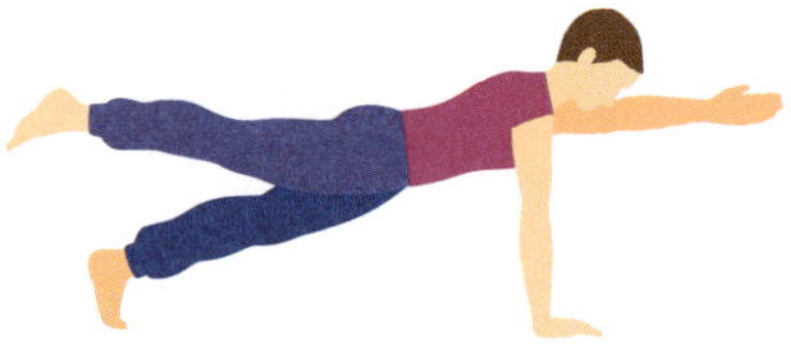

3 Maintenez la position sans bouger le temps indiqué et recommencez de l'autre côté.

**Le bon tempo :** Tenir 30 secondes à partir de la troisième semaine, puis jusqu'à 1 minute la quatrième semaine.

# CROIRE QUE LE SPORT PEUT TOUT EST UNE ERREUR !

**Malgré tous ses bienfaits, il ne peut pas tout. Démêlons le vrai du faux...**

### IL FAIT PERDRE DU POIDS. *VRAI ET FAUX.*

Pour perdre du poids, le corps doit dépenser plus de calories qu'il n'en consomme. Une perte de poids est donc possible au démarrage, si vous commencez un sport suffisamment énergivore sans changer ou augmenter votre alimentation. Cependant, au fil du temps, le poids sur la balance peut être identique, voire supérieur au poids de départ, car vous aurez gagné du muscle. À volume égal, ce dernier pèse plus lourd que la graisse !

### IL TRANSFORME LE GRAS EN MUSCLE. *FAUX.*

Le gras ne peut pas se transformer en muscle et inversement. En revanche, la pratique du sport augmente la masse musculaire et favorise, notamment, une réduction de la graisse abdominale.

### INTENSE, IL AIDE À BRÛLER DES CALORIES. *VRAI.*

Le nombre de calories brûlées pendant une activité physique dépend de la discipline sportive, de son intensité, de la condition physique et du poids de la personne qui la pratique. Toutefois, plus l'activité demande d'efforts, plus la dépense énergétique est augmentée et plus on brûle de calories.

DITES-MOI DR.GOOD ?

### Mieux vaut éviter le sport quand on est asthmatique ?

Longtemps contre-indiquée, l'activité physique permet en réalité d'améliorer la qualité de vie des asthmatiques et leur tolérance à l'effort. Elle est aujourd'hui recommandée et reconnue bénéfique pour ces derniers, dès lors qu'ils sont bien soignés.

LE CONSEIL DU JOUR

### S'abstenir de manger plus

*Ne pensez pas que vous pouvez ingérer deux fois plus de calories sous prétexte que vous vous êtes mis au sport. Vous êtes affamé juste après votre entraînement ? Commencez par boire ! On pense souvent avoir faim quand, en réalité, on a simplement soif.*

LE SAVIEZ-VOUS ?

### LE SPORT EST UNE BONNE ARME ANTICANCER

UNE ÉTUDE SUR L'INCIDENCE DE L'ACTIVITÉ PHYSIQUE SUR QUINZE TYPES DE CANCER A ÉTÉ MENÉE SUR PLUS DE 750 000 PERSONNES PENDANT DIX ANS. RÉSULTAT : UNE PRATIQUE HEBDOMADAIRE DE DEUX HEURES ET DEMIE À CINQ HEURES À INTENSITÉ MODÉRÉE RÉDUIT SIGNIFICATIVEMENT LES RISQUES D'APPARITION DE SEPT CANCERS : CÔLON, SEIN, ENDOMÈTRE (UTÉRUS), REIN, MYÉLOME (MOELLE OSSEUSE), FOIE ET LYMPHOME NON HODGKINIEN (SYSTÈME IMMUNITAIRE).

# TRAVAILLER
## SON ÉQUILIBRE À TOUT ÂGE

**La proprioception, c'est la capacité naturelle du corps à se maintenir en équilibre grâce au travail des récepteurs proprioceptifs (situés dans les articulations pour la plupart), qui indiquent au cerveau la position du corps dans l'espace.**

Pour simplifier, elle permet, en plus de protéger nos articulations, de ne pas trébucher lorsqu'on marche sur un terrain escarpé, de dévaler des escaliers sans tomber ou encore de tenir en équilibre sur une jambe. Que l'on soit jeune ou plus âgé, la bonne nouvelle c'est que l'équilibre peut s'améliorer, les gestes sportifs et le renforcement musculaire améliorant notre sensibilité proprioceptive.

### LE COACHING DE Dr. Good !

Ce super exercice d'équilibre peut être pratiqué chaque jour, une jambe après l'autre, en essayant de rester bien droit sans bouger le plus longtemps possible.

### LE FLAMANT ROSE

1 Debout, pieds nus, tête et dos bien droits, jambes écartées de la largeur du bassin, mains sur les hanches, fixez l'horizon.

2 Déportez le poids du corps sur la jambe gauche, puis levez le genou droit devant vous, un peu plus haut que les hanches (ou plus bas si c'est trop difficile).

3 Maintenez la position pendant 10 à 20 secondes avant de fermer les yeux et d'essayer de tenir au moins 5 secondes.

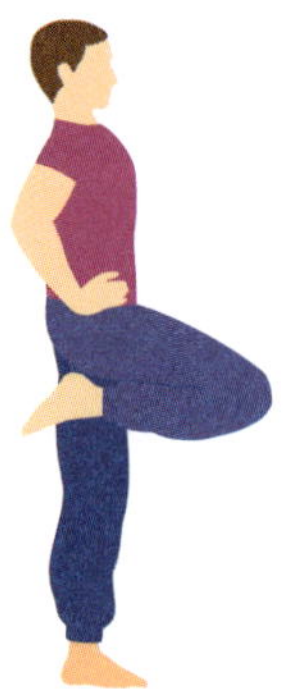

4 Recommencez avec l'autre jambe.

**Le bon tempo :** Répétez 3 fois de chaque côté en essayant de garder les yeux fermés un peu plus longtemps au fur et à mesure.

### POUR ALLER PLUS LOIN

1 Debout, pieds nus, dos droit, bras le long du corps, contractez les muscles abdominaux et déportez le poids du corps sur la jambe gauche.

2 Placez votre cheville droite sur votre cuisse gauche, juste au-dessus du genou.

3 Fléchissez le genou gauche, comme pour vous asseoir.

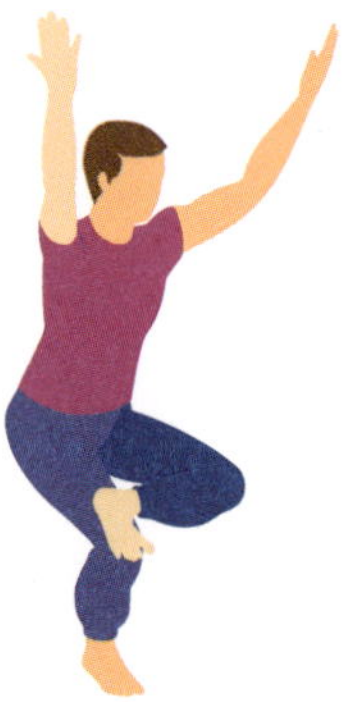

4 Maintenez la position pendant 10 à 30 secondes (ou plus) avant de revenir de face en contrôlant le mouvement.

5 Changez de jambe.

**Le bon tempo :** Répétez trois fois de chaque côté.

# ARTICULATIONS FRAGILES, COMMENT BOUGER?

**Vous avez des problèmes d'arthrose, d'ostéoporose et craignez que le sport n'aggrave la situation? Rassurez-vous : la plupart du temps, lorsqu'il est adapté, non seulement il est recommandé, mais il peut même faire partie du traitement. En cas de doute, demandez l'avis de votre médecin.**

- **Sports « portés » en cas d'arthrose.** Oubliez les sports à forts impacts ou entraînant des torsions des articulations : running, tennis, sports de ballon, danse… En revanche, les activités d'intensité modérée avec peu ou pas d'impacts (marche, natation, vélo, renforcement musculaire…) vont vous aider à maintenir un poids de forme et favoriser la production de cartilage. Adaptez le choix de l'activité en fonction de la localisation de l'arthrose.
- **Sports à impacts en cas d'ostéoporose.** L'idéal est de pratiquer un mélange de renforcement musculaire (qui va protéger les os) et de sport à impacts au sol (qui va renforcer les os), en alternant des séances d'intensité soutenue de trente minutes à une heure. Côté renfo, privilégiez les exercices avec charges (haltères, poids à fixer aux chevilles…). Côté activités, optez pour celles qui sont les plus efficaces sur la consolidation osseuse (jogging, tennis, step, danse…), mais qui ne sont pas trop brutales ou à risque de chute (ski, escalade…).

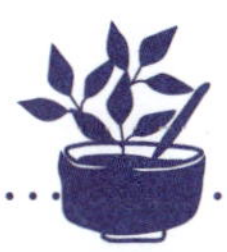

**Le coup de pouce naturel**

### Boisson de l'effort maison

Pour 1 litre à emporter par exemple en rando, à vélo, etc., mélangez : 500 ml d'eau plate, 500 ml de jus de fruits bio (raisin, pomme, orange…), 2 cuillerées à café de sel de table (pour pallier les pertes de sodium liées à la sudation).

**LE CONSEIL DU JOUR**

### Bouger même quand le dos fait mal

*Même si vous ressentez des douleurs, il est nécessaire de mobiliser et d'assouplir votre dos avec des exercices doux que votre médecin vous indiquera. Côté activités, optez pour la marche (rapide, nordique) et les sports dits « portés » comme le vélo et la natation. Le renforcement musculaire ciblant ceinture abdominale et dos est recommandé en prévention.*

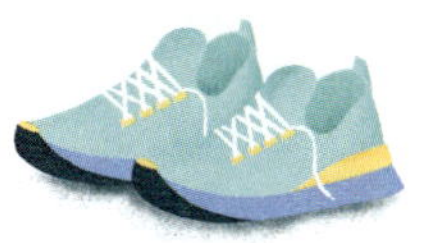

**ÇA, C'EST GOOD !**

### PORTER DES VÊTEMENTS ADAPTÉS

Pour être à l'aise, optez pour des coupes confortables, des matières qui évacuent la transpiration (polyester, élasthanne, Coolmax®…) et sont agréables sur la peau.

# 3 EXOS POUR BOUGER
## ENTRE MAISON ET BUREAU

**Pour se muscler l'air de rien tout au long de la journée, ces 3 exercices efficaces sont à pratiquer plusieurs fois par jour dès que l'occasion se présente.**

- **Escalier… et cuisses fuselées.** Pour muscler ses quadriceps – muscles situés sur les cuisses, véritables soutiens des genoux ! –, on monte systématiquement les marches d'escalier deux par deux, le pied posé bien à plat sur la marche, en contractant les fessiers ainsi que les abdos pour conserver une posture droite. Plus efficace encore : le faire en courant, en s'aidant au début de la rampe pour ne pas perdre l'équilibre.
- **Mur… et bras galbés.** Faire 20 pompes debout pour des bras galbés (biceps et triceps), c'est facile ! Contre le mur de la cuisine, du bureau, du parking…, on pose ses mains à plat et on plie les coudes doucement avant de remonter au même rythme. L'exercice est d'autant plus efficace qu'il est pratiqué lentement.
- **Siège… et fessiers en béton.** Non sollicités, nos fessiers se ramollissent. Sur la chaise de la cuisine, du restaurant, sur le siège du bus, du métro, de la voiture…, on contracte puis on relâche une fesse après l'autre, jusqu'à 100 fois de suite.

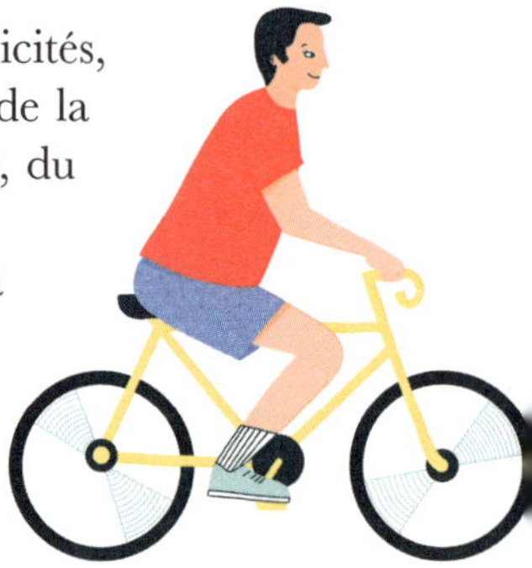

LE CONSEIL DU JOUR

### Adopter une routine

*La clé de la réussite pour que les petits mouvements pratiqués au bureau ou à la maison soient efficaces : le mouvement réflexe ! En clair, ne pas pratiquer ces mouvements comme des exercices de gym, mais les adopter définitivement comme une routine quotidienne afin de rendre efficaces nos actions les plus banales. Un peu comme les danseuses du Moulin-Rouge à Paris qui, pour répondre à l'exigence de fessiers hautement galbés, ont acquis le réflexe de ne jamais s'asseoir sur leur séant sans le contracter…*

ÇA, C'EST GOOD !

### LE TAPIS DE GYM

Idéal pour réaliser les mouvements au sol sans se faire mal. Choisissez-le antidérapant, épais (10 à 15 mm), avec une mousse dense et une sangle pour l'emporter partout.

ÇA, C'EST PAS GOOD !

### GRIGNOTER APRÈS LA SÉANCE

Bouger au bureau, c'est top. Mais foncer sur le distributeur automatique de douceurs au prétexte qu'on s'est dépensé quelques minutes, c'est complètement contre-productif. On préfère un grand verre d'eau et, au besoin, 3 à 5 amandes.

# COMBINER CARDIO ET RENFORCEMENT MUSCULAIRE

C'est le combo gagnant pour tonifier le cœur et les muscles.

- **On travaille son endurance.** Le premier muscle dont il faut s'occuper est le cœur en développant son endurance via des activités « cardio », qui sollicitent principalement le cœur et la respiration : marche rapide, vélo, natation, sports de balle… Vous n'avez pas pratiqué depuis longtemps ? Qu'importe : en l'absence de problèmes cardiaques connus, vous pouvez vous lancer sans danger à condition de ne pas franchir le seuil d'essoufflement (vous devez pouvoir continuer à parler pendant la pratique). Au début, privilégiez plusieurs séances courtes plutôt qu'une longue.
- **Et on renforce ses muscles.** En améliorant la qualité de nos muscles, on améliore aussi leur capacité à capter l'oxygène. Cœur et muscles sont donc liés pour optimiser le fonctionnement de l'organisme et s'entraîner de la manière la plus efficace possible. Les exercices doivent cibler les chaînes musculaires de l'ensemble du corps. Idéalement, il faut les effectuer juste avant sa séance cardio (pour être plus efficace) ou lors de séances à part entière. Après quelques semaines d'entraînement, les bénéfices sont là : les sacs de course nous paraissent moins lourds, on se tient plus droit, on a moins mal au dos…

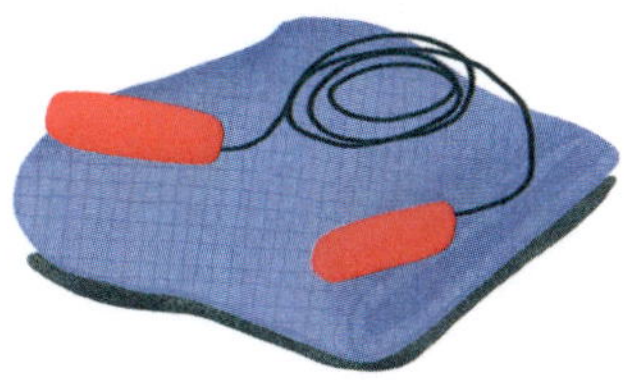

## On regarde ça de près

### Quelle activité cardio choisir ?

Vous aimez pratiquer seul·e ? Marche rapide, running, trail, natation, vélo, VTT, corde à sauter, sport en salle (vélo elliptique, rameur…). En groupe ? Rando, running ou trail dans une fédération, un club, aquagym, cyclisme en salle, fitness, Zumba, gym suédoise, CrossFit…

LE CONSEIL DU JOUR

**Inutile de courir, il faut partir à point**

*Commencez toujours par un échauffement. Puis démarrez jusqu'à sentir le cœur battre un peu plus vite. Vous avez de plus en plus chaud et vous êtes légèrement essoufflé. Dès que votre cœur « s'emballe », que vous êtes à bout de souffle, arrêtez (ou ralentissez) le temps que le rythme cardiaque se régule. Puis repartez en essayant de trouver un rythme de croisière.*

ÇA, C'EST PAS GOOD !

**DOULEUR À L'ÉCHAUFFEMENT**

Lors de votre déverrouillage articulaire, vous pouvez sentir que « ça craque » ou que « ça tire » un peu, mais vous ne devez pas ressentir de douleur. Si c'est le cas, consultez votre médecin.

## 22 MARS

# MONTER PEU À PEU
## EN INTENSITÉ

**Au bout d'une ou deux semaines de reprise du sport, une fois que l'on maîtrise bien chaque mouvement, que l'on s'est remis à marcher ou à pédaler plus régulièrement, on peut assurer 3 séances par semaine de cardio et renforcement musculaire en rallongeant le tempo…**

- **Ma séance renfo.** Continuez de privilégier la qualité des mouvements à leur quantité en les exécutant consciencieusement et toujours en synchronisation avec la respiration. Cela vous permettra d'intensifier les contractions musculaires et de réaliser les exercices avec plus de fluidité et de contrôle. Comme précédemment, n'hésitez pas à réduire ou à augmenter le nombre de répétitions si vous sentez que c'est trop difficile ou trop facile, pour atteindre vingt-cinq à trente minutes d'activité par séance.
- **Ma séance cardio.** Maintenant que vous pratiquez depuis quinze jours, vous devriez pouvoir faire vos séances sans vous arrêter. Gardez ce rythme d'intensité légère à modérée, sans chercher à accélérer, mais plutôt à allonger la durée de vos séances (trente-cinq à quarante-cinq minutes) en gardant le même rythme respiratoire du début à la fin.

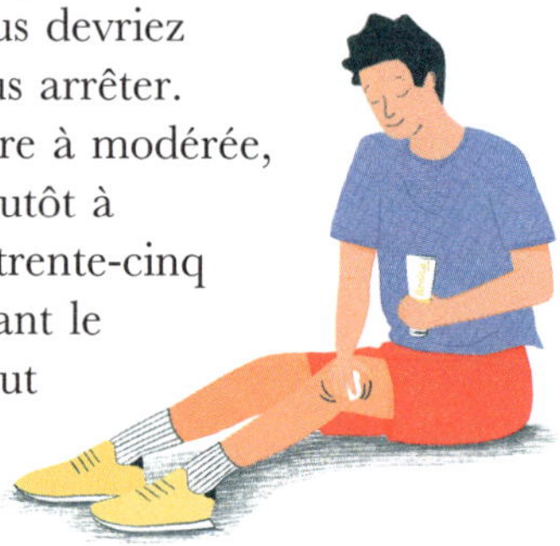

Le coup de pouce naturel

### Cataplasme antidouleur

Le chou est un bon anti-inflammatoire naturel : détachez une feuille épaisse d'un chou vert, ôtez la grosse côte, scarifiez la feuille avec la pointe d'un couteau, écrasez le tout avec un rouleau à pâtisserie pour faire sortir le suc, appliquez sur la zone douloureuse toute la nuit au besoin en maintenant la feuille à l'aide d'une bande.

LE CONSEIL DU JOUR

### Aller plus loin

*À mesure que les positions deviennent plus faciles à tenir, ajoutez un peu de difficulté. Par exemple pour les squats : à la fin de vos répétitions, maintenez sans bouger la position (cuisses parallèles au sol) pendant 5 secondes, puis 10, puis 15… et remontez.*

DITES-MOI DR.GOOD ?

### Comment soulager mes courbatures ?

Elles apparaissent souvent après un effort physique intense ou inhabituel. Pour les soulager, le massage est efficace : il va décontracter et apaiser vos muscles endoloris tout en améliorant la circulation sanguine et en favorisant l'élimination des déchets. Utilisez une huile à l'arnica ou une huile végétale mélangée à quelques gouttes d'huile essentielle de gaulthérie aux propriétés anti-inflammatoires. Massez doucement, mais fermement les zones contractées.

# OBTENIR DES ABDOS
## DE PLUS EN PLUS COSTAUDS

**Avec cette position difficile à tenir au début (si si Messieurs, même vous vous allez tirer la langue !), mais ultra-efficace à mesure qu'on l'exécute de mieux en mieux, on renforce sa sangle abdominale en profondeur.**

### LE BATEAU

1 Assis, dos bien droit, jambes fléchies et pieds joints à plat au sol, reculez légèrement le buste en tendant les bras devant vous à hauteur des épaules.

2 Soulevez lentement les jambes en gardant les pieds joints, et trouvez votre équilibre en contractant les muscles abdominaux et en redressant le dos pour ouvrir la cage thoracique.

3 Maintenez la posture sans bouger, en respirant lentement et profondément, et en approfondissant la contraction abdominale à chaque expiration.

**Le bon tempo :** Tenir la position 10 à 15 secondes les 15 premiers jours, puis 15 à 20 secondes, voire 25 secondes, au fil du temps, à mesure que l'on se sent capable d'augmenter la difficulté.

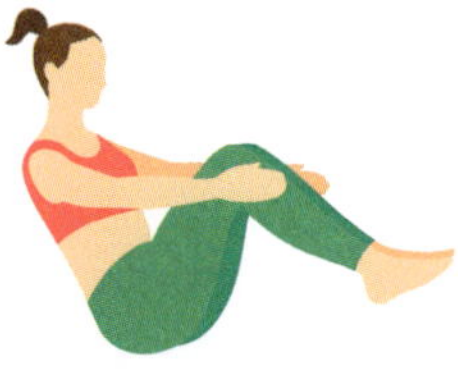

### POUR ALLER PLUS LOIN

1 Faites l'exercice en levant les pieds à hauteur des yeux.

2 Faites l'exercice en tendant les jambes, pieds à hauteur des yeux (ou plus haut).

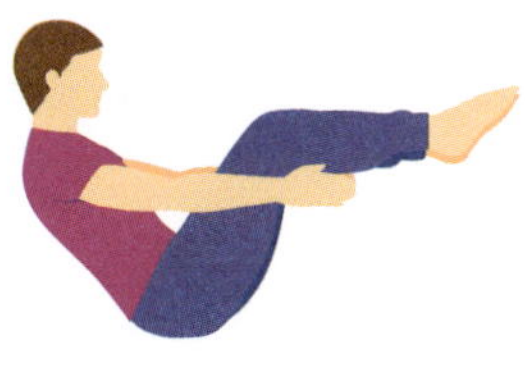

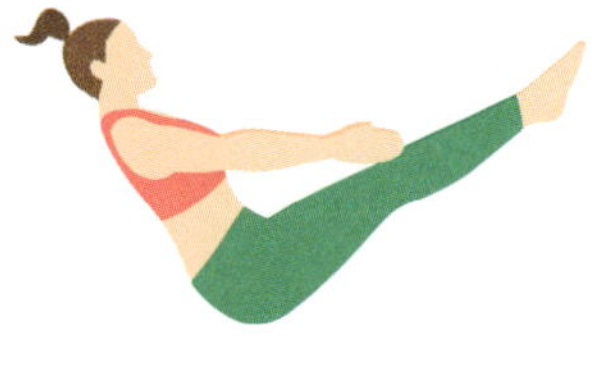

LE COACHING DE **Dr. Good !**

Gardez le dos bien droit et le ventre contracté. Pour faciliter l'exercice, levez les jambes moins haut et fléchissez les pieds en dirigeant les orteils vers vous.

DITES-MOI DR. GOOD ?

**Puis-je fractionner ma séance du jour en deux ?**

Vous voulez scinder votre séance de quarante minutes en deux fois vingt minutes ? C'est possible, si vous n'avez pas le choix... Dans ce cas, faites une séance de cardio et une séance de renforcement musculaire (une le matin et une le soir, par exemple). Mais évitez de couper votre activité cardio en deux séances, surtout si sa durée est de moins de trente minutes. Car le but de ces séances est d'améliorer votre endurance et votre résistance à l'effort, et c'est sur une durée continue que cela va se faire, petit à petit...

# QUE MANGER AVANT
## ET APRÈS LE SPORT ?

**Le sport requiert de bien s'alimenter pour éviter les baisses d'énergie, mais également reconstituer ses réserves (eau, protéines, vitamines…) après l'effort.**

**AVANT LE SPORT :**

Prenez un repas nourrissant, mais pas trop riche en gras et sucre pour éviter l'inconfort digestif.

- Vous vous entraînez le matin ? Vous pouvez rester à jeun si vous avez l'habitude de ne pas prendre de petit déjeuner et si votre séance d'intensité légère ne dure pas plus de quarante-cinq minutes. Si vous prenez un petit déj', mangez une heure avant le sport.
- Vous bougez à la pause déjeuner ? Optez pour une collation (yaourt + fruit) vers 10 ou 11 heures, allez faire votre sport, puis déjeunez après.
- Vous vous entraînez l'après-midi ? Déjeunez sans dessert (sauf fruit), alcool, soda, deux à trois heures avant pour ne pas être en pleine digestion.
- Votre séance est en fin de journée ? Prévoyez une collation une à deux heures avant.

**APRÈS LE SPORT :**

- Reconstituez vos réserves avec un repas riche en glycogène (sucre) : riz, pâtes, céréales, fruits, légumes, légumineuses…
- Réparez les microlésions musculaires avec des protéines : poisson, viande, quinoa, épeautre…
- Le sport ayant tendance à acidifier le corps, évitez alcool, soda, crudités, fruits acides et produits laitiers et privilégiez légumes verts, pomme de terre, banane, raisins secs…
- Pas de repas prévu dans les deux heures qui suivent votre séance ? Prenez une petite collation (compote + 2 biscuits), puis hydratez-vous par petites gorgées jusqu'au déjeuner ou dîner.

LE CONSEIL DU JOUR

**Boire régulièrement**

*À partir de trente minutes d'effort, buvez 3 à 5 gorgées d'eau toutes les quinze à vingt minutes. Pour une séance de plus d'une heure et demie, une boisson d'effort (voir p. 95) est recommandée dès le début de la pratique. Après l'effort, réhydratez-vous dans les deux heures qui suivent en buvant entre 1 et 1,5 litre d'eau plate ou gazeuse par petites gorgées et petit à petit.*

DITES-MOI DR.GOOD ?

**Quel encas sucré grignoter en cas de coup de pompe ?**

Pour les efforts de plus d'une heure, une boisson de l'effort suffit en général. Au-delà de deux à trois heures (rando, cyclisme, trail…), on peut manger une pâte de fruit, d'amande, une barre de céréales, des fruits séchés (abricot, raisin) ou encore un petit tube de gel énergétique sucré (vendu en magasin de sport).

# AVOIR DU PAIN
## SUR LA PLANCHE

**Quand l'exercice de la planche statique devient trop facile, corsez votre séance avec ces deux variantes qui sollicitent un peu plus encore vos chaînes musculaires…**

### LA PLANCHE LATÉRALE

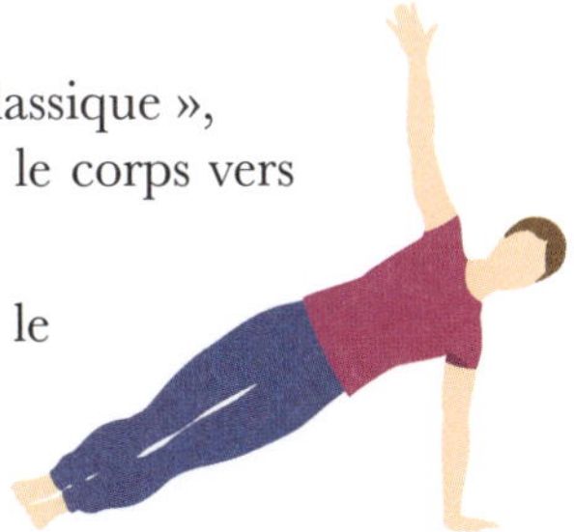

1 Depuis la position de la planche « classique », prenez appui sur le bras droit et pivotez le corps vers la droite.

2 Placez le pied gauche devant ou sur le pied droit.

3 Gardez les muscles abdominaux et fessiers bien contractés et veillez à ne pas laisser le bassin s'affaisser : votre corps doit former une ligne droite (oreilles, épaules, bassin et genoux sont alignés).

4 Puis levez le bras gauche vers le ciel dans le prolongement de l'épaule.

5 Maintenez la position sans bouger le temps souhaité, et recommencez de l'autre côté.

**Le bon tempo :** Tenir la position 30 secondes les 15 premiers jours, puis jusqu'à 1 minute au fil du temps, à mesure que l'on se sent capable d'augmenter la difficulté.

### LA PLANCHE DYNAMIQUE

1 Depuis la position de la planche « classique », en appui sur les avant-bras, contractez fort les muscles abdominaux et fessiers.

2 Sans bouger le reste du corps, tendre le bras droit, puis le bras gauche en expirant.

3 Sur l'inspiration suivante, fléchir le bras droit, puis le bras gauche pour revenir en appui sur les avant-bras.

4 Continuez le temps souhaité en veillant à bien garder le corps gainé pendant tout l'exercice.

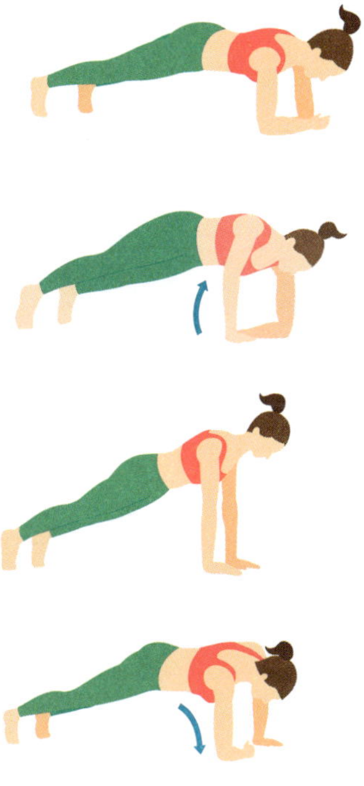

LE COACHING DE
**Dr.Good !**

Quand vous réalisez une planche, qu'elle soit statique ou en mouvement, rappelez-vous toujours qu'il vaut mieux exécuter le mouvement à la perfection dix secondes plutôt que de tenir une planche « peu solide » trente secondes, en creusant par exemple son dos au risque de se faire mal.

LE CONSEIL DU JOUR

### Retrouver ses marques chez le kiné

*Après une blessure, des séances de proprioception sont souvent prescrites chez le kiné : ne les zappez pas ! Cette rééducation qui passe par la réalisation de mouvements lents et contrôlés (flexion, extension...) en équilibre sur un pied, des exercices yeux ouverts puis fermés... est importante pour retrouver une mobilité et un équilibre optimaux.*

ÇA, C'EST GOOD !

### LES CHAUSSETTES DE COMPRESSION

Après une séance de sport intense ou lorsqu'on reprend son activité après une blessure, les chaussettes de compression facilitent la récupération en exerçant des pressions spécifiques autour des mollets. En accélérant le retour veineux, elles améliorent l'élimination des toxines, ce qui minimise la fatigue musculaire.

# REPRENDRE TOUT DOUCEMENT APRÈS UNE BLESSURE

**Une fois la rééducation terminée et avec l'aval du médecin (ou kiné), la reprise du sport est possible avec modération, sachant qu'à la moindre douleur on arrête et on consulte.**

- **Après une entorse.** Si elle est bénigne (foulure), une mise au repos de dix jours peut suffire. En cas de déchirure ligamentaire, il faut attendre deux à trois mois après la rééducation pour éviter toute récidive, et en privilégiant des sports sans impacts les premiers temps (natation, vélo...).
- **Après un claquage.** Cette rupture des fibres musculaires, due au manque d'échauffement ou à la fatigue musculaire, se soigne par le repos et quelques exercices d'étirement doux. Mais la cicatrisation prend environ six semaines, et il faut attendre trois mois avant un rétablissement complet.
- **Après une tendinite.** Le traitement passe par une période de repos total, plus ou moins longue selon le degré d'inflammation. Poignet, coude, épaule : il faut compter deux à trois mois. Tendon d'Achille : trois à six mois. Pour éviter la récidive, il faut corriger le mouvement déclencheur et/ou adapter son matériel (chaussures de sport, souris d'ordinateur...).

On regarde ça de près

### Les semelles orthopédiques, ça vaut le coup?

Elles ne soignent pas la blessure, mais une fois le traitement et la rééducation par un kiné terminés, elles peuvent être conseillées et prescrites si des douleurs persistent pour apporter du confort ou si un déséquilibre subsiste pour corriger la posture. Demandez conseil à votre kiné ou généraliste.

# COMMENT BIEN RESPIRER ?

**Que ce soit pendant votre séance de renforcement musculaire ou pendant votre activité cardio, il est d'usage d'inspirer par le nez et d'expirer par la bouche.**

Lors de la pratique d'exercices, l'inspiration et l'expiration sont souvent de même durée. Mais l'effort se faisant toujours sur une expiration, celle-ci peut être un peu allongée. Lors des activités d'endurance, il est recommandé d'allonger la durée de l'expiration, ce qui n'est pas toujours évident lorsqu'on débute… Par exemple, on inspire sur deux temps et on expire sur trois temps, ou on inspire sur trois temps et on expire sur quatre temps. À expérimenter lorsque vous marchez, pour savoir ce qui vous convient le mieux et pour que peu à peu votre rythme respiratoire s'installe en mode quasi automatique !

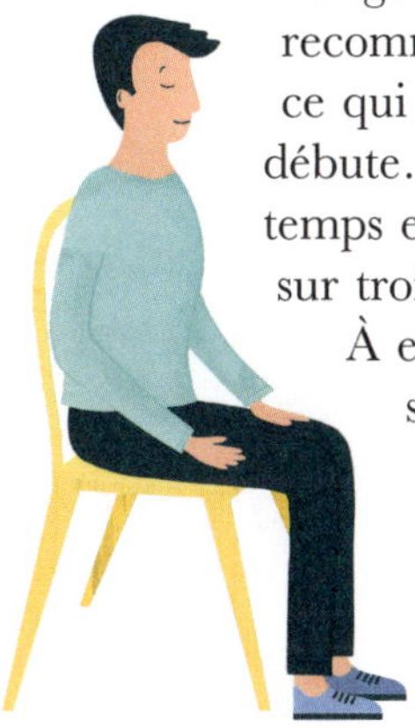

LE CONSEIL DU JOUR

**Ralentir vaut mieux que d'arrêter**

*N'hésitez pas à ralentir le rythme si vous sentez que c'est trop difficile. Par exemple, si vous courez, alternez marche et course, si vous pédalez, jouez avec les vitesses de votre vélo… L'important étant de ne pas vous arrêter pour vous habituer à l'effort petit à petit.*

ÇA, C'EST GOOD !

**LE CARDIO-FRÉQUENCEMÈTRE**

En mesurant votre fréquence cardiaque pendant l'activité, cet appareil permet à chacun de connaître sa fréquence cardiaque maximale (FCM), atteinte après un effort maximal tenu entre deux et trois minutes (soit une FMC d'environ 180 battements par minute autour de 40 ans). Un chiffre qui permet de savoir dans quelle zone d'effort on se situe et de s'entraîner sans trop forcer sur ses capacités cardiaques.

DITES-MOI DR.GOOD ?

**Que faire en cas de point de côté ?**

Provoqué par un manque d'oxygène qui occasionne une sorte de crampe du muscle de la respiration (le diaphragme), le point de côté est douloureux. Arrêtez votre activité, mais pas complètement : marchez lentement en vous concentrant sur votre souffle et essayez de réguler le rythme de votre respiration. Inspirez sur deux ou trois temps, expirez sur quatre ou cinq temps, pendant une à deux minutes. Ça ne passe pas ? Continuez en levant les bras au-dessus de la tête pour étirer en douceur le diaphragme, et repartez tranquillement, sans oublier de respirer !

# S'ÉTIRER APRÈS LE SPORT, C'EST IMPORTANT !

**Sportives et sportifs, pensez à vous étirer après le sport pour détendre vos muscles et éviter les courbatures en déroulant ces différentes positions...**

## LE DOS ET LES FLANCS

1 Debout, levez les bras vers le ciel et étirez-les au maximum tout en essayant de grandir votre corps, comme si vous vouliez que le sommet de votre tête touche le ciel.

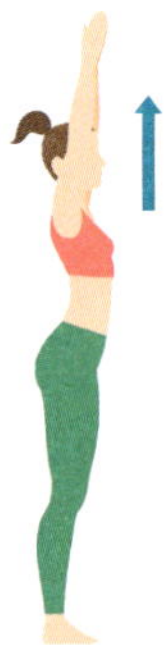

1

2 Puis, attrapez votre poignet gauche avec votre main droite et penchez le buste sur le côté droit (en gardant les épaules alignées), jusqu'à sentir l'étirement du flanc gauche. Recommencez de l'autre côté.

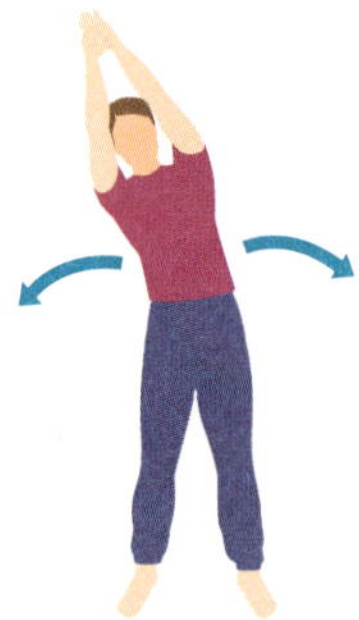

2

3 Pour finir, fléchissez les jambes et penchez votre buste vers l'avant, jusqu'à ce que votre ventre touche vos cuisses. Puis relâchez tout le poids de votre tête vers le sol, bras ballants ou mains croisées derrière vos chevilles. Si vous le pouvez, tendez les jambes pour étirer l'arrière des cuisses et des mollets en même temps.

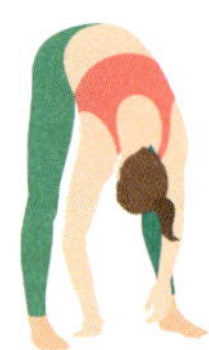

3

## LES BRAS ET LES ÉPAULES

4 Debout, dos droit, levez le bras droit au ciel et fléchissez le coude pour avoir la main droite dans le dos. Attrapez le coude droit avec la main gauche et exercez une pression vers la gauche jusqu'à sentir un étirement du bras et du haut du dos. Recommencez de l'autre côté.

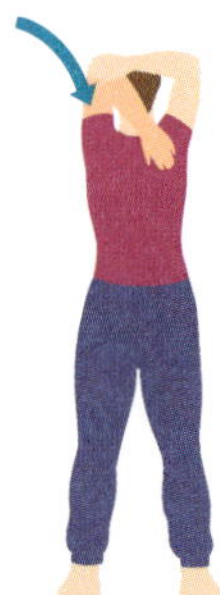

4

5 Debout, mains dans le dos, croisez vos doigts et levez vos bras tendus vers le ciel jusqu'à sentir un étirement des épaules.

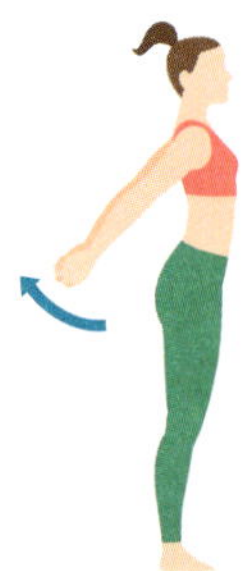

5

## LES HANCHES

6 En position de fente, genou de la jambe gauche au sol, mains sur les hanches, amener le bassin vers l'avant (fesses rentrées et pubis vers l'avant) jusqu'à sentir un étirement dans l'avant de la hanche gauche. Pour intensifier l'étirement, étirez le bras gauche vers le ciel et légèrement vers la droite. Recommencez de l'autre côté.

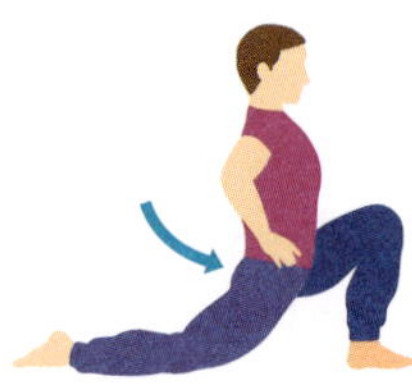

6

# SALADE DE FARFALLES, THON ET MOZZARELLA

POUR 4 PERSONNES – PRÉPARATION : 20 MIN – CUISSON : 7 À 8 MIN

200 g de farfalle • 50 g de pignons • 4 tomates mûres • 200 g de raisin Italia • 1 gousse d'ail • 1 bouquet de basilic • 200 g de ventrèche de thon à l'huile d'olive • 1 boule de mozzarella de bufflonne • Huile d'olive • Vinaigre balsamique • Sel, poivre

Faites cuire les pâtes *al dente* dans une casserole d'eau bouillante salée (7 ou 8 minutes). Passez-les sous l'eau froide, égouttez-les, versez-les dans un saladier et ajoutez-leur 1 cuillerée à soupe d'huile.

Faites dorer les pignons quelques minutes dans une poêle, sans matière grasse, et laissez-les refroidir.

Lavez les tomates et coupez-les en dés. Lavez le raisin et coupez chaque grain en deux. Pelez et hachez l'ail. Lavez le basilic, effeuillez-le, puis hachez-le. Égouttez le thon et émiettez-le. Égouttez la mozzarella et coupez-la en dés.

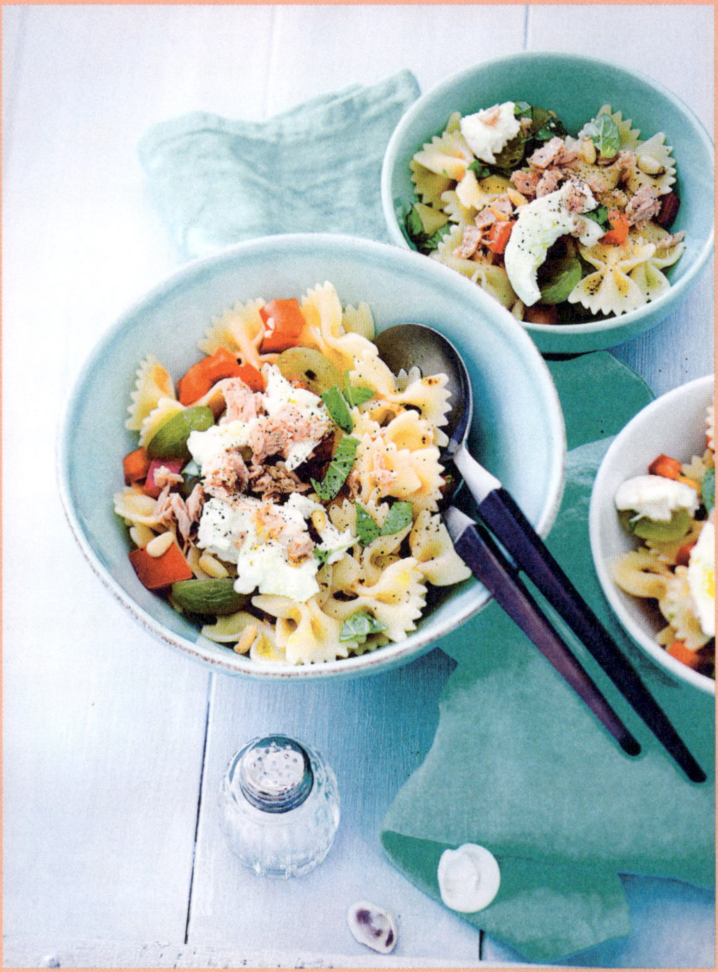

Ajoutez les tomates, le raisin, les pignons, l'ail et le basilic dans le saladier contenant les pâtes. Poivrez, ajoutez 2 cuillerées à soupe de vinaigre balsamique et mélangez délicatement. Disposez le thon et la mozzarella dessus, puis servez aussitôt.

**Le + santé :** Cuites *al dente*, les pâtes sont les grandes amies des sportifs car elles apportent de l'énergie. Refroidies et servies en salade avec des légumes et des fruits, elles voient leur index glycémique baisser encore, ce qui évite tout coup de pompe et baisse de performance.

30 MARS

# SMOOTHIE AMANDE, FRUITS DE LA PASSION ET BANANE

POUR 2 PERSONNES – PRÉPARATION : 5 MIN

1 banane bien mûre • 16 cl de lait d'amande • 1 c. à c. d'extrait d'amande • 4 fruits de la passion

Placez la banane pelée et coupée en morceaux dans un blender, puis ajoutez le lait et l'extrait d'amande.

Coupez les fruits de la passion en deux et récupérez les graines. Gardez-en quelques-unes pour la décoration et ajoutez le reste dans le blender.

Mixez le tout et servez le smoothie dans 2 verres. Ajoutez les graines de fruit de la passion réservées et dégustez.

**Le + santé :** La banane soutient l'effort sans peser sur la digestion (ce qui réduirait illico les performances). Mixée avec du lait d'amande, plus digeste que celui de vache, et des fruits de la passion, très riches en fibres et en vitamine C, c'est un vrai booster à déguster avant ou après l'entraînement !

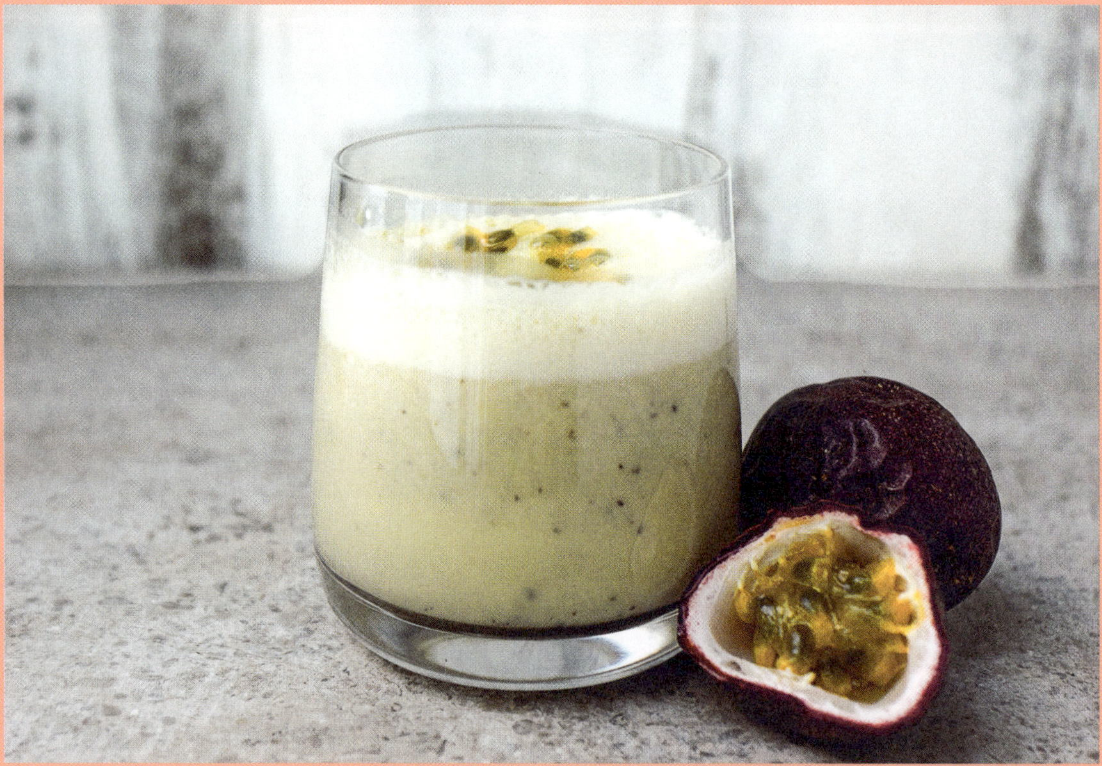

# GRANOLA À LA PURÉE DE CACAHUÈTES

POUR 2 PERSONNES – PRÉPARATION : 5 MIN – CUISSON : 13 MIN

2 c. à s. de purée de cacahuètes • 2 c. à s. de sirop d'érable • 100 g de flocons d'avoine • 1 pincée de vanille ou de cannelle en poudre • 4 c. à s., au choix, de graines de courge, graines de tournesol, fruits secs, pépites de chocolat, oléagineux…

Préchauffez le four à 160 °C (th. 5-6).

Versez la purée de cacahuètes et le sirop d'érable dans une petite casserole. Faites chauffer 1 minute, à feu doux, en mélangeant bien. Hors du feu, incorporez les flocons d'avoine ainsi que la vanille ou la cannelle.

Répartissez la préparation sur une plaque recouverte de papier sulfurisé. Enfournez pour 12 minutes.

Versez le granola dans un bol et laissez refroidir à température ambiante.

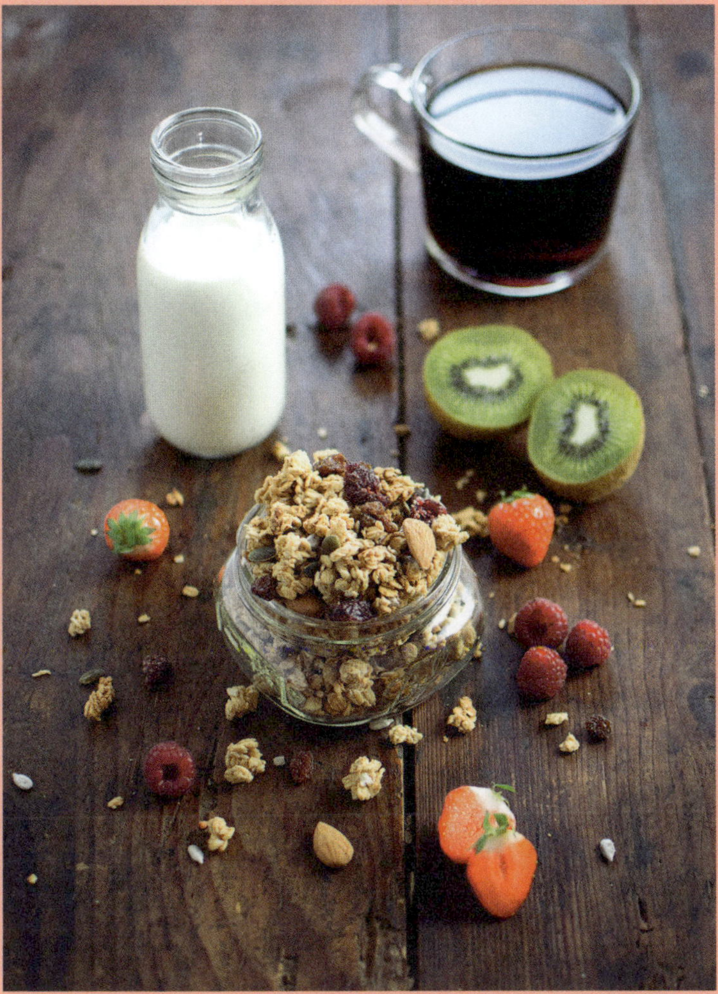

Incorporez les graines, fruits secs, pépites de chocolat, oléagineux… avant de déguster avec un yaourt de soja ou du lait végétal.

**Le + santé :** Ce granola énergétique peu sucré apporte de bonnes doses de fibres, mais aussi de protéines grâce à l'avoine et aux cacahuètes, qui en renferment 30 g/100 g (un must pour une graine oléagineuse) : de quoi bien entretenir son capital musculaire !

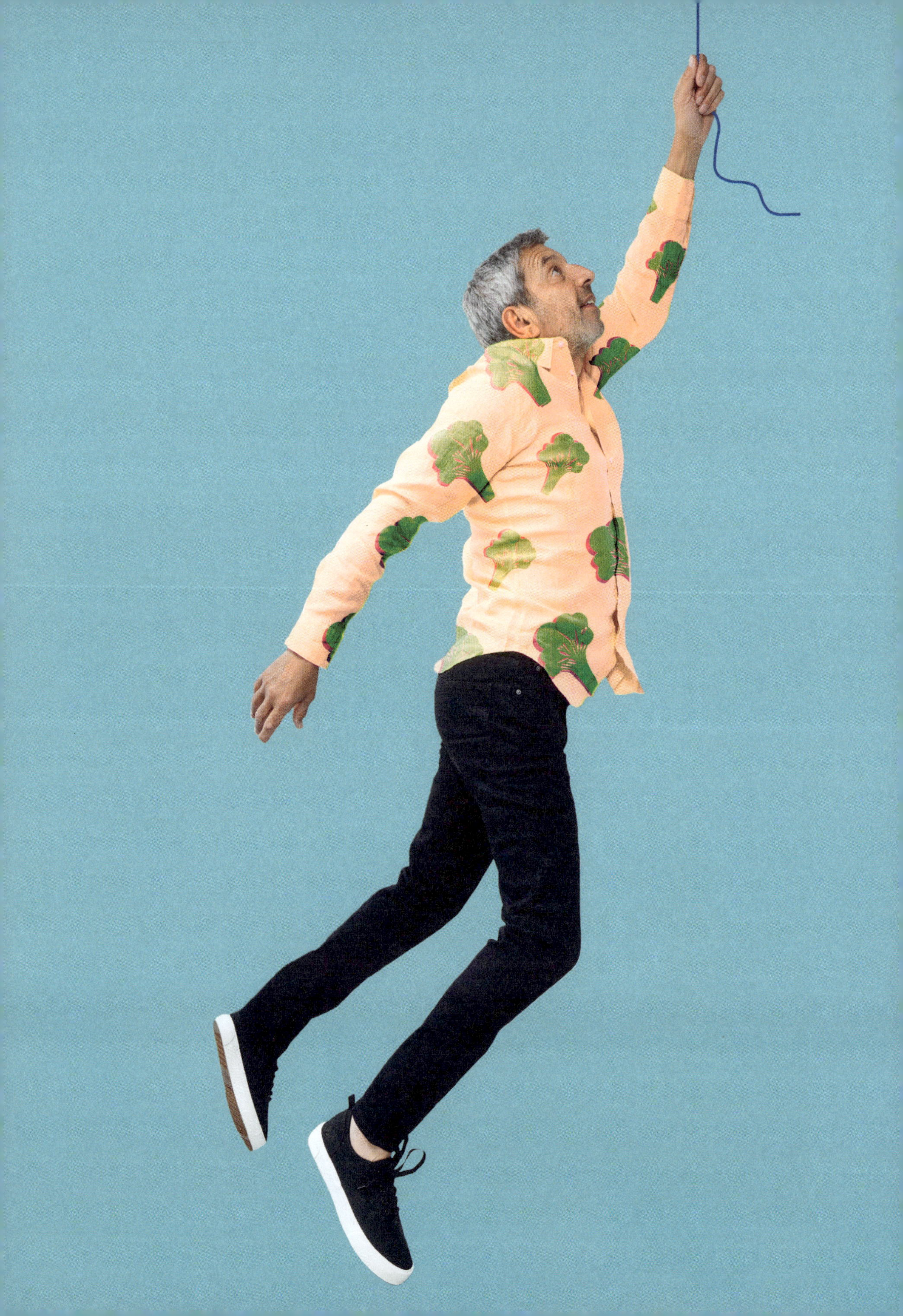

*Avril*

# JE RETROUVE LA LIGNE

## (ET JE ME SENS PLUS LÉGER !)

# AVRIL

**Exit les régimes miraculeux censés nous faire perdre 6 kilos en un mois en nous affamant et en nous frustrant. Les nutritionnistes sont unanimes sur le sujet : pour mincir et conserver son poids de forme durablement, il faut manger sainement, limiter les excès et accepter de perdre quelques centimètres de tour de taille lentement. Cela afin d'éviter le tristement célèbre effet yoyo qui conduit à reprendre plus de kilos que l'on en a perdus.**

VOTRE OBJECTIF MINCEUR : FIXER UN POIDS RÉALISTE, APPRENDRE LES RÈGLES DE BASE DE L'ALIMENTATION CRÉTOISE (OU MÉDITERRANÉENNE), CONCOCTER VOS REPAS, BOUGER UN PEU PLUS CHAQUE JOUR ET IDENTIFIER VOS BLOCAGES (STRESS, SÉDENTARITÉ...) !

## J'ESSAYE DE MINCIR...

**Très peu :** la gourmandise m'accompagne depuis l'enfance, j'ai toujours eu des kilos en trop et je fais avec, même si j'ai bien conscience qu'en perdre quelques-uns serait « tout bénéfice » pour ma santé.

**Un peu :** j'essaye de limiter le sucre, de manger moins gras, d'écouter les bons conseils de mon entourage, mais je manque de repères concrets et, surtout, je n'arrive pas à mettre en place de bonnes habitudes sur le long terme.

**Beaucoup :** j'essaye tous les nouveaux régimes, je suis de près tous les conseils des reines de la minceur sur Insta mais sans succès. Le chiffre sur ma balance descend puis remonte invariablement, et j'ai bien conscience que ce n'est pas la bonne méthode.

## MES OBJECTIFS

- ☐ Tirer un trait sur les régimes « miracles », bien trop déséquilibrés et restrictifs pour offrir une perte de poids lente, donc durable.
- ☐ Découvrir la variété et les saveurs ensoleillées de l'alimentation crétoise et apprendre à combiner des menus équilibrés pour ma semaine.
- ☐ Mettre en place des stratégies pour vous faire du bien en bougeant davantage, en gérant votre stress, votre rythme de vie...

# OÙ EN ÊTES-VOUS AVEC VOTRE POIDS ?

**Perdre du poids n'est pas un acte anodin, quel que soit notre âge. Stop aux régimes trop restrictifs qui allègent la masse grasse comme la masse musculaire ! Place aux bonnes mesures pour faire le point sur votre embonpoint...**

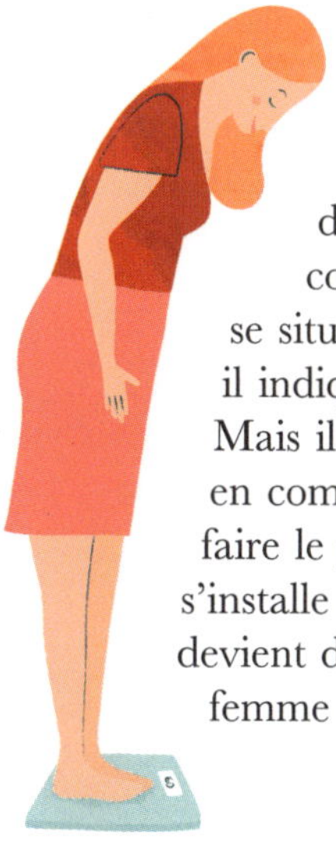

### IMC ET TOUR DE TAILLE SONT DES REPÈRES

En général, ces mesures sont la base pour faire un premier point sur l'excès de poids et l'excès de graisse abdominale. L'IMC (indice de masse corporelle = poids/taille2) est un indicateur pour se situer par rapport à son poids. Au-dessus de 25, il indique un surpoids, au-dessus de 30 une obésité. Mais il ne suffit pas pour affirmer que l'on doit maigrir : en complément, mesurer son tour de taille permet de faire le point sur sa masse grasse intraviscérale (celle qui s'installe autour du ventre). Une circonférence abdominale devient délétère pour la santé au-delà de 88 cm chez la femme et 102 cm chez l'homme.

LE CONSEIL DU JOUR

### Garder le sourire !

*Quête de minceur ne rime pas forcément avec mauvaise humeur. L'alimentation crétoise dont nous allons vous parler ce mois-ci est non seulement délicieuse mais également bienfaisante pour le moral. Une étude menée par des chercheurs de l'Inserm et de l'Université de Montpellier a montré que les personnes adoptant ce type d'alimentation voyaient leur risque de faire une dépression réduite de 33 %. Alors, souriez et découvrez à quoi va ressembler votre nouvelle façon de manger...*

LE COACHING DE **Dr. Good !**

### S'autotester

Cochez les cases qui vous concernent :

☐ Vous ne rentrez plus dans vos vêtements
☐ Vous mangez plus à cause du stress ou d'un événement difficile de la vie
☐ Vous grignotez plus et faites moins d'activité physique que d'ordinaire
☐ Votre IMC (indice de masse corporelle) est supérieur à 25 (surpoids)
☐ Vous êtes une femme et votre tour de taille mesure 88 cm ou plus
☐ Vous êtes un homme et votre tour de taille mesure 102 cm ou plus
☐ Vous êtes essoufflé à l'effort (ménage, jardinage, monter quelques marches...)
☐ Vous souffrez de douleurs articulaires, notamment au genou
☐ Vous ronflez beaucoup ou faites des apnées du sommeil

Résultat : Si vous cochez trois de ces affirmations, c'est qu'il est temps de prendre soin de vous en suivant les conseils de ce mois d'avril, pour vous affiner doucement mais sûrement, et sans effet yoyo !

DITES-MOI DR. GOOD ?

### Quels risques à rester en surpoids ?

La Haute Autorité de santé rappelle que les personnes à la masse corporelle élevée ont une plus grande probabilité de devenir diabétiques, de développer une maladie cardio-vasculaire ou un cancer. Perdre quelques kilos revient souvent à prévenir plutôt que guérir !

LE CONSEIL DU JOUR

**Ne pas paniquer**

*Vous avez quelques centimètres de tour de taille en trop ? Ne jetez pas le contenu de votre frigo à la poubelle et ne commencez pas à vous affamer. Certes, il va falloir modifier un peu votre alimentation pour mincir, corriger 3 ou 4 mauvaises habitudes, réduire le sucre et bouger un peu plus. Mais vous allez vite atteindre votre poids de forme et le maintenir en mangeant « un peu » de tout, sans privation. Faites-vous confiance !*

# COMMENT MESURER MON TOUR DE TAILLE ?

**Prenez un mètre de couturière (ou mètre ruban). Face à un miroir, tenez-vous bien droit et respirez normalement.**

### TROUVEZ D'ABORD VOTRE TAILLE...

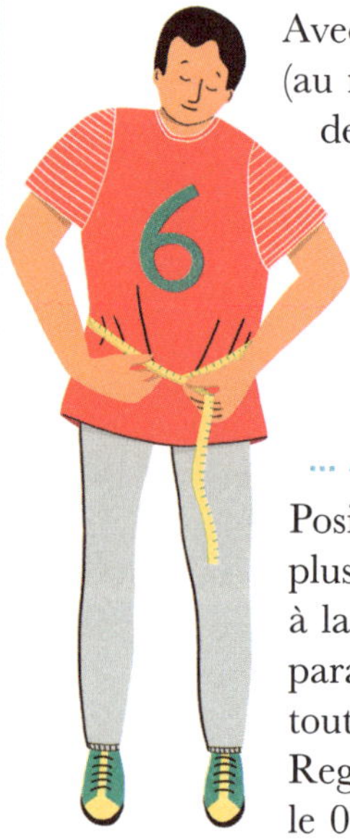


Avec vos doigts, cherchez le haut de vos hanches (au niveau de l'os iliaque) et le bas de vos dernières côtes flottantes (soit à peu près à la cinquième vertèbre lombaire) : c'est la partie la plus étroite de votre torse, généralement au même niveau ou au-dessus du nombril (car lorsque l'on est en surpoids, le ventre avance et le nombril descend légèrement).

### ... AVANT DE PRENDRE LA MESURE

Positionnez le mètre au niveau de cette zone la plus étroite et enroulez-le autour de votre taille à la fin d'une expiration. Le mètre doit être bien parallèle au sol et plaqué contre la peau (sans toutefois être trop serré et s'enfoncer dedans). Regardez la mesure qui croise l'extrémité avec le 0 : elle correspond à votre tour de taille en centimètres.

Vous êtes une femme et le résultat est supérieur à 88 cm ? Vous êtes un homme et il est supérieur à 102 cm ? Pour votre santé, il vaudrait mieux mincir un peu…

**45 %**

**des Français sont concernés par la surcharge pondérale et, parmi eux, 14 % souffrent d'obésité.**

Source : L'état de santé de la population en France, DREES, sept. 2022.

On regarde ça de près

## Les limites de l'IMC

L'indice de masse corporelle est un indicateur qui donne une moyenne mais il n'est pas un indice « personnel », et c'est là que le bât blesse. Par exemple, si on calcule celui du judoka Teddy Riner, qui pèse autour de 130 kilos et mesure 2,04 mètres, il est de 31 et indique donc l'obésité. Certes, cet athlète pèse lourd, mais chez lui la masse musculaire est nettement supérieure à la masse grasse. Ce serait donc une aberration de chercher à le faire maigrir !

# TROUVER SON POIDS DE FORME, C'EST IMPORTANT

Il s'agit du poids avec lequel on a le sourire, on se sent bien dans ses vêtements, face à son miroir et face au regard des autres ! Ainsi, il est différent pour chacun d'entre nous. Pour l'atteindre, il faut être à l'écoute de soi en se remémorant par exemple le poids que l'on a réussi à « tenir » le plus longtemps dans notre vie, sans se soumettre à un régime de privations. Moins facile pour ceux qui ont fait le yoyo en passant d'un régime à un autre et qui sont un peu perdus pour qualifier leur juste poids… Consulter un médecin spécialiste des troubles du comportement alimentaire peut alors aider à y voir clair.

### UN POIDS DIFFÉRENT SELON LES PAYS

Dans *Lâchez du lest, mangez en paix* (éd. Flammarion), le nutritionniste Arnaud Cocaul cite une étude qui interroge le regard porté sur le poids dans différents pays : en France, les femmes de poids médicalement acceptable se trouvent majoritairement trop grosses alors que, en Grande-Bretagne, les femmes largement en surcharge pondérale se sentent majoritairement bien dans leur peau et ne cherchent pas à mincir. Le juste poids dépend donc aussi du regard que l'on pose sur nous-mêmes, dans notre société, à travers ses codes…

LE CONSEIL DU JOUR

**Manger en famille**

*Le plaisir de manger en famille favorise la communication, ce qui permet de manger plus lentement, en quantité moins importante. Des bonnes habitudes qui comptent pour atteindre son poids de forme ! Les parents peuvent aussi garder un œil sur l'assiette de leurs enfants et rappeler quelques règles de nutrition. Et puis cela implique souvent de prévoir des menus et donc de favoriser l'achat d'aliments sains, simples et faciles à cuisiner, au lieu de plats cuisinés.*

LE SAVIEZ-VOUS ?

**L'ENVIE N'EST PAS LA FAIM**

LA FAIM EST UNE MANIFESTATION PHYSIOLOGIQUE DU CORPS POUR DIRE « J'AI BESOIN DE CARBURANT ». CELA INTERVIENT QUAND LE NIVEAU DE GLYCOGÈNE (SUCRE) DU FOIE DESCEND AU-DESSOUS D'UN CERTAIN SEUIL. DE NOS JOURS, IL EST FINALEMENT RARE DE LAISSER VRAIMENT LA FAIM ARRIVER À CAUSE DU GRIGNOTAGE, SOIT AUTANT DE PRISES ALIMENTAIRES QUI PARAISSENT INSIGNIFIANTES MAIS QUI CONTRIBUENT À ENTRETENIR CE FAMEUX STOCK DE GLYCOGÈNE DANS LE FOIE ET QUI APAISENT LA FAIM.

**10 000**

c'est le nombre de papilles gustatives que contient la bouche, dont 9 000 rien que sous la langue, pour capter les arômes et les transmettre au cerveau.

# 4 AVRIL

LE CONSEIL DU JOUR

### Zapper les plats industriels

*N'achetez pas de produit dont l'étiquette décrit plus de 4 voire 5 ingrédients au maximum (plus la liste d'ingrédients est restreinte, moins il y a de risque d'avaler plusieurs types de sucre, des additifs, des conservateurs…). Faites vos gâteaux vous-même, par exemple en organisant un atelier sablés avec vos enfants pour en fabriquer une grande quantité à conserver dans une boîte hermétique pour la semaine. Profitez sans hésiter du surgelé (sacs de légumes nature, purées et soupe sans sel ni gras ajouté, poissons nature, escalopes de volaille…) pour faire vous-même vos plats cuisinés en abusant des herbes et des épices!*

**1800 à 2000**

C'est le nombre de calories indiqué pour les femmes dans le régime crétois. Il est de 2400 à 2600 calories pour les hommes. Un régime qui n'est donc pas restrictif!

# LE RÉGIME CRÉTOIS : MEILLEUR RÉGIME DU MONDE?

**Pour la 6e année consécutive, le régime méditerranéen (ou crétois) a décroché le titre de « meilleur régime alimentaire » selon le classement 2023 du média américain *US News & World Report*.**

## À QUOI RESSEMBLE-T-IL?

C'est un mode d'alimentation sain que tout le monde (des enfants aux seniors) peut adopter au long cours. Il s'inspire des habitudes alimentaires des populations des régions méditerranéennes : des repas équilibrés et variés, dont la base comprend beaucoup de légumes et de fruits frais, des légumineuses et des fruits secs, des céréales complètes, peu de viande, mais du poisson, des fromages frais, de bonnes huiles…

## UNE ALIMENTATION SANTÉ

Ce mode d'alimentation sain et varié a prouvé ses bienfaits sur le plan de la minceur et de la santé globale à travers de très nombreuses études scientifiques. Il aide à mincir, allonge l'espérance de vie, prévient les maladies cardio-vasculaires (et même les risques de cancer), voilà pourquoi il est plébiscité par les autorités de santé. La bonne nouvelle, c'est qu'il est facile à mettre en place au quotidien…

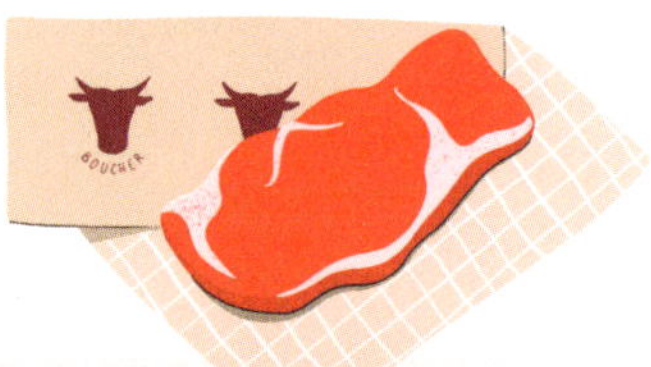

DITES-MOI DR.GOOD?

### Aimer la viande, c'est compatible avec le régime crétois?

Dans l'alimentation méditerranéenne, le plus difficile est en effet de limiter la viande et de supprimer les charcuteries grasses et salées. Mais on peut se fixer 1 à 2 « rendez-vous viande » dans la semaine pour se faire plaisir en dégustant des morceaux grillés de haute qualité achetés sur les conseils du boucher.

# LES 12 RÈGLES DE BASE DU RÉGIME CRÉTOIS

**1 Manger beaucoup de légumes et fruits frais** avec 1 fruit au petit déjeuner, 1 portion de légumes crus et 1 portion de légumes cuits aux deux principaux repas, ainsi que 1 fruit cru ou cuit, et éventuellement 1 fruit au goûter si l'on a faim ou si l'on a l'habitude de prendre des collations dans la journée.

**2 Réhabiliter les légumineuses et les fruits secs** en les associant à des céréales (ex. : riz aux lentilles) ou à des légumes (salade de pois chiches). Les fruits secs oléagineux et séchés peuvent se prendre au petit déjeuner ou en en-cas au goûter.

**3 Préférer les céréales complètes** ou semi-complètes et penser aux céréales moins courantes : quinoa, millet, orge, sarrasin…

**4 Diminuer sa ration de viande rouge** et de porc pour finir à 1 repas carné tous les 3 jours en moyenne.

**5 Augmenter sa consommation de poisson** pour finir par en manger 3 ou 4 fois par semaine.

**6 Privilégier les fromages frais** de chèvre ou de brebis qui contiennent beaucoup moins de matière grasse que le camembert ou le gruyère. À limiter à 1 portion 1 fois par jour au maximum, intégrée à un repas lors duquel on ne mange pas de viande.

*(Suite au 6 avril)*

## IL VAUT MIEUX LE SAVOIR

**AVEC LA DIÈTE CRÉTOISE, ON PERD LENTEMENT MAIS SÛREMENT !**

LE RÉGIME MÉDITERRANÉEN EST UN RÉGIME SANTÉ QUI FAVORISE LA LONGÉVITÉ EN ÉLOIGNANT LE RISQUE DE NOMBREUSES MALADIES ET CANCERS. CELA DIT, SES MENUS ÉQUILIBRÉS PERMETTENT DE RÉÉQUILIBRER UNE ALIMENTATION TROP IMPORTANTE EN QUANTITÉ ET PAS ASSEZ QUALITATIVE. EN TERMES DE POIDS, ON PEUT AINSI ESPÉRER UNE PERTE DE 1KG PAR MOIS EN MOYENNE JUSQU'À STABILISATION, VOIRE PLUS SI L'ON A DE TRÈS MAUVAISES HABITUDES ALIMENTAIRES TRÈS ANCIENNES (CHARCUTERIES, PÂTISSERIES, PLATS CUISINÉS RICHES…).

LE CONSEIL DU JOUR

**L'adopter pour la vie**

*L'alimentation crétoise est à envisager sur le long cours, avec tous les bénéfices sur le plan de la silhouette et de la santé qu'elle apportera au fil du temps. Manger crétois, c'est un peu adopter la slow life, autrement dit accepter de ralentir, de vivre au rythme des saisons, de renouer avec la simplicité et surtout de se faire du bien au corps et à l'esprit !*

**6 Français sur 10**

soit 62 %, déclarent avoir des kilos à perdre, dont 72 % des 45-54 ans.

Source : Étude Omnibus réalisée du 10 au 11 juillet 2019 auprès de 1001 personnes.

LE CONSEIL DU JOUR

### Craquez de temps en temps

*Changer d'alimentation durablement n'est pas compatible avec les injonctions du type « ne mangez plus jamais de ci ou de ça… ». Vos enfants vous réclament un steak-frites ? Mangez-le avec eux en divisant tout simplement votre portion de frites par deux et en l'agrémentant par exemple de haricots verts poêlés. Idem pour la pizza (idéalement aux légumes), dont vous pouvez manger seulement la moitié lorsqu'elle est copieuse, à associer avec une salade verte. En dessert après ces deux « extras » ? Vive la salade de fruits !*

# LES 12 RÈGLES DE BASE DU RÉGIME CRÉTOIS (SUITE ET FIN)

7 **Fuir les sucres raffinés** (sucre blanc, bonbons, viennoiseries et biscuits industriels, sodas, pâtisseries) car ils sont inutiles à l'organisme. De temps en temps, préparer un gâteau soi-même avec des ingrédients simples, sans additifs, conservateurs, colorants…

8 **Cuisiner à l'huile d'olive et de colza,** la première pour la cuisson, la seconde pour les salades, avec, pourquoi pas, un peu d'huile de noix, de noisette…

9 **Ne pas oublier épices et aromates** qui permettent de varier les saveurs, mais également d'apporter des bénéfices santé : curcuma anti-inflammatoire et antioxydant, basilic et safran antistress, cannelle coupe-faim…

10 **Boire un peu de bon vin rouge**, bio de préférence, sans dépasser la dose limite de 1 verre par jour.

11 **Cuisiner sans « agresser » les aliments**, par exemple à la vapeur douce, en papillote, à l'étouffée, au four à basse température, avec peu d'huile, quitte à en rajouter une lichette crue au moment de servir.

12 **Bouder au maximum les aliments industriels**, et notamment les plats prêts à consommer.

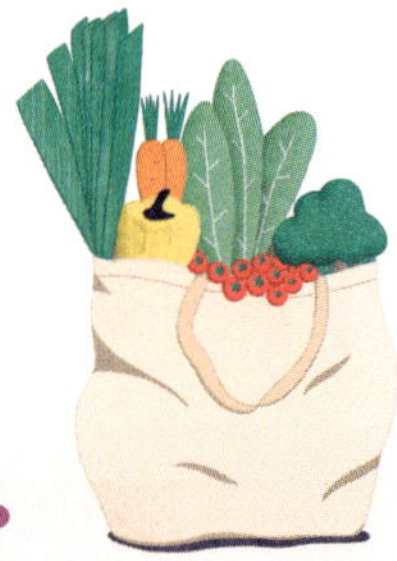

## 80,8 ans

C'est l'espérance de vie, supérieure à la normale, de la population crétoise. Les femmes y vivent en moyenne jusqu'à 83,6 ans et les hommes jusqu'à 78,2 ans. Une bonne raison de suivre leur recette !

Source : CIA World Factbook, 31 décembre 2019.

DITES-MOI DR.GOOD ?

### Le « régime Pioppi », c'est la même chose ?

Dans le petit village de Pioppi, près de Naples, en Italie, les 350 habitants comptent des centenaires et des seniors en pleine forme et plutôt sveltes. Ancel Keys, un Américain et docteur en nutrition installé là-bas et lui-même mort à 101 ans, a beaucoup étudié leur alimentation assez frugale et ses bienfaits. Depuis, le régime Pioppi insiste sur la nécessité de manger local, de saison et selon les principes du régime crétois.

# AVANTAGES ET INCONVÉNIENTS DE LA DIÈTE CRÉTOISE

### SES PLUS

- Ce mode d'alimentation, qui fait la part belle aux bons produits et aux saveurs, revient, tout naturellement, à diminuer la consommation des aliments qui stimulent la prise de poids, à savoir ceux qui sont très sucrés ou très gras.
- L'augmentation de la consommation de fruits et légumes, et donc de leurs fibres bénéfiques, permet de rééduquer la sensation de satiété. Résultat : on mange moins, on renoue avec les messages du corps en évitant les prises alimentaires (type fringales) inutiles à l'organisme.
- Peu à peu et sans brutalité (à l'opposé des régimes restrictifs), le corps déstocke une partie de ses réserves graisseuses jusqu'à retrouver son poids de forme au fil des semaines.

### SES MOINS

- Cela demande de modifier durablement certaines habitudes. Pas si simple au début de tirer une croix sur le beurre et la crème si l'on est une adepte de la cuisine normande ou le plateau de fromages si l'on aime en manger à chaque repas.
- L'idée d'une perte de poids, lente mais durable, doit être acceptée dès le départ. Au risque de se décourager si les kilos ne s'envolent pas à vitesse grand V…

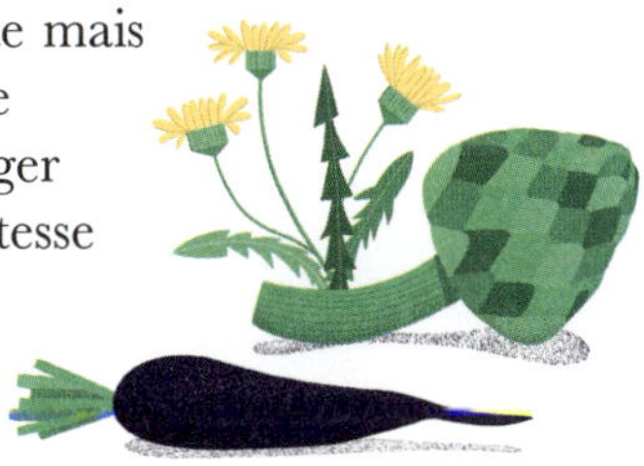

DITES-MOI DR.GOOD ?

**Radis noir, pissenlit, artichaut : ils font maigrir ?**

Gare à la nuance : si ces légumes diurétiques aident, en faisant travailler les reins et uriner, à éliminer de l'eau chargée des toxines qui encrassent l'organisme, ils ne font pas perdre de masse graisseuse.

LE CONSEIL DU JOUR

**Oublier les box minceur**

*Des plats tout prêts livrés à domicile pour 1 mois, c'est pratique ! Oui mais voilà… À la clé : des menus de qualité variable, affichant un Nutri-Score de A à E selon les marques, un apport calorique trop restrictif, mais surtout la quasi-absence de pédagogie et de coaching. Or, n'oublions pas que c'est en cuisinant et en s'intéressant aux aliments que l'on apprend à manger équilibré !*

LE SAVIEZ-VOUS ?

**LA DENSITÉ CALORIQUE, ÇA COMPTE**

C'EST LA QUANTITÉ DE CALORIES APPORTÉES PAR 1G D'ALIMENT. 100G DE CAROTTES CRUES FOURNISSENT ENVIRON 36 CALORIES ET LEUR DENSITÉ CALORIQUE EST DE 0,36. EN REVANCHE, 100G DE GÂTEAU AU CHOCOLAT COMPTENT ENVIRON 500 CALORIES, SOIT UNE DENSITÉ CALORIQUE DE 5. POUR MINCIR, PRIVILÉGIEZ LES ALIMENTS DE FAIBLE DENSITÉ CALORIQUE.

LE CONSEIL DU JOUR

### Faire l'éloge de la lenteur

*C'est en mincissant lentement et progressivement que vous mettrez toutes les chances de votre côté pour stabiliser durablement votre poids. Pas de panique si, après une perte de poids lente et progressive, l'aiguille de la balance stagne : votre organisme n'est pas une machine, il a besoin de paliers pour s'adapter à son nouveau poids avant de réamorcer une perte de kilos.*

ÇA, C'EST GOOD !

### L'HYPNOSE CHASSE-FRINGALES

Lors des séances d'hypnose, on apprend à accueillir ses émotions négatives, à s'en libérer, en étant à l'écoute de ses véritables besoins physiologiques sans céder à l'appel de la tablette de chocolat. Reconnecté avec la sensation de satiété, on parvient peu à peu à faire la différence entre la faim émotionnelle et la faim réelle.

# LA MÉDITERRANÉE
## DANS LE PLACARD

**Pour adopter durablement une nouvelle alimentation, il faut progressivement changer ses habitudes d'achat et avoir, dans son frigo et ses placards, les bons aliments, prêts à être cuisinés. La liste de courses de base pour manger « à la crétoise », c'est :**

- des légumes et des fruits frais de saison, bio de préférence pour pouvoir les croquer avec la peau ;
- des céréales complètes ou semi-complètes (pâte, riz, orge, sarrasin, boulgour...) et des légumineuses (fèves, pois chiches, lentilles de toutes les couleurs...) variées pour combiner les recettes ;
- des laitages maigres et des fromages frais à base de lait de chèvre et/ou de brebis ;
- des filets de poisson surgelés, des sachets de moules, de poulpe, des boîtes de thon, de maquereau... mais toujours au naturel ;
- de l'huile d'olive bio de qualité, de première pression à froid. De l'huile de colza (qui ne cuit pas) pour les crudités, salades...
- du pain à la farine complète.

LE COACHING DE **Dr.Good !**

### Manger une salade ou des crudités au début du repas

À midi et le soir, tâchez de commencer systématiquement votre repas par une salade verte avec des noix, des noisettes... ou par des crudités arrosées d'un filet d'huile d'olive et de citron. Les fibres des légumes ont un effet rassasiant qui aide à ne pas se resservir du plat principal et, parfois, à zapper le dessert, et donc le sucre !

# MON MENU CRÉTOIS : JOUR 1

**Avec ces menus faciles à réaliser, découvrez jour après jour la variété de cette cuisine du Sud, bonne pour la ligne comme pour la santé. Et hautement savoureuse !**

| Petit déjeuner | Déjeuner | Collation | Dîner |
|---|---|---|---|
| Thé, tisane, café (sans sucre) • yaourt nature • 2 tranches de pain complet légèrement tartinées de miel • 1 kiwi | Salade de crudités avec 1 filet d'huile d'olive et de vinaigre • papillote de filet de **flétan** • purée d'aubergine à l'ail • fraises | (facultative, en cas de faim uniquement) Thé ou infusion (sans sucre) • pomme | Potage de courgette/ tomate • couscous aux petits pois • fromage blanc au miel |

**La recette du jour :** papillote de flétan à l'aubergine

Pour 4 personnes : Faire une ratatouille avec 1 aubergine, 1 à 2 courgettes, 3 tomates, de l'ail et des fines herbes.
Sur 4 feuilles de papier cuisson (ou alu), déposer 4 filets de flétan de 150 à 200 g. Les recouvrir avec la ratatouille, un filet de jus de citron, du poivre. Plier le tout en papillote et faire cuire 15 min au four à 180 °C.

LE CONSEIL DU JOUR

**Mettre de l'huile !**

*Pour la cuisson, rien de mieux que l'huile d'olive, goûteuse et stable à la chaleur. Mais à froid, préférez l'huile de colza, dont la forte teneur en acides gras oméga-3 compense celle, trop pauvre, de l'huile d'olive. Or on manque de ces bons gras qui permettent le bon fonctionnement du système cardio-vasculaire, cérébral, hormonal… La bonne dose, 2/3 d'huile d'olive (2 cuillérées à soupe pour cuisiner) pour 1/3 de colza (1 cuillérée à soupe pour assaisonner).*

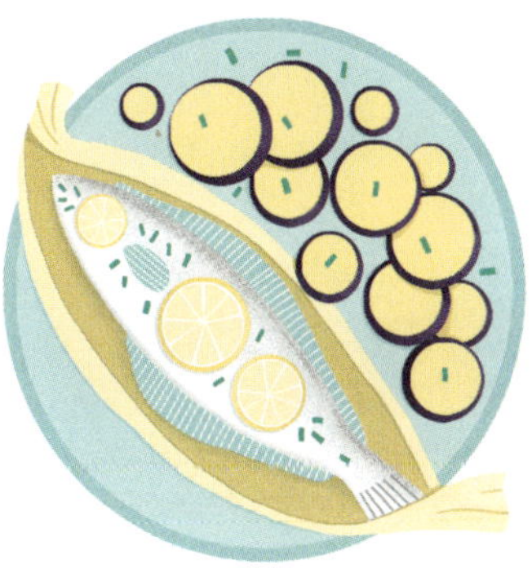

ÇA, C'EST GOOD !

**LE FLÉTAN**

Sa chair savoureuse gagne à être connue pour ses qualités gustatives autant que pour ses vertus nutritives ! Peu calorique, avec environ 110 calories pour 100 g, ce poisson pêché dans les eaux du Groenland fait partie de la famille des poissons gras, au même titre que le saumon, le maquereau, la sardine, le hareng… Il renferme donc de bonnes graisses (oméga-3), ainsi qu'une belle quantité de protéines (22 g pour 100 g), qui préservent notre masse musculaire. Cuit au four, en papillote avec des herbes fraîches, des tomates cerises et un filet d'huile d'olive, c'est un régal !

LE CONSEIL DU JOUR

### En prendre de la graine

*Au rayon des céréales complètes, il y a le riz, les pâtes, la semoule… Mais d'autres bons grains gagnent à être connus comme le quinoa, le petit épeautre, le millet, l'amarante, le teff, le fonio… Certaines sont sans gluten (pensez à repérer le logo sur l'emballage) et conviennent à celles et ceux qui y sont sensibles.*

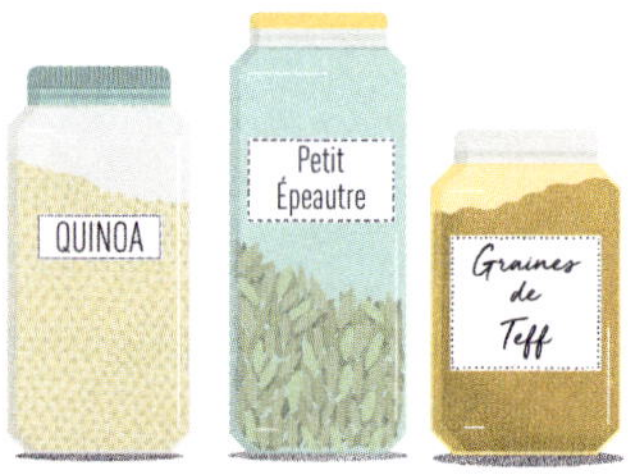


# MON MENU CRÉTOIS : JOUR 2

**Pensez à varier votre petit déjeuner tous les jours ou un jour sur deux, pour le plaisir de vos papilles et pour éviter toute frustration.**

| Petit déjeuner | Déjeuner | Collation | Dîner |
|---|---|---|---|
| Thé, tisane, café (sans sucre) • 1 bol de lait végétal • 1 belle c. à s. de flocons d'avoine • fruits des bois | Salade verte aux **noisettes** • calmars aux raisins secs • purée de légumes du soleil (pomme de terre, aubergines, tomates, courgettes…) au curcuma • une poignée de cerises | (facultative) Thé ou infusion (sans sucre) • 3 abricots secs | Bruschettas de fromage frais aux tomates cerises et olives • salade de roquette et pois chiches • compote de pêches sans sucre ajouté |

**La recette du jour :** salade fraîcheur aux noisettes

Pour 4 personnes : Laver et essorer une belle salade verte (feuille de chêne, laitue, batavia…). Disposer les feuilles dans un saladier, ajouter des rondelles de radis, une carotte râpée, deux œufs durs grossièrement écrasés à a fourchette et 2 c. à s. de noisettes concassées. Assaisonner avec 2 c. à s. d'huile de noix ou de noisette, du vinaigre de cidre et 1 c. à c. de moutarde forte.

DITES-MOI DR.GOOD ?

## Pourquoi consommer des céréales complètes ?

Les sucres (glucides complexes) qu'elles apportent sont assimilés plus lentement et plus progressivement par l'organisme, ce qui lui fournit de l'énergie en continu pour bien fonctionner. Ce n'est pas le cas avec des céréales raffinées (riz blanc, pétales de maïs du petit déjeuner…) qui, assimilées rapidement, contribuent à l'élévation du taux de sucre sanguin et ainsi aux fringales. Une récente étude parue dans le *British Medical Journal** a révélé que la consommation de plus de 7 portions de céréales raffinées par jour est associée à un risque 33 % plus élevé de maladie cardiaque et 47 % plus élevé d'accident vasculaire cérébral (AVC).

*Associations of cereal grains intake with cardiovascular disease and mortality across 21 countries in Prospective Urban and Rural Epidemiology study: prospective cohort study.

# MON MENU CRÉTOIS : JOUR 3

La vinaigrette industrielle est souvent trop grasse et comporte également des additifs, des émulsifiants ou des colorants pas très recommandables. Variez plutôt les bonnes huiles en les associant au jus de citron, au vinaigre de cidre, de noix ou balsamique. Préférez ce dernier « traditionnel » ou « AOP »*, car dans sa version industrielle il compte souvent du caramel dans la liste de ses ingrédients !

| Petit déjeuner | Déjeuner | Collation | Dîner |
|---|---|---|---|
| Thé, tisane, café (sans sucre) • 2 tranches de pain complet légèrement tartinées de **purée d'amandes** • 1 orange | Avocat-crevettes avec 1 filet d'huile d'olive et de citron • riz complet à la ratatouille • yaourt de brebis | (facultative) Thé ou infusion (sans sucre) • 1 petit bol de framboises | Salade d'artichauts aux herbes fraîches avec 1 filet d'huile de colza et de vinaigre balsamique • pâtes aux asperges • fromage blanc à la compote de pommes sans sucre ajouté |

*Appellation d'origine protégée.

**La recette du jour :** tartine banane/purée d'amandes

Pour 4 personnes : Faire griller légèrement 4 belles tranches de pain complet. Les tartiner de 1 c. à c. de purée d'amandes. Déposer une demi-banane découpée en rondelles sur chaque tranche. Parsemer de graines de chia.

## ÇA, C'EST GOOD !

### LA PURÉE D'AMANDES

Elle est riche en acides gras insaturés qui aident à réguler le taux de mauvais cholestérol. Top pour remplacer le beurre qui contient des graisses délétères pour les artères !

LE CONSEIL DU JOUR

### Couper les bonnes herbes

*Persil, ciboulette, basilic, coriandre sont riches en chlorophylle digestives et régulatrices du transit intestinal. Très peu caloriques, elles peuvent être associées à la vinaigrette mais également parfumer un tartare de thon, une ratatouille ou un carpaccio de tomates à la feta.*

## ÇA, C'EST PAS GOOD !

### LE « DESSERT DE POMME »

Attention aux « spécialités » du rayon compotes qui comportent parfois plus de 20 % de sucre ! C'est le cas du « dessert de fruit » ou même de certaines compotes « allégées en sucre » (allégé ne veut pas dire exempt de sucre). Préférez toujours les « purées 100 % fruit » ou les compotes « sans sucre ajouté » ne contenant que le sucre naturel du fruit.

LE CONSEIL DU JOUR

### Se lancer au bon moment

*Deux jours d'une alimentation équilibrée et grignotages, excès d'alcool et de sucre reprennent le dessus. Peut-être n'est-ce pas le bon moment? Ainsi, si vous êtes en train d'arrêter de fumer, si vous avez accouché récemment et que vous allaitez encore votre bébé, si vous vivez une période de stress professionnel..., oubliez votre tour de taille quelque temps. Le jour où vous vous sentirez prêt et apaisé, relisez les pages de cet almanach ou poussez la porte d'un diététicien.*

# FAIRE LE YOYO, ÇA VEUT DIRE QUOI EXACTEMENT?

Lorsque l'on soumet l'organisme à une restriction calorique drastique, cela lui fait inévitablement perdre du poids. Devant le miroir on se réjouit, mais cela ne dure jamais longtemps. En effet, privé de sa ration habituelle de nourriture, l'organisme met en place une série de réactions afin de s'adapter. Affamé, il va puiser au fil des semaines dans les réserves de graisses. Mais, très vite, il abaisse ses besoins pour ne plus avoir à déstocker : il se met en mode «compte épargne» et brûle moins de calories; son métabolisme de base dépense moins d'énergie; son microbiote (flore intestinale) appauvri favorise la reprise de poids... Et l'aiguille de la balance stagne puis penche à nouveau du mauvais côté. C'est l'effet yoyo : à savoir maigrir puis regrossir en adoptant un régime amaigrissant, puis un autre, et encore un autre. Le meilleur moyen de reprendre des kilos, voire plus de kilos par rapport à son poids d'origine, comme l'ont démontré de nombreuses études.

**1 à 1,5 g**

C'est la quantité de protéines (œufs, poissons, viandes blanches, légumineuses...) par kilo de poids par jour dont votre corps a besoin. Vous pesez 70 kg? Prévoyez 70 à 105 g de protéines par jour. 10 g = 50 g de poisson ou 2 gros œufs ou 100 g de lentilles avant cuisson...

IL VAUT MIEUX LE SAVOIR

**LES JEUNES SONT PLUS SENSIBLES À L'EFFET YOYO**

LES DIFFÉRENTES RECHERCHES ONT MONTRÉ QUE LES ÉPISODES D'AMAIGRISSEMENT DANS LA JEUNESSE AUGMENTAIENT LE RISQUE D'ÊTRE EN SURPOIDS À L'ÂGE DE 25 ANS. LES JEUNES FEMMES SONT LES PLUS CONCERNÉES : CELLES QUI ONT CONNU AU MOINS DEUX ÉPISODES D'AMAIGRISSEMENT ONT 5 FOIS PLUS DE RISQUES D'ÊTRE EN SURPOIDS À L'ÂGE DE 25 ANS QUE CELLES QUI N'ONT JAMAIS TENTÉ DE MAIGRIR.

# MON MENU CRÉTOIS : JOUR 4

**Les protéines sont essentielles pour nourrir la masse musculaire, ce qui est important lorsque l'on perd du poids. Qu'elles soient d'origine animale (œuf, poulet) ou végétale (pain complet, lentilles) comme dans ce menu, elles ont l'avantage d'être rassasiantes. Les aliments protéinés passent dans l'estomac à un rythme plus lent, prennent plus de temps à être digérés, ce qui coupe la faim plus longtemps.**

| Petit déjeuner | Déjeuner | Collation | Dîner |
|---|---|---|---|
| Thé, tisane, café (sans sucre) • 2 tranches de pain complet • 1 œuf mollet • ¼ d'ananas | Carottes râpées avec 1 filet d'huile de noix et de vinaigre • brochette de poulet à la coriandre • fenouil braisé • ½ melon aux groseilles | (facultative) Thé ou infusion (sans sucre) • 1 tranche de pain complet grillé • chèvre frais | Salade de **lentilles** aux herbes et échalotes • risotto aux champignons • yaourt de brebis |

**La recette du jour :** salade de lentilles tièdes au tofu fumé

Pour 4 personnes : Faire cuire 250 g de lentilles pendant 20 à 30 min et les égoutter. Faire une vinaigrette avec 1 c. à c. de moutarde à l'ancienne, 1 c. à s. d'huile de colza, 1 c. à s. d'huile d'olive, 2 c. à s. de vinaigre de vin. Ajouter 1 oignon rouge ou une échalote finement ciselé, du persil frais et 1 bloc de tofu fumé (magasin bio) coupé en dés. Mélanger et servir tiède.

## ÇA, C'EST GOOD !

### LES LENTILLES

Riches en protéines (en moyenne 25 g/100 g de lentilles sèches) mais également en fibres pro transit (18,3 g/100 g), on les choisit bio : comme les pois et les haricots secs, les lentilles seraient contaminées par les pesticides.

Source : Étude association Générations futures, 2017.

LE CONSEIL DU JOUR

### Adopter les protéines végétales

*Le régime méditerranéen invitant à réduire sa consommation de viande, il est important de faire un meilleur accueil aux protéines végétales. Pour les apprécier, préparez pois chiches ou lentilles en houmous, incorporez du quinoa cuit dans un gâteau au chocolat, mixez des haricots blancs en gaspacho ! Les recettes à base de légumineuses ne manquent pas dans cet almanach et sur le Net.*

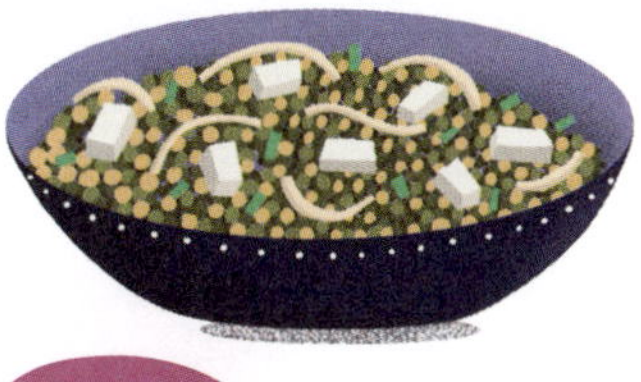

DITES-MOI DR.GOOD ?

### Le tofu, c'est bon pour ma ligne ?

Elle ne vient pas de Crète, mais cette pâte plus ou moins dure préparée à partir de lait de soja est une mine de protéines végétales, donc une bonne alternative à la viande.

LE CONSEIL DU JOUR

**Faire ami-ami avec les fibres**

*Elles n'ont que des atouts (rassasiantes, régulatrices du transit) et font baisser la charge glycémique des aliments (capacité d'un aliment à élever le taux de sucre dans le sang). Aliments complets (pain, riz, pâtes...), flocons d'avoine, oléagineux, graines de lin, chia... devraient être au menu tous les jours à raison de 30 g. Le tout de façon progressive si vous en êtes loin pour ne pas irriter votre intestin.*

# BIEN DORMIR,
## ÇA FAIT MINCIR ?

**Si c'était le cas, ça se saurait ! Et on aurait tôt fait de filer sous la couette pour se délester de nos poignées d'amour dans les bras de Morphée. Toutefois, si le sommeil réparateur ne fait pas mincir, les insomnies, elles, ont tendance à nous faire prendre du poids.**

### LE MANQUE DE SOMMEIL POUSSE AU GRIGNOTAGE

De nombreuses études l'ont démontré : les insomnies poussent à choisir de préférence la « malbouffe », autrement dit des aliments riches en calories, gras, sucrés et/ou salés (beignets, fast-food, fritures, pâtisseries, pizzas, sodas...).

### PLUSIEURS PISTES POUR L'EXPLIQUER...

La recherche suggère qu'une carence de sommeil entraînerait d'abord la baisse d'une hormone qui diminue l'appétit, la leptine. Cette dernière a pour rôle de réguler nos besoins énergétiques en nous faisant manger moins. Si elle est moins présente, notre appétit augmente.
Le cerveau deviendrait moins capable de contrôler nos attirances alimentaires et on serait ainsi plus facilement tenté par des aliments que l'on sait pourtant trop gras ou trop sucrés. La fatigue provoquerait une levée de certains blocages. Ainsi, si vous êtes en surpoids et que vous dormez mal, parlez de vos nuits à votre médecin !

**3**

C'est le nombre de morceaux de sucre dans 2 cuillérées à café de miel. S'il est autorisé dans l'alimentation méditerranéenne, mieux vaut l'utiliser en alternance avec de la compote de pommes ou de l'extrait de vanille pour sucrer son laitage.

LE SAVIEZ-VOUS ?

**LE CERVEAU DES ADOS FAVORISE LES KILOS**

LE CORTEX PRÉFRONTAL EST LA ZONE CLÉ DU CERVEAU QUI VIENT CONTRÔLER LES PULSIONS ALIMENTAIRES DÉCLENCHÉES PAR L'ENVIRONNEMENT AFIN D'Y RÉSISTER. LE HIC, C'EST QU'IL N'ATTEINT SA PLEINE MATURITÉ QU'À PARTIR DE 20 ANS. CE QUI POURRAIT EXPLIQUER POURQUOI LES ADOS ONT TANT DE MAL À RÉSISTER À LA *JUNK FOOD*.

# MON MENU CRÉTOIS : JOUR 5

**Manger à la méditerranéenne, c'est augmenter sa ration quotidienne de légumes en consommant à chaque repas une entrée et l'accompagnement de son plat principal à base de légumes. Un must pour faire le plein de vitamines naturellement, sans se ruiner en compléments alimentaires.**

| Petit déjeuner | Déjeuner | Collation | Dîner |
|---|---|---|---|
| Thé, tisane, café (sans sucre) • 1 bol de lait végétal sans sucre ajouté • 1 c. à s. de flocons d'avoine • 1 c. à c. de cacao amer • ½ pomelo | **Poivrons** grillés avec 1 filet d'huile d'olive et des herbes de Provence • moules marinières • jardinière de légumes • salade d'agrumes à la cannelle | (facultative) Thé ou infusion (sans sucre) • 1 pêche | Salade de concombre au yaourt et aux herbes • Riz aux petits pois et au safran • papillote de poire au miel |

**La recette du jour :** poivrons farcis au thon et au parmesan

Pour 4 personnes : Laver 2 gros poivrons rouges (ou verts, jaunes…), les couper dans le sens de la longueur et ôter les pépins. Préparer la farce en mélangeant à la fourchette 500 g de thon au naturel, 50 cl de crème de soja (ou avoine, ou amande…), 100 g de chapelure fine, 150 g de parmesan râpé, 25 ml d'huile d'olive, des herbes de Provence. Saler, poivrer. Farcir les poivrons et enfourner sur un moule recouvert de papier cuisson pour 45 min à 180 °C.

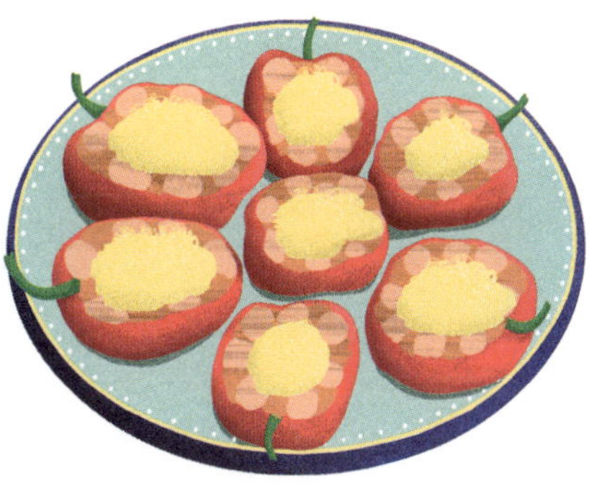

LE CONSEIL DU JOUR

### Oublier les yaourts aux fruits

*Composés à base de lait entier (trop gras), de peu de fruits (parfois moins de 8 % pour les préparations aux fruits rouges notamment), ils sont en outre très sucrés, avec en moyenne 13 à 16 g de sucre aux 100 grammes, et riches en additifs, ce qui les classe dans les produits ultratransformés ! Pour vous régaler en santé, mélangez un yaourt nature avec de « vrais » fruits et quelques flocons d'avoine. Miam !*

ÇA, C'EST GOOD !

**LE POIVRON**

Il a tout bon ! Rouge, cette bombe vitaminée est le légume qui contient une quantité record de vitamine C antifatigue et pro-immunité avec 146 mg/100 g. Très peu calorique (29 kcal/100 g cru) et gorgé d'eau (90 %), c'est un ami minceur dont les antioxydants protègent le cœur.

# MON MENU CRÉTOIS : JOUR 6

C'est vrai, la France est le pays du fromage et, lorsqu'on l'aime, il est difficile de s'en priver. La bonne nouvelle, c'est que si l'alimentation crétoise n'est certes pas compatible avec une grande consommation de fromages gras (à pâte dure notamment, type gruyère), elle fait la part belle aux fromages frais de chèvre ou de brebis (de type feta).

| Petit déjeuner | Déjeuner | Collation | Dîner |
|---|---|---|---|
| Thé, tisane, café (sans sucre) • 1 portion de fromage de chèvre frais • 2 tranches de pain complet légèrement tartinées de purée de noisettes • 1 bol de fraises ou ¼ de melon | Salade de champignons de Paris avec 1 filet d'huile d'olive et de jus de citron • courgettes farcies au quinoa • tomates à la provençale • pêches gratinées aux amandes | (facultative) Thé ou infusion (sans sucre) • yaourt de chèvre ou de brebis • 1 c. à soupe de flocons d'avoine • cannelle | Salade de potimarron vapeur, **oignon** rouge et fromage frais de brebis • poêlée de boulgour, lentilles et brocoli • fromage blanc aux fraises |

**La recette du jour :** purée de potimarron aux oignons

Pour 4 personnes : Peler 2 oignons, les émincer finement. Peler et couper le potimarron en gros cubes. Dans une cocotte, faire revenir les oignons 5 min dans 1 c. à s. d'huile d'olive. Ajouter le potimarron et le faire griller 5 min. Couvrir d'eau et laisser cuire environ 20 min. Égoutter, écraser le tout à la fourchette en ajoutant de la noix de muscade, du sel et du poivre.

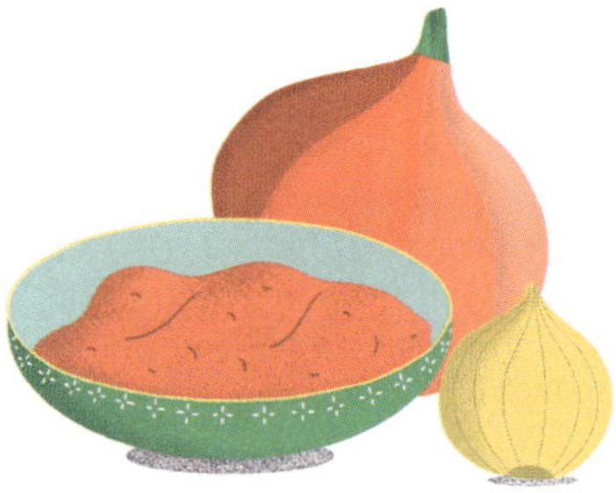

LE CONSEIL DU JOUR

### Ne pas se forcer

*Vous n'aimez pas les produits laitiers alors que la diète méditerranéenne en conseille ? N'en mangez pas ! D'abord parce que, pour suivre sur le long terme une alimentation santé, il serait contre-productif d'avaler des mets sans plaisir. Ensuite parce que les menus crétois comportent de nombreux minéraux (calcium, phosphore, zinc…) avec les légumes frais, les céréales complètes, les produits de la mer…*

LE COACHING DE **Dr. Good !**

### Manger sans écran !

Leur effet hypnotique est désastreux sur l'assiette des petits comme des grands. En effet, devant la télé, la tablette, le téléphone, on mange sans prendre conscience de ce qui se passe dans la bouche ou le ventre. Résultat, le seuil de satiété ne se déclenche pas (ou on ne le perçoit pas), le coup de fourchette devient compulsif et on ingurgite sans même se régaler.

# DÉCLAREZ LA GUERRE AU SEL !

Décider de manger plus sainement est une bonne occasion d'ôter la salière de la table. Évitez de resaler vos plats après les avoir cuisinés et traquez également le sel caché dans de nombreux produits manufacturés. Le PNNS* recommande de ne pas dépasser 5 g de sel/jour pour un adulte (soit l'équivalent de 2,4 g de sodium). Lisez les étiquettes : 1 g de sodium équivaut à 2,5 g de sel. La teneur en sel s'obtient en multipliant par 2,5 la teneur en sodium. Pour vous aider, sachez que l'on trouve 1 g de sel dans :

- 1 rondelle de saucisson
- 25 cl (1 bol) de soupe en sachet
- 1/5 de baguette ou 4 tranches de pain
- 1 quart de pizza
- 50 g de camembert
- 1 tranche de jambon blanc
- 3 sardines à l'huile

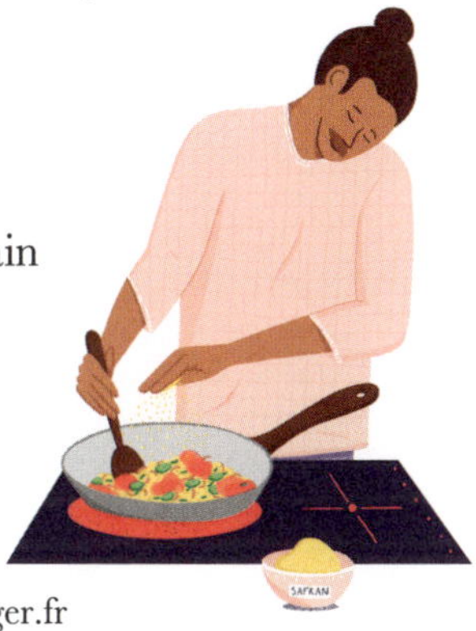

*Plan national nutrition santé, www.mangerbouger.fr

## LE CONSEIL DU JOUR

### Cuisiner maison

*C'est la meilleure façon de limiter ses apports en sel, les plats cuisinés et autres produits transformés (soupes industrielles, snacks, biscuits apéritif…). L'idéal : ne pas saler l'eau de cuisson des pâtes mais les saler lors de leur assaisonnement final. Pour relever vos plats, utiliser d'abord les épices, les aromates, les condiments, les herbes fraîches, surgelées ou déshydratées, pour donner du goût sans saler.*

## LE COACHING DE Dr. Good !

### Découvrir et apprécier le vrai goût des aliments

Savez-vous qu'il ne faut pas saler les aliments proposés à un enfant de moins de 1 an ? D'abord parce que les apports journaliers recommandés en sodium sont très faibles à cet âge-là. Ensuite parce que, à l'heure de ce que l'on appelle la diversification alimentaire, il est important que les petits découvrent le vrai goût des aliments pour les apprécier. Faites pareil ! Pas de sel (ou presque !) à midi dans votre purée de brocolis pour redécouvrir la vraie saveur de ce légume.

## LE SAVIEZ-VOUS ?

### PÂTE… À SEL !

DANS NOS REPAS, LE PAIN REPRÉSENTE LA SOURCE LA PLUS IMPORTANTE DE SEL, AVEC 25 % DES APPORTS JOURNALIERS. MÊME SI LA FRANCE S'EST ENGAGÉE AUPRÈS DE L'OMS* À RÉDUIRE LA CONSOMMATION DE SEL DE 30 % D'ICI À 2025, EN TRAVAILLANT NOTAMMENT AVEC L'INDUSTRIE AGROALIMENTAIRE. LES FRANÇAIS EN ABSORBENT TOUJOURS TROP, AVEC UNE MOYENNE DE 10,8 G PAR JOUR !

*ORGANISATION MONDIALE DE LA SANTÉ

LE CONSEIL DU JOUR

**Marcher, même chez soi !**

*Idéalement, la marche active, c'est au grand air dans un parc ou à la campagne. Mais c'est aussi possible à la maison, en marchant sur place et en musique. Sur YouTube, vous trouverez de nombreuses vidéos de « marche active chez soi » qui associent à la marche des mouvements des bras, histoire de tonifier l'ensemble du corps et d'occuper l'esprit !*

# MON MENU CRÉTOIS : JOUR 7

**Si les viandes apportent beaucoup de protéines, celles-ci sont en général associées à des matières grasses de mauvaise qualité qui augmentent le risque de maladies cardio-vasculaires. Toutefois, les viandes blanches (lapin) et la volaille (poulet, dinde, pintade...) restent autorisées dans ce régime car elles sont plus maigres et peuvent être cuisinées en alternance avec les œufs, le poisson, les légumineuses...**

| Petit déjeuner | Déjeuner | Collation | Dîner |
|---|---|---|---|
| Thé, tisane, café (sans sucre) • 1 yaourt au miel • 2 c. à soupe de muesli sans sucre ajouté • quelques fraises | Laitue aux noix avec 1 c. à s. d'huile de noix et de vinaigre • papillote de **lapin** à l'estragon et aux baies • purée de courgettes au cumin • nectarine | (facultative) Thé ou infusion (sans sucre) • 5 amandes • 1 pruneau sec | Gaspacho de tomate à la menthe • tagliatelles au pesto et pois chiches • mousse de framboises au fromage blanc |

**La recette du jour :** lapin à l'estragon et aux champignons

Pour 4 personnes : Dans une poêle, faire revenir 200 g de champignons de Paris coupés en quatre dans 1 c. à s. d'huile d'olive, réserver. Fariner les morceaux de lapin et les faire dorer dans une cocotte avec 1 c. à s. d'huile d'olive. Ajouter 1 oignon émincé et le faire blondir, puis 1 grosse gousse d'ail, 20 ml d'eau, 150 ml de vin blanc sec, 1 grosse cuillerée d'estragon ciselé, les champignons. Saler, poivrer. Laisser cuire 50 min à couvert sur feu moyen. Ajouter 100 ml de crème liquide en fin de cuisson.

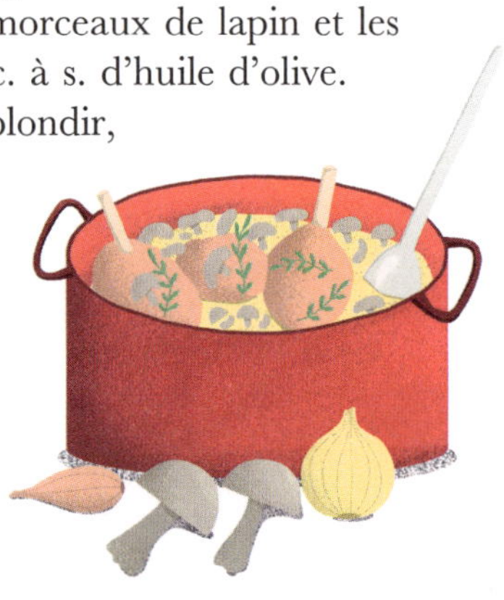

ÇA, C'EST GOOD !

**LE LAPIN**

Cette viande blanche à la saveur délicate est riche en protéines de qualité (20,5 g/100 g), pauvre en matières grasses. Source de fer, elle permet de lutter contre l'anémie et ses vitamines du groupe B veillent à ce que tous nos organes disposent du carburant dont ils ont besoin pour travailler.

# JE STRESSE…
## MES PARADES ANTI-GRIGNOTAGE

**Dès qu'un pic de stress se manifeste, on a tôt fait de vider un paquet de biscuits. La bonne stratégie ? Réagir vite de façon à couper le circuit « je stresse donc j'ai besoin de réconfort donc je mange ».**

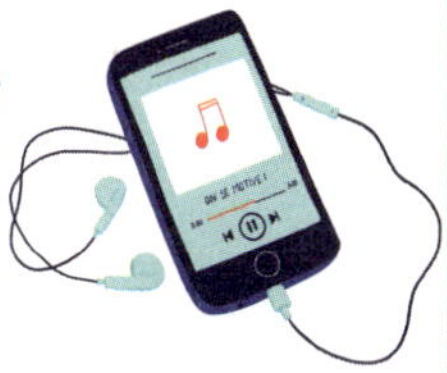

### ÉCRIVEZ

Testez cet exercice d'écriture thérapeutique à pratiquer durant 20 minutes pendant 4 jours consécutifs : mettez par écrit tout ce que vous avez pensé et ressenti pendant l'événement stressant. Laissez-vous aller et explorez comment cela vous affecte, comment cela influe sur vos états d'âme, sans vous attarder sur le pourquoi de l'événement. Objectif : donner du sens à une expérience émotionnelle négative et ainsi diminuer le stress et les fringales qu'il génère.

### RANGEZ

Envie de plonger la tête dans le placard à gâteaux ? Rangez-le ! Et profitez-en pour placer les biscuits dans un endroit moins visible. Plus sérieusement, le ménage est une bonne alternative aux craquages alimentaires et permet de faire le vide chez soi comme dans sa tête. Quelques minutes suffisent pour que le cerveau « se déconnecte » de l'envie alimentaire ressentie.

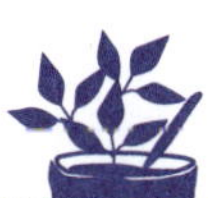

**Le coup de pouce naturel**

### Respirer une huile essentielle

Celle de petitgrain bigarade agit sur le système nerveux pour aider à se détendre et à déstresser. Appliquez 2 gouttes sur la face interne du poignet et respirez calmement et profondément.

**LE CONSEIL DU JOUR**

### Tester la musicothérapie antistress

*Cette médecine douce qui utilise la musique à des fins thérapeutiques est une option intéressante pour chasser une envie de grignoter. Alors on enfile ses écouteurs et on écoute une playlist relaxante. En général, une écoute de 3 à 5 minutes les yeux fermés suffit à apaiser le stress qui commande l'envie de manger.*

*Playlists disponibles sur Spotify, Deezer*

*Applis Music Care à télécharger sur Google Play ou l'AppStore*

**DITES-MOI DR.GOOD ?**

### Le stress fait-il grossir ?

Les études scientifiques confirmant le lien entre prise de poids, obésité et niveau de stress sont légion. Selon une étude britannique* menée sur 2500 adultes, un important taux de cortisol (hormone du stress) est associé à un plus grand tour de taille et un indice de masse grasse corporelle plus élevé.

**Journal of Obesity*, 2017.

LE CONSEIL DU JOUR

**Manger lentement**

*Une étude japonaise de février 2018, réalisée sur 60 000 personnes atteintes du diabète de type 2, révèle le lien entre la vitesse à laquelle on mange et l'évolution du poids. Premier constat : celles qui mangent plus lentement ont un tour de taille moins important que les autres et un surpoids moins fréquent. Elles ont également commencé à perdre du poids.*

*Source : Journal* BMJ Open *13 février 2018.*

# JE MÂCHE
## DONC JE SUIS !

**Faites de cette phrase votre mantra de l'année ! Prendre le temps de mâcher est en effet essentiel à plusieurs niveaux lorsque l'on est en quête de minceur.**

- **En dégustant, en savourant**, on mange en conscience, on perçoit mieux les textures, les saveurs, les parfums des aliments.
- **En ralentissant le rythme du repas**, on fait durer le plaisir ; et même lorsqu'on cherche à perdre du poids, manger doit rester un plaisir.
- **En mâchant longuement**, on laisse au corps le temps de nous envoyer un message de satiété et ainsi… on mange moins !
- **En réduisant les aliments en « bouillie » dans la bouche**, leurs nutriments (vitamines, minéraux, antioxydants) sont prêts à être assimilés par l'organisme. Fini le ventre gonflé après un repas gobé en 5 minutes !

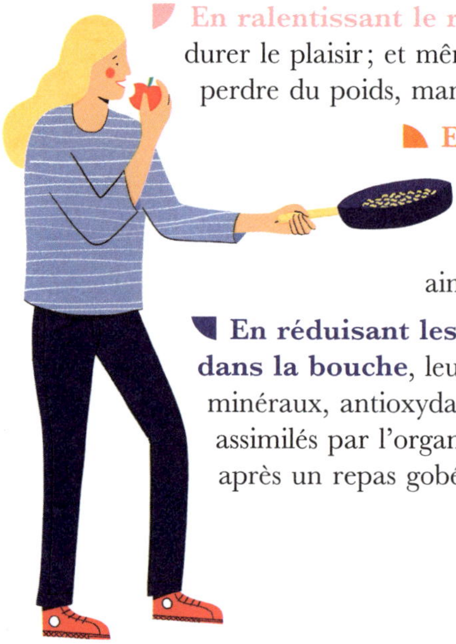

**20 minutes**

**C'est le temps nécessaire à l'estomac pour se sentir repu et faire un appel du pied au cerveau, qui va sécréter un message de rassasiement.**

DITES-MOI DR.GOOD ?

### Pourquoi bien mâcher, ça compte vraiment ?

Que l'on soit clair : ça ne va pas vous faire perdre 10 kg en 3 semaines ! En revanche, vous allez renforcer une bonne habitude qui vous aidera dans votre perte de poids en facilitant la sensation de satiété. Plus cette dernière arrive vite pendant le repas, moins on a envie de finir son assiette et moins on ingurgite de calories.

# LE TOP 5 DES MEILLEURS ALIMENTS COUPE-FAIM

1 **La pomme.** Sa chair croquante contient 60 % de pectine de plus que celle des autres fruits, une fibre soluble qui gonfle dans l'estomac et donne la sensation d'un ventre plein.
*La bonne dose?* 1 pomme moyenne, soit 52 kcal/100 g, au goûter.

2 **Le blanc de dinde.** Cette viande blanche, poids lourd des aliments protéinés avec 25 % de protéines aux 100 g, cale pour un apport peu calorique.
*La bonne dose?* 1 filet de 100 g, soit 120 kcal, à midi.

3 **Les flocons d'avoine.** Très riches en fibres solubles qui gonflent dans l'estomac, ils permettent de tenir jusqu'au repas suivant.
*La bonne dose?* 40 g, soit 140 kcal, au petit déjeuner.

4 **Les amandes.** Avec leurs excellents taux de protéines (25 %) et de fibres (10 %), elles rassasient.
*La bonne dose?* 1 poignée de 30 g/jour, soit 190 kcal, en cas de fringale.

5 **Le sarrasin.** Le secret de cette petite graine? Elle renferme 3 fois plus de fibres que le riz ou les pâtes, notamment de la pectine, qui apporte la satiété.
*La bonne dose?* 100 g (cuit), soit 110 kcal, le soir avec des légumes.

LE SAVIEZ-VOUS?

**LE PLAISIR DE MANGER FAIT MAIGRIR**

C'EST LA CONCLUSION D'UNE ÉTUDE* MENÉE PAR LE CHERCHEUR PIERRE CHANDON (UNIVERSITÉ DE LA SORBONNE, PARIS). MAIS QUEL PLAISIR? CELUI LIÉ À NOS SENS : DÉGUSTER, MANGER EN CONSCIENCE EN PRENANT LE TEMPS D'OBSERVER SON PLAT, DE RESPIRER SES ARÔMES, DE PERCEVOIR SA TEXTURE EN BOUCHE..., FAIT RALENTIR NOTRE RYTHME D'INGESTION, NOUS INCITE À MIEUX MÂCHER ET AINSI À MANGER MOINS MAIS AVEC UN RÉEL PLAISIR!

*PIERRE CHANDON ET YANN CORNIL, INSEAD – CONFÉRENCE BENJAMIN DELESSERT – COMPORTEMENT ALIMENTAIRE, 2014.

LE CONSEIL DU JOUR

**Privilégier l'assiette à dessert**

*Vous mangez trop? Et si votre assiette était trop grande? Troquez-la contre une plus petite, cela vous aidera à diminuer la quantité de nourriture ingérée tout en gardant sous les yeux une assiette bien remplie, comme le suggèrent quelques nutritionnistes. Une façon maligne de tromper son cerveau!*

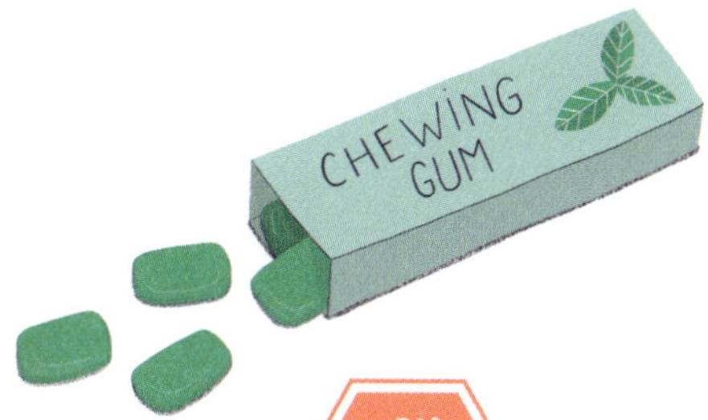


STOP AUX IDÉES REÇUES

**LE CHEWING-GUM N'EST PAS UN BON COUPE-FAIM**

**Certes, sans sucre et consommé ponctuellement, il peut couper une petite fringale. Mais mâché à longueur de journée, il fait rentrer de l'air dans le ventre, ce qui déclenche de l'aérophagie.**

LE CONSEIL DU JOUR

### Éliminer les faux amis

*Éliminez le sucre blanc, roux, complet, la crème de marron, le coulis de fruit, la bombe de chantilly et le caramel liquide de vos placards… Ces produits sucrants sont dénués de vitamines et minéraux et n'ont aucun intérêt santé. Remplacez-les par du miel, antioxydant et contenant des prébiotiques qui prennent soin du microbiote intestinal. Privilégiez un miel français de caractère, comme celui de sapin ou de châtaigner. Son goût puissant limite son utilisation…*

# SUCRE : OUBLIEZ L'IDÉE D'ARRÊTER TOTALEMENT

Inutile de taxer le sucre (ou plus exactement les glucides) de « poison ». Carburant essentiel de l'organisme, il fait partie d'une alimentation saine et équilibrée. En participant au fonctionnement de nos cellules, il nous apporte de l'énergie pour être en forme durant la journée et passe du sang vers notre cerveau pour « nourrir » nos neurones. Toutefois, sur un plan physiologique, le sucre des fruits, des légumes (navet, potiron, carotte, panais…), des fruits secs et oléagineux suffit amplement. Tout ce qui vient en plus est susceptible de poser problème à moyen ou long terme, a fortiori si les excès sont réguliers. La bonne nouvelle ? Notre organisme tolère les extras (ex : une tarte aux fruits le dimanche). Dans l'idéal, 2 ou 3 fruits frais par jour ou 2 fruits frais et une poignée de fruits secs au goûter sont suffisants.

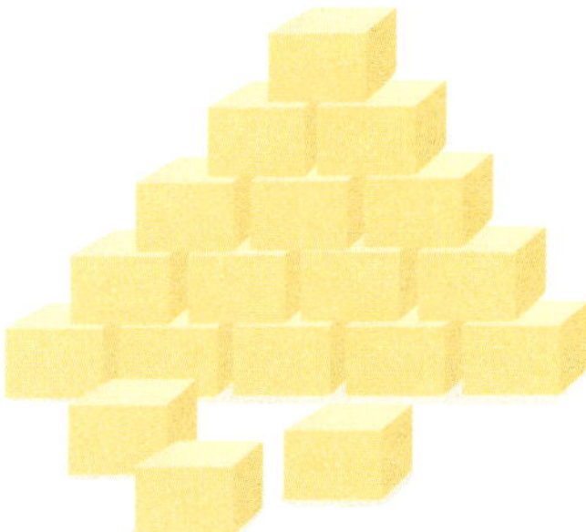

LE SAVIEZ-VOUS ?

## GARE AUX SUCRES CACHÉS

À MOINS D'ÊTRE ÉTIQUETÉES « SANS SUCRE AJOUTÉ », LES BOISSONS AU SOJA, À L'AVOINE, À L'AMANDE, AU RIZ… SONT SUCRÉES, AVEC EN MOYENNE 1 À 2 SUCRES POUR 25 CL !

DITES-MOI DR.GOOD ?

### Les faux sucres, c'est top pour mincir ?

Non, les études scientifiques concluent même que plus on recourt aux édulcorants, plus on prend du poids ! Une apparente contradiction qui s'explique par des perturbations du métabolisme (dérèglement des hormones impliquées dans la gestion du poids) et des troubles du comportement alimentaire (les « sucrettes-addicts » s'autorisant des pâtisseries par ailleurs). Oubliez donc l'aspartame et les produits sucrés au maltitol, sorbitol, sucralose, polyol, xylitol et autres bonbons ou sodas dits « sans sucre » mais avec édulcorants !

# LE TOP 3
## DES RÉGIMES FARFELUS… ET DANGEREUX!

**Les déséquilibres affichés aux menus de ces régimes insolites doivent vous inciter à fuir de toute urgence : ils ne marchent pas et on sait pourquoi!**

### 1 RÉGIME DES GROUPES SANGUINS

Partant du principe que les hommes de Cro-Magnon auraient été du groupe O et se seraient exclusivement nourris de viande, la théorie de Peter J. d'Adamo, naturopathe américain, repose sur le fait que certains aliments non adaptés à tel ou tel groupe risqueraient de déclencher une production d'anticorps responsables de désordres organiques et donc de prise de poids. Une vaste fumisterie!

### 2 RÉGIME SIRTFOOD

Plébiscité par la chanteuse Adèle, il autorise exclusivement une vingtaine d'aliments «anti-âge» plutôt qualitatifs sur le plan nutritionnel – agrumes, sarrasin, noix, curcuma, café, chocolat, vin rouge… – censés agir sur les sirtuines, des protéines enzymatiques qui augmenteraient notre capacité à brûler les graisses. Mais cette diète, très réduite en calories, fait perdre du poids (et de la masse musculaire!) avec effet rebond inévitable.

ÇA, C'EST PAS GOOD!

**CES RÉGIMES EXISTENT…**

… et sont évidemment à bannir!

**Savon**, ou manger des morceaux de savon pour se couper la faim.

**Spaghettis**, ou n'avaler que des pâtes.

**Couleurs**, ou une semaine avec des aliments blancs, la suivante avec des verts, puis des orange, des rouges.

**Astral**, ou le choix des aliments autorisés dicté par notre thème astral.

LE CONSEIL DU JOUR

**Dompter vos fringales…**

*… avec la poudre d'agar-agar extraite de certaines algues rouges. Versée à raison de 1 à 2g maximum dans 50cl de thé ou de tisane chaude, elle se fige à partir de 40 °C et garantit un effet satiété en 15 minutes.*

### 3 RÉGIME SOUPE AU CHOU

Soupe au chou matin, midi et soir! Un régime hypocalorique, hyperrestrictif, qu'il ne faut pas suivre en continu. Son effet laxatif et diurétique fait perdre du poids mais les kilos reviennent vite à la reprise d'une alimentation classique.

**28 %**

**des Français pensent que les régimes minceur sont inefficaces et 27 % estiment que les régimes prêts à l'emploi (box minceur) sont mauvais pour la santé.**

Source : Étude Omnibus 2019.

LE CONSEIL DU JOUR

### Se connecter à ses sensations

*Faim ou pas faim? Parfois, on ne sait plus très bien. Alors restez assis et appréciez tranquillement chaque aliment absorbé, tous les sens en éveil, en regardant les couleurs et les formes, en humant le fumet qui se dégage de l'assiette, en conservant suffisamment longtemps les aliments dans la bouche pour ressentir textures et arômes, en écoutant les sons produits en mangeant et en buvant. Cet exercice permet de manger en conscience et ainsi d'être à l'écoute de sa « vraie » faim.*

ÇA, C'EST GOOD !

### LES COLLATIONS 0 DÉFAUT

Pour contrer sans stress une fringale sucrée, on emporte toujours en balade, au bureau… : 1 kiwi + 4 noix, 1 orange + 1 yaourt nature à boire; 1 barquette de framboises + 8 amandes.

# LA MÉDITATION
## POUR ÊTRE PLUS À L'ÉCOUTE DE SA FAIM

**Méditer, c'est simple. Il s'agit de s'asseoir en tailleur quelques dizaines de minutes, en silence. Objectif : ne plus bouger et porter son attention aux pensées qui nous traversent, au souffle qui nous anime, à notre corps, à l'environnement immédiat. Méditer nous apprend à revenir au moment présent, à prendre appui sur les ressources infinies de l'attention, à cesser de vouloir tout analyser, à retrouver l'unité corps-esprit.**

### QUEL INTÉRÊT MINCEUR?

Ses effets bénéfiques sur la santé ont été démontrés par des études fondées sur les neurosciences, notamment en termes de réduction de l'hypertension, d'amélioration des fonctions cognitives, du sommeil, de la concentration… Sur le plan de la minceur, la méditation permet d'être plus à l'écoute de son corps en réduisant les tensions physiques et psychologiques qui freinent notre bonne communication avec lui et laissent s'installer les pulsions alimentaires, fringales et automatismes délétères qui peuvent par exemple conduire, lorsque l'on vit un événement stressant, à se jeter sur la nourriture pour s'apaiser.

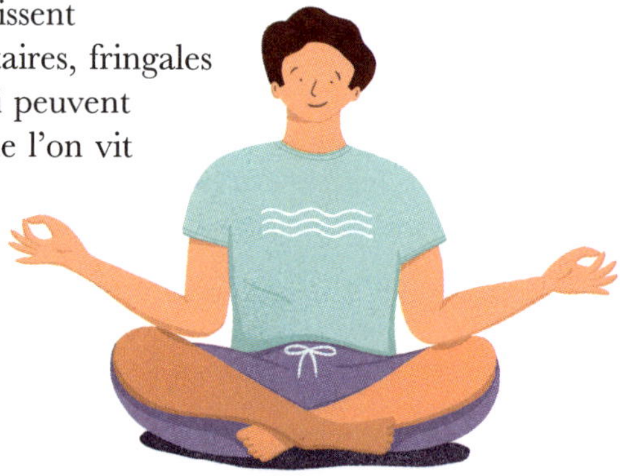

DITES-MOI DR.GOOD ?

### Le jus de fruits est-il moins sucré que le soda?

Détrompez-vous ! Si l'on compte en moyenne 4,5 morceaux de sucre dans 25 cl de cola, il y en a 6,2 dans la même dose de pur jus de raisin. Mieux vaut donc se limiter à un petit verre de temps en temps ou, mieux, s'en passer.

# SPORT ET MINCEUR : STOP AUX IDÉES FAUSSES !

**Si un régime ne suffit pas pour mincir durablement, le sport ne suffit pas pour perdre du poids. L'un et l'autre sont des partenaires dans la quête de minceur. L'occasion d'oublier quelques idées reçues...**

### LE SPORT INTENSE FAIT MAIGRIR

FAUX. Il n'a que peu d'influence sur la balance et ferait même gagner du poids ! Après un programme intense d'aérobic entrepris par 81 femmes*, la perte de poids est quasi nulle et 55 % d'entre elles en ont pris. Elles n'ont pas perdu de masse grasse. Explication : la dépense d'énergie nous conduirait à manger plus pour compenser. 10 kilomètres à pied, ça creuse !

### POUR PERDRE DU VENTRE, VIVE LES ABDOS

VRAI et FAUX. Certes, muscler ses abdos et notamment ses muscles profonds permet de stabiliser et de maintenir la sangle abdominale. Mais on peut avoir des abdominaux solides et un ou deux bourrelets de graisse par-dessus. Pour perdre la graisse abdominale, seule une alimentation équilibrée à index glycémique (IG) bas ou modéré peut fonctionner, car ce sont les sucres que l'on ingère en excès qui finissent par fabriquer des cellules graisseuses qui s'installent autour du ventre…

*Étude parue dans le *Journal of Strength Conditioning Research*, "Predictors of Fat Mass Changes in Response to Aerobic Exercise Training in Women", 2015.

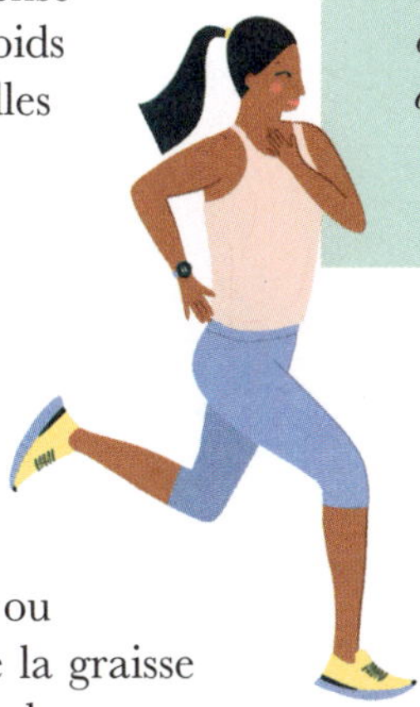

LE SAVIEZ-VOUS ?

**TRANSPIRER N'EST PAS MINCIR !**

APRÈS LA PRATIQUE INTENSE D'UN SPORT ET AVOIR BEAUCOUP TRANSPIRÉ, LA BALANCE PEUT AFFICHER 500G À 1KG DE MOINS. MAIS CETTE PERTE N'EXISTE QU'À COURT TERME PUISQU'ELLE EST RAPIDEMENT COMPENSÉE PAR LE FAIT DE SE RÉHYDRATER APRÈS L'EFFORT.

LE CONSEIL DU JOUR

**Prendre rendez-vous avec le sport**

*Inutile de vous inscrire dans une salle de sport si vous n'en avez pas envie. Le mieux ? Fixer 1 ou 2 rendez-vous par semaine avec des amis, votre chéri·e, un collègue de travail…, et pratiquer ensemble la marche active, du vélo, de la natation. À plusieurs, c'est motivant !*

ÇA, C'EST PAS GOOD !

**BOUGER ET MANGER N'IMPORTE QUOI**

Le sport consomme de l'énergie, c'est vrai. Mais en faire une excuse pour manger plus ou mal est à proscrire ! Manger un burger-frites après une rando à vélo revient presque à gommer les effets bénéfiques de l'effort, ces écarts contribuant au stockage des graisses malgré le sport.

LE CONSEIL DU JOUR

### Se faire une taille de guêpe

*Debout, jambes légèrement fléchies, pieds ouverts vers l'extérieur, posez un bâton (ou le manche d'un balai) sur vos épaules et tenez-le avec vos mains, bras pliés. Inspirez puis inclinez le buste vers la droite en expirant (4 séries), puis vers la gauche (4 séries). Un exercice à reproduire tous les matins, pourquoi pas en augmentant les séries au fil du temps.*

ÇA, C'EST GOOD !

### LA SALADE VERTE

Peu calorique, elle joue néanmoins un rôle central sur le rassasiement grâce à sa teneur en fibres. Avec une salade verte au début du repas 1 à 2 fois par jour, la valeur calorique de celui-ci diminue. Choisissez plutôt une salade originaire de France, avec beaucoup de feuilles vertes (les vitamines y sont très concentrées) et si possible bio pour éviter les pesticides.

# ADOPTER LE DICTON MINCEUR !

**Connaissez-vous le dicton « petit déjeuner de roi, déjeuner de prince, dîner de mendiant » ? Il est recommandé par de nombreux experts de la nutrition comme un leitmotiv à adopter au quotidien lorsque l'on souhaite mincir ou conserver son poids de forme.**

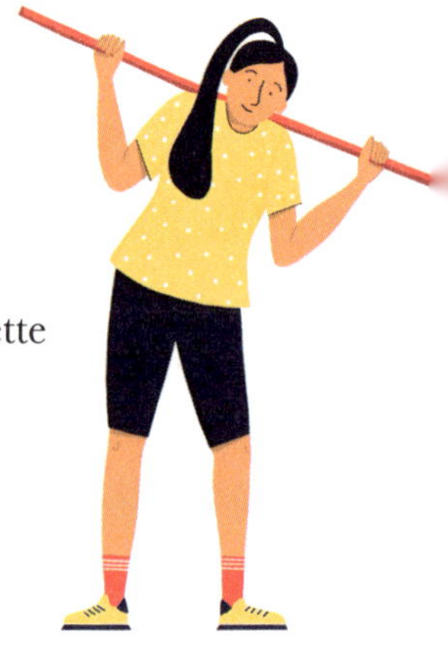

## SON PRINCIPE

Manger 3 fois par jour, pas plus, pas moins. Prendre environ la moitié de ses apports caloriques le matin au réveil, puis le reste au déjeuner et en allégeant au maximum son assiette le soir. Logique, on ne brûle guère de calories en dormant !

## SES EFFETS

Cela permet de perdre ou de contrôler son poids, d'équilibrer sa glycémie (taux de sucre sanguin), ses triglycérides et son cholestérol (taux de graisses dans le sang) et d'équilibrer sa production d'hormones en stimulant l'appétit. Un dicton qui doit s'accompagner de la décision de manger moins et mieux (plus lentement, plus en conscience), de cuisiner soi-même et de manger à table, bien installé, seul ou avec des amis, proches, collègues, et loin du bruit, du volant, de l'ordinateur…

DITES-MOI DR.GOOD ?

### Les vertus minceur du thé vert, elles sont prouvées ?

Cette boisson est dite « minceur » à cause de la théine qu'elle renferme, une seule de ses feuilles déshydratée en contenant 3 à 4 %. Ce principe actif de la famille des caféines favorise la lipolyse (dégradation des graisses), mais il ne suffit pas à faire perdre radicalement du poids. La bonne nouvelle, c'est que, dégusté sans sucre, le thé vert ne risque pas de vous faire grossir !

# 3 CONSEILS D'EX-ROND(E)S POUR GARDER LA LIGNE

### JE GÈRE MES ÉCARTS

« OK, je veux rester mince mais si je me lâche un soir chez des amis, je me lâche sans regret. En revanche, je corrige immédiatement cet "extra" avec des crudités (sans sauce), des légumes verts vapeur et des protéines maigres (2 œufs ou 1 escalope de dinde et un yaourt maigre). Et je grimpe sur ma balance une fois par semaine. Un kilo ou plus semblent installés ? Je réamorce quelques jours de recadrage. » (Isabelle, 51 ans).

### J'ÉCOUTE MES SENSATIONS

« Avec l'aide de quelques bouquins sur les "kilos émotionnels", j'ai compris qu'il fallait que j'apprenne à calmer mon anxiété avec le yoga, la cohérence cardiaque… pour mieux reconnaître mes sensations de faim, de satiété, et ne plus manger au-delà de mon appétit. Aujourd'hui, j'ai encore 2 à 3 kilos en trop, mais je ne grignote plus et je suis de bien meilleure humeur ! » (Lisa, 27 ans)

### J'AI INVESTI MA CUISINE

« Je ne suis pas un cordon-bleu, mais depuis ma perte de poids je me prépare de bons petits plats légers à base de légumes savoureux, je mange moins de viande et plus de légumineuses, je pars au bureau avec un bento pour consommer des portions raisonnables. » (Ludovic, 42 ans)

LE SAVIEZ-VOUS ?

**LE GOÛT SUCRÉ PEUT ÊTRE DOMPTÉ**

NOTRE GOÛT ÉVOLUE TOUTE LA VIE. POUR RÉDUIRE SON ASSUÉTUDE AU SUCRE, IL FAUT RÉDUIRE JOUR APRÈS JOUR LES DOSES. AU BOUT DE 2 MOIS, EN CROQUANT DU CHOCOLAT À 90%, ON EST SURPRIS DE VOIR À QUEL POINT LE CHOCOLAT CLASSIQUE NOUS PARAÎT SUCRÉ !

LE CONSEIL DU JOUR

**Remplir son frigo…**

*… d'aliments zéro défaut pour l'apéro. Car c'est le « repas » improvisé où l'on a tendance à manger n'importe quoi. Ayez toujours du fromage blanc, des herbes (surgelées), du jus de citron pour préparer une sauce légère. Des carottes, petites courgettes et tomates pour l'accompagner, du chèvre frais et du saumon fumé dans des feuilles d'endives…*

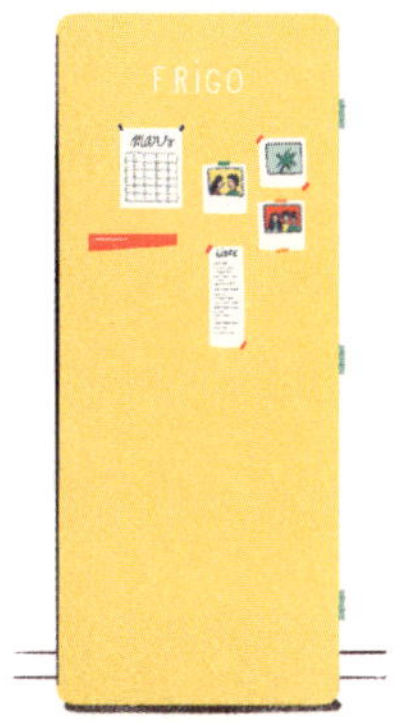


**15 à 20 minutes**

C'est le temps que met la sensation de satiété pour arriver au fil du repas. Pour manger lentement, 10 à 20 mastications par bouchée, c'est bien !

LE CONSEIL DU JOUR

### Se donner du temps

*Stop aux échéances « bikini » ou « rentrée des classes et dans mon jean » qui mettent la pression ! Le corps a besoin de temps pour mincir durablement sans jouer au yoyo. En adoptant l'alimentation méditerranéenne, les résultats seront moins spectaculaires qu'avec un régime drastique, mais vous ne risquerez pas le « krach calorique » à la fin de la période de spéculation !*

# LES BÊTISES À NE PAS FAIRE...

1 **Se ruer sur les barres protéinées** pour accélérer sa perte de poids. Mieux vaut protéiner vos repas avec du poulet, des œufs, du quinoa… et n'utiliser ce type de produit que très ponctuellement, par exemple en en-cas après le sport si vous n'avez pas le temps de déjeuner.

2 **Se gaver de fruits** en pensant que « c'est bon pour la santé ». Peu caloriques pour la plupart, les fruits sont tout de même riches en glucides simples (sucres rapides). Mieux vaut donc s'en tenir à 2, voire 3 par jour.

3 **Préférer systématiquement une salade** au restaurant. Pour être rassasiante, encore faut-il qu'elle contienne des protéines en quantité suffisante (ex. : 1 œuf + des miettes de thon au naturel), et pas trop de sauce !

4 **Boire de l'eau ou des tisanes à gogo** en pensant chasser les calories. L'eau ne fait pas maigrir, elle participe simplement à l'évacuation de nos déchets. 1,5 à 2 litres d'eau par jour (soit 3 à 4 tasses de thé, tisane, café sans sucre + 4 à 5 verres d'eau), c'est bien.

On regarde ça de près

### Quel est le temps idéal entre chaque repas ?

Pour que le temps de la digestion soit correctement respecté, un intervalle de 4 à 5 heures est recommandé entre les trois principaux repas. Cela permet aux organes digestifs de « se reposer » après leur temps de travail (ce qui n'est pas possible lorsque l'on grignote en permanence !), après quoi la sensation de faim peut revenir progressivement et le signaler au cerveau.

DITES-MOI DR.GOOD ?

### Que faire si mes kilos s'accrochent ?

**Ne baissez pas les bras, faites-vous aider ! Libéral ou hospitalier, le médecin nutritionniste vous guidera si votre surpoids est important, s'il est associé à une pathologie (diabète, trouble cardio-vasculaire…) ou à une période particulière (adolescence, post-grossesse, ménopause…). Les consultations sont remboursées par la Sécurité sociale, parfois partiellement s'il est en honoraires libres.**

# SALADE D'ASPERGES VERTES ET POISSON MARINÉ

POUR 4 PERSONNES - PRÉPARATION : 25 MIN - RÉFRIGÉRATION : 2 H - CUISSON : 8 MIN

500 g de filet de cabillaud • Le jus de 2 citrons • 400 g d'asperges vertes fraîches ou surgelées • 1 petite betterave • 1 brin d'aneth • 1 brin de menthe • 4 brins de persil plat • Huile d'olive • Sel, poivre

Rincez le filet de cabillaud, épongez-le et coupez-le en dés. Placez-les dans un saladier, assaisonnez-les et arrosez-les avec la moitié du jus de citron. Couvrez et réservez 2 heures au frais. La chair deviendra blanc nacré, comme après une cuisson.

Épluchez et lavez les asperges, coupez-les en tronçons de 3 cm de long et faites-les cuire à l'eau bouillante salée pendant 8 minutes. Passez-les sous l'eau très froide et égouttez-les. Coupez la betterave en petits dés.

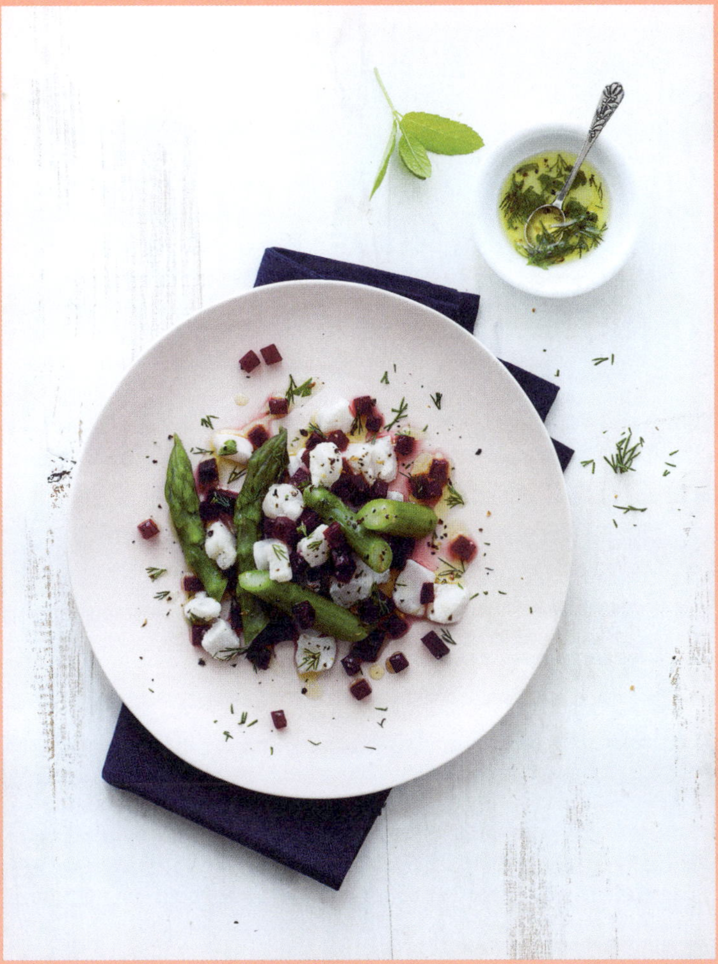

Rincez, épongez et effeuillez l'aneth, la menthe et le persil plat, puis hachez-les. Mélangez 2 cuillerées à soupe d'huile, le reste du jus de citron et les herbes dans un bol, puis assaisonnez-les.

Disposez dans un plat le poisson bien égoutté, les asperges et les dés de betterave. Ajoutez la sauce avant de servir.

**Le + santé :** Riche en prébiotiques excellents pour la flore intestinale mais aussi légèrement diurétique, l'asperge est très peu calorique quand on ne la noie pas sous la sauce. Ce plat complet, chic et savoureux, peut être servi à des amis sans préciser qu'on surveille son poids !

# BURGER ZÉRO CULPABILITÉ

POUR 1 PERSONNE - PRÉPARATION : 10 MIN - CUISSON : 5 MIN

1 muffin anglais complet • 1 steak haché à 5 % de MG • 1 tomate • 3 grosses feuilles de salade • 1 c. à s. de crème de soja • ¼ d'oignon rouge • Quelques gouttes de jus de citron • Quelques brins de persil • Sel, poivre

Ouvrez le pain en deux et passez-le sous le gril du four ou au grille-pain quelques instants pour le réchauffer.

Faites cuire le steak quelques minutes de chaque côté dans une poêle bien chaude sans matière grasse. Lavez et coupez la tomate en tranches. Épluchez et ciselez l'oignon. Préparez une sauce avec la crème de soja, du jus de citron et le persil ciselé. Salez et poivrez.

Montez le burger avec tous les ingrédients : étalez de la sauce sur une moitié de pain, ajoutez de la salade, le steak haché, quelques tranches de tomate, puis l'oignon, et refermez le burger avec la seconde moitié du pain. Dégustez.

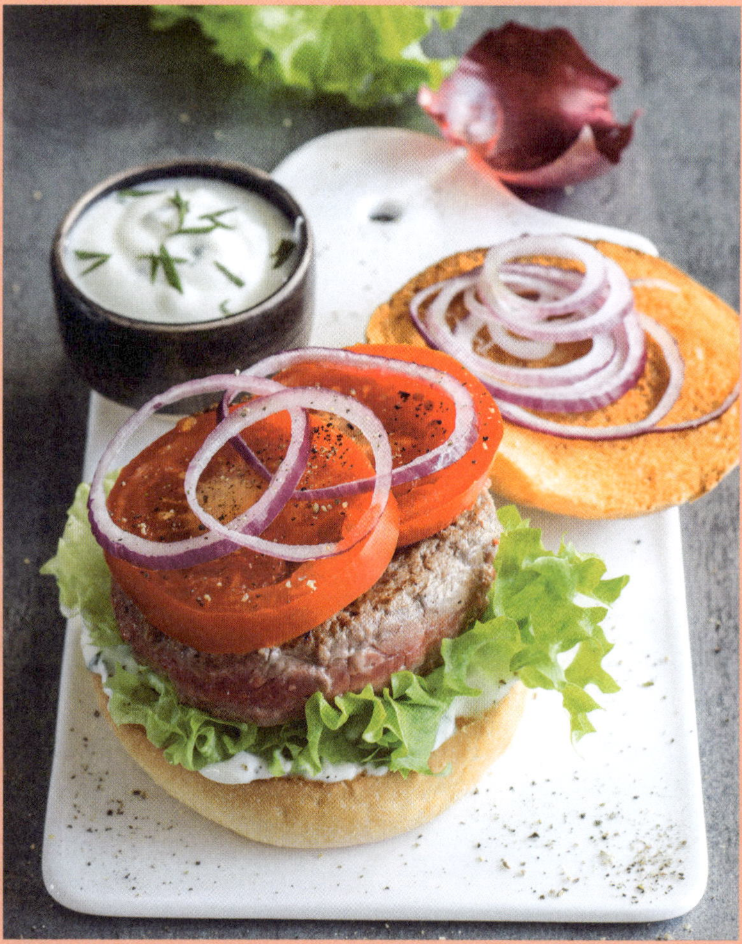

**Le + santé :** Ce burger, composé d'un muffin anglais complet (riche en fibres et moins gras et sucré que le pain à burger, surtout s'il est industriel), d'un steak et d'une sauce toute légère, est parfaitement honorable si on l'accompagne d'une bonne salade !

# ROULÉS DE SARRASIN AU SAUMON FUMÉ

POUR 35 ROULÉS ENVIRON - PRÉPARATION : 10 MIN - RÉFRIGÉRATION : 1H30 - CUISSON : 2 À 4 MIN PAR CRÊPE

80 g de farine de sarrasin • 30 g de farine T65 • 2 œufs • 15 cl de lait demi-écrémé • 150 g de fromage (type Carré Frais®) • 1 c. à s. de jus de citron • 1 c. à s. d'aneth ciselé • 1 c. à c. de moutarde • Quelques pincées de piment d'Espelette • 4 tranches de saumon fumé (180 g) • Huile d'arachide • Sel et poivre

Placez les farines dans un bol, incorporez-les œufs l'un après l'autre, puis fouettez la pâte en versant doucement le lait et 8 cl d'eau. Ajoutez 1 cuillerée à café d'huile et assaisonnez. Laissez reposer la pâte au moins 30 minutes au réfrigérateur.

Faites chauffer une crêpière de 20 cm de diamètre légèrement huilée au pinceau. Versez-y délicatement 1 louche de pâte et laissez cuire la crêpe 1 à 2 minutes de chaque côté. Réalisez 3 autres crêpes de la même façon et laissez-les tiédir.

Préparez la sauce en mixant le fromage, le jus de citron, l'aneth, le piment d'Espelette et la moutarde. Goûtez et rectifiez l'assaisonnement.

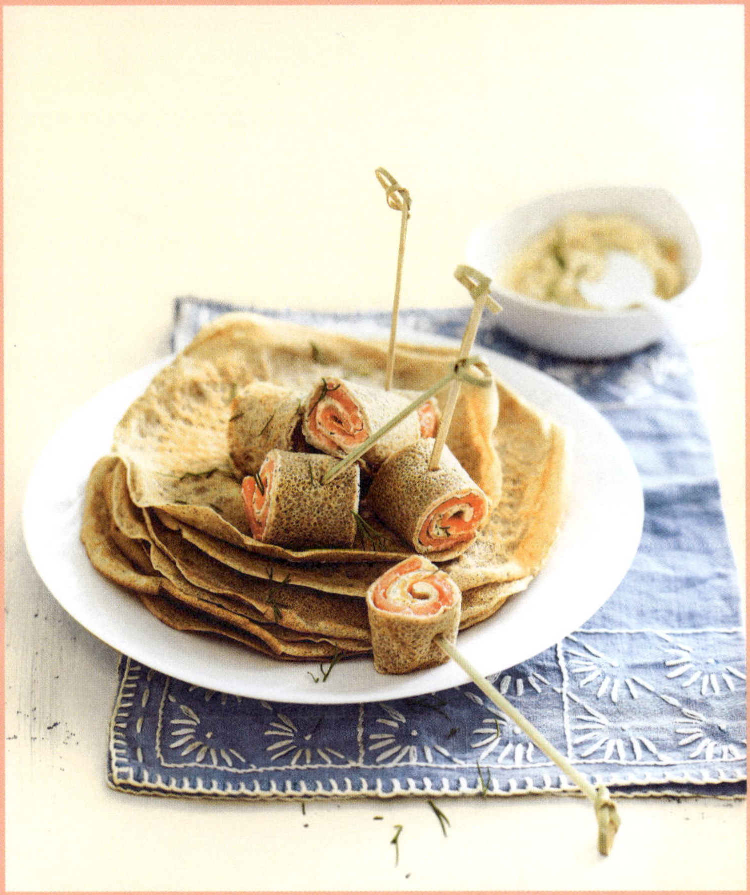

Étalez 1 cuillerée de sauce sur une crêpe et posez 1 tranche de saumon fumé dessus. Roulez la crêpe sur elle-même, puis filmez-la. Déposez le rouleau sur un plat et procédez de même avec les autres crêpes. Réservez le tout au moins 1 heure au réfrigérateur.

Avant de servir, déballez les crêpes et coupez-les en tronçons. Enfoncez une pique dans chaque roulé et disposez-les sur un plat.

**Le + santé :** Ces crêpes fines sont nourrissantes, gourmandes et équilibrées. Et si vraiment on manque de temps, on peut acheter les galettes de sarrasin toutes prêtes au rayon frais pour se simplifier la vie. Dans tous les cas, c'est délicieux, simplissime… et léger !

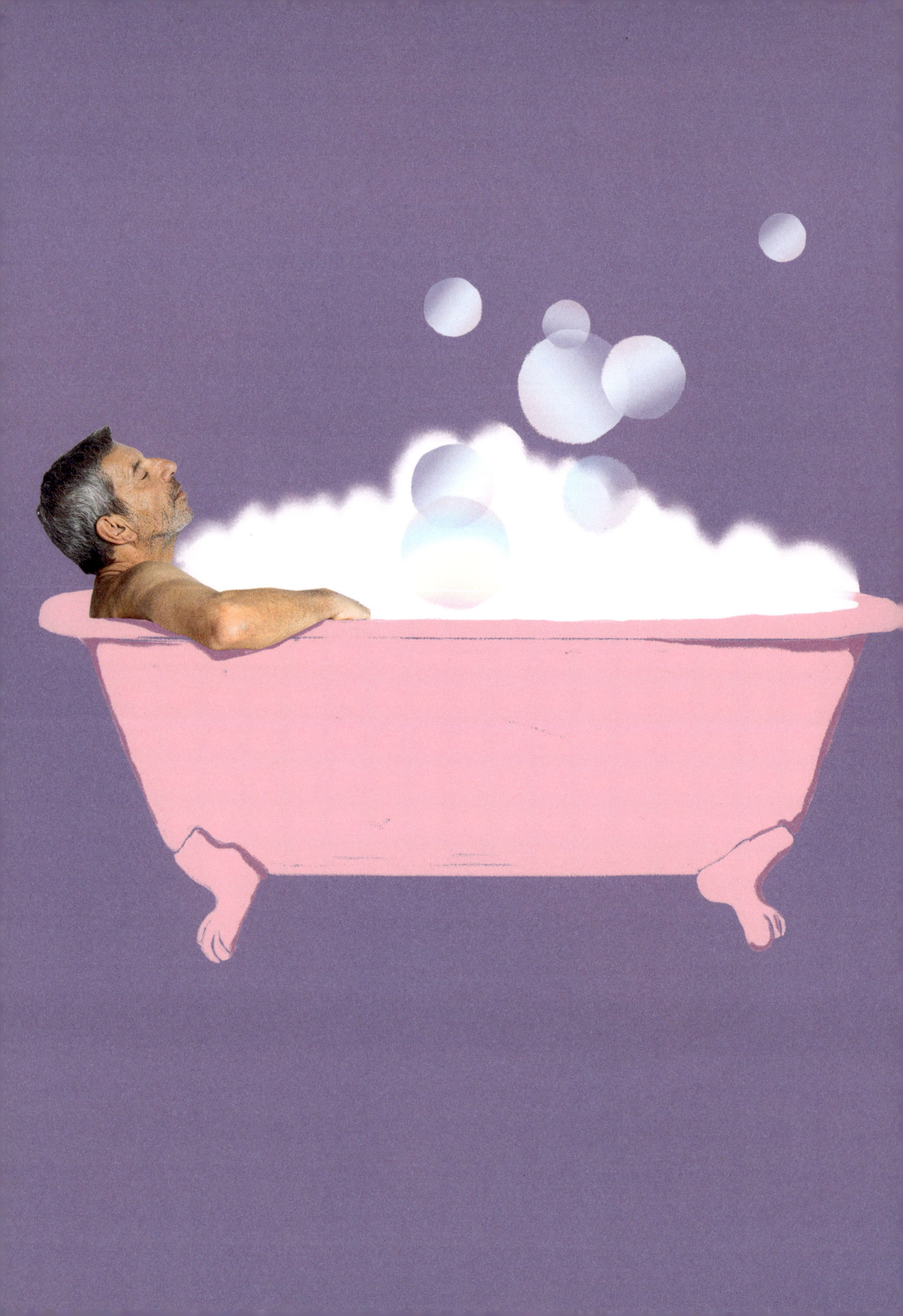

Mai

# J'ENTRETIENS MON CAPITAL JEUNESSE

## (PAS BESOIN DE FONTAINE DE JOUVENCE !)

# MAI

**Qui ne rêverait d'atteindre un âge canonique tout en gardant la belle énergie, le mental solide et la peau de pêche de ses trente ans ? Si nous ne vous promettons pas un tel miracle, il est possible cependant de retarder le phénomène du vieillissement. Pour cela, il faut commencer par comprendre ce qui se joue dans l'intimité de notre organisme et les facteurs qui influent sur son érosion.**

ET PRENDRE SOIN DE SON ALIMENTATION, DE SA FORME, DE SA MÉMOIRE ET DE SA BEAUTÉ EN ADOPTANT QUELQUES CONSEILS ET ASTUCES FACILES À METTRE EN PLACE AU QUOTIDIEN !

## VOTRE CAPITAL JEUNESSE...

● **Vous laissez faire la nature :** vous avez entendu dire que différentes études situaient le début du vieillissement entre 20 et 30 ans. Du coup, vous vous dites qu'il n'y a rien à y faire, que les rides vont s'installer au même titre que les poignées d'amour, même si vous avez bien conscience qu'il y a des choses à faire pour ralentir ce cycle infernal.

◢ **Vous pensez que c'est d'abord dans la tête :** vous êtes plutôt d'humeur joyeuse, vos sourires sont légion et malgré le temps qui passe vous conservez une belle énergie positive qui vous laisse penser que vous ne faites pas votre âge. Mais parfois, le corps, lui, ne suit plus et cela vous agace…

▲ **Vous manquez de temps et d'astuces pour le bichonner !** Les jours filent, le temps passe, votre corps et vos capacités cognitives changent, mais votre rythme de vie intense ne vous aide pas à prendre soin de vous. Pourtant, vous adoreriez vous y mettre avec un petit coaching !

## MES OBJECTIFS

- ☐ Mieux comprendre comment la tête et les jambes vieillissent.
- ☐ Découvrir qu'une partie de la stratégie anti-âge se joue dans l'assiette.
- ☐ Reprendre un minimum d'activité physique pour rester en forme.
- ☐ Contrer le déclin cognitif avec un peu de gym cérébrale.
- ☐ Adopter une routine beauté pour contrer les effets du temps.

# TOUT LE MONDE
## NE VIEILLIT PAS AU MÊME RYTHME

**Notre âge « légal », déterminé par notre date de naissance, ne coïncide pas toujours avec celui de nos artères, ni avec notre vécu psychique. De quoi s'y perdre ? Pas si vous nous suivez !**

### LONGÉVITÉ ET ESPÉRANCE DE VIE, EST-CE LA MÊME CHOSE ?

Le mot longévité ne désigne pas exclusivement une vie particulièrement longue (sauf si l'on parle de « belle longévité »). Il s'agit juste de l'intervalle de temps entre notre naissance et notre décès. Autrement dit, l'expression est synonyme de « durée de vie ».

L'espérance de vie, pour sa part, indique l'âge jusqu'auquel une personne peut espérer vivre au moment de sa naissance. À ne pas confondre non plus avec l'âge maximal au décès !

### COMMENT CALCULE-T-ON L'ESPÉRANCE DE VIE ?

Le calcul de l'espérance de vie est un peu complexe, puisqu'il ne s'agit pas d'une valeur mesurée mais d'une prévision concernant l'avenir. Le calcul repose d'abord sur l'étude des taux de mortalité actuels, complétée par des estimations fondées sur les influences extérieures qui jouent sur notre santé (conditions de vie, accès à des soins médicaux performants, etc.).

LE SAVIEZ-VOUS ?

**SUPERCENTENAIRE = 110 ANS ET PLUS**

LA FRANCE EN RECENSE 2500. L'ARLÉSIENNE JEANNE CALMENT, DÉCÉDÉE EN 1997 À 122 ANS, 5 MOIS ET 14 JOURS, DÉTIENT TOUJOURS LE RECORD ABSOLU DE LONGÉVITÉ. DEPUIS AVRIL 2022, LA DOYENNE MONDIALE DE L'HUMANITÉ EST ENCORE UNE FRANÇAISE, LUCILE RANDON, ALIAS SŒUR ANDRÉ, 118 ANS, NÉE EN 1904 À ALÈS, QUI S'EST REMISE D'UNE COVID CONTRACTÉE À 117 ANS.

LE CONSEIL DU JOUR

### Arrêter de fumer

*Ou mieux, ne jamais commencer ! Cesser de fumer, même à 70 ans et après plusieurs décennies de tabagisme, reste bénéfique pour la santé. Cinq ans après l'arrêt, les risques d'accident cardiovasculaire, de cancer du poumon, de l'œsophage, de la bouche et de la vessie ont diminué de moitié. Dix ans après, le risque d'accident vasculaire cérébral rejoint celui des non-fumeurs.*

On regarde ça de près

### C'est quoi les « zones bleues » ?

Certaines régions du monde abritent un nombre particulièrement important de centenaires en bonne santé. On appelle les « zones bleues » ces territoires de la Sardaigne, de la Grèce ou encore l'île d'Okinawa au Japon. Leurs habitants se rejoignent dans le mode de vie sain (alimentation équilibrée, exercice physique, contacts sociaux...).

LE CONSEIL DU JOUR

**Booster nos télomères**

*Il est possible d'agir sur la taille de nos télomères (lire Il vaut mieux le savoir) et de changer ainsi notre vitesse de vieillissement, grâce à un phénomène appelé télomérase. Ainsi, lorsqu'une personne obèse maigrit, ses télomères s'allongent. Idem en faisant du sport, en mangeant méditerranéen, en pratiquant la méditation. Un mode de vie sain protège nos télomères.*

**75 ans**

C'est le seuil d'entrée dans la vieillesse selon l'Organisation mondiale de la santé (OMS).

# COMMENT NOTRE CORPS VIEILLIT-IL ?

**Un robot est d'une simplicité confondante comparé à l'activité physique et chimique à l'œuvre dans notre « usine corporelle » ! Connaître les mécanismes biologiques du vieillissement est une première étape indispensable pour leur trouver des parades.**

## LA BASE DE TOUT : LES CELLULES

Notre corps est composé de milliards de cellules qui se renouvellent tout au long de la vie. Elles ont une durée de vie variable, selon les tissus et les personnes (10 jours pour la langue, 28 pour la peau), mais finissent toujours par atteindre l'échéance. Au bout d'un certain temps, les cellules cessent de se diviser avant de mourir. Le nombre de cellules de notre corps diminue d'environ 30 % entre nos 20 ans et nos 70 ans.

## DES SYSTÈMES DE RÉPARATION

Leur ADN se détériore un peu à chaque division, il est de plus en plus sujet à des cassures, un phénomène normal, mais qui nécessite des systèmes de réparation. Lorsque ceux-ci fatiguent également, les mutations se multiplient, ce qui perturbe le fonctionnement cellulaire, puis celui de nos organes, et peut favoriser la survenue de maladies. Mais nous pouvons freiner les dommages et stimuler les mécanismes réparateurs.

IL VAUT MIEUX LE SAVOIR

**LES TÉLOMÈRES NOUS AIDENT À RESTER JEUNES**

LE NOYAU DE CHAQUE CELLULE COMPREND DEUX ENSEMBLES DE 23 CHROMOSOMES (L'UN HÉRITÉ DE PAPA, L'AUTRE DE MAMAN) DONT L'EXTRÉMITÉ EST COIFFÉE PAR LES TÉLOMÈRES. LEUR RÔLE : PROTÉGER L'ADN. PLUS ILS SONT COURTS, PLUS UN VIEILLISSEMENT RAPIDE NOUS MENACE, AINSI QUE L'APPARITION DE MALADIES NEURO-DÉGÉNÉRATIVES OU CARDIO-VASCULAIRES. QUAND LES TÉLOMÈRES SONT DEVENUS TROP COURTS, LA CELLULE MEURT. À L'INVERSE, DES TÉLOMÈRES LONGS SONT ASSOCIÉS À UNE MEILLEURE ESPÉRANCE DE VIE.

# LES RADICAUX LIBRES,
## ENNEMIS DE NOTRE FORME

**Nos organes sont formés de tissus, composés de cellules. Ces cellules sont construites avec des molécules, elles-mêmes constituées d'un assemblage d'atomes. L'atome est formé d'un noyau autour duquel gravitent des électrons appareillés par paires. Lorsqu'une de ces particules satellites vient à manquer, l'atome va tenter d'arracher un électron à un atome voisin pour marier son électron célibataire. On nomme « radicaux libres » ces atomes rendus très réactifs par la perte d'un électron.**

### DES POISONS INVISIBLES

Les radicaux libres, pour trouver un partenaire, attaquent toutes les molécules qu'ils rencontrent, d'où une cascade de réactions déstabilisantes, l'« oxydation », cause de lésions et d'une accumulation de déchets dans l'organisme. Les radicaux libres contribuent au vieillissement, mais sont également impliqués dans l'athérosclérose qui bouche les artères, ainsi que dans la survenue de certains cancers.

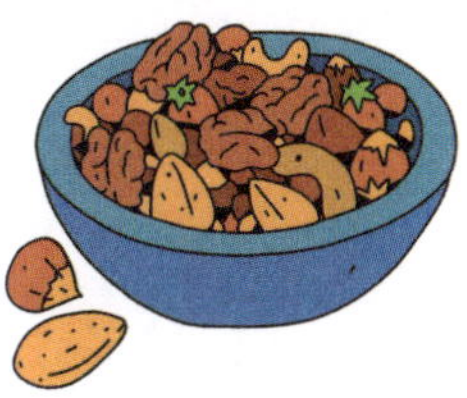

### LE CONSEIL DU JOUR

**Les antioxydants, on n'hésite pas !**

*Le terme regroupe certains micronutriments présents naturellement dans notre alimentation : polyphénols, flavonoïdes, anthocyanes, caroténoïdes… Les aliments riches en antioxydants rendent inoffensifs les radicaux libres, responsables du vieillissement cellulaire. Comment ? En offrant un de leurs électrons aux radicaux libres, qui n'ont alors plus besoin de s'attaquer à nos cellules. Alors on n'hésite pas à en introduire dans son alimentation !*

### IL VAUT MIEUX LE SAVOIR

**L'OXYGÈNE NE NOUS VEUT PAS TOUJOURS DU BIEN**

POUR TRANSFORMER LES CALORIES FOURNIES PAR L'ALIMENTATION EN ÉNERGIE UTILISABLE, NOTRE CORPS LES BRÛLE À L'AIDE DE L'OXYGÈNE QUE NOUS RESPIRONS. UN PROCESSUS INDISPENSABLE, BIEN QU'IL SOIT À L'ORIGINE DE RADICAUX LIBRES. POUR ÉVITER QU'UN EXCÈS DE RADICAUX LIBRES NE DÉTÉRIORE TROP VITE NOS CELLULES, IL FAUT SE MÉFIER DES SITUATIONS QUI AUGMENTENT LEUR PRODUCTION (TABAC, POLLUTION, UV, STRESS) ET FAIRE PROVISION DE BOUCLIERS ANTIOXYDANTS.

### ÇA, C'EST GOOD !

**SE LEVER**

Remplacer 30 minutes de position assise par 30 minutes d'activité physique quotidienne pourrait diminuer de 45 % le risque de décès prématuré (*American Journal of Preventive Medicine*, 2019).

# QUE TON ALIMENT SOIT TON MÉDICAMENT

**Ce conseil du célèbre médecin de l'Antiquité, Hippocrate, est plus que jamais d'actualité. Notre alimentation peut encrasser notre organisme, mais aussi entretenir notre vitalité et même la restaurer.**

### QUANTITÉ ET...

«On est foutu, on mange trop», chantait Alain Souchon. Pas faux. La publicité et l'industrie alimentaire font tout pour nous tenter. Or, manger davantage que ses besoins participe à la formation de toutes les maladies dites «de civilisation», comme le cancer ou l'infarctus.

### ... QUALITÉ DU CARBURANT

Pour croquer la vie à pleines dents, il ne suffit pas de s'en remettre à quelques aliments miracles, mais de fournir régulièrement à notre corps les nutriments dont il a besoin, en réduisant les éléments qui l'encrassent. Ce qui implique d'adopter sur la durée une alimentation variée avec quelques principes de base.

IL VAUT MIEUX LE SAVOIR

**L'ASSIETTE IDÉALE A UN EFFET ANTI-ÂGE**

DES CHERCHEURS NORVÉGIENS ONT CALCULÉ QU'UN RÉGIME OPTIMAL (TYPE MÉDITERRANÉEN) ADOPTÉ À 20 ANS FAIT GAGNER PLUS DE 10 ANS DE VIE AUX FEMMES ET 13 ANNÉES AUX HOMMES. S'Y METTRE PLUS TARD DEMEURE INTÉRESSANT : ADOPTÉE À 60 ANS, UNE ASSIETTE ÉQUILIBRÉE AJOUTE ENCORE SIX ANNÉES DE VIE EN BONNE SANTÉ AUX FEMMES ET PRESQUE NEUF ANS AUX HOMMES. ET QUAND LES BONNES RÉSOLUTIONS SONT ADOPTÉES À 80 ANS, ELLES APPORTENT ENCORE ENVIRON TROIS ANNÉES DE BÉNÉFICE !

LE CONSEIL DU JOUR

**Miser sur les légumineuses**

*Augmenter sa ration de légumineuses (pois chiches, fèves, lentilles, haricots) à 200 g par jour à l'âge de 20 ans permettrait de gagner un peu plus de deux ans d'espérance de vie, comme le fait de manger davantage de céréales complètes et de fruits à coque (jusqu'à 25 g par jour, soit l'équivalent d'une poignée de noix ou d'amandes).*

ÇA C'EST PAS GOOD !

**L'EXCÈS D'ALCOOL**

Dans le Top 10 des aliments/boissons qui accélèrent le vieillissement, l'alcool est l'un des plus délétères, notamment parce qu'il déshydrate le corps, le fatigue, mais également parce que boire quotidiennement fait vieillir le cerveau et favorise les maladies cardiovasculaires. 1 verre par jour et pas tous les jours (2 jours consécutifs à l'eau, c'est top), c'est la juste dose.

# JE FAIS LE PLEIN D'ANTIOXYDANTS !

## AVEC 3 VITAMINES

- Parmi les antioxydants les plus importants, on trouve la **vitamine A** (ou rétinol), que l'on puise dans la viande de foie, le fromage et le beurre, ou sous forme de bêtacarotène (transformé en vitamine par notre propre foie !), un caroténoïde figurant, comme son nom l'indique, dans les végétaux rouges et orangés (carotte, abricot, patate douce, betterave…).
- Autre championne, la **vitamine C** se trouve dans les agrumes, mais plus encore dans la grenade, les goyaves, papayes, kiwis, et presque autant dans les fraises et les choux.

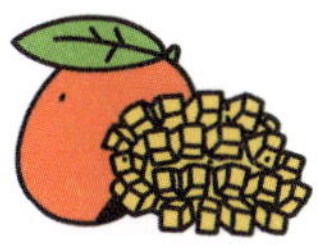

- Enfin, troisième sur le podium, et sur la plus haute marche, la **vitamine E**, dont on assure son quota grâce aux oléagineux (noix, noisettes, amandes), aux légumes verts, au germe de blé dont on saupoudre les salades et aux huiles végétales.

## ET 2 MINÉRAUX CLÉS

- **Le sélénium** est un oligoélément vital, qui protège notamment contre un certain nombre de cancers. Il est très concentré dans la noix du Brésil, un peu moins dans les légumineuses, les œufs, le poisson, et présent à plus petites doses dans les légumes (chou, artichaut).
- **Le zinc** est essentiel au système immunitaire, mais aussi pour retarder le vieillissement de la peau et des os, pour conserver de bons yeux et une bonne audition. On le trouve surtout dans les produits de la mer (huîtres, crabes), la viande (abats), et dans le germe de blé (comme la vitamine E !) à parsemer sur soupes, légumes et crudités.

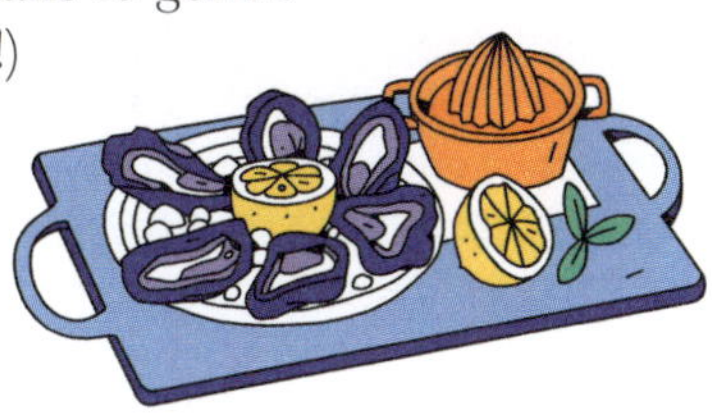

LE CONSEIL DU JOUR

### Colorer votre assiette

*Cela permet d'améliorer ses apports en antioxydants comme la quercétine (oignon, pomme), les anthocyanes (baies rouges, cerises et raisin), les polyphénols (épinards, salade), la rutine (asperge, brocoli).*

ÇA, C'EST GOOD !

### LES VÉGÉTAUX MÛRS

Plus les fruits et légumes sont mûrs, locaux et de saison, plus ils sont riches en nutriments protecteurs. À consommer entiers et avec la peau, pour encore plus de bienfaits.

LE SAVIEZ-VOUS ?

### PAS QUE DANS LES FRUITS ET LÉGUMES…

LES POLYPHÉNOLS SE CACHENT AUSSI DANS LES CÉRÉALES, LES LÉGUMINEUSES (POIS, LENTILLES, FLAGEOLETS, QUINOA, MAÏS, POLENTA, SARRASIN), LE CACAO ET LE THÉ.

# JE SURVEILLE MON TAUX DE VITAMINE D

**On l'appelle la « vitamine du soleil », car les deux tiers de nos besoins sont synthétisés par la peau à partir des rayons UVB. Elle est précieuse pour ses effets antioxydants : en diminuant le stress oxydatif, elle limite les dommages sur l'ADN et le vieillissement. Mais notre capacité à la synthétiser diminue avec l'âge...**

### DE SUPER ATOUTS !

Elle forme avec le calcium un couple essentiel pour la solidité des os et des dents. Elle ralentit l'atrophie des muscles, y compris celle du muscle cardiaque, veille à la qualité du microbiote intestinal, protège du diabète et des infections. L'actualité l'a encore démontré : des taux bas en vitamine D sont associés à une plus grande vulnérabilité aux virus, y compris à la Covid-19, dont elle protège ou entraîne, au minimum, des formes moins sévères. Parce qu'elle réduit l'inflammation, la vitamine D lutte contre les rhumatismes et le psoriasis, et repousse les maladies cardiovasculaires. L'étude américaine de Framingham démontre qu'une carence sévère double le risque d'infarctus ou d'AVC. On lui attribue enfin des propriétés anticancer.

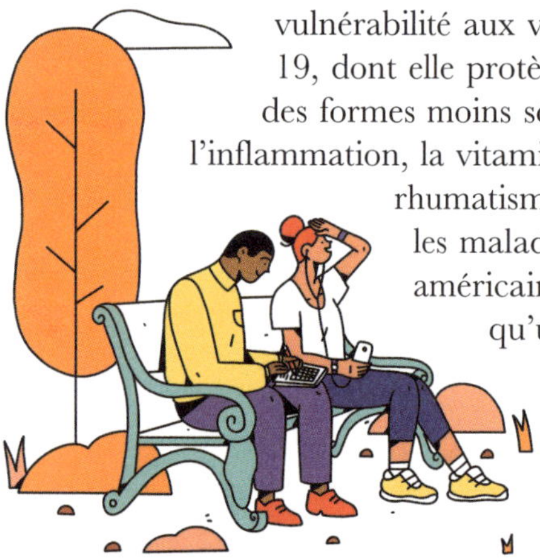

DITES-MOI DR.GOOD ?

### Faut-il se supplémenter l'hiver ?

Un coup de pouce peut demeurer nécessaire à la mauvaise saison. Le plus naturel : une cuillerée à café d'huile de foie de morue quotidienne. Entre autres bénéfices, elle apportera aussi de la vitamine A et des oméga-3. Mais attention à ne pas dépasser la dose ! Et si vraiment son goût vous répugne, elle existe sous forme de gélules.

LE CONSEIL DU JOUR

### Au soleil !

*Quinze minutes d'exposition au soleil suffisent pour nous procurer notre dose. Par manque de soleil, nombre de Français sont en déficit l'hiver, notamment les plus âgés, dont la peau synthétise moins bien, comme celle des urbains, à cause de la pollution. Si on a du mal à s'exposer régulièrement, l'alimentation peut aider : les poissons gras en sont riches, le foie, les œufs, et les laitages, margarines ou autres huiles enrichies.*

ÇA C'EST PAS GOOD !

### LA CAFÉINE EN EXCÈS

Boire trop de café peut inhiber l'absorption de certaines vitamines et minéraux comme le fer, le calcium, le magnésium, les vitamines B, C et D. Mieux vaut donc se limiter à 2 ou 3 tasses par jour.

LE CONSEIL DU JOUR

### Oui à la sucre-détox

*Il ne s'agit pas de s'en passer totalement, juste d'éviter l'inondation. Le repère : pas plus de 50 g par jour. Nos conseils : d'accord pour 2 c. à c. de confiture ou de miel quotidiennes et un ou deux carrés de chocolat (noir, de préférence) ; on freine sur les boissons sucrées et les bonbons avant tout ; les pâtisseries, glaces et crèmes desserts, pas plus de deux fois par semaine.*

DITES-MOI DR.GOOD ?

### Que penser des édulcorants ?

Ce n'est pas top non plus. Ils maintiennent l'appétence pour le goût sucré et, selon une étude menée par l'équipe de la Dre Mathilde Touvier, à l'INSERM, publiée dans la revue *PLOS Medicine* en mars 2022, leur consommation régulière augmente le risque de cancer, comme celle du sucre. On parle non seulement des « sucrettes » dans le café, mais aussi des produits qui sucrent les sodas !

# GARE AUX « POISONS » QUI FONT VIEILLIR !

## MOLLO SUR L'ALCOOL

Nul besoin d'une consommation régulière – pour se détendre, se récompenser, ou la simple convivialité –, qui risque déjà d'installer quelques « jolis » bourrelets. Le foie, chargé d'éliminer l'alcool du corps, devient rapidement sa victime. L'abus d'alcool aggrave l'hypertension, détériore le système nerveux (pertes de mémoire) et facilite la survenue de cancers. Il est impliqué dans 15 % des cancers du sein, contre 8,4 % pour le surpoids et l'obésité, et 0,8 % seulement pour les hormones de la pilule, si souvent décriées. 1 à 2 verres par jour et pas tous les jours, c'est un maximum.

## TOUT DOUX SUR LE SUCRE

Le sucre fait grossir. Non seulement par ses calories, mais parce qu'il est ensuite en partie transformé en graisse (triglycérides) logée dans le tissu adipeux. Lorsqu'il se lie avec des protéines de l'organisme, il se produit la glycation (voir 23 avril), qui booste la formation de radicaux libres. Ce phénomène contribue en outre à un autre processus qui nous fait vieillir prématurément : l'inflammation silencieuse chronique.

LE SAVIEZ-VOUS ?

### LA BIÈRE EST UNE FAUSSE AMIE

ELLE AFFICHE EN EFFET UN INDEX GLYCÉMIQUE (IG) TRÈS ÉLEVÉ : 110 ! PAUVRE EN GLUCIDES, ELLE EST TOUTEFOIS RICHE EN MALTOSE, SUCRE DE MALT TRANSFORMÉ À PARTIR DE SON BRASSAGE ET AUGMENTE DONC LA GLYCÉMIE (TAUX DE SUCRE DANS LE SANG).

LE CONSEIL DU JOUR

**Se motiver à plusieurs**

*Pas question de faire l'impasse sur la séance de sport, sous prétexte qu'on est « surbookée » et qu'on n'a pas le temps. C'est justement à ce moment-là que notre organisme en a le plus besoin ! La parade ? S'inscrire au fitness, à l'aquagym avec des collègues ou amis pour se motiver.*

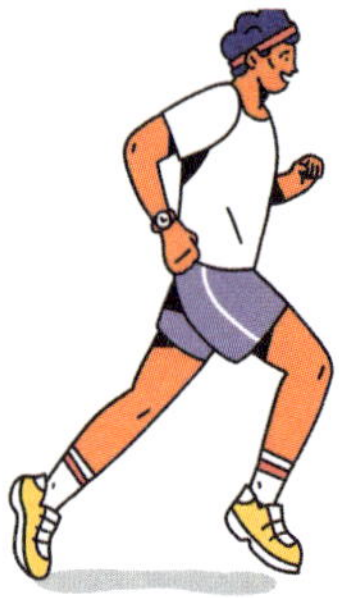

ÇA, C'EST GOOD !

**SPORT ANTICANCER**

Il a été démontré que la pratique d'une activité physique après un diagnostic de cancer du sein diminue de 24 % le risque de récidive et de 39 % le risque de décès par cancer colorectal (Annals of Oncology, 2014).

# BOUGER, UNE DES CLÉS DE L'ANTI-ÂGE !

**La science l'a amplement prouvé : impossible de préserver sa santé sans exercice physique.**

## LE SPORT, CHAMPION DE LA PRÉVENTION

En sollicitant les muscles, la respiration et la circulation sanguine, l'activité a des effets physiologiques sur le corps et l'esprit.

- **Il lutte contre l'ostéoporose.** La densité des os s'accroît lorsque l'on pratique une activité à impact comme la course ou la marche active…
- **Il entretient la ligne.** Le muscle en action utilise du glucose et des acides gras, évitant de les stocker sous forme de graisse. La masse grasse fond et la masse musculaire se renforce, ce qui augmente le métabolisme de base (consommation calorique de notre corps au repos) : le cercle vertueux est enclenché !
- **Il combat la dépression.** L'exercice physique « déconnecte » l'esprit, atténuant ainsi le stress. Il renforce le bien-être psychique en déclenchant la sécrétion d'endorphines et en augmentant le niveau de la dopamine et de la sérotonine dans le cerveau. Respecter le niveau d'activité physique recommandé (150 minutes d'activité physique modérée par semaine*) réduit de 25 % le risque de dépression.

*Source : OMS.

IL VAUT MIEUX LE SAVOIR

**LE SPORT EST UN ATOUT CONTRE LES MALADIES CARDIO-VASCULAIRES**

L'ACTIVITÉ PHYSIQUE ENTRAÎNE LE CŒUR, QUI DOIT « POMPER » DAVANTAGE À L'EFFORT. LES VAISSEAUX SANGUINS SE DILATENT, CE QUI DIMINUE LA TENSION. ELLE BAISSE LES TAUX DE CHOLESTÉROL ET DE TRIGLYCÉRIDES. ENFIN, ELLE LUTTE CONTRE LE DIABÈTE, LES MOLÉCULES DE GLUCOSE PARVENANT PLUS FACILEMENT DANS LES CELLULES GRÂCE À UNE MEILLEURE EFFICACITÉ DE L'INSULINE.

# L'OBJECTIF À ATTEINDRE POUR RESTER EN FORME

**L'idéal vers lequel vous devez tendre, selon l'OMS : 2h30 au minimum d'activité modérée par semaine – y compris pour les malades chroniques ou les personnes en situation de handicap –, et le double au-delà de 65 ans. L'objectif vous semble inatteignable ? Faites-en un rituel, prévu dans votre emploi du temps. Et sachez que bouger un peu est déjà beaucoup mieux que pas du tout !**

## LE MYTHE DES 10 000 PAS

S'activer 15 minutes par jour a déjà un effet positif sur la réduction des risques de mortalité. Et pratiquer une activité physique même une seule fois par semaine est associé à une diminution du risque de développer des maladies cardio-vasculaires et du diabète. Ne vous bilez pas non plus si vous n'atteignez pas les fameux 10 000 pas quotidiens (ce qui représente tout de même environ 7,5 kilomètres !). Ce nombre, lancé par une firme japonaise au moment où elle commercialisait un podomètre, n'a jamais été validé par la science. Selon deux études sérieuses, la moitié suffit à nous garder en bonne santé. Mieux : faire plus de 7 500 pas n'apporterait aucun bénéfice supplémentaire.

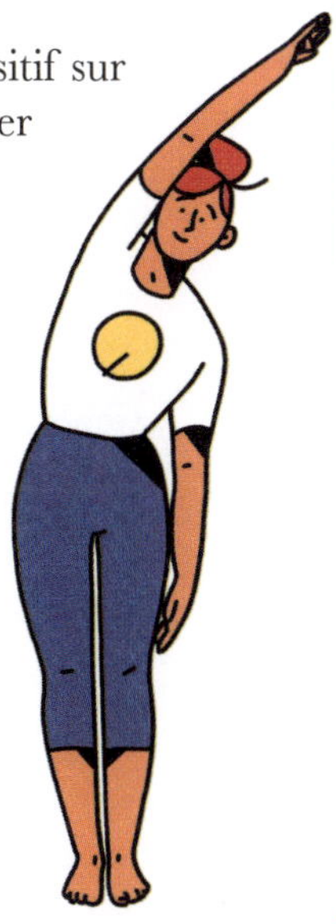

LE CONSEIL DU JOUR

### Trouver « votre » activité

*L'essentiel est de trouver une activité qui vous plaît pour rester motivé sur le long terme. La marche ou la natation ne manquent pas d'atouts, à commencer par le peu d'investissement qu'elles requièrent et leur facilité d'accès. Mais le vélo, l'aviron ou le ski peuvent prendre l'avantage selon votre environnement.*

DITES-MOI DR.GOOD ?

### Les activités zen, c'est bien aussi ?

Oui ! Certaines disciplines ont le vent en poupe, comme le Pilates, accessible à tout âge et toute condition physique, qui ne muscle pas moins le corps en profondeur. Yoga, qi gong, tai-chi se révèlent efficaces pour apaiser le mental des citadins stressés et font travailler l'ensemble du corps.

STOP AUX IDÉES REÇUES

### PLUS C'EST FORT, PLUS ÇA FAIT DU BIEN

**On pense parfois que plus une activité est intense, plus elle est bénéfique. Erreur ! Il n'y a pas de corrélation. Le secret de l'efficacité ? La règle des trois R : respect, régularité, retenue. Respecter ses capacités, être régulier dans sa pratique et s'arrêter avant d'être trop fatigué.**

# À PARTIR DE QUEL ÂGE LE CERVEAU VIEILLIT-IL?

Assez tôt! En effet, c'est dès l'âge de 45 ans que notre mémoire, notre capacité à raisonner et à comprendre commencent à diminuer. C'est du moins ce qu'a montré une étude de l'INSERM de 2012. Toutes les fonctions ne vieillissent heureusement pas au même rythme. La mémoire de travail, la mémoire épisodique, la vitesse de traitement de l'information et le raisonnement sont particulièrement sensibles aux effets du temps. A contrario, la mémoire sémantique et l'habilité verbale sont relativement protégées. Mais tout cela peut être compensé par la plasticité cérébrale avec la création de nouveaux neurones à l'âge adulte…

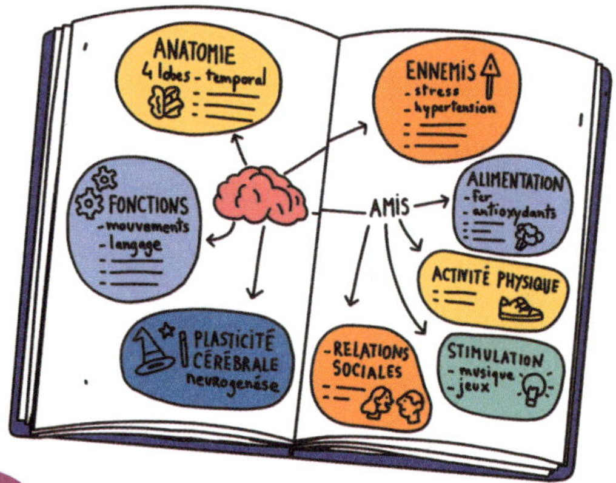


DITES-MOI DR.GOOD?

### Ne pas trop se souvenir de son enfance, ça craint?

Chez certains, les souvenirs d'enfance sont plus ou moins enfouis, ce qui ne veut pas dire qu'on perdra la mémoire plus jeune. Vous ne vous rappelez pas trop vos moments agréables en famille? Pas grave… Vous avez quand même mémorisé l'apprentissage de la marche, du langage, des comptines… Sachez enfin que la mémoire de l'enfance s'efface parfois pour oublier un traumatisme (blessure de cœur, maltraitance scolaire…) ou pour se protéger en oubliant un environnement familial toxique.

LE CONSEIL DU JOUR

### Bousculer ses habitudes

*En plus des mots croisés, du sudoku ou du Scrabble pour mobiliser sa mémoire, changer ses habitudes quotidiennes « réveille » le cerveau, l'obligeant à travailler afin qu'il vieillisse moins vite. Installez-vous à une autre place à table à chaque repas, brossez-vous les dents avec l'autre main, baladez-vous chaque jour sur un chemin différent, prenez une autre route pour aller acheter du pain…*

## On regarde ça de près

### Jouer à la carte mentale

La carte mentale (*mind map*), est une technique d'apprentissage très utilisée. Cette représentation graphique des informations suit toujours le même schéma : un thème central, puis, tout autour, des arborescences thématiques, elles-mêmes divisées en sous-arborescences. L'intérêt : organiser les informations de façon claire et les mémoriser. Cette technique sollicite aussi bien le côté rationnel que la créativité puisque l'on peut agrémenter sa carte de petits dessins, code couleur et autres schémas.

LE CONSEIL DU JOUR

### Faire une cure de ginkgo biloba

*En améliorant la circulation sanguine, cette plante anticoagulante (contre-indiquée en cas de traitement fluidifiant le sang) contribue à une bonne irrigation du cerveau. L'OMS reconnaît comme cliniquement prouvé l'usage de ses feuilles dans le traitement symptomatique des déficits cérébraux légers, des pertes de mémoire, des troubles de la concentration. La bonne dose : autour de 200 mg d'extraits secs (gélules)/jour, en cure de deux mois.*

# VIEILLIR, C'EST FORCÉMENT MOINS SE SOUVENIR ?

**Vieillir engendre une baisse de régime inéluctable au plan cérébral liée au ralentissement du transfert d'informations entre les neurones. Tout ce qui est d'ordre cérébral, toutes les commandes et actions dirigées par le cerveau (penser, planifier, comprendre une consigne, coordonner ses mouvements…) prend chaque année un peu plus de temps.**

- Un déclin qui touche notre facilité à organiser, à planifier, à raisonner avec une fluidité mentale et un débit de langage plus lents.
- Se concentrer demande également plus d'effort, la vue et l'audition étant moins bonnes, ce qui réduit nos capacités d'attention et crée des difficultés de concentration.
- Enfin, faire plusieurs choses à la fois devient compliqué : en clair, la capacité cérébrale à accomplir des tâches dites « concurrentes » s'amenuise, le cerveau préférant traiter les informations les unes après les autres. Ainsi, coudre tout en écoutant une émission à la radio reste possible, mais il sera ensuite moins aisé de restituer ce que l'on a entendu, le cerveau n'ayant pas pu maintenir son attention sur tous les fronts.

DITES-MOI DR.GOOD ?

### Jeûner, c'est bon pour le cerveau et la mémoire ?

Non, cela fatigue le cerveau qui puise dans ses stocks (glucides, lipides…). Au bout de six heures sans alimentation, il fonctionne déjà au ralenti.

ÇA, C'EST GOOD !

### LE PAIN D'ÉPICES

Sa cannelle contient un actif qui stimule la plasticité de l'hippocampe (zone du cerveau impliquée dans la mémoire), ce qui améliore les capacités cognitives, et son gingembre protège les neurones et booste la mémorisation. À vous de jouer en lisant pendant 1 à 2 minutes les 11 ingrédients de cette recette de pain d'épices et en les restituant sur une feuille de papier. N'oubliez rien, surtout : œufs, beurre, lait entier, farine, miel de fleurs, cardamome, gingembre, anis vert et cannelle en poudre, clou de girofle, bicarbonate de soude.

LE CONSEIL DU JOUR

**Place à la créativité !**

*Envie de vous offrir une parenthèse rien qu'à vous durant les vacances ? Faites travailler vos neurones en vous inscrivant à un atelier créatif (peinture, sculpture, couture, photo…) auquel vous ne connaissez rien. Ou prenez un cours de cuisine indienne ou « spécial sushi »… L'essentiel : être novice pour mettre le cerveau au défi.*

# LA ROUTINE : L'ENNEMIE DE LA MÉMOIRE

**À mesure que le temps passe, il devient essentiel d'aider le cerveau à ne pas s'endormir. Les chercheurs du monde entier s'accordent aujourd'hui à dire que la routine est une impitoyable tueuse de neurones.**

En effet, si l'on vit sur « pilote automatique », chaque journée de la semaine ressemblant à l'autre avec un rythme immuable, le travail cérébral n'est guère intense. Ainsi, vive les tâches « non automatiques » : prévoir un ciné au dernier moment, proposer une rando improvisée à des amis, s'inscrire dans un club de sport où l'activité que l'on aime est enseignée à différentes heures de la semaine (on change d'horaire chaque semaine en fonction de son emploi du temps). Des conseils qui valent d'autant plus lorsque l'on se retrouve à la retraite du jour au lendemain. Pour vous motiver, gardez toujours en tête cette maxime : « Si demain ressemble exactement à aujourd'hui, on met en péril son cerveau et donc sa mémoire. »

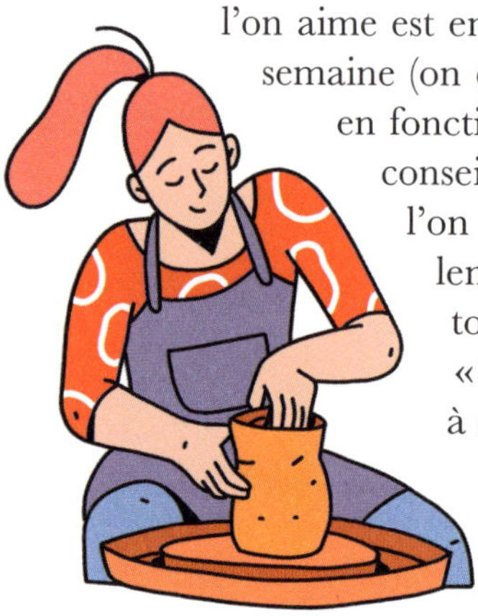

DITES-MOI DR.GOOD ?

**Se souvenir de tout, c'est possible ?**

Oui, c'est l'hypermnésie, une psychopathologie rare. La personne possède une mémoire très détaillée de sa propre vie (périodes anciennes, remontant à la petite enfance avec souvenirs visuels, sonores, olfactifs, tactiles…) et passe un temps excessif à se remémorer son passé, de façon incessante et incontrôlable. Un véritable calvaire au quotidien.

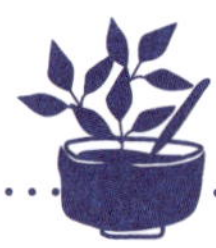

Le coup de pouce naturel

## La méditation

À la mode ? Soit, mais force est de constater que ça marche ! Pratiquée régulièrement, elle entraîne un épaississement de la matière grise dans les zones de l'attention et de la mémoire ; elle renforce et multiplie les réseaux neuronaux ; elle engendre une activité cérébrale intense… En clair, elle booste notre capacité à apprendre (performances cognitives) et notre mémoire.

# QUELS SONT LES AUTRES ENNEMIS DE LA MÉMOIRE ?

**Après la routine, la mémoire souffre aussi :**

- **Du stress.** En cas de stress prolongé, l'organisme sécrète du cortisol qui, en excès, limite la production d'une protéine qui agit comme un engrais pour les neurones. Le mauvais stress sévit aussi par l'intermédiaire de molécules, des cytokines, qui provoquent une inflammation chronique des neurones pouvant à terme les tuer.
- **De l'hypertension.** Elle abîme les petites artères cérébrales. Mal irrigués, certains neurones meurent, entraînant des troubles de la mémoire et du raisonnement. Elle favorise aussi la formation de plaques amyloïdes, les lésions responsables de la maladie d'Alzheimer.
- **De l'obésité.** Les personnes obèses (IMC supérieur à 30) seraient en effet plus exposées au déclin cognitif et à la démence. Des mécanismes qui seraient en partie inflammatoires.
- **Du diabète.** Il est mauvais pour les fonctions cognitives. Et lorsque le taux de glycémie n'est pas bien régulé, il augmenterait même les risques de démence et de maladie d'Alzheimer.
- **Manque de sommeil, alcool, hyperconnexion** (téléphone portable, ordinateur, tablette…) sont également délétères, car cela endommage nos neurones.

### IL VAUT MIEUX LE SAVOIR

**UNE DENTITION EN BONNE SANTÉ PRÉSERVE LA MÉMOIRE**

*PORPHYROMONAS GINGIVALIS*, UNE BACTÉRIE À L'ORIGINE DE LA GINGIVITE, POURRAIT EN EFFET MIGRER VERS LE CERVEAU OÙ ELLE LIBÉRERAIT DES PROTÉINES TOXIQUES, LES GINGIPAÏNES, RETROUVÉES CHEZ LES PATIENTS ATTEINTS DE LA MALADIE D'ALZHEIMER. ALORS ON N'OUBLIE PAS QUE LE RENDEZ-VOUS CHEZ LE DENTISTE C'EST UNE FOIS PAR AN !

### LE CONSEIL DU JOUR

**Innover dès le petit déj'**

*Chaque jour est un autre jour ! Profitez-en pour mettre en application 1 ou 2 des 4 conseils suivants : variez l'ordre des choses en vous lavant avant de petit déjeuner ou l'inverse ; changez de menu chaque jour – ciao les tartines, vive les céréales et le yaourt ! – ; écoutez une autre radio chaque matin ou regardez un programme TV inhabituel ; enfin, sortez le chien en prenant chaque fois une direction différente ou allez au travail par un chemin différent.*

### ÇA, C'EST PAS GOOD !

**LA SOLITUDE TUE LA MÉMOIRE**

Neuf personnes ont passé quatorze mois isolées en Antarctique. À leur retour, leur IRM a montré une diminution de l'hippocampe ainsi que de la matière grise. Une expérience menée sur des souris a montré une diminution de la taille des neurones après un isolement d'un mois.

LE CONSEIL DU JOUR

### Faire des associations

*Pour activer ses neurones, on choisit un mot et, en trente secondes, on cherche d'autres mots du même univers. Par exemple pour le mot plage : sable, mer, vague, coquillage, crabe… Refaire l'exercice plusieurs fois de suite avec d'autres mots.*

STOP AUX IDÉES REÇUES

### LES JEUX VIDÉO ENGOURDISSENT LE CERVEAU

**Faux ! Attention, concentration, compétences visuo-spatiales, agilité à passer d'une action à l'autre : les jeux vidéo font activement travailler le cerveau et améliorent les facultés cognitives. Il existe même des jeux spécifiques pour les seniors, les *serious games*, pour améliorer les facultés cognitives tout en s'amusant. Et sinon, jouer avec ses (petits-) enfants, c'est encore mieux, puisque s'ajoute ce fabuleux stimulant cérébral qu'est le lien intergénérationnel. Attention toutefois : comme tous les écrans, ils sont à utiliser avec modération.**

# OXYGÉNER SON CERVEAU

## POUR BOOSTER SA MÉMOIRE

Cela peut paraître étrange, mais, un cerveau bien aéré mémorise mieux. Pourquoi ? Parce que la matière grise consomme à elle seule 20 % de l'oxygène de l'organisme ! Ainsi, en respirant de façon ample et profonde, on apporte plus d'oxygène à la sphère cérébrale (elle en a un besoin vital), donc plus d'énergie. Cela lui permet de fabriquer avec du glucose (sucre), des molécules spécifiques qui forment des réserves énergétiques directement au sein des neurones. Une bonne raison pour fuir le plus possible la pollution, prendre des « bains » de nature en allant respirer à la campagne ou encore utiliser des techniques permettant d'améliorer sa respiration comme le yoga, le tai-chi ou encore le qi gong. En plus de leurs vertus oxygénantes, ces activités physiques zen luttent également contre le stress qui empêche une bonne attention/concentration et donc une bonne mémorisation.

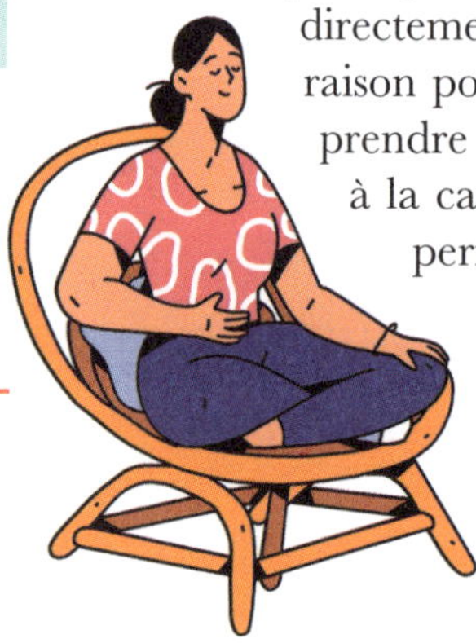

LE COACHING DE **Dr. Good !**

### Amusez-vous à résoudre des anagrammes !

Cette gymnastique mentale vient au secours de votre concentration et permet, avec la pratique, d'améliorer l'agilité cérébrale.
Dans chacune de ces phrases, retrouvez le nom d'un personnage célèbre :

- Stupor
- Démasqua le désir
- Rien n'est établi
- Tout commença dans l'eau

Réponses : Proust, le marquis de Sade, Albert Einstein, le commandant Cousteau.

LE CONSEIL DU JOUR

**Gare au sel (caché) !**

*Une consommation excessive de sel augmente le risque d'hypertension, ennemie du cerveau. Mais même sans être hypertendu, le sel s'en prend à nos neurones. Il provoquerait dans l'intestin grêle une réponse immunitaire entraînant la production d'interleukines-17, des molécules inflammatoires. Via le sang, celles-ci parviennent jusqu'au cerveau où elles provoquent une inflammation des parois des vaisseaux. Résultat : le flux sanguin est diminué et les neurones, mal oxygénés, tournent au ralenti.*

ÇA, C'EST GOOD !

**DIRE STOP AU TABAC**

Il est établi que le tabac réduit les capacités cognitives, notamment celles qui ont trait au raisonnement et à la mémoire. En effet, la nicotine prend la place de l'acétylcholine (neuromédiateur impliqué dans la concentration) sur ses récepteurs, et les rend insensibles à celle-ci.

# LES 9 GROUPES
## D'ALIMENTS PRO-MÉMOIRE

**Indispensables au fonctionnement et à la protection du cerveau, ils représentent l'assiette préférée de la mémoire.**

1 **Légumes verts à feuilles** (épinards, salade, choux, blettes) : ils apportent un maximum d'antioxydants, minéraux, fibres et vitamines B, pour un minimum de calories. **La dose :** au moins une portion par jour.

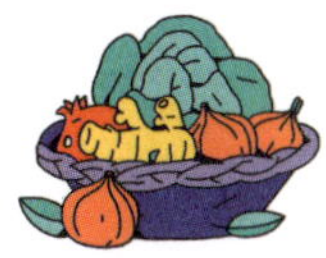

2 **Légumineuses** (lentilles, pois chiches, soja, haricots, fèves…) : des glucides de qualité pour alimenter le cerveau, tout en lui apportant des vitamines B et du magnésium. **La dose :** trois fois par semaine à raison de 30 g par portion, voire tous les jours en cas de régime végétarien.

3 **Oléagineux** (amandes, noix, noisettes…) : de bons acides gras et des antioxydants (vitamine E, sélénium). **La dose :** 5 fois par semaine, à raison d'une portion de 20 g chaque fois.

4 **Fruits rouges** (fraises, framboises, groseilles, mûres, cassis) : une mine de puissants antioxydants (flavonoïdes) pour lutter contre le stress oxydatif et protéger les vaisseaux sanguins. **La dose :** une poignée par jour, frais ou surgelés.

5 **Poissons** (maquereau, anchois, sardine, saumon) : des oméga-3 et des protéines de qualité. **La dose :** 1 à 2 fois par semaine.

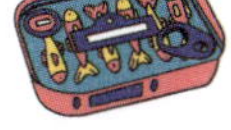

6 **Céréales complètes** (pain, pâte, riz, quinoa, semoule) : des glucides, des fibres, des vitamines B et des acides aminés. **La dose :** à chaque repas.

7 **Volaille** (poulet, pintade, canard, dinde) : des protéines, des vitamines B, pour peu de graisses saturées. **La dose :** 2 à 3 fois par semaine.

8 **Huile d'olive :** antioxydante et anti-inflammatoire. **La dose :** 1 c. à s. à chaque repas.

9 **Autres légumes :** des minéraux, des antioxydants et des prébiotiques pour nourrir le microbiote. **La dose :** au moins 1 fois par jour.

# 16 MAI

LE CONSEIL DU JOUR

**Préférer la carte au GPS**

*On a tout à gagner à remettre en service sa bonne vieille carte routière pour préserver sa mémoire. En repérant les villes et villages, en traçant mentalement le trajet à suivre, en s'orientant sur la carte..., on sollicite l'hippocampe et le cortex, ce qui n'est pas le cas lorsqu'on se laisse guider par la voix monotone de la « dame » du GPS. Sur la route des vacances ou du week-end, coupez-lui donc le sifflet!*

## LES OBJETS CONNECTÉS : BONS OU MAUVAIS POUR LA MÉMOIRE?

Les nouvelles technologies sont une chance pour mieux communiquer, apprendre, travailler... mais ces outils au service de l'intelligence humaine ont tendance à asservir les neurones plutôt que les servir. En effet, en recevant en moyenne un mail toutes les sept minutes au travail, et que s'ajoutent coups de fil, SMS, réseaux sociaux, le cerveau « zappe » en permanence en passant d'une activité à l'autre, ce qui diminue fortement les périodes où il devrait avoir le temps de réfléchir, de créer, de se concentrer. Résultat : une « charge cognitive » qui semble limiter notre capacité à être/rester attentif et donc à assimiler de nouvelles connaissances. Et une mémoire peu sollicitée : pourquoi se « fatiguer » à retenir une information alors qu'on la trouve sur le Net en trois clics?

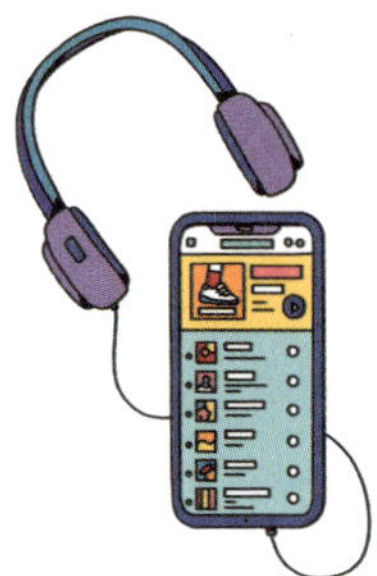

ÇA, C'EST GOOD !

**JOUER AU REMUE-MÉNINGES**

Vous travaillez dans une agence de pub et devez trouver la meilleure image pour illustrer une affiche vantant les vacances en Alaska. Faites 2 listes avec 2 entrées – vacances et Alaska – et trouvez le plus possible de mots qui s'y rapportent (ex. pour vacances : plage, bateau, lunettes de soleil...). Recoupez ensuite vos listes pour choisir, pourquoi pas : un ours polaire avec des lunettes de soleil! Un jeu pour l'agilité mentale qui force le cerveau à s'adapter, à moduler ses systèmes de connexion. Qui aura l'idée la plus originale?

DITES-MOI DR.GOOD ?

**Les applis, ça peut aider à entretenir sa mémoire?**

Oui! Bien utilisées, les nouvelles technologies sont utiles pour mettre son cerveau au boulot. L'appli ANKI est par exemple une aubaine pour apprendre des définitions, des dates, de nouveaux mots. Fondée sur la courbe de l'oubli d'Hermann, elle envoie même à ses utilisateurs des « rappels mémoire » au moment où le cerveau commence à oublier.

LE CONSEIL DU JOUR

### S'endormir avec la technique 4-7-8

*Inspirée du yoga, cette technique mise au point par le Dr Andrew Weil, de l'université de Harvard, demande de se concentrer sur sa respiration, l'idéal pour éloigner les soucis et induire un état de profonde détente. Collez votre langue contre le palais; commencez par expirer par le nez tout l'air contenu dans vos poumons; bouche fermée, inspirez lentement en comptant jusqu'à 4, bloquez votre respiration en comptant jusqu'à 7, puis expirez par la bouche en comptant jusqu'à 8; répétez l'exercice trois fois de suite.*

DITES-MOI DR.GOOD ?

### Les apnées du sommeil altèrent-elles la mémoire?

En les privant brutalement d'oxygène, ces arrêts respiratoires d'environ 10 à 30 secondes qui peuvent se répéter plusieurs fois par heure abîment les neurones. Les fonctions cérébrales exécutives seraient particulièrement touchées.

# POUR UNE MÉMOIRE D'ÉLÉPHANT, DORMEZ COMME UN LOIR!

**Des études sur la privation de sommeil ont montré que cela perturbait le fonctionnement de la mémoire.**

Mais il semble que c'est surtout lorsque le sommeil lent profond (celui du début de nuit) est de mauvaise qualité que la capacité à mémoriser dysfonctionne. La mémoire épisodique, celle qui permet de se souvenir de tous les événements vécus et de les raconter dans les moindres détails (ex. : le jour de son mariage, sa dernière fête d'anniversaire), est alors à la peine.

En cas de mauvais sommeil paradoxal (celui des rêves, qui représente environ un quart du temps de sommeil total!), la mémoire procédurale est également perturbée. Ainsi, l'apprentissage d'un air de piano aura par exemple du mal à être consolidé durant la nuit et il faudra sans doute revoir ses gammes le lendemain.

Lorsqu'on souffre d'insomnies, il est donc important de consulter, pour ne pas perdre la mémoire évidemment, mais également pour préserver son état de santé général, le manque de sommeil favorisant douleurs chroniques, dépression, hypertension, etc.

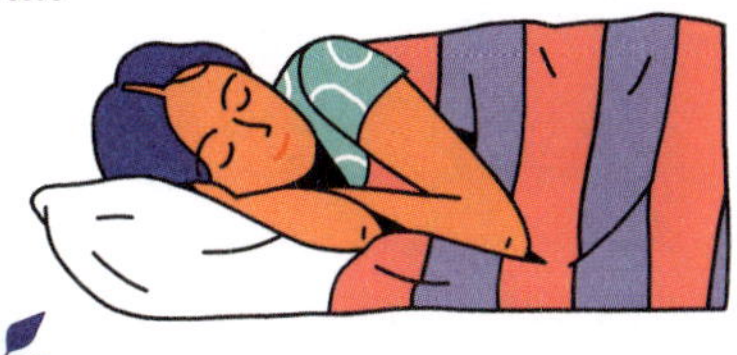

Le coup de pouce naturel

## Respirer de la lavande

Respirez avant le coucher, à même le flacon, un peu d'huile essentielle de lavande, qui agit comme un anxiolytique, va favoriser un sommeil réparateur durant lequel le cerveau peut consolider les souvenirs. Vous pouvez aussi en mettre quelques gouttes sur un mouchoir près de votre oreiller. Cette huile essentielle est déconseillée aux femmes enceintes et aux enfants avant 12 ans.

# CHASSER L'ANXIÉTÉ
## POUR MIEUX SE SOUVENIR

**Le stress, au travail, à la maison, dans les transports, a tôt fait de se muer en anxiété : un piège pour la mémoire surtout lorsqu'elle devient chronique. En effet, lorsqu'une situation anxiogène persiste dans la durée, le corps dépense énormément d'énergie pour fonctionner de façon normale, ce qui fragilise les organes et engendre mal de dos, troubles digestifs et mémoire de moineau.**

Pourquoi? Parce que les capacités cognitives fléchissent sous l'impact du manque de sommeil, de l'agitation hormonale qui s'installe pour «tenir bon». Le cerveau tourne en boucle, l'activité neuronale finit par tourner au ralenti avec une attention en berne, une concentration difficile, et, au final, une mémorisation très aléatoire. Bien sûr, on peut se sortir seul d'un état anxieux avec des exercices de relaxation, de méditation… mais si cela ne donne pas de résultat, il ne faut jamais tarder à pousser la porte d'un psy.

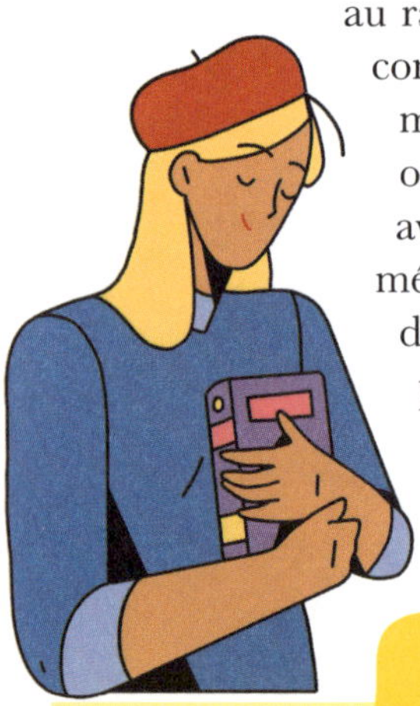

LE COACHING DE **Dr. Good !**

### Jouez avec Nietzsche

Le philosophe estimait que l'oubli était une condition sine qua non du bonheur et on lui doit ainsi quelques citations sur la mémoire.
Pour découvrir l'une d'entre elles, remettez ces mots dans le bon sens en faisant appel à votre concentration, à votre agilité visuelle et à votre sens de la déduction :
Le – qui – à – plus – futur – mémoire – longue – la – a – appartient – celui

Réponse : Le futur appartient à celui qui a la plus longue mémoire (Nietzsche).

LE CONSEIL DU JOUR

### Siester pour relâcher le cerveau

*La sieste idéale? Autour de dix à vingt minutes, elle «repose» le cerveau. Entre quarante-cinq minutes et une heure (attention, au-delà elle risque de perturber le sommeil en retardant les mécanismes d'endormissement), elle permet de consolider la mémoire. Une bonne raison de s'y laisser aller le week-end!*

LE SAVIEZ-VOUS ?

**AUTO-DÉTOX**

PENDANT LA SIESTE OU LE SOMMEIL, OU MÊME DURANT LES PÉRIODES DE RELAXATION INTENSE (COMME UN TEMPS DE MÉDITATION), LE CERVEAU NETTOIE LES DÉCHETS PRODUITS PAR L'ACTIVITÉ DES NEURONES ET LES TOXINES ACCUMULÉES TOUT AU LONG DE LA JOURNÉE. UN NETTOYAGE ESSENTIEL POUR BOOSTER SES CAPACITÉS DE MÉMORISATION…

LE CONSEIL DU JOUR

### Lancer le débat

*On a tendance à éviter les gens avec qui l'on ne partage pas certaines idées (politiques par exemple), et pourtant, les désaccords musclent le cerveau. Argumentez, expliquez, débattez avec vos amis : tout cela contribue à entretenir les réseaux de neurones.*

LE COACHING DE **Dr.Good !**

### S'exercer à se souvenir des belles choses

Pendant vingt et un jours, au coucher, listez trois événements sources de satisfaction durant votre journée. Essayez de les visualiser, de vous rappeler les sensations vécues sur le moment. Ce petit exercice muscle la capacité à apprécier les joies du quotidien, et ne plus seulement se focaliser sur le négatif – chose que nous avons tous naturellement tendance à faire !

# CULTIVER LE GOÛT DES AUTRES !

**Notre cerveau est neurosocial : il a besoin des autres pour fonctionner. Plus les échanges sont riches et complexes, plus il crée de connexions neuronales.**

Une étude ayant suivi plus de 10 000 seniors durant vingt-huit ans a montré que voir un proche tous les jours, à 60 ans, baisse de 12 % le risque de développer une démence par rapport à une personne qui ne voit qu'un à deux proches par mois. Selon les auteurs, une vie sociale active boosterait la mémoire et le langage, permettant ainsi de se constituer une réserve cognitive, ce joker qui aide le cerveau à ralentir les méfaits du temps. Alors, n'hésitez pas à voir du monde en organisant des *pasta parties* chez vous avec des amis, en gardant votre âme d'enfant en proposant de garder vos petits-enfants une demi-journée (voire plus !) par semaine, en souriant à votre voisin(e) de banc au parc pour échanger quelques mots…

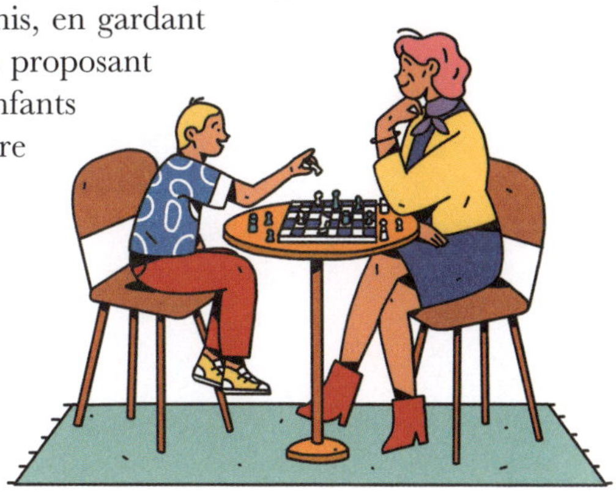

DITES-MOI DR.GOOD ?

### Pourquoi c'est bien d'adopter la pensée positive ?

Discipline fondée en 1998 par Martin Seligman, chercheur en psychologie de Pennsylvanie, la pensée positive s'attache à comprendre ce qui rend les gens plus heureux et plus optimistes au quotidien. Il ne s'agit pas de vivre au pays des Bisounours, mais de penser, réagir, modifier sa perception des choses : par exemple en voyant le verre à moitié plein plutôt que l'inverse, en étant bienveillant avec soi, etc. Au fil du temps, cette technique permet d'atteindre un certain équilibre émotionnel qui, on l'a vu, est favorable à une bonne mémorisation.

# SUS AUX ENNEMIS
## DE L'ÉPIDERME

Composée de cellules liées entre elles par les lipides (graisses), la peau se renouvelle quotidiennement. Formant une interface entre le monde intérieur et le monde extérieur, elle protège l'organisme des agressions externes (stress, tabagisme, lumière bleue dégagée par les écrans, exposition aux polluants et au soleil) qui génèrent des radicaux libres, véritables ennemis contre lesquels l'épiderme se protège en fabricant des anti-radicaux libres ou antioxydants.

C'est par exemple le cas quand la peau subit un stress important tel qu'un coup de soleil à la suite d'une exposition prolongée aux rayons UV nocifs. Il y a alors un déséquilibre entre la production de radicaux libres induite par le soleil et la capacité de l'épiderme à produire suffisamment d'antioxydants pour éviter les dégâts.

L'exposition solaire détruit les cellules, les « brûle » et accélère le vieillissement cutané.

Seul moyen de s'en défendre, les antioxydants, capables de prévenir la formation des radicaux libres ou de les épurer. Ceux-ci sont synthétisés par la peau, mais ils peuvent aussi être apportés par l'alimentation.

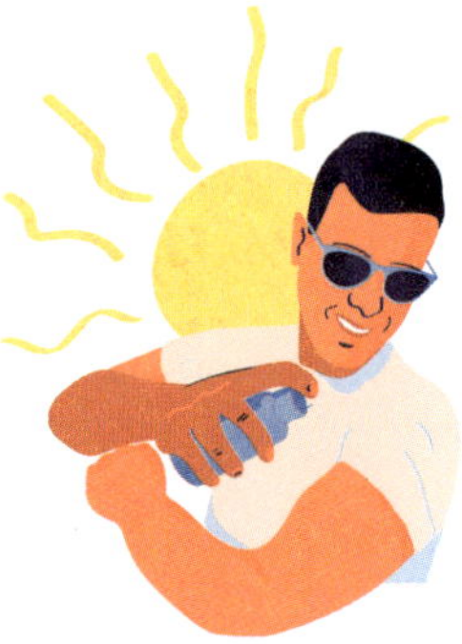

### On regarde ça de près

#### Le stress oxydatif

Ce stress, à ne pas confondre avec le stress psychologique, correspond à une agression des cellules de notre organisme par des radicaux libres, appelés « espèces réactives de l'oxygène ». Ces substances, très réactives et très toxiques, s'accumulent dans nos cellules (comme de la rouille) en créant des dommages irréversibles. L'organisme, totalement débordé, ne parvient pas à produire suffisamment d'antioxydants pour lutter contre ces attaques. Il faut donc le soutenir via l'alimentation, la cosmétique, en lui apportant un supplément d'antioxydants (vitamine C, E…).

### LE CONSEIL DU JOUR

**Se protéger même en ville**

*Pour se protéger contre la pollution, le soleil… et donc contre les radicaux libres tous les jours, l'idéal consiste à adopter une routine protectrice pour le visage. Un soin riche en actifs antipollution et anti-UV (à base de vitamine C, vitamine E et/ou de polyphénols) est la solution à l'année.*

### LE SAVIEZ-VOUS ?

**LA NATURE EST BIEN FAITE**

LES FRUITS ET LES LÉGUMES POSSÈDENT TOUT LES ÉLÉMENTS AMIS DE LA PEAU DU FAIT DE LEUR RICHESSE EN VITAMINES ANTIOXYDANTES, COMME LES VITAMINES A, C, E, MAIS ÉGALEMENT EN OLIGOÉLÉMENTS ANTIOXYDANTS COMME LE SÉLÉNIUM, LE ZINC… OU ENCORE EN POLYPHÉNOLS, DES SUBSTANCES ANTIOXYDANTES UNIQUEMENT PRÉSENTES DANS LES VÉGÉTAUX.

# FAIRE AMI-AMI
## AVEC LES 3 VITAMINES STARS DE LA PEAU

**L'alimentation est un soutien de la peau lorsqu'il s'agit de combler ses besoins en antioxydants. Ses meilleurs amis sont…**

- **La vitamine C :** seule l'alimentation est en mesure de l'apporter pour protéger la peau du soleil, de la pollution, de la fumée de cigarette, participer à la synthèse du collagène (fermeté et élasticité de la peau). Sources : kiwi, fruits rouges, agrumes, poivron rouge, persil, choux.
- **La vitamine E :** elle piège les radicaux libres et limite leur propagation au niveau des membranes cellulaires. Associée à la vitamine C, elle est l'une des armes les plus efficaces pour protéger les cellules cutanées. Sources : huile de germes de blé ou de tournesol, œufs et poissons gras, légumes à feuilles vertes (épinard, salade, chou), oléagineux (amande, noisette, etc.).
- **La vitamine A :** avec son précurseur, le bêta-carotène, ils font partie des caroténoïdes, des antioxydants qui augmentent la résistance au soleil, accélèrent la cicatrisation et le renouvellement des cellules cutanées. Sources de la vitamine A : foie, huile de foie de morue, jaune d'œuf, laitages, fromages… Bêta-carotène : mangue, melon, abricot, papaye, carotte, pissenlit, épinard…

### ÇA, C'EST GOOD !

**LES POLYPHÉNOLS**

En synergie avec les vitamines, ces substances antioxydantes luttent contre les radicaux libres. Elles se distinguent en trois grands groupes uniquement présents dans les fruits et légumes : les flavonoïdes (peau des fruits et pépins de pomme par exemple), les anthocyanes (raisin noir, chou rouge, myrtille) et les tanins (mangue, kaki, vin de qualité, thé).

### LE CONSEIL DU JOUR

**Des fruits et légumes, mais pas n'importe comment !**

*Pour absorber une quantité optimale de vitamines bienfaisantes, on les préfère bio (la peau renfermant une mine d'antioxydants, on peut ainsi la manger sans avaler de pesticides), crus ou cuits à la vapeur douce (pour une teneur maximale en vitamines). Et on mise sur des assiettes multicolores pour que les vitamines agissent en synergie !*

### ÇA, C'EST PAS GOOD !

**CARENCES = PEAU DE CHAGRIN**

Déficit en vitamine A = dessèchement de la peau.

Déficit en vitamine C = mauvaise cicatrisation.

Déficit en vitamine E = manque d'élasticité.

Déficit en polyphénols = vieillissement prématuré de la peau.

# PEAU SÈCHE : LA NOURRIR DE L'INTÉRIEUR

**Quand la crème hydratante ne suffit plus, 3 alliés incontournables sont à mettre au menu.**

- **L'eau.** Boire, c'est important puisque la peau renferme environ 70 % d'eau. Boire 1,5 à 2 litres d'eau, de tisane, de thé vert, etc., c'est la base pour éviter la sécheresse cutanée, mais ça ne fait pas tout !
- **Le gras.** C'est lui qui « retient » l'eau à l'intérieur de la peau. Il nourrit les céramides, des lipides (graisses) présents naturellement dans la peau qui empêchent l'évaporation de l'eau et luttent ainsi activement contre la déshydratation, ennemie des peaux sèches. Mettez au menu des poissons gras (saumon, sardine, hareng…), des graines (lin, chanvre…), des oléagineux (noix, amande, noisette), des huiles végétales (colza, lin…) ou encore de l'avocat. Leurs acides gras essentiels, oméga-3 et 6 sont nécessaires à la fabrication de la céramide et les oméga-3 participent également à la formation du collagène qui aide la peau à moins tirailler en la rendant plus élastique.
- **Les antioxydants.** Sans eux, la peau se ride plus vite, mais elle est également moins bien hydratée, car son collagène et son élastine se dégradent plus vite. Pensez à manger suffisamment de fruits et légumes hauts en couleur (chou rouge, brocoli, épinard, myrtille, cassis, raisin noir…), du thé vert, du cacao, ainsi que des végétaux riches en vitamine C antioxydante (kiwi, agrumes, poivron, persil…) pour soutenir le collagène et en vitamine E (oléagineux, graines, avocat…) pour nourrir l'épiderme.

### ÇA, C'EST GOOD !

**L'EAU ET LE SAVON**

L'idéal pour se laver les mains ? De l'eau et un savon « sans savon » (moins desséchant et moins acide), suivi de l'application d'une crème riche ou d'un gel d'aloe vera après chaque lavage.

LE CONSEIL DU JOUR

**Prendre en main ses mains**

*Mains sèches, rêches, gercées, irritées… on crème sans relâche plusieurs fois par jour et on applique un soin réhydratant à base d'urée, de vaseline, de lanoline ou de beurre de karité sous des gants en coton pendant toute la nuit.*

DITES-MOI DR.GOOD ?

**Le gel hydroalcoolique peut-il abîmer la peau ?**

S'il est indispensable pour la désinfection des mains en période d'épidémie quand on n'a rien d'autre sous la main, il peut en effet être particulièrement agressif quand on souffre de sécheresse cutanée, peau atopique ou eczéma. Il faut donc s'hydrater systématiquement les mains après les avoir désinfectées.

# OPÉRATION ANTICERNES

LE CONSEIL DU JOUR

**Geste SOS du matin**

*Cernes et/ou poches vous donnent un regard fatigué? Chaque matin, imbibez deux disques de coton avec de l'eau de bleuet conservée au frigo – le froid a un effet tenseur de l'épiderme en stimulant les fibres de collagène qui «se tendent» – et déposez-les quelques minutes sur vos yeux pour les décongestionner. Puis, pour un camouflage express, appliquez une crème spécifique pour le contour des yeux suivie d'un anticernes du bout des doigts en tapotant légèrement. Hop, le tour est joué!*

Il arrive que les cernes fassent de la résistance sur certains visages… Pourquoi? La faute à une mauvaise circulation sanguine et à un dérèglement des tissus lymphatiques.

Lorsque la lymphe, permettant le drainage des tissus corporels, ne fonctionne pas bien à cause de la fatigue ou d'un problème héréditaire, les pigments regroupés sous la peau ne sont pas éliminés correctement. Sous les yeux, l'épiderme étant peu épais (4 fois moins que sur le reste du corps), des cernes marron (pigments mal éliminés) ou bleutés (capillaires sanguins visibles) peuvent apparaître.

Alors, pour activer la circulation sanguine et lymphatique, on mise sur le froid en entourant deux glaçons d'un linge propre et en les plaçant sous ses yeux pour une action anticernes. Et si on ne supporte plus son regard cerné, on file voir le dermatologue qui peut agir au laser pour atténuer la pigmentation disgracieuse. Une technique indolore et sûre, qui provoque quelques rougeurs pendant une à deux heures. Elle est toutefois contre-indiquée chez les femmes enceintes, allaitantes et les personnes souffrant de maladie auto-immune ou sous immunothérapie.

## ÇA, C'EST PAS GOOD !

**LE MAQUILLAGE FONCÉ**

Pour ne pas alourdir le regard lorsqu'on a des cernes, des poches et/ou des rides d'expression, mieux vaut éviter les fards foncés, l'eye-liner noir et le mascara sur les cils de la paupière inférieure qui tirent le regard vers le bas.

## ÇA, C'EST GOOD !

**DORMIR COMME UN LOIR**

Lorsque les cernes ne sont pas liés à la génétique (mauvaise circulation sanguine), mais plutôt à une dette de sommeil, on peut agir en reprenant peu à peu l'habitude de se coucher à heure fixe, dans une pièce fraîche (maximum 19 °C, la chaleur favorise le gonflement des tissus), en ayant préalablement appliqué la veille un soin hydratant anticernes tenseur, par exemple à base d'extraits de plantes décongestionnantes (bleuet, camomille romaine).

# CURE DE JOUVENCE
## POUR LES PEAUX MATURES

**Si certains ne paraissent pas leur âge et que d'autres font dix ans de plus, c'est parce que les facteurs en cause dans le vieillissement cutané sont multiples.**

Génétique (25 %), pollution, consommation excessive d'alcool, tabagisme et surtout exposition solaire sont en cause quand la peau se ride, se ramollit, se tache… Chez la femme s'ajoutent en plus les bouleversements hormonaux qui n'arrangent rien au moment de la ménopause, avec une fragilité et une sécheresse accrues de l'épiderme.
Pour prévenir ou corriger les marques du temps, une protection solaire quotidienne (SPF 15 minimum) s'impose dès que l'on sort, de même que l'utilisation de cosmétiques hydratants adaptés aux acides de fruits (AHA) pour retrouver de l'éclat et unifier le teint, et enfin l'adoption d'une alimentation riche en antioxydants.
Les études montrent en effet que les personnes les moins ridées sont celles qui consomment le plus de légumes, d'huile d'olive et de légumineuses.
À l'inverse, les plus ridées sont celles qui consomment beaucoup de viande rouge, charcuteries, sucreries... Qu'on se le dise !

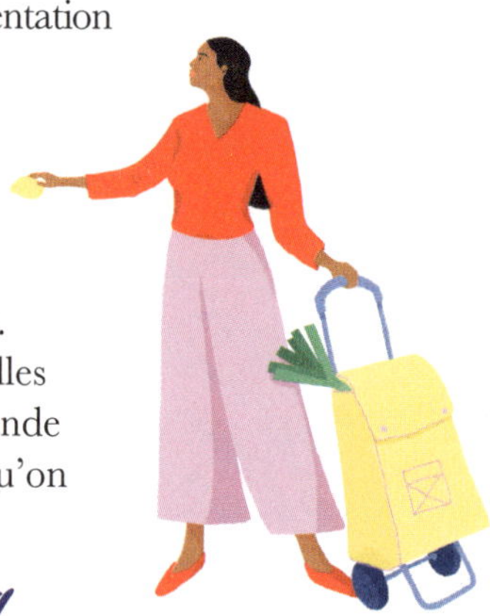

**Le coup de pouce naturel**

### Masque raffermissant maison

Dans une coupelle, battez à l'aide d'une fourchette un blanc d'œuf frais et froid avec 1 c. à c. de Maïzena jusqu'à obtenir un mélange mousseux. Appliquez avec vos doigts une couche fine et uniforme de ce masque sur votre visage et votre cou. Allongez-vous et attendez que la mixture sèche (environ vingt minutes) avant de rincer. Ce duo fortement contractant fera l'effet d'un microlifting.

**LE CONSEIL DU JOUR**

### Les soins à base de vitamine C

*La vitamine C éclaircit la peau en agissant sur la pigmentation, ce qui permet d'atténuer les taches pigmentées liées à l'exposition solaire apparaissant avec l'âge. Au niveau du derme, cette vitamine a aussi l'avantage d'activer la synthèse de collagène, ce qui améliore la densité et l'élasticité de la peau.*

**ÇA, C'EST PAS GOOD !**

### LA CIGARETTE

Le tabagisme majore le vieillissement cutané. Les rides autour de la bouche notamment sont assez caractéristiques des fumeurs. Par ailleurs, il faut savoir que, outre un teint grisâtre, la cigarette induit une cicatrisation difficile, ce qui est problématique lorsqu'on envisage un acte de chirurgie.

# QUAND LA PEAU ROUGIT…

**L'apparition de rougeurs transitoires lors de changements de température (aliments ou bains trop chauds, effort intense…) peut être le signe de la rosacée (ou couperose) : cette anomalie de la circulation sanguine au niveau du visage touche 5 % de la population, avec un pic à partir de la ménopause chez les femmes à la peau claire qui « vire au rouge ».**

Bénigne, la maladie n'en est pas moins inesthétique. Il existe 3 types de rosacées qui ne sont pas forcément successives dans le temps ni la conséquence l'une de l'autre.

1 La première, la plus fréquente, est la forme vasculaire avec une rougeur au centre du visage sur les ailes du nez, les joues, le front, le menton, qui s'accompagne de bouffées de chaleur se manifestant lors d'un pic de stress, de prise d'aliments chauds et/ou épicés, d'alcool…

2 La seconde, papulo-pustuleuse, signe l'apparition de papules et pustules sur les zones de rougeurs ressemblant à des lésions d'acné et se développant par poussées.

3 La troisième, hypertrophique, plus rare, ne concerne que 5 % des patients atteints de rosacée, et se traduit par une boursoufflure rouge de la pointe du nez et une dilatation des orifices des glandes sébacées de cette zone.

**Le coup de pouce naturel**

## Un sérum apaisant

Dans un flacon, versez 2 c. à c. d'huile de tournesol, 1 c. à c. d'huile de macadamia, 1 c. à s. d'huile de jojoba et 5 gouttes des huiles essentielles suivantes : camomille matricaire, calendula (extrait $CO_2$), hélichryse italienne et lavande fine. Secouez pendant deux minutes puis placez le mélange vingt-quatre heures dans un lieu sombre entre 15 et 25 °C. Appliquez 3 à 5 gouttes matin et soir avant le soin hydratant. À conserver six mois à l'abri de la lumière.

**LE CONSEIL DU JOUR**

### Opération camouflage

*L'application de soins dermocosmétiques antirougeurs, ça marche ! Après un lavage doux du visage, la crème de teinte verte va couvrir les rougeurs et uniformiser le teint. On peut ensuite appliquer un fond de teint léger ou une poudre compacte pour obtenir une peau sans défauts.*

**DITES-MOI DR.GOOD ?**

### Il existe une solution durable ?

Le laser est privilégié et efficace pour coaguler les vaisseaux sanguins en 3 à 4 séances, ce qui atténue les rougeurs et réduit les cicatrices. Comptez 200 à 400 € par séance (non remboursée), mais le traitement est bien toléré (même si le patient peut parfois ressentir des picotements un peu douloureux) et les résultats sont visibles. Pas de contre-indications sauf le bronzage, car en absorbant la mélamine, le laser risque de provoquer des taches.

# DES CHEVEUX... AU POIL!

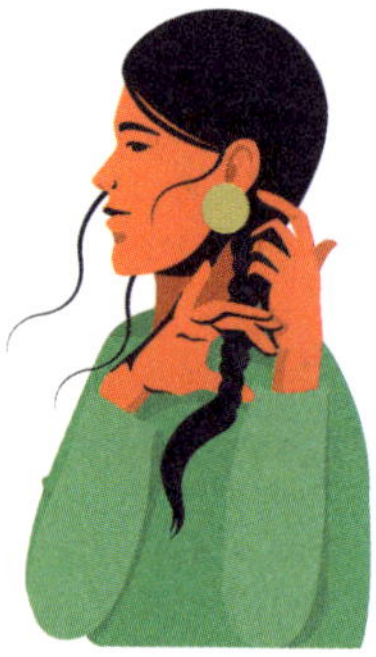

Cheveux et poils sont dotés de la même structure : 95 à 97 % de kératine, les 3 à 5 % restant étant de l'eau. Ils poussent sur tout le corps, à l'exception de la plante des pieds, la paume des mains, les lèvres, les paupières et ne se différencient que par leur localisation, les cheveux siégeant sur le cuir chevelu (en clair, le crâne).

Pour en prendre soin, on a besoin de deux éléments majeurs : des protéines pour fortifier le cheveu et favoriser sa pousse et de l'eau pour l'hydrater.

- Les premières sont nécessaires à la production de kératine composant la fibre capillaire.
- La seconde est indispensable à la peau comme à la chevelure : sans elle, les cheveux se déshydratent quelle que soit leur typologie (secs, gras, normaux...), et deviennent plus fragiles. La recommandation qui indique de boire 1,5 à 2 litres d'eau par jour vaut donc pour l'ensemble de l'organisme, chevelure comprise!

LE CONSEIL DU JOUR

## Les bons menus pour des cheveux vigoureux

*Privilégiez les poissons gras, sources de protéines (2 fois/semaine) ; les légumineuses riches en protéines, mais aussi en fer et zinc qui oxygènent le cuir chevelu et interviennent dans le processus de repousse ; les germes de blé très riches en vitamines du groupe B qui régulent la production de sébum et renforcent l'éclat de la chevelure et les racines capillaires ; le kiwi pour sa haute teneur en vitamine C nécessaire à la croissance des cheveux et à leur vigueur. Sans elle, ils deviennent vite secs et cassants.*

ÇA, C'EST GOOD !

### LA DOUCHE FROIDE

En rinçant systématiquement shampoing ou après-shampoing avec de l'eau fraîche, voire froide pour les plus courageux, on resserre les pores et la cuticule. Un geste qui améliore la santé du cuir chevelu et rend les cheveux plus brillants.

On regarde ça de près

### Ça pousse comment?

Les cheveux s'allongent d'un peu plus de 1 cm par mois. Un follicule produit un cheveu pendant 3 à 5 ans. Puis il entame une phase de repos : le cheveu ne pousse pas, mais reste attaché à son follicule pendant environ 3 mois avant de tomber lors du shampoing ou du brossage. Quelques jours plus tard, un nouveau cheveu se développe alors dans le follicule. Un nouveau cycle commence. Chaque follicule pileux assurera environ 25 à 30 cycles au cours de la vie.

LE CONSEIL DU JOUR

**Prévenir la chute !**

*Avec un bon shampoing antichute (par exemple à base de kératine ou de ginkgo biloba fortifiant) à appliquer en massage circulaire pour stimuler la circulation sanguine sur le cuir chevelu et redonner aux cheveux de l'énergie. Une cure de compléments alimentaires à base de zinc, vitamines B, acides aminés soufrés est également utile pour enrayer la chute. Demandez conseil à un pharmacien ou à un dermatologue.*

DITES-MOI DR.GOOD ?

**Quand faire un bilan sanguin ?**

Quand les soins n'apportent pas d'amélioration et que la chute de cheveux persiste, une analyse sanguine est alors nécessaire pour déterminer une carence possible en vitamines (B notamment) et minéraux (fer). La carence est avérée ? Alors une amélioration est possible avec des compléments alimentaires dont le dosage sera adapté par le médecin.

# PERDRE SES CHEVEUX…
## MAIS PAS LE MORAL !

**Le problème n'est pas à prendre à la légère puisqu'il touche de très nombreux hommes (calvitie) et également des femmes, bien que cela soit moins fréquent.**

Ses causes sont multiples et se combinent volontiers entre elles pour entretenir le problème, mais l'un des principaux facteurs de la calvitie reste l'hérédité. À la racine du problème : la testostérone (hormone sexuelle mâle) qui se transforme en une autre hormone, la DHT. Cette dernière est à l'origine de la perte de cheveux, car elle attaque les follicules pileux, accélérant alors leur vieillissement et perturbant le cycle de vie naturel du cheveu.

- Un homme sur quatre est touché par la calvitie. Cette origine androgénétique est responsable de 97 % des cas de calvitie, les autres facteurs pouvant être le stress, un excès de mauvais cholestérol couplé à une alimentation déséquilibrée, etc.
- Chez la femme, l'alopécie est moins fréquente (2 millions de femmes en France), rarement héréditaire, car plutôt due à des bouleversements hormonaux (grossesse, ménopause). Dans les deux cas, il est préférable de consulter un dermatologue quand la chute de cheveux devient importante, mais également lorsqu'elle pose problème sur le plan esthétique : des solutions existent !

Le coup de pouce naturel

### Soin booster quotidien

L'huile essentielle d'ylang-ylang favorise la régénération et la revitalisation des phanères (cheveux et ongles). Pour favoriser la pousse des cheveux, ajoutez-en 1 goutte à votre dose normale de shampoing. Elle est contre-indiquée pendant la grossesse et l'allaitement.

# PORTRAIT-ROBOT
## D'UN ONGLE EN BONNE SANTÉ

**Comme la peau et les cheveux, les ongles reflètent notre état de santé général. Constitués de kératine, d'un peu d'eau, d'acides gras, de calcium et de fer, ils sont le plus souvent très solides grâce à leur structure complexe.**

Composés de nombreux vaisseaux sanguins sous leur surface (d'où leur teinte rose), ils possèdent aussi une racine «plantée» à leur base. Sous cette racine, on trouve encore une matrice qui produit la kératine et la cuticule, cette petite peau essentielle qui recouvre le plat de l'ongle pour le protéger ainsi que sa fragile matrice.
Vos ongles sont-ils en bonne santé? Observez-les : surface lisse, très finement striée, légèrement luisante et d'un rose translucide, tout va bien! En revanche, des ongles fortement striés ou recouverts de cannelures profondes, épaissis, dépigmentés ou qui croissent lentement peuvent être le signe qu'ils sont mal nourris, trop souvent exposés à des produits agressifs (détergents, gel antibactérien…), voire malades (mycose, infection bactérienne, etc.).

LE CONSEIL DU JOUR

### Mettre de l'huile!

*Comme la peau des mains, ongles et cuticules sont fragilisés par les fréquents lavages, les variations de température, les produits agressifs… Ils ont besoin de gras pour être au top et sont friands d'huiles végétales à appliquer en massage. L'huile de ricin, riche en vitamine E, répare les ongles cassants. L'huile d'amande douce est durcissante et hydratante.*

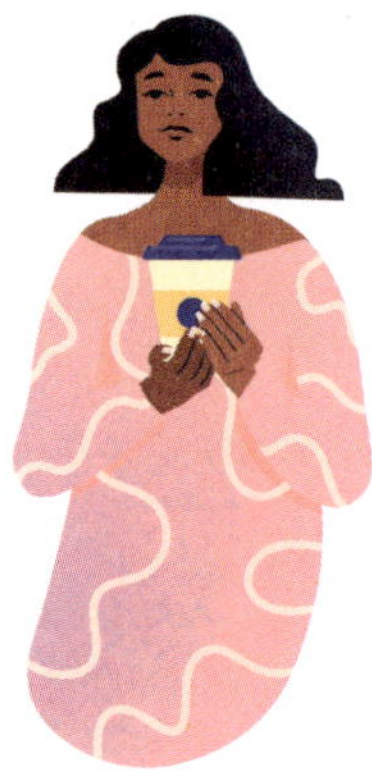

Le coup de pouce naturel

### Bain fortifiant

Une recette hypersimple pour fortifier et hydrater les ongles et les cuticules secs et abîmés.

Dans une coupelle à couvercle de verre, mélangez 4 c. à s. d'huile de ricin et 10 gouttes d'huile essentielle d'encens. Placez la coupelle quelques minutes dans un fond d'eau très chaude. Laissez tremper le bout de vos doigts propres dans le soin durant dix minutes. Séchez-les ensuite en les tamponnant dans un linge en coton. Repoussez doucement vos cuticules et polissez légèrement vos ongles. Conservez le soin un mois au réfrigérateur, pour 3 ou 4 utilisations.

**4 mois**

**C'est la durée d'un cycle complet de repousse d'un ongle.** L'ongle du majeur croît plus vite, celui du pouce plus lentement et en moyenne un ongle de main d'adulte grandit de 3 mm par mois.

# DE JOLIES DENTS, C'EST D'ABORD UN BROSSAGE AU POIL

**Des dents saines, débarrassées des bactéries qui pullulent dans la bouche, brillantes et sans traces, c'est à la portée de chacun d'entre nous à condition de les brosser dans les règles de l'art et avec constance.**

L'Union française pour la santé bucco-dentaire nous a récemment simplifié la tâche : nul besoin de se brosser les dents 3 fois par jour, le brossage matin et soir après le repas suffit. Préférez une brosse souple dotée d'une petite tête afin d'atteindre facilement les gencives et le pourtour des dents, alternant poils courts et longs en Nylon. Pour suivre la courbure de la mâchoire, un manche ergonomique (arrondi) est idéal.

LE CONSEIL DU JOUR

### Le b.a.-ba d'un bon brossage

*Brossez deux minutes minimum avec un dentifrice fluoré (dosé entre 1000 et 1500 ppm) l'ensemble des dents du haut puis celles du bas sur toutes les faces. Puis faites un mouvement rotatif sur les dents afin de ramener la gencive sur la dent (du rose vers le blanc !). Changez de brosse tous les deux mois ou dès que les poils partent en éventail !*

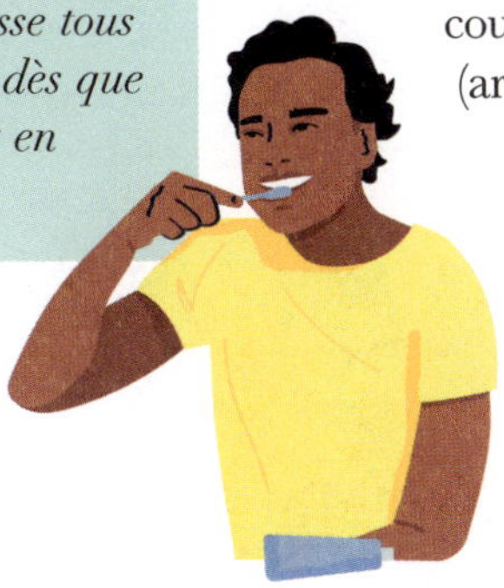

DITES-MOI DR.GOOD ?

### D'où vient la mauvaise haleine ?

Les responsables de la mauvaise haleine sont les bactéries qu'une hygiène dentaire défaillante ne parvient pas à éliminer dans 85 % des cas. Alors, prendre l'habitude de se brosser régulièrement les dents et les espaces interdentaires ne peut qu'améliorer les choses. Toutefois, lorsque les mauvaises odeurs buccales persistent, mieux vaut en parler à son médecin, car elles sont parfois le signe de désordres digestifs, de caries, d'infection des gencives, de sinusite chronique...

IL VAUT MIEUX LE SAVOIR

### OUI AU NETTOYAGE INTERDENTAIRE

LE FIL DENTAIRE AMÉLIORE LE BROSSAGE DES DENTS EN RETIRANT LA PLAQUE ET LES DÉBRIS ALIMENTAIRES QUI RESTENT DANS LA RÉGION INTERPROXIMALE (ZONE ENTRE DEUX DENTS) ET IL RALENTIT L'ACCUMULATION DU TARTRE. MAIS SELON LA LARGEUR DES ESPACES INTERDENTAIRES DE CHACUN, LA MEILLEURE SOLUTION RESTE LA BROSSETTE, DISPONIBLE EN DIFFÉRENTES TAILLES, POUR ASSAINIR LA FACE ARRIÈRE DES DENTS, AINSI QUE LA SURFACE ENTRE LES DENTS, VÉRITABLE NID À BACTÉRIES. UTILISÉE TOUS LES JOURS, ELLE PRÉVIENT L'INFLAMMATION DES GENCIVES, LA FORMATION DES CARIES ET ASSURE UNE BOUCHE SAINE ET FRAÎCHE. LE BON RYTHME ? 2 FOIS PAR JOUR EN COMPLÉMENT DU BROSSAGE.

# SOUPE FROIDE DE POIVRONS ET POIS CHICHES GRILLÉS

POUR 4 PERSONNES - PRÉPARATION : 20 MIN - CUISSON : 40 MIN - REPOS : 30 MIN - RÉFRIGÉRATION : 1 À 4 H

6 poivrons rouges • 150 g de pois chiches cuits (ou en conserve, égouttés et rincés) • 1 c. à s. d'huile d'olive • 12 fines tranches de coppa • Quelques pincées de piment d'Espelette • Huile d'olive pimentée pour le service (facultatif) • Sel

Préchauffez le four en position gril à 210 °C (th. 7).

Rincez et essuyez les poivrons, puis faites-les noircir sous le gril sur toutes leurs faces (20 min environ). Déposez-les dans une boîte à fermeture hermétique pendant 30 minutes. Pelez-les, retirez les pédoncules et les graines.

Mixez la chair de poivron jusqu'à obtenir une consistance homogène, au besoin ajoutez un peu d'eau. Placez au réfrigérateur.

Baissez le four à 180 °C (th. 6). Dans un saladier, mélangez les pois chiches avec l'huile d'olive, du sel et quelques pincées de piment d'Espelette. Étalez les pois chiches dans un plat à four et enfournez-les pour 20 minutes en remuant de temps en temps. Étalez de même les tranches de coppa sur une plaque et enfournez-les le temps de les faire sécher et devenir craquantes (10 minutes environ).

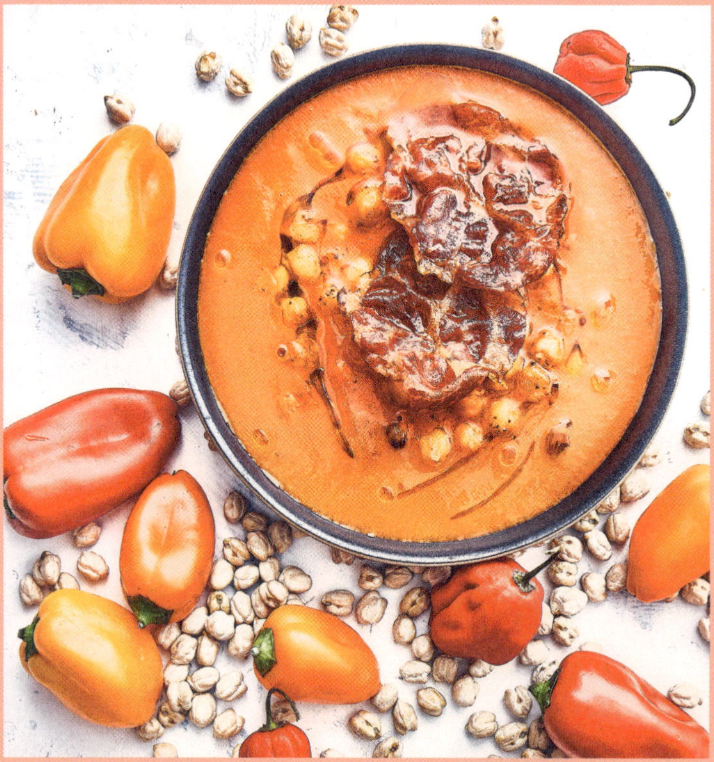

Versez la soupe dans des assiettes creuses, répartissez les pois chiches grillés et la coppa, et arrosez de 1 filet d'huile d'olive pimentée.

**Le + santé :** Bien hydratante pour une peau pulpée, très riche en antioxydants pour protéger l'épiderme du vieillissement ainsi qu'en pigments pour l'aider à prendre le soleil sans brûler ni flétrir et en fibres, pour un bon transit, cette soupe est un véritable allié beauté et jeunesse !

# MUFFINS LIGHTS À LA FRAMBOISE

POUR 6 MUFFINS - PRÉPARATION : 10 MIN - CUISSON : 20 MIN - REPOS : 30 MIN

100 g de farine de blé • 80 g de framboises • 10 cl de lait d'amande • 50 g de sirop d'agave • 50 g de compote de pommes sans sucre ajouté • 2 œufs • 2 c. à s. de poudre d'amandes • 1 c. à c. de levure chimique • 1 pincée de sel

Préchauffez le four à 180 °C (th. 6).

Séparez les blancs des jaunes. Dans un saladier, battez les jaunes d'œufs, puis ajoutez la compote, la farine, la levure, la poudre d'amandes, le sirop d'agave et le lait. Mélangez bien.

Battez les blancs en neige avec le sel, puis incorporez-les délicatement au mélange précédent.

Versez dans des moules à muffins sans les remplir entièrement, puis ajoutez les framboises. Enfournez pour 20 minutes.

Laissez tiédir au moins 30 minutes avant de démouler.

**Le + santé :** Le sirop d'agave (à index glycémique bas) remplace le sucre, la poudre d'amandes et la compote de pommes donnent du moelleux sans aucun ajout de matière grasse. Résultat, on craque pour ces douceurs en mode zéro culpabilité !

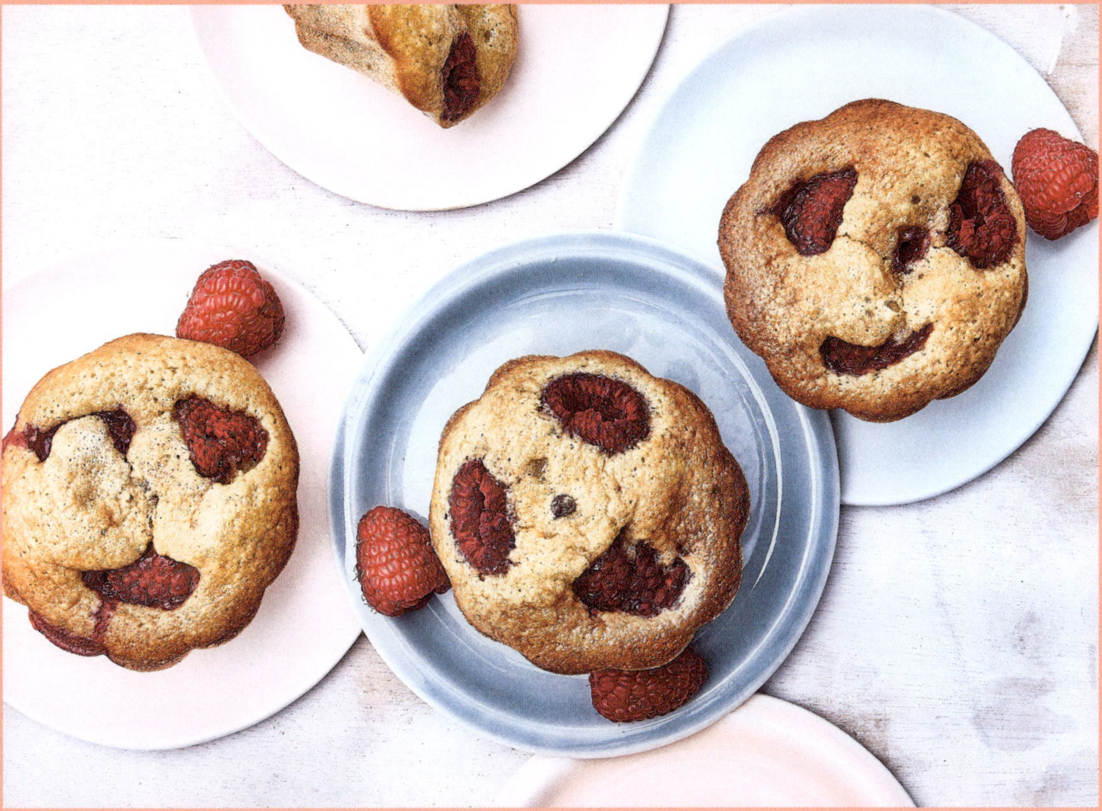

# COMPOTE « BONNE MINE »

## POUR 4 PERSONNES - PRÉPARATION : 10 MIN - CUISSON : 10 MIN

3 grosses pommes (reinette, canada grise ou Antarès) • 1 mangue • 1 bâton de cannelle • Le jus de 1 orange

Épluchez et épépinez les pommes, puis coupez-les en dés d'environ 1 cm. Déposez-les dans une casserole.

Épluchez la mangue et coupez-la en lamelles en tournant autour du noyau. Ajoutez-les aux morceaux de pomme avec la cannelle. Ajoutez quelques cuillerées d'eau et mélangez. Couvrez et laissez cuire 10 minutes à feu doux. Ajoutez le jus d'orange en fin de cuisson.

Laissez tiédir hors du feu, ôtez le bâton de cannelle puis mixez la compote dans un blender. Réservez-la au frais jusqu'au moment de servir.

**Le + santé :** Quoi de mieux que la compote de pommes pour une digestion heureuse, un transit facilité et donc un superbe teint frais ? En la boostant de bêtacarotène, un pigment (et une vitamine) que la mangue contient en grande quantité, on s'assure une peau éclatante comme celle d'un bébé.

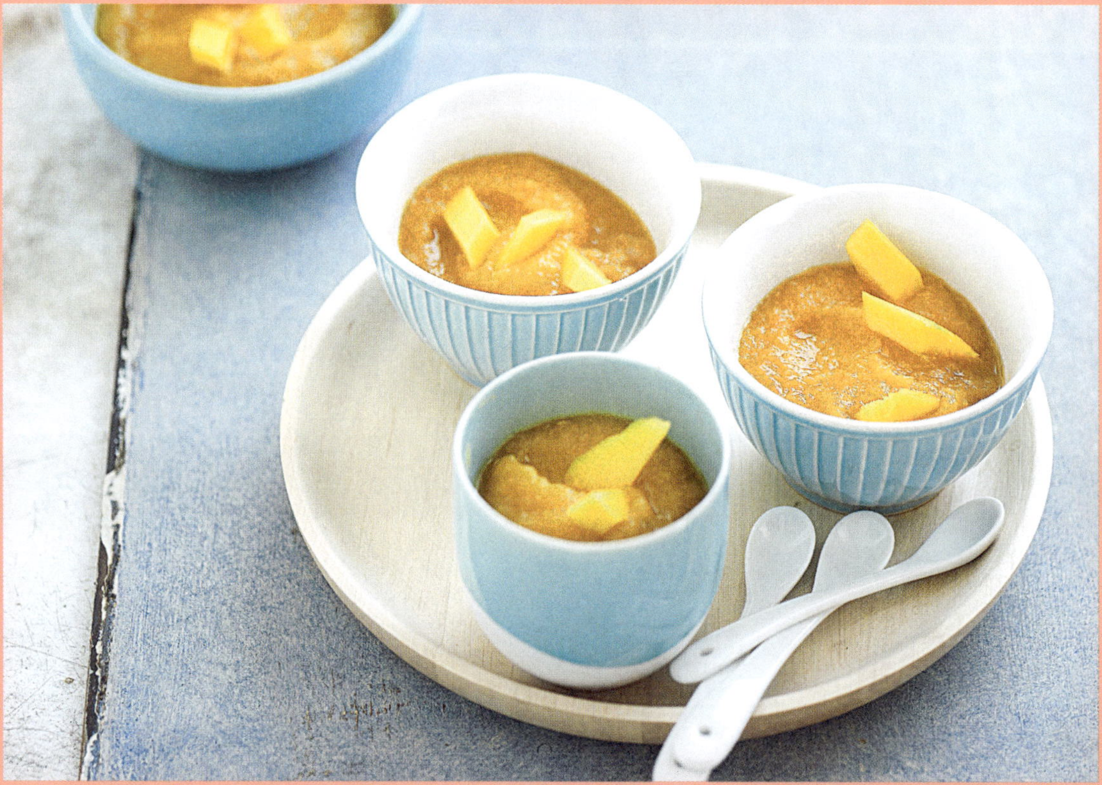

# SANDWICH FRAIS ET LÉGER

POUR 1 PERSONNE - PRÉPARATION : 10 MIN - CUISSON : 2 MIN

2 grandes tranches de pain de mie complet • 1 petit morceau de concombre • 4 olives noires dénoyautées • 2 feuilles de basilic • 40 g de Carré Frais® à 0 % de MG • 2 tranches de jambon de dinde • Poivre

Faites griller les tranches de pain de mie. Pelez le concombre, rincez-le, puis émincez-le en fines tranches. Hachez les olives et le basilic lavé.

Tartinez une tranche de pain avec le fromage frais sur un côté.

Répartissez les olives, le basilic haché et les tranches de concombre. Poivrez.

Garnissez la tranche de pain restante avec le jambon de dinde, couvrez avec l'autre tranche.

Coupez le sandwich en diagonale pour servir.

**Le + santé :** Des fibres, des protéines, des vitamines, du calcium, de l'eau (grâce au concombre), et même de bonnes bactéries (merci aux olives) : un sandwich « tout-terrain » qui promet une digestion plus facile et légère qu'un plat industriel ou un « baguette-rosette ».

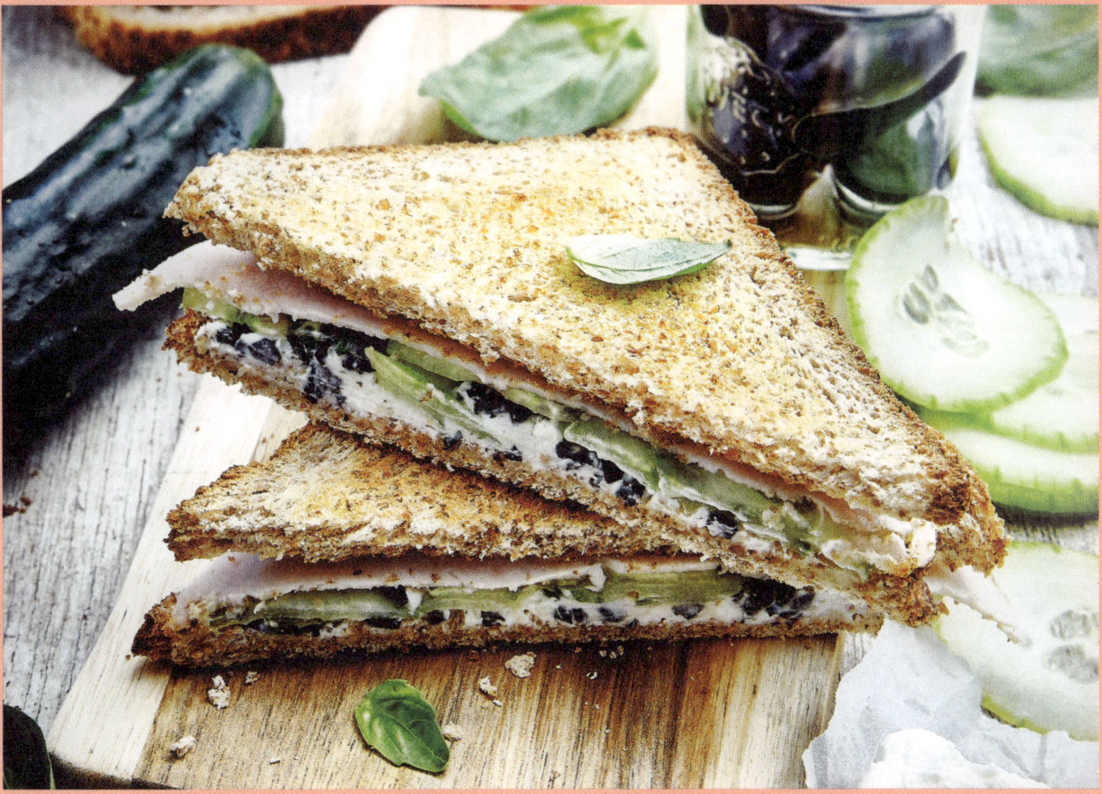

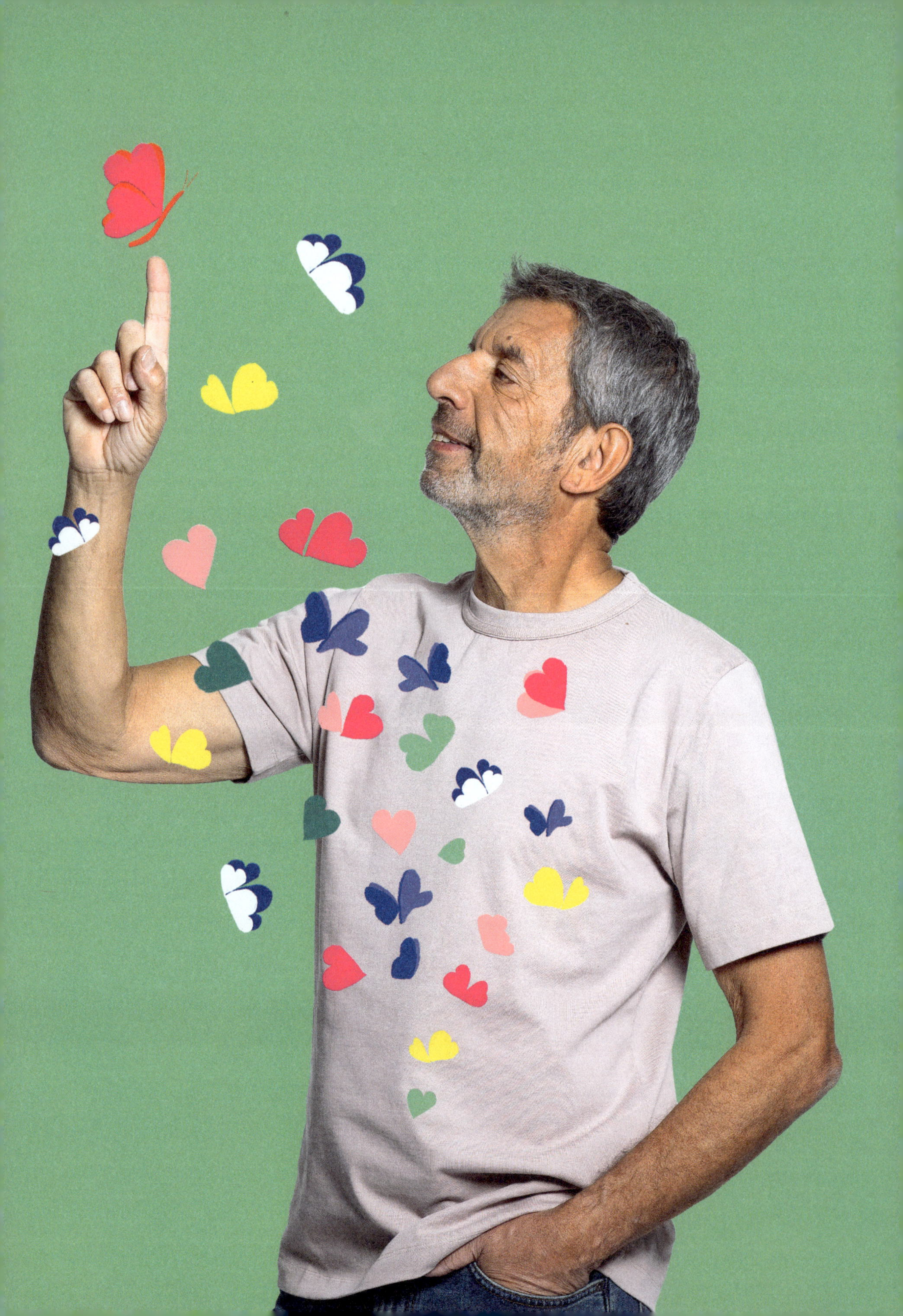

Juin

# JE FAIS LA PAIX AVEC MON VENTRE

## (ET JE DIS STOP AUX DÉSAGRÉMENTS !)

# JUIN

**Il gronde, gonfle, durcit, fait mal… notre ventre s'exprime, parfois violemment ! Pour autant, pas facile de causer intestin et de ce qui se passe derrière la porte des toilettes ! On aimerait bien que tout ne soit que paillettes et pétales de roses. Et lorsque nos intestins nous jouent de drôles de tours, nous avons tendance à penser que ces désagréments sont une fatalité. Mais il est toujours possible d'atténuer les symptômes, voire de les faire disparaître, en revoyant certaines de nos habitudes alimentaires ou notre hygiène de vie. Et si on faisait enfin la paix ?**

DIVA FRAGILE, SOUVENT HYPERSENSIBLE ET REBELLE À SES HEURES, IL SAIT COMMENT NE PAS SE FAIRE OUBLIER S'IL N'EST PAS ASSEZ CHOUCHOUTÉ. UN PETIT POINT S'IMPOSE POUR RÉUSSIR À BIEN S'ENTENDRE…

## MES FRAGILITÉS

**Une alimentation inadaptée.** Abus de crudités irritantes ou d'aliments qui fermentent, ou au contraire manque de fibres, excès de gras ou de sucre : quand les intestins peinent, ils le font payer.

**Une négligence quotidienne.** Stress, repas trop rapides, peu d'activité physique… être ami avec son ventre, ça demande de l'attention !

**Une période délicate.** Convalescence, maladie, sport intense, ou phase de vie difficile (enfants en bas âge, ménopause, retraite)… votre fatigue physique perturbe votre système digestif.

## MES OBJECTIFS

- ☐ Améliorer mon microbiote pour retrouver du confort digestif.
- ☐ Retrouver un transit normal, sans douleurs ni « bouchons ».
- ☐ Ne plus me sentir ballonné dès que je mange.
- ☐ Déterminer ce qui lui fait du bien (ou pas), et adapter mon assiette et mon hygiène de vie.

# LE « VENTRE » C'EST QUOI EXACTEMENT ?

**De jour comme de nuit, il s'en passe des choses dans cette zone clé qui dissimule tout notre appareil digestif ! Si notre intestin est le siège de la digestion, on sait qu'il joue aussi un rôle central dans une foule d'autres fonctions (métaboliques, immunitaires, neurologiques...). Il est tout sauf un long tuyau vide !**

1 À la sortie de l'estomac, les aliments en cours de digestion arrivent dans l'intestin grêle composé de trois parties : le duodénum, puis le jéjunum et enfin l'iléon. Il mesurerait environ 6 mètres si on le dépliait ! Étroit et torsadé, tassé dans notre abdomen, il possède une surface interne colossale, grâce à la présence de millions de cellules pourvues de villosités. C'est ici que se passe la majeure partie de la digestion et de l'absorption des nutriments. Il est enveloppé de muscles, qui permettent l'avancée des aliments tout au long du parcours.

2 Ces derniers arrivent ensuite dans le côlon, relié à l'intestin grêle par une valvule, dite « iléo-cæcale ». Celui-ci se compose lui aussi de plusieurs parties : le cæcum, ou côlon ascendant (qui monte du côté droit de l'abdomen), le côlon transverse (qui traverse l'abdomen vers la gauche), le côlon descendant (qui descend du côté gauche), et enfin le côlon sigmoïde, le tout sur une longueur de 1,25 mètre environ. Le côlon a pour fonction d'absorber l'eau présente dans les aliments en cours de digestion, de façon à former des selles.

3 Ces dernières arrivent enfin dans le rectum, et hop, tout le monde dehors !

LE CONSEIL DU JOUR

### Caca, mode d'emploi

*On ne le dit pas assez, mais la position assise sur nos toilettes modernes n'est anatomiquement pas favorable à l'expulsion, et favorise les hémorroïdes (dus à un excès de pression sur l'intestin). L'idéal ? Accroupi, tant pis pour le trône ! Mais, comme on ne dispose que rarement de toilettes à la turque ou de buissons, la solution est de poser les pieds sur un petit tabouret, et de pencher le buste vers l'avant.*

LE COACHING DE **Dr. Good !**

### Massage qui soulage

Ventre tendu et douloureux ? Posez les mains sur l'abdomen à plat de chaque côté du nombril, majeurs presque joints. En expirant, ramenez les paumes l'une vers l'autre en appuyant doucement sur le ventre. Ou encore, massez le plexus solaire quelques minutes, avec un mouvement de rotation et en appuyant un peu, et terminez en appuyant plus fortement.

**12 à 72 heures**

C'est le temps nécessaire (selon les personnes) pour qu'un repas traverse le tube digestif.

# ON MANGE QUOI AUJOURD'HUI ?

**Petit déjeuner**

Thé ou café, muesli avec flocons d'avoine, raisins secs, noisettes, nectarine en morceaux et lait de soja.

**Déjeuner**

Carottes râpées avec coriandre ciselée, filet mignon grillé, frites de patates douces au four, salade verte, yaourt au lait de brebis et fraises.

**Dîner**

Poivrons rouges rôtis à la féta, riz complet ou semi-complet aux champignons persillés, melon.

**La recette du jour : poivrons rouges rôtis à la féta**

Pour 2/3 personnes : Laver 4 poivrons rouges, les couper en quatre et retirer soigneusement les graines. Les disposer dans un plat allant au four, arroser d'huile d'olive, poivrer, parsemer de thym, romarin et marjolaine (ou d'herbes de Provence). Enfourner le plat 30 minutes à 210 °C en retournant les poivrons à mi-cuisson. Sortir le plat, retirer soigneusement la peau des poivrons, les parsemer de 100 g de féta émiettée et remettre le plat au four 10 minutes en baissant la température à 180 °C. Servir chaud, tiède ou froid.

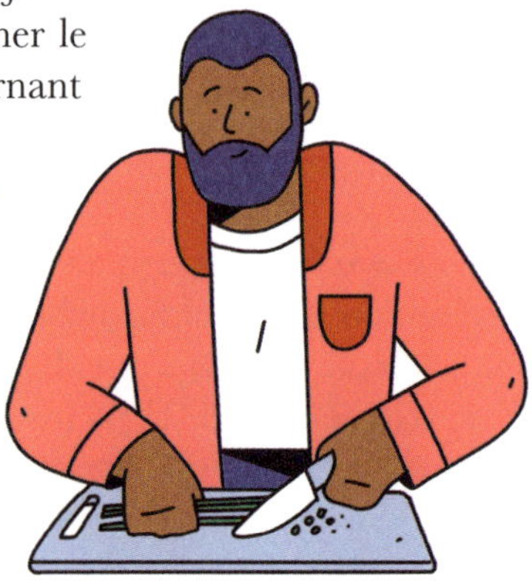

STOP AUX IDÉES REÇUES

**LE GRIGNOTAGE FAVORISE UNE BONNE DIGESTION**

**Faux ! Si on a le droit de faire une collation (l'après-midi par exemple), grignoter sans cesse est néfaste, car cela oblige à un travail de l'estomac sans « temps de repos » bénéfique pour son intégrité. De plus, passer du temps sans manger augmente la diversité bactérienne et multiplie certaines bonnes bactéries de la flore, ce qui contribue logiquement à une meilleure digestion.**

LE CONSEIL DU JOUR

**Complet, ou semi-complet ?**

*Si vous trouvez que les produits complets ne vous réussissent pas, ne vous acharnez pas et passez aux versions semi-complètes, qui restent intéressantes côté fibres et seront plus faciles à digérer. Si les légumes secs ne vous posent pas de problèmes sur le plan digestif, vous pouvez aussi penser aux pâtes fabriquées à 100 % avec des farines de lentilles ou de pois chiches, par exemple : elles sont encore plus riches en protéines et en fibres, et sont originales.*

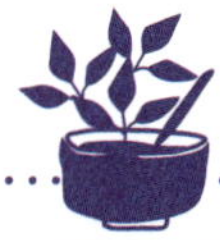

**Le coup de pouce naturel**

## Cocktail antidiarrhée

Cap sur l'aroma ! Déposer 1 goutte d'essence de citron jaune + 1 goutte d'huile essentielle de laurier noble dans ½ c. à c. de miel ou d'huile, à prendre 3 fois/jour pendant 2 ou 3 jours.

# C'EST QUOI, LE MICROBIOTE ?

**Anciennement nommé « flore intestinale », le microbiote représente la population microbienne qui peuple notre appareil digestif : on y compte pas moins de 100 000 milliards de micro-organismes, composés de bactéries, virus, parasites et champignons. Précisons que contrairement à ce que leurs noms laissent penser, ils sont non pathogènes, c'est-à-dire qu'ils ne causent pas de maladies.**

- Le microbiote se situe principalement dans l'intestin grêle (avec 10 000 à 10 millions de bactéries par millilitre) et dans le côlon (avec 10 milliards à 10 000 milliards de bactéries par millilitre).
- Ces micro-organismes assurent la fermentation des résidus alimentaires non digestibles comme les fibres, facilitent l'assimilation de certains nutriments (acides gras, calcium, magnésium…), se chargent de dégrader l'amidon, la cellulose, les polysaccharides, etc., synthétisent certaines vitamines (K, B9 et B12), détoxifient des composés potentiellement dangereux.
- Le microbiote est également impliqué dans les défenses immunitaires, l'équilibre nerveux, la gestion du poids… Très étudié par les chercheurs, il n'en finit pas de révéler ses secrets, mais aussi son importance cruciale pour notre santé.

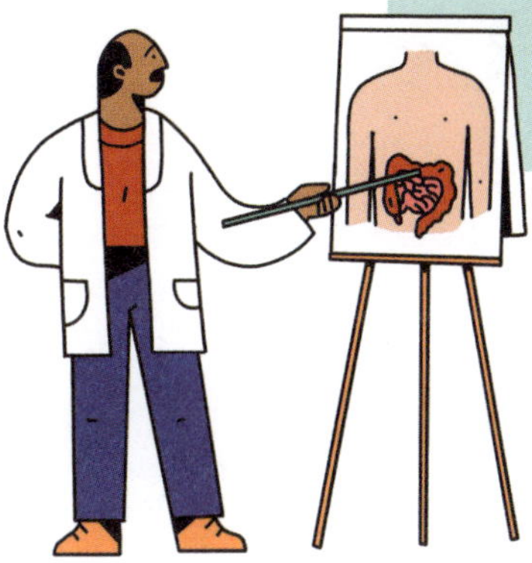

LE CONSEIL DU JOUR

**Stop aux burgers !**

*Le fast-food perturberait le microbiote ! Des chercheurs ont soumis des groupes de souris à des alimentations différentes. Les unes bénéficiaient de repas très gras, les autres très sucrés, et les dernières de repas équilibrés. Bilan : quinze jours plus tard seulement, leurs microbiotes avaient évolué. Chez les souris mangeant très gras et très sucré, la proportion de bonnes bactéries avait diminué au profit des mauvaises, et rapidement, elles ont en prime réduit leurs capacités aux tests de mémorisation !*

## On regarde ça de près

### Un microbiote surpeuplé !

100 000 milliards de bactéries peuplent notre microbiote, soit dix fois plus que toutes les cellules du corps. Le microbiote intestinal est dominé par deux phyla (groupes) bactériens, les firmicutes et les bacteroidetes, qui constituent près de 90 % de la population totale.

**2 kilos**

C'est le poids des micro-organismes qui composent le microbiote !

# ON MANGE QUOI AUJOURD'HUI ?

| Petit déjeuner | Déjeuner | Dîner |
|---|---|---|
| Kombucha, pain au levain légèrement beurré, yaourt nature, framboises. | Salade avocat-tomate-maïs, dos de cabillaud en papillote au citron, courgettes grillées, compote pommes-myrtilles. | Curry de lentilles corail au lait de coco, riz basmati à la cannelle, safran et noix de cajou, carpaccio d'ananas à la menthe. |

**La recette du jour : kombucha maison**

Porter à ébullition 1 litre d'eau et 70 g de sucre roux de canne. Ôter du feu, y faire infuser 2 c. à c. de thé noir 10 à 15 minutes. Filtrer, laisser refroidir. Verser dans un bocal en verre, ajouter 1 mère de kombucha (en boutique bio), côté lisse vers le haut. Fermer le bocal avec un linge propre et un élastique. Laisser reposer une dizaine de jours à l'abri de la lumière : le kombucha est prêt quand une nouvelle mère s'est formée. La retirer (et la garder pour une nouvelle tournée), filtrer la boisson et conserver au réfrigérateur.

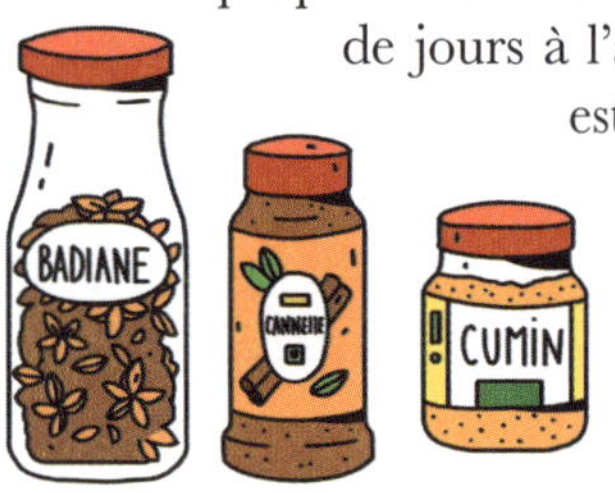


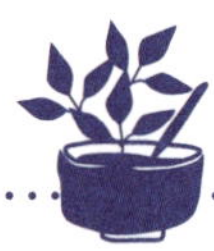

**Le coup de pouce naturel**

## Tisane anti « boyaux tordus »

En cas de diarrhées ou de spasmes, on mélange des plantes antispasmodiques (mélisse, verveine, basilic), antimicrobiennes (origan, sauge, myrtilles) et astringentes (écorce de chêne, racine de ratanhia, aigremoine). Ces dernières se préparent en décoction : on les laisse bouillir entre 3 et 10 minutes au lieu de les laisser infuser, puis on ajoute les autres, de son choix, qui doivent infuser une dizaine de minutes. À boire deux fois par jour.

LE CONSEIL DU JOUR

## Vive les produits fermentés

*Choucroute crue, légumes lacto-fermentés, fromages frais, yaourts, kombucha, produits à base de soja fermenté : ces aliments fermentés apportent de bonnes bactéries qui renforcent le microbiote. Pas besoin d'en manger en quantité, mais un peu chaque jour. L'idéal : ne pas les cuire ou les chauffer, pour conserver leurs bienfaits.*

LE COACHING DE **Dr. Good !**

## Huiler pour apaiser

Un ventre tendu et ballonné peut être apaisé avec un massage aux huiles essentielles (contre-indiquées chez la femme enceinte et l'enfant) : dans un flacon, mélanger 15 ml d'huile végétale, 10 gouttes d'huile essentielle de cardamome, 10 gouttes de basilic exotique et 10 gouttes de petit grain bigarade. Chauffer quelques gouttes du mélange entre vos mains et masser le ventre dans le sens des aiguilles d'une montre.

# UN MICROBIOTE CHANGEANT

Tout comme nos empreintes digitales, notre microbiote intestinal est unique. Il se constitue dès la naissance, au contact de la flore vaginale de la mère pour les accouchements par voie basse, ou au contact des micro-organismes de l'environnement en cas de césarienne. La colonisation bactérienne s'effectue ensuite progressivement pendant les premières années de la vie, en fonction de la génétique, de l'alimentation, de l'environnement, du degré d'hygiène, des médicaments éventuels… Le microbiote reste ensuite assez stable pendant l'âge adulte. Mais il peut être modifié sous l'influence de certains facteurs :

- prise de médicaments ;
- stress ;
- alimentation trop riche en graisses, en sucres, en produits industriels, et pauvre en fibres ;
- tabagisme, prise d'alcool ;
- entraînement sportif intensif ;
- avancée en âge ;
- atteinte par des germes pathogènes (salmonelles, *Candida albicans*…).

**LE CONSEIL DU JOUR**

### Réduire le sucre

*En abondance, le sucre favorise le développement du* Candida albicans*. Cette levure naturellement présente dans l'intestin est utile quand elle s'y trouve en petite quantité : elle sert à recycler une partie des déchets. Mais un développement trop important entraîne des troubles digestifs (ballonnements, troubles du transit), une fatigue chronique, des pulsions sucrées (et souvent une prise de poids), des allergies, états de déprime, infections génitales, migraines, irritabilité…*

**LE SAVIEZ-VOUS ?**

**TANT DE MICROBIOTES…**

DANS L'ORGANISME, IL EXISTE DIFFÉRENTS MICROBIOTES : CELUI DE LA PEAU, DE LA BOUCHE, DU NEZ ET DU PHARYNX, DES POUMONS, DU VAGIN… LE MICROBIOTE INTESTINAL EST LE PLUS IMPORTANT D'ENTRE EUX.

**Le coup de pouce naturel**

### Tisane antiprouts

En cas de ballonnements qui donnent l'impression de prendre deux tailles de pantalon, on mise sur les plantes qui luttent contre la fermentation et facilitent l'expulsion des gaz : graines de fenouil, de carvi, d'anis vert, d'aneth, d'angélique, de cumin…

En cas de gaz vraiment malodorants, on choisit plutôt ou on ajoute des plantes antiseptiques : sarriette fleurie, origan, serpolet, thym, sauge.

Dans les deux cas, on fait infuser pendant 10 minutes 1 c. à c. de plante (une seule ou un mélange, ½ c. à c. pour le carvi ou l'aneth) dans 20 cl d'eau frémissante. À boire dans la journée en cas de douleurs, mais aussi 15 à 20 minutes avant les repas.

LE CONSEIL DU JOUR

### Une envie ? Je fonce aux toilettes !

*Idéalement, on ne se retient pas pour d'obscures raisons : « Amour est dans la pièce à côté, c'est pas possible », « Je ne suis pas chez moi, j'aime pas ». Si on se retient, les selles vont se déshydrater, devenir plus dures, et des risques de constipation vont apparaître. Du coup, il va falloir forcer et vive les hémorroïdes ou les soucis de périnée ! En outre, on va entretenir une fermentation dans l'intestin au lieu de le vider. L'envie est passée ? On peut essayer de la réveiller en buvant un thé ou un café, aux effets doucement laxatifs, ou une infusion.*

# ON MANGE QUOI AUJOURD'HUI ?

**Petit déjeuner**

Thé ou café, bol de flocons d'avoine, amandes, raisins secs, 1 c. à c. de coco râpée et dés de mangue avec du lait d'amande.

**Déjeuner**

Salade de concombre avec crème végétale et feuilles de menthe, brochette de poulet grillé au sésame, quinoa au safran, compote rhubarbe-fraises.

**Dîner**

Clafoutis aux aubergines grillées et tomates cerises, salade verte aux noix, yaourt et coulis de fruits rouges.

**La recette du jour : clafoutis aux aubergines grillées et tomates cerises**

Pour 4 personnes : Laver 300 g de tomates cerises. Laver une grosse aubergine, garder la peau et la couper en cubes. Mettre les cubes au four (à 200 °C) arrosés d'un filet d'huile d'olive et laisser cuire 25 minutes en retournant régulièrement. Dans un saladier, battre 3 œufs avec 125 g de farine semi-complète et 4 c. à s. de parmesan râpé, puis délayer avec 35 cl de lait de vache ou de boisson végétale au soja, poivrer. Huiler légèrement un moule, déposer les tomates cerises et les cubes d'aubergines. Ajouter la pâte, parsemer de basilic ciselé et de 2 c. à s. de pignons de pin. Cuire 40 minutes à 180 °C, puis monter à 200 °C pendant les 10 dernières minutes.

LE COACHING DE **Dr. Good !**

## Torsion protransit

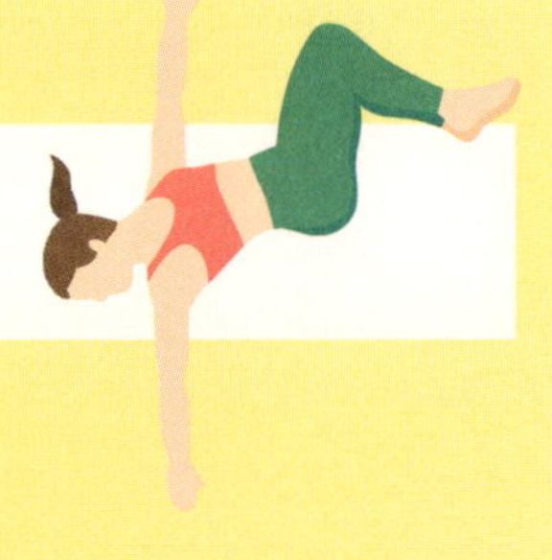

Certaines postures de yoga, comme cette torsion au sol, peuvent favoriser la digestion et le transit : allongé sur le dos, pliez les genoux puis ramenez-les vers la poitrine. Étendez les bras de chaque côté, en croix. Déplacez vos jambes pliées sur le côté gauche en gardant les deux épaules au sol, la tête se tourne du côté droit. Tenez quatre respirations profondes, puis ramenez les jambes sur la poitrine et la tête droite. Recommencez du côté droit, en déposant les jambes côté droit et en tournant la tête vers la gauche.

# MARRE D'ÊTRE CONSTIPÉ!

Ça « bouchonne » ? La constipation concernerait environ 15 % d'entre nous. Les femmes sont plus touchées que les hommes, car, spécificité liée aux hormones, elles ont un transit naturellement plus lent. Mais quand parle-t-on de constipation ? Globalement, à partir de moins de trois selles par semaine. On en distingue deux types : la constipation de progression, à cause d'un transit ralenti, et la constipation terminale, qui se caractérise par des difficultés d'évacuation. Les causes :

- Une alimentation inadéquate, apportant trop peu de fibres, s'impose comme la raison principale.
- Des médicaments, comme certains antidouleurs, antidépresseurs, suppléments en fer, etc., peuvent constiper.
- Le syndrome de l'intestin irritable peut également en être une cause. Dans ce cas, on note des ballonnements, des douleurs abdominales et des gaz.
- En cas de constipation d'évacuation, la cause peut être psychologique, après une agression, par exemple, ou liée à une anomalie du périnée.
- Enfin, il y a les causes organiques, plus rares, heureusement, comme une hypothyroïdie, un cancer colorectal ou une atteinte neurologique.

LE CONSEIL DU JOUR

## Cap sur les fibres !

*Dans 50 % des cas, manger mieux suffit à retrouver un transit normal. Pensez à consommer assez de fibres (25 à 30 g/j). Comme elles gonflent au contact de l'eau, elles augmentent le volume des selles et maintiennent leur humidité, ce qui favorise l'évacuation. Buvez suffisamment (1,5 litre), évitez les aliments qui constipent (coings, riz blanc, bananes peu mûres, pommes de terre…) et utilisez des compléments naturels : lin, psyllium, spiruline…*

LE SAVIEZ-VOUS ?

## TABAC ET TRANSIT

AVEZ-VOUS ARRÊTÉ DE FUMER RÉCEMMENT ? LA NICOTINE A UNE ACTION LAXATIVE, ET LE SEVRAGE PEUT ENTRAÎNER UNE CONSTIPATION, FORT HEUREUSEMENT TRANSITOIRE. NE RECOMMENCEZ SURTOUT PAS À FUMER POUR AUTANT, VOUS AVEZ TOUT À GAGNER À ARRÊTER ET LES CHOSES VONT RENTRER DANS L'ORDRE…

LE COACHING DE **Dr. Good !**

## Rendez-vous aux toilettes

Nos boyaux ont leurs habitudes et horaires de prédilection, et n'apprécient pas d'y déroger. En ayurveda (médecine indienne), déféquer doit d'ailleurs être un rituel du matin, quelques minutes après le lever. Changement de timing, de lieu, voyage, un rien contrarie les nerfs de nos intestins, qui se démotivent et bloquent la vidange. L'idéal ? Trouver son lieu d'aisance et son créneau horaire parfaits, et s'y tenir : oui à la routine !

# 8 JUIN

# ON MANGE QUOI AUJOURD'HUI ?

**Petit déjeuner**

Thé ou café, pain au levain, une portion de fromage à pâte dure, 2 abricots.

**Déjeuner**

Rubans de courgettes au chèvre et graines, sardines grillées au thym, pommes de terre vapeur, salade verte, poire pochée au thé et au miel.

**Dîner**

Salade de lentilles avec tomates et citron confit, 2 œufs à la coque, pastèque.

**La recette du jour : rubans de courgettes au chèvre et graines**

Pour 4 personnes : Laver 4 petites courgettes, et les tailler en fines lanières avec une mandoline ou un économe. Les badigeonner de 2 c. à s. d'huile d'olive et les cuire sur le gril ou 5 à 10 minutes sous le gril du four, à 210 °C. Émietter 100 g de chèvre frais et faire rôtir 3 c. à s. de graines de courge dans une poêle antiadhésive. Disposer les lanières de courgette refroidies dans une assiette, parsemer avec le chèvre, une dizaine de feuilles de menthe ciselées, les graines de courge rôties et quelques pincées de paprika. Arroser de 2 c. à s. d'huile d'olive et du jus d'un citron.

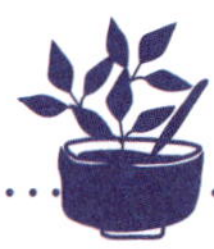

**Le coup de pouce naturel**

## Psyllium, un accélérateur doux

Très riche en fibres solubles, l'enveloppe des grains de psyllium (en boutique bio) a la propriété d'absorber les liquides en quantité. Il est ainsi préconisé en cas de constipation, accompagné d'un grand verre d'eau, car, en gonflant, les fibres vont former un gel volumineux et stimuler l'avancée des selles dans le côlon. Sans goût, on peut en mélanger le matin 1 c. à c. (sans dépasser la dose) dans un yaourt ou un verre d'eau, à manger ou boire aussitôt.

**LE CONSEIL DU JOUR**

### Mollo sur les crudités

*Vous mangez beaucoup de crudités ? Prenez l'habitude de les remplacer autant que possible par des légumes cuits, servis froids et assaisonnés avec une vinaigrette maison. Des carottes cuites à la place de carottes râpées : elles seront beaucoup plus douces pour l'intestin.*

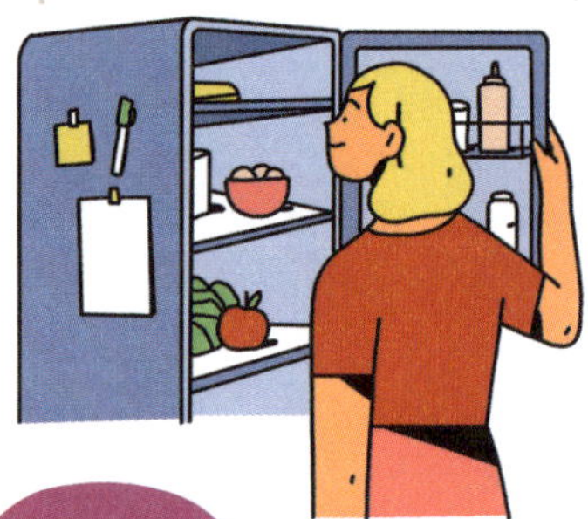

**DITES-MOI DR.GOOD ?**

### Quelles farines pour réduire le gluten ?

Il existe un large choix : farine de maïs ou de riz, mais aussi de millet, de quinoa, de sarrasin (parfaite pour les crêpes), de châtaigne (pour les gâteaux au chocolat ou aux noisettes), de coco (pour ceux aux fruits...). N'hésitez pas à faire des mélanges !

LE CONSEIL DU JOUR

### Quand s'inquiéter ?

*Une diarrhée chronique doit absolument pousser à consulter rapidement. Il faut alors chercher si la prise d'un médicament n'en est pas responsable, s'il n'y a pas une infection parasitaire, voire une pathologie : maladie cœliaque, MICI (maladie inflammatoire chronique de l'intestin), colite microscopique (lésions inflammatoires de la muqueuse du côlon), hyperthyroïdie, voire cancer. Il y a alors d'autres symptômes associés.*

LE SAVIEZ-VOUS ?

**ON NE S'Y TROMPE PAS**

UNE ALTERNANCE D'ÉPISODES DE CONSTIPATION ET DE SELLES LIQUIDES EST EN RÉALITÉ « LA FAUSSE DIARRHÉE » DU CONSTIPÉ : L'INTESTIN RÉAGIT VIOLEMMENT, CAR TROP DE MATIÈRES Y STAGNENT. IL INDUIT ALORS UNE HYPERSÉCRÉTION D'ENZYMES QUI VA PROVOQUER UNE DIARRHÉE DE SELLES LIQUIDES.

# MAIS POURQUOI ON A PARFOIS « LA COURANTE » ?

**Un épisode de diarrhée est toujours le symptôme d'un autre trouble, et non une maladie en soi. Il peut être lié à une bactérie, un virus ou un parasite.**

- Ainsi la gastro-entérite, fréquente l'hiver, est généralement d'origine virale et due au norovirus, mais la tourista du voyageur, causée par un manque d'hygiène, est d'origine bactérienne.
- La diarrhée peut aussi être liée à un syndrome de l'intestin irritable, à la prise ponctuelle de certains médicaments (antibiotiques, anti-inflammatoires), ou à un stress – la fameuse envie foudroyante avant un entretien d'embauche ou un rencard…
- Enfin, la cause peut être à chercher du côté d'une intolérance alimentaire aux FODMAP, dont le lactose des produits laitiers.

Face à un épisode de diarrhée aiguë, il faut éviter les fibres, qui peuvent irriter les intestins. On mise sur des aliments raffinés et digestes : biscottes, riz blanc bien cuit, pâtes blanches, carottes cuites, blanc de poulet, poisson blanc, compotes (pommes-coings, le must), banane. Attention au café et aux boissons glacées (thé, sodas), qui stimulent l'activité motrice de l'intestin.

## On regarde ça de près

### Les diarrhées « de règles »

Juste avant les règles, l'organisme produit des prostaglandines, qui vont contracter les muscles de l'utérus pour éliminer le sang de la muqueuse utérine. Mais elles stimulent aussi les muscles aux alentours, dont ceux du tube digestif. D'où ces diarrhées menstruelles, normales, des premiers jours du cycle, qui heureusement se calment vite.

# 10 JUIN

## ON MANGE QUOI AUJOURD'HUI ?

### Petit déjeuner

Kombucha, ricotta avec des amandes et des noix, un filet de miel, des flocons d'avoine et des baies de goji, pastèque.

### Déjeuner

Radis et houmous à la betterave, lieu au fenouil, yaourt au lait de coco avec myrtilles.

### Dîner

Tartine de pain au levain avec tapenade d'olives, tomates séchées, jambon cru et lamelles de parmesan gratinée au four, salade verte aux fonds d'artichaut, soupe de cerises à la menthe fraîche.

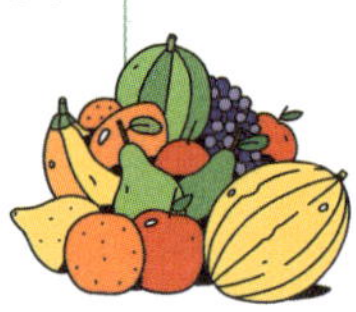

**La recette du jour :** lieu au fenouil

Pour 4 personnes : Éliminer la base de 4 bulbes de fenouil, les couper en fins quartiers. Conserver les pluches vertes. Cuire les quartiers 10 à 15 minutes à la vapeur en même temps que 4 pavés de lieu de 120-150g. Cuire 250g de riz basmati. Verser 20cl de lait de coco dans une sauteuse et ajouter le fenouil précuit, quelques pincées de curcuma, saler et poivrer. Laisser mijoter 10 minutes puis ajouter le poisson. Émincer les pluches vertes et un petit oignon rouge et en saupoudrer le poisson en sauce et le riz.

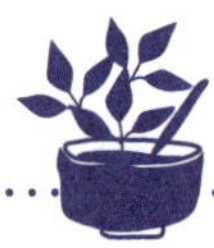

**Le coup de pouce naturel**

### Charbon végétal : une mini-cure pour dégonfler

Il capte les gaz et les évacue dans les selles : 1 c. à s. ou 1 ou 2 gélules, 1 ou 2 fois par jour calme les ballonnements, en cure de quelques jours. En cas de diarrhées, il est aussi intéressant, car il permet de «désinfecter» l'intestin et de normaliser le transit (2 gélules, 2 ou 3 fois par jour). Mais comme il capte les bons nutriments des aliments, et les principes actifs des médicaments, on le prend à distance des repas et des médicaments.

**LE CONSEIL DU JOUR**

### Vive l'eau «au magnésium»!

*Constipation chronique? On fait des mini-cures d'eaux riches en magnésium, car il aide à lutter contre la constipation : il augmente le volume d'eau dans le tube digestif, détend les muscles de la paroi intestinale et accélère le transit. On choisit une eau contenant au moins 50mg de magnésium/litre et on boit 1 litre dans la journée, pas plus pour éviter un effet laxatif trop puissant.*

**STOP AUX IDÉES REÇUES**

### MON VENTRE GARGOUILLE… IL FAUT QUE JE MANGE !

**En réalité, ces doux bruits sont ceux de l'autonettoyage de l'intestin grêle. Ce ménage quotidien (comme un débarrassage de table après le repas), qui survient environ deux heures après le repas, dure une dizaine de minutes, se répète plusieurs fois et est essentiel à sa santé et à un travail digestif de qualité. D'où l'intérêt de ne pas grignoter sans cesse et de laisser s'écouler environ cinq heures entre les repas.**

LE CONSEIL DU JOUR

**On la joue progressif!**

*Vous voulez augmenter la dose de fibres? Allez-y en douceur et augmentez la ration peu à peu, le temps que le microbiote s'adapte pour éviter les ballonnements dus à leur fermentation. Pour bénéficier de leurs atouts sans souci digestif, l'idéal est de les varier et les associer entre elles : riz complet et ratatouille, quinoa et poêlée de légumes verts, lentilles en salade avec concombre et tomates, muesli et compote…*

ÇA, C'EST GOOD !

**LA CANNELLE : FINE ET MALIGNE**

La cannelle est l'aliment le plus riche en fibres, avec 53,1g de fibres pour 100g. Si on en mange rarement une aussi grosse dose, en saupoudrer largement ses compotes, laitages, salades de fruits et certains plats est un petit plus toujours utile! En prime, c'est un désinfectant naturel du tube digestif!

# MIEUX COMPRENDRE «LES FIBRES»

**Les fibres sont des glucides non digestibles indispensables : elles participent à la régulation du transit, favorisent la satiété, augmentent l'élimination du cholestérol, ralentissent l'absorption des glucides – et abaissent donc l'index glycémique du repas –, protègent du cancer colorectal, etc. On en distingue deux types :**

1. **Les fibres insolubles**, qui ne sont pas digérées par l'organisme et favorisent le transit grâce à un effet de lest, mais qui, en excès, sont irritantes pour les intestins sensibles. On les trouve dans les céréales complètes, les légumes secs, certains légumes ligneux (feuilles vertes des poireaux, grosses feuilles des choux…).
2. **Les fibres solubles**, qui forment une sorte de gel dans le tube digestif et ralentissent l'assimilation des graisses et des sucres lors de la digestion : de vraies alliées minceur et anticholestérol! On les trouve principalement dans les fruits et les légumes frais.

Les études montrent que nous en consommons en moyenne 20g par jour, ou moins, alors qu'il nous en faudrait 25 à 30g. En cause, une alimentation pauvre en produits végétaux et ultraraffinée : pain blanc, farine blanche, pâtes blanches… Manger trop peu de fibres provoque souvent de la constipation chronique.

## On regarde ça de près

### Les aliments courants les plus riches en fibres

De nombreux aliments riches en fibres sont facilement utilisables au quotidien, en voici quelques-uns (avec leur apport en fibres pour une portion de 100g) : son de blé (42g), graines de chia (34,4g), cacao non sucré en poudre (29,5g), graines de lin brun (26,9g), pois cassés, lentilles, pois chiches (13 à 15g), amandes entières (12,5g), olives noires (11,6g), épeautre (10,7g), flocons d'avoine (10,2g), pruneaux (5g), riz complet (5g).

# ON MANGE QUOI AUJOURD'HUI ?

### Petit déjeuner

Boisson chaude, smoothie banane-fraise, 1 morceau de fromage à pâte dure, 10 noix.

### Déjeuner

Radis à la croque au sel, quiche aux courgettes, salade melon-pastèque.

### Dîner

Velouté de carottes au cumin, moules à la provençale (tomate, céleri, oignon, ail, persil), faisselle de campagne, compote douce pêche-abricot.

**La recette du jour :** compote douce pêche-abricot

Pour 4 personnes : Laver, dénoyauter et couper en quartiers 4 belles pêches et 8 abricots. Dans une casserole, verser le jus d'une orange et les fruits avec ½ gousse de vanille fendue en deux, ½ c. à c. de cannelle, le zeste d'une orange (bio) et mettre sur feu doux. Laisser compoter 15 minutes. Couper le feu et ajouter 2 c. à s. de miel. Servir tiède, parsemé de pistaches et de noisettes concassées.

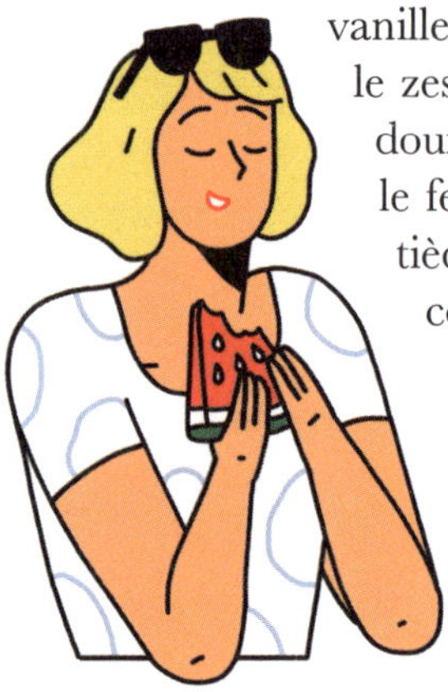

LE CONSEIL DU JOUR

### Respiration antigonflette

*Vous ballonnez à chaque contrariété ? Le bon réflexe : un exercice de respiration abdominale, qui va aussi masser les organes internes. Matin et soir, avant le lever et au coucher, allongé sur le dos, on inspire lentement en gonflant le ventre, puis à l'expiration, les poumons se vident et le ventre se creuse. On répète une dizaine de fois. Ensuite, on recommence l'exercice, cette fois en bloquant la respiration à la fin de l'expiration, en rentrant le ventre et en aspirant le nombril contre la colonne, pendant quelques secondes. On recommence trois ou quatre fois. Et on dégonfle en douceur !*

## On regarde ça de près

### Demain, des greffes fécales ?

Oui ! Les transplantations de « microbiote fécal », c'est-à-dire de bonnes bactéries récupérées dans les selles, ont été expérimentées pour traiter certaines maladies infectieuses à bactéries résistantes, la maladie de Crohn ou la rectocolite infectieuse. L'objectif est de faire un *reset* d'un microbiote pauvre ou perturbé. Les résultats ouvrent la voie à des recherches et traitements d'avenir. Il existe un groupe de recherche français dédié : gftf.fr.

**150 g**

C'est le poids moyen des selles par jour. Cela peut être plus si l'alimentation est riche en fibres.

# C'EST QUOI,
## L'INTOLÉRANCE AU GLUTEN ?

**Le gluten est un ensemble de protéines présentes dans certaines céréales : le blé (ainsi que l'épeautre et le kamut), le seigle, l'avoine et l'orge. L'intolérance au gluten, ou maladie cœliaque (qui touche 1 % des personnes), est une maladie auto-immune, c'est-à-dire due à un dysfonctionnement du système immunitaire qui s'attaque à ses propres cellules.**

Chez les personnes touchées, le gluten déclenche une réaction inflammatoire, avec production d'anticorps et de cytokines, qui vont détruire les microvillosités de la paroi intestinale, ce qui entraîne une malabsorption des nutriments donc des carences nutritionnelles, notamment en fer, calcium, vitamine B9 et D.
Les symptômes sont variés et plus ou moins présents selon les individus : maux de ventre, ballonnements, gaz, diarrhée, fatigue, douleurs articulaires, maux de tête, perte de cheveux, perte de poids, troubles des règles, problèmes de croissance…
Pour en avoir le cœur net, le médecin prescrira un examen sanguin à la recherche d'anticorps spécifiques de la maladie cœliaque (IgA et IgG). Si celui-ci est positif, une biopsie de l'intestin grêle confirmera le diagnostic.
Une fois l'intolérance diagnostiquée, le seul « remède » est de supprimer complètement le gluten à vie.

LE CONSEIL DU JOUR

### Un bon diagnostic

*Vous supposez être intolérant au gluten ? Attention : ne commencez pas un régime sans gluten avant de faire les tests : les anticorps et les lésions caractéristiques disparaîtraient et le diagnostic pourrait être faussé.*

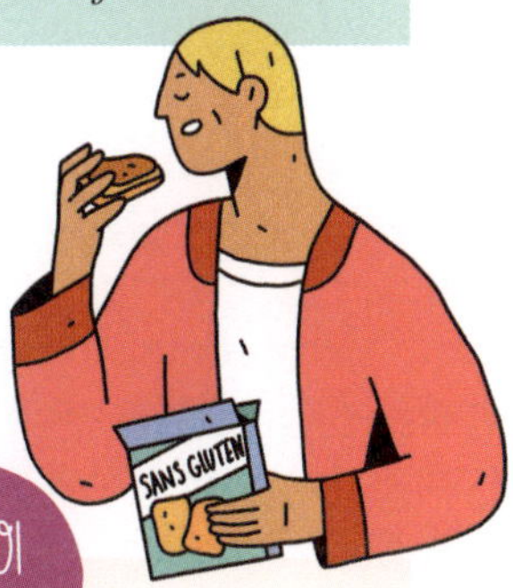


DITES-MOI DR.GOOD ?

### Quelle dose pour un intolérant ?

Un malade cœliaque ne doit pas DU TOUT avaler de gluten : même une trace infime provoque des troubles. C'est un régime « d'éviction stricte » qui doit être appliqué à vie. On peut se rapprocher de l'AFDIAG (association de malades) qui a listé tous les produits en contenant, y compris les « insoupçonnables » (chocolat, moutarde, épices, etc.).

IL VAUT MIEUX LE SAVOIR

### LES PRINCIPALES SOURCES DE GLUTEN

**CÉRÉALES (ET LEURS FLOCONS, FARINES, ETC.) :** BLÉ, SEIGLE, ORGE, KAMUT, ÉPEAUTRE, AVOINE (SAUF L'AVOINE BÉNÉFICIANT DU LOGO « SANS GLUTEN » AVEC L'ÉPI BARRÉ).
**PRODUITS À BASE DE BLÉ (OU DES CÉRÉALES CI-DESSUS) :** PAIN, PÂTES, SEMOULE, BISCOTTES, CÉRÉALES DU PETIT DÉJEUNER, GÂTEAUX, VIENNOISERIES…
**BOISSONS :** BIÈRE, PANACHÉ.
**PRODUITS INDUSTRIELS :** PLATS CUISINÉS, ALIMENTS PANÉS, QUICHES, TARTES, PIZZAS, BISCUITS, SAUCES, LEVURE CHIMIQUE…

# ON MANGE QUOI AUJOURD'HUI ?

### LE CONSEIL DU JOUR

**On élargit ses horizons**

*Nos grands-mères avaient raison : il faut manger un peu de tout, et de tout un peu ! La diversité des aliments apporte un panel de nutriments et fibres dont le microbiote est friand. Plus on varie les menus, mieux se développent les différentes espèces de bactéries, et plus ces dernières sont variées ! On évite aussi d'imposer à son microbiote de grandes quantités d'un seul aliment ou de façon trop répétée, ce qui permet à certaines bactéries de prendre le dessus.*

**Petit déjeuner**

Boisson chaude, pain au levain légèrement beurré, yaourt au lait de coco et miel, framboises.

**Déjeuner**

Dip de betterave au chèvre et aux noisettes avec radis et bâtonnets de carottes, pâtes semi-complètes aux tomates cerises et au pesto, salade fraises-pastèque.

**Dîner**

Velouté de courgettes à la menthe, brochette de poulet aux abricots, pomme de terre au four sauce yaourt-ciboulette, pomme cuite à la cannelle.

**La recette du jour : dip de betterave au chèvre et aux noisettes**

Pour 4 personnes : Peler une betterave cuite (400 g) et la couper en morceaux. Les mixer avec 100 g de yaourt au lait de chèvre, saler et poivrer. Verser dans un bol et ajouter 100 g de yaourt supplémentaires sans mélanger. Arroser de 2 c. à s. d'huile de noisette, ajouter 2 c. à s. de noisettes concassées, quelques pincées de graines de fenouil et des herbes fraîches.

## LE COACHING DE Dr. Good !

### Masser pour déconstiper

On stimule le côlon sigmoïde, où sont stockées les selles, avant le rectum : on commence par masser doucement le ventre en suivant le trajet du côlon ascendant, transverse, puis descendant, dans le sens des aiguilles d'une montre. On trouve ensuite le côlon sigmoïde (au-dessus de la crête iliaque gauche) et on le masse en cercles, avec un mouvement vers l'intérieur et le bas. On recommence en repartant du bas du côlon ascendant, en appuyant un peu plus avec la paume de la main et en terminant par le côlon sigmoïde, toujours vers le bas et vers l'intérieur. On continue une dizaine de minutes. On peut tenter d'aller aux toilettes juste après.

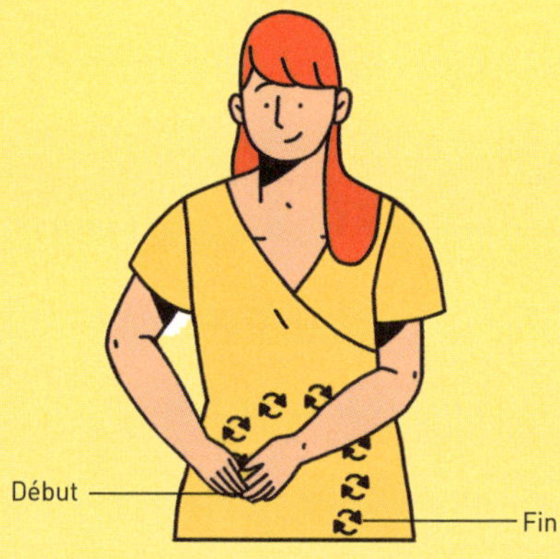

# CAP SUR UN VENTRE
## PLUS DÉTENDU…

**Cerveau et ventre sont intimement connectés via le nerf vague. On sait que les émotions affectent l'abdomen, grand lieu de somatisation (on a « la peur au ventre », une haine « viscérale »), et que l'anxiété et le stress déclenchent spasmes, douleurs et troubles du transit.**

Le stress chronique, que nous subissons sur le long terme, peut induire directement une accélération de la motricité intestinale, augmenter la porosité de la muqueuse, et même déséquilibrer le microbiote… Chez les souris, il entraîne la diminution du nombre des bactéries bénéfiques et, au contraire, l'augmentation des médiateurs de l'inflammation. Problème supplémentaire : quand nous sommes stressés, nous avons tendance à nous rouler en boule sur le canapé, à compenser en grignotant, surtout des aliments gras et/ou sucrés, à moins bouger… et un cercle vicieux s'installe.

**La solution ?** Tout simplement gérer son stress : de nombreuses disciplines sont recommandées par les spécialistes : hypnose, sophrologie, yoga, méditation, on a le choix !

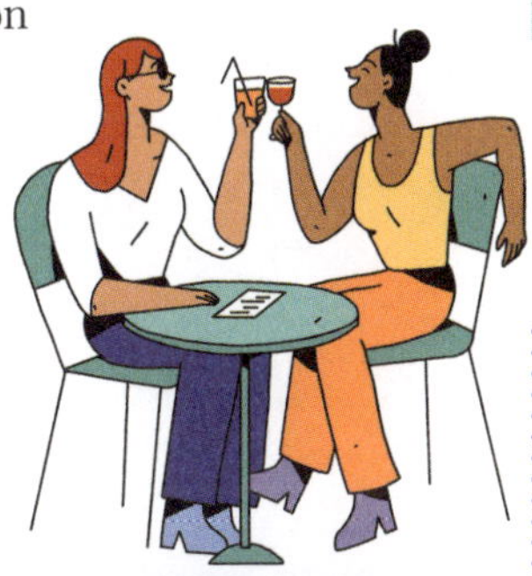

### IL VAUT MIEUX LE SAVOIR

**SOPHRO ANTIBOBO**

LA SOPHROLOGIE, QUI ASSOCIE RESPIRATION, DÉCONTRACTION MUSCULAIRE ET VISUALISATION, PERMET DE RÉDUIRE LE NIVEAU DE TENSION DU VENTRE. DES EXERCICES DE RESPIRATION ABDOMINALE VONT PERMETTRE UNE DÉTENTE MUSCULAIRE (MOINS DE SPASMES) ET, PAR RELÂCHEMENT DU DIAPHRAGME, AMPLIFIER LE MASSAGE INTERNE DES VISCÈRES : DIGESTION FACILITÉE ET DISPARITION DE LA BOULE AU VENTRE. LES TECHNIQUES DE VISUALISATION AIDENT À AVOIR CONFIANCE EN SON ABDOMEN ET SON BON FONCTIONNEMENT, ET ON S'EN REFAIT UN AMI AVEC DES MESSAGES POSITIFS.

LE CONSEIL DU JOUR

### Écouter… mais pas trop

*Être à l'écoute du moindre gargouillement (qui signifie juste que l'intestin grêle fait son ménage), du plus petit spasme à la moindre irrégularité de transit, il n'y a rien de pire. On se focalise, on surinterprète, on stresse, du coup le ventre aussi… et la machine s'emballe et « nous tord les boyaux ». Le conseil ? Se calmer (respirer, masser, méditer) et moins se concentrer sur notre ventre afin de moins s'angoisser.*

Le coup de pouce naturel

### On se calme !

Les contrariétés et le stress peuvent déclencher de l'aérophagie : en homéopathie, prenez Ignatia 7 CH, cinq granules le matin pendant un mois, à répéter ensuite plusieurs fois dans la journée si nécessaire.

# ON MANGE QUOI AUJOURD'HUI ?

LE CONSEIL DU JOUR

**Privilégier le brut**

*Encore plus en cas de ventre à problèmes, il faut diminuer au maximum la consommation de produits ultra-transformés, qui contiennent de nombreux additifs : sodas, purée en flocons, plats préparés, crèmes desserts, soupes en sachet, bouillon en cubes, sauces vinaigrette… Si on doit en acheter, on choisit ceux qui contiennent le moins d'additifs possible, en fuyant les conservateurs, émulsifiants, colorants, exhausteurs de goût, ainsi que tous les édulcorants.*

| Petit déjeuner | Déjeuner | Dîner |
|---|---|---|
| Thé ou café, smoothie bowl banane-fraise-kiwi. | Salade de carottes râpées et avocat avec jus de citron et graines de courge, filet de cabillaud en papillote aux olives et tomates, riz semi-complet, cerises. | Aubergine farcie (steak haché, quinoa cuit, champignons, persil, menthe), salade verte aux noix, faisselle de brebis au miel et abricots. |

**La recette du jour : smoothie bowl banane-fraise-kiwi**

Pour 4 personnes : Peler 4 bananes et 4 kiwis. Mettre de côté 1 banane et 1 kiwi, couper les autres en morceaux et les mettre dans le bol d'un mixeur avec 30 cl de lait de coco ou d'amande, 4 c. à s. de flocons d'avoine et 3 c. à s. de sirop d'érable. Mixer finement et répartir dans 4 bols. Faire légèrement dorer dans une poêle antiadhésive 4 c. à s. d'un mélange de graines de courge, amandes effilées, noisettes et éclats de noix. Dans chaque bol, répartir les rondelles de banane, les morceaux de kiwi et 250 g de fraises lavées et coupées en deux. Saupoudrer le mélange de graines et terminer par 1 c. à s. de graines de chia et 2 c. à s. de cranberries.

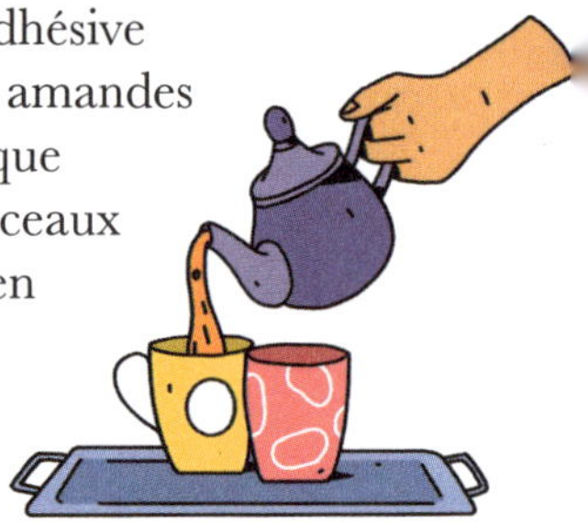

LE SAVIEZ-VOUS ?

**ARRÊTER D'AVALER « DES GAZ » !**

90 % DES GAZ PROVIENNENT DE L'AIR QU'ON AVALE ! ON RÉDUIT DONC EAUX GAZEUSES, CHEWING-GUM, CIGARETTE, BOISSONS BRÛLANTES (QU'ON AVALE SOUVENT PAR TRÈS PETITES GORGÉES AVEC DE L'AIR). EXIT AUSSI LA BAGUETTE BLANCHE CHAUDE (HUMIDITÉ + LEVURE TROP VITE ACTIVE) : CHOISIR PLUTÔT DU PAIN AU LEVAIN NATUREL.

Le coup de pouce naturel

## Abuser des aromatiques

Elles apportent de la saveur, des antioxydants… et la plupart sont digestives et réduisent l'aérophagie : menthe poivrée, basilic, fenouil, romarin, origan, coriandre, thym et serpolet… On les utilise fraîches ou surgelées sur tous les plats, salés, mais aussi sucrés (fraises et basilic, abricots et romarin, pêches et thym ou fenouil…).

# L'HYPERSENSIBILITÉ AU GLUTEN, C'EST FRÉQUENT ?

**Douleurs abdominales, fatigue, maux de tête, éruptions cutanées : certaines personnes présentent des troubles digestifs en mangeant du gluten et une amélioration quand elles l'évitent, mais sans être diagnostiquées cœliaques. Il n'y a pas de réactions immunitaires et inflammatoires, les bilans sanguins ne révèlent pas les anticorps spécifiques et la paroi intestinale n'est pas endommagée.**

Cette « hypersensibilité au gluten non cœliaque » (SGNC) toucherait 10 % de la population. Les experts suggèrent toutefois que d'autres molécules, également présentes dans le blé, pourraient être impliquées comme les fructanes, des sucres fermentescibles ou les ATI (des protéines du blé).

**Comment réagir si on pense être concerné ?** D'abord, on vérifie, en réduisant ou en éliminant les aliments sources de gluten, et en examinant les réactions de l'organisme. Puis, si nécessaire, on réduit la dose, en fonction de sa tolérance personnelle, pour se sentir mieux dans son ventre.

LE CONSEIL DU JOUR

### Réduire, pas supprimer

*Si on est hypersensible au gluten, et dans la mesure où il n'y a pas de risque de complications graves (déminéralisation osseuse, développement d'autres maladies auto-immunes, voire cancer de l'intestin grêle) comme dans le cas d'une intolérance au gluten non traitée, un régime d'exclusion stricte n'est pas vital. Mais on a tout intérêt à limiter largement sa consommation de produits à base de blé.*

DITES-MOI DR.GOOD ?

### Arrêter le gluten pour maigrir, c'est une bonne idée ?

Si réduire la dose peut améliorer la flore (et réduire les ballonnements), croire que supprimer le gluten aidera à mincir est faux. Les produits « no-glu » sont généralement plus industrialisés, mais aussi plus gras et sucrés que les traditionnels. Pour perdre quelques kilos, il ne faut pas supprimer le gluten, mais les aliments industriels !

Le coup de pouce naturel

### L'argile blanche, une parade antigaz

En cas de ballonnements, l'argile blanche (plus douce que l'argile verte) agit comme un pansement gastro-intestinal qui soulage les douleurs et absorbe les gaz. Mode d'emploi : on en délaye 2 c. à c. dans un verre d'eau, on laisse reposer toute la nuit et, le lendemain matin, à jeun, on boit l'eau (et non l'argile qui s'est déposée au fond du verre). Attention à ne pas en faire une habitude : on la réserve à un usage ponctuel, car elle peut limiter l'absorption des nutriments. Et on veille aussi à ne pas prendre de médicaments en même temps, car elle pourrait contrecarrer leur assimilation. En l'achetant, on vérifie sur l'emballage qu'elle respecte les normes quant à sa teneur en métaux lourds.

LE CONSEIL DU JOUR

**On se flexitarise !**

*Manger trop de viande favorise le développement d'une flore de putréfaction, donc des gaz particulièrement malodorants. Et en prime, la viande est riche en graisses, et ne contient pas de fibres ! Alors un peu, oui… mais on évite d'en manger tous les jours ou pire, à chaque repas ! Cap sur les poissons gras riches en oméga-3 anti-inflammatoires pour la muqueuse intestinale, et les légumineuses chaudes ou en salades estivales.*

# ON MANGE QUOI AUJOURD'HUI ?

| Petit déjeuner | Déjeuner | Dîner |
| --- | --- | --- |
| Thé ou café, pain au levain légèrement beurré, yaourt de brebis au miel et amandes concassées, 1 orange. | Faux chili végé, salade verte aux noix, melon. | Dorade rôtie farcie au citron et aux herbes, sarrasin, tomates provençales aux olives, salade de fruits rouges et boule de glace au yaourt. |

**La recette du jour : faux chili végé**

Pour 4 personnes : Plonger 100 g de lentilles blondes dans de l'eau froide, porter à ébullition et cuire 25 minutes sur feu doux (elles doivent rester *al dente*). Pendant ce temps, chauffer 2 c. à s. d'huile d'olive dans une poêle, ajouter 2 gousses d'ail écrasées et 2 oignons émincés, faire fondre avec 1 c. à c. de cumin en poudre. Ajouter 1 branche de céleri émincée, 1 courgette en cubes, 1 poivron rouge en lanières, 1 carotte en dés, 4 tomates en dés, saler, poivrer, et laisser mijoter 10 minutes. Égoutter les lentilles, les ajouter à la préparation avec un bocal de pois chiches égouttés (265 g) et laisser mijoter encore 10 minutes. Servir avec du riz, parsemé de coriandre.

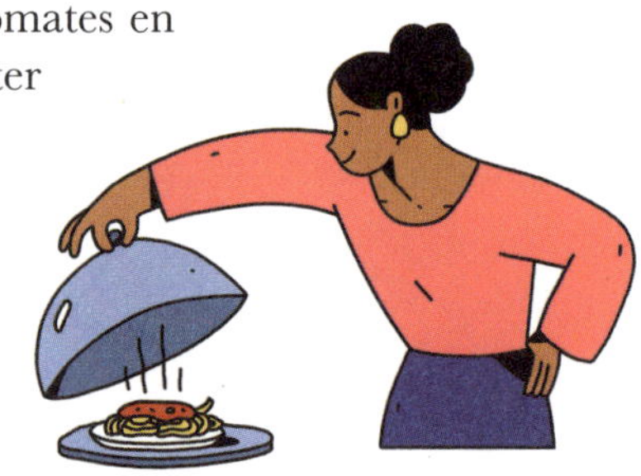

**48 %**

C'est le pourcentage des Français qui déclarent souffrir d'au moins un trouble digestif. Vous n'êtes pas seul ! (Sondage IFOP pour PiLeJe, octobre 2017)

## On regarde ça de près

### C'est quoi, les probiotiques ?

Les probiotiques sont des « micro-organismes vivants qui, lorsqu'ils sont consommés en quantité adéquate, produisent un bénéfice pour la santé de l'hôte » (OMS). En clair, ce sont de « bonnes bactéries » qui vont participer au bon fonctionnement de l'organisme. On les trouve notamment dans les produits laitiers, la levure de bière active et sous forme de compléments alimentaires.

# SOS, JE DIGÈRE MAL LE LAIT...

**Maux de ventre ou ballonnements chaque fois que vous consommez du fromage blanc ou un bol de lait ? Vous êtes peut-être intolérant au lactose, le principal sucre des produits laitiers.**

Le milieu s'acidifie, le transit s'accélère, et surviennent des troubles intestinaux avec ballonnements, douleurs abdominales et/ou diarrhées.
Pour vérifier, c'est simple : il suffit d'arrêter toute consommation de produits laitiers frais une semaine.
Si les symptômes disparaissent, vous avez la réponse.
Il suffit alors d'exclure les produits laitiers qui posent souci, sachant que la tolérance est propre à chacun, en fonction de sa production de lactase et de la façon dont il est absorbé. Ainsi, consommer du lait dans une recette au cours du repas n'aura pas le même impact qu'un verre de lait à jeun. On se teste, on observe, et on applique ce qui nous convient le mieux.

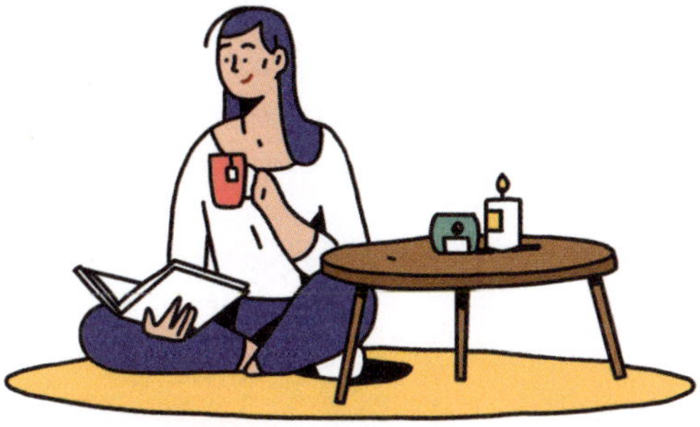

## On regarde ça de près

### C'est quoi le lactose ?

Le lactose est un sucre composé de deux molécules, une de glucose et une de galactose. Pour qu'il soit digéré, elles doivent être séparées par une enzyme fabriquée par l'organisme, la lactase. Mais la production de lactase diminue avec l'âge. La digestion du lactose se fait alors mal : une partie non digérée passe dans le côlon et déclenche une production de gaz. Et l'innocent fromage blanc entraîne de douloureux ballonnements.

LE CONSEIL DU JOUR

### Avec ou sans ?

*Seuls les produits laitiers non fermentés (lait, fromages blancs) contiennent du lactose. On peut donc manger du beurre, des fromages (sauf le chèvre frais), de la crème fraîche et des yaourts (qui en contiennent moins et dont les bactéries facilitent la digestion du lactose). Manger « sans » n'est pas synonyme de carence en calcium, et demande juste une adaptation de sa consommation.*

DITES-MOI DR.GOOD ?

### Et l'allergie au lait ?

L'allergie diffère de l'intolérance, elle concerne les protéines laitières (caséine et bêta-lactoglobuline), et touche surtout les enfants. 2 à 3% des moins de 2ans sont concernés, avec pour symptômes des affections ORL, oculaires et/ou dermatologiques. La solution ? Supprimer totalement les produits et aliments contenant des protéines laitières. Dans 80% des cas, elle disparaît spontanément entre 2 et 5ans

# ON MANGE QUOI AUJOURD'HUI ?

### Petit déjeuner

Thé ou café, muesli avec flocons d'avoine, abricots secs, noisettes, nectarine en morceaux et lait d'amande.

### Déjeuner

Salade de quinoa cuit avec 1/3 de concombre, un avocat, des lanières de courgettes crues, des pousses d'épinards, de la coriandre ciselée, 1 c. à s. de noix de cajou et une sauce huile d'olive-yaourt-cumin, clafoutis aux nectarines.

### Dîner

Soupe froide d'été, pissaladière (pâte à pain au levain, oignons, anchois, olives), salade verte, ananas rôti à la menthe.

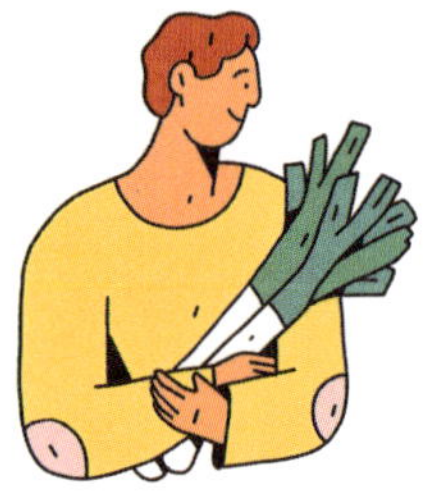

**La recette du jour : soupe froide d'été**

Pour 4 personnes : Dans un plat allant au four, déposer 6 tomates allongées coupées en quartiers, 3 poivrons rouges épépinés coupés en quatre, 3 gousses d'ail épluchées. Saupoudrer de piment d'Espelette, et arroser de 3 c. à s. d'huile d'olive. Enfourner à 180 °C pendant 25 minutes en retournant les légumes à mi-cuisson. Verser le contenu du plat dans un blender, mixer longuement en ajoutant un peu d'eau si nécessaire. Garder au froid 2 heures. Verser dans des bols et parsemer de basilic ciselé.

DITES-MOI DR.GOOD ?

## Les compléments de probiotiques, oui ou non ?

**Les probiotiques (de bonnes bactéries) sont bénéfiques, mais seulement si : on a une alimentation équilibrée en parallèle, on mange aussi des prébiotiques (voir p. 204) pour nourrir les probiotiques, on choisit la bonne souche. Par exemple, si on digère mal les légumes secs, on prendra plutôt *Lactobacillus casei*; si on ballonne à cause des produits laitiers, plutôt *Streptococcus thermophilus*, etc. Donc mieux vaut suivre les préconisations d'un médecin ou d'un pharmacien formé et éviter d'acheter n'importe quel mélange tout prêt.**

LE CONSEIL DU JOUR

### Cap sur les oméga-3

*Bons pour le cœur, le cerveau… mais aussi le ventre ! Les oméga-3 ont un effet anti-inflammatoire bénéfique pour l'intestin et aident à renforcer ses jonctions serrées, le protégeant ainsi de la perméabilité. Ils favorisent également la croissance des bactéries intestinales. Cap sur les poissons gras, les oléagineux, les graines (lin, chia…) et les bonnes huiles (noix, colza, cameline…) pour chouchouter son abdomen !*

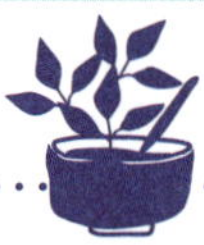

**Le coup de pouce naturel**

### Vive le pollen !

Le pollen frais, en plus de booster notre immunité et de nous apporter des touches toujours bienvenues de fibres et de ferments lactiques, régularise efficacement, mais en douceur le transit intestinal. À choisir frais ou surgelé, en cure régulière de trois semaines.

## LE CONSEIL DU JOUR

### Cap sur la petite bleue

*Si vous limitez les produits laitiers, mangez des sardines ! Si, si, vous avez bien lu : et même AVEC leurs arêtes. La raison est simple, les arêtes des sardines sont riches en calcium : 333 mg pour 100 g. À titre de comparaison, un yaourt en apporte 128 mg. Et le procédé de mise en conserve à l'huile les rend tendres : on peut les manger sans aucun souci.*

## ÇA, C'EST GOOD !

### BANANE PARTY

Riche en fibres douces, en magnésium, en potassium... elle est parfaite pour le ventre, mais à condition de choisir vos bananes bien mûres, avec une chair souple et une peau tachetée de noir : elle sera plus douce pour les intestins. Une banane peu mûre est beaucoup plus indigeste. Ça passe moins bien ? Écrasez-la et saupoudrez de cannelle !

# ON MANGE QUOI AUJOURD'HUI ?

| Petit déjeuner | Déjeuner | Dîner |
|---|---|---|
| Thé ou café, *milkshake* tout rose, pancakes et rondelles de banane + miel. | Salade de courgettes crues aux noisettes, à la coriandre et huile de sésame, crevettes grillées au citron, quinoa, pastèque. | Salade de pois chiches aux tomates cerises rôties et à l'ail confit, sardines à l'huile d'olive ou de colza et citronnées, faisselle de chèvre avec miel et amandes. |

**La recette du jour :** milkshake tout rose

Pour 1 personne : Dans un blender, mettre 1 yaourt de coco, 125 g de framboises, 125 g de fraises et mixer longuement. Si c'est trop épais, diluer avec un peu d'eau ou de lait fermenté. Verser dans un bol, décorer de myrtilles et de fraises. Saupoudrer de 1 c. à c. de coco râpée + 1 c. à s. de graines de lin moulues + 1 c. à s. de pollen.

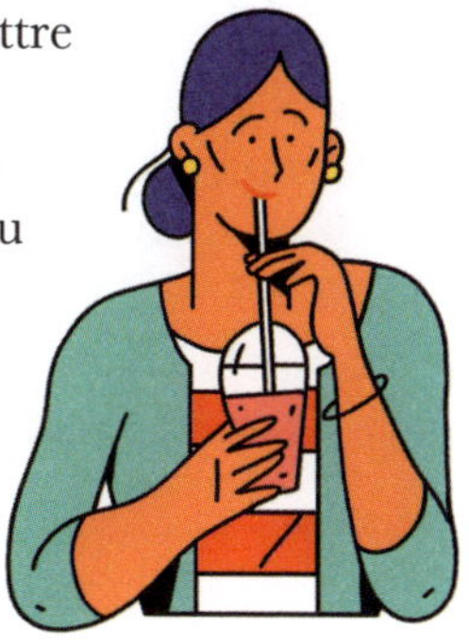

## On regarde ça de près

### Son d'avoine versus son de blé

Il y a « son » et « son » : le son d'avoine (c'est-à-dire l'enveloppe des grains), riche en fibres solubles, mais moins que le psyllium, améliore le transit en douceur. On peut en mettre 1 c. à s. dans un bol de petit déjeuner, dans une compote, un bol de soupe ou dans une préparation : gratin, pain, muffins, pancakes... Mais on ne le confond pas avec le son de blé, qui, lui, est très riche en fibres insolubles. Très efficace contre la constipation, certes, il est aussi très irritant et risque de faire plus de mal que de bien !

# LES FODMAP, QUÉSACO ?

**Les FODMAP (fermentable oligosaccharides, disaccharides, monosaccharides and polyols) sont des sucres qui ont la particularité de ne pas être digérés et de fermenter dans le côlon, provoquant des troubles digestifs (ballonnements, douleurs abdominales, diarrhées), mais aussi d'autres symptômes (moral en dents de scie, fatigue persistante...).**

Pas de chance, ils sont présents dans beaucoup d'aliments y compris « sains » : produits laitiers (lactose), fruits (fructose), céréales et légumineuses (fructanes)... Dans un système digestif où tout va bien, les aliments riches en FODMAP sont digérés sans souci sauf s'ils en renferment beaucoup (haricots secs), ou si les quantités avalées sont énormes. En cas d'intolérance, une petite portion (quelques abricots ou champignons, une échalote) peut déclencher des maux de ventre... Par chance, il est rare d'être intolérant à tous les FODMAP. Donc il faut adapter son alimentation à ses susceptibilités (voire intolérances) personnelles : si un aliment me réussit, je le mange, sinon, je restreins ou l'évite !

LE CONSEIL DU JOUR

### Faire le point

*Pour savoir ce qu'on supporte mal, il faut éliminer tous les aliments contenant des FODMAP pendant 1 à 6 semaines, ou jusqu'à ce que les symptômes disparaissent. Puis on réintroduit chaque semaine, progressivement, chaque famille de FODMAP pour identifier les fauteurs de troubles et notre seuil de tolérance. Ainsi, on peut comprendre qu'on tolère le miel, mais pas les poireaux. On peut ensuite adapter son alimentation.*

On regarde ça de près

## Le plein de FODMAP

Les aliments les plus riches sont l'ail, l'oignon et l'échalote, les algues, l'artichaut, le blé (et les produits en contenant : pain, brioche, pâtes, tartes), la cerise, les confiseries sans sucre et confitures allégées (avec édulcorants), la crème fraîche et les crèmes desserts, les lentilles, pois chiches et pois gourmands, flageolets, haricots blancs et rouges, le fromage blanc, le lait, le lait concentré et les fromages frais, les fruits séchés (abricots, dattes...), les lentilles, le miel, la mangue, la pêche et la nectarine, la poire, la pomme, le poivron vert, et les produits industriels à base de lait.

Le coup de pouce naturel

### Huile antiballon

Dans un flacon, mélanger 20 gouttes d'huile essentielle de carvi, 20 gouttes de coriandre et 40 gouttes de basilic exotique. Verser 2 gouttes de ce mélange dans 1 c. à c. d'huile d'olive, et avaler 3 fois/jour avant le repas.

LE CONSEIL DU JOUR

### Manger des noix !

*Des chercheurs de l'université de l'Illinois (États-Unis) ont mesuré l'impact de la consommation de noix sur la qualité de la flore intestinale. Après deux semaines d'une alimentation apportant 42g de noix par jour (soit 10 noix), ils ont observé une plus grande quantité de bactéries bénéfiques. Une bonne raison d'en manger une grosse poignée chaque jour !*

LE COACHING DE **Dr. Good !**

### Yoga-réconfort

Mal au ventre ou ballonnement ? Faites la posture de l'enfant ! Installez-vous à genoux, fesses sur les talons, et basculez vers l'avant pour poser la tête au sol, ventre sur les cuisses et bras le long du corps. Ainsi roulé « en boule », détendez-vous et respirez lentement et profondément, ce qui va masser doucement l'abdomen. Si cela ne suffit pas, vous pouvez poser vos poings serrés sur les cuisses afin qu'ils « rentrent » dans le ventre. Restez entre 1 et 7 minutes dans cette posture apaisante.

# ON MANGE QUOI AUJOURD'HUI ?

| Petit déjeuner | Déjeuner | Dîner |
|---|---|---|
| Kombucha, chia pudding coco-myrtilles, ½ pamplemousse. | Asperges vertes juste poêlées et lamelles de parmesan, pavé de saumon grillé, choucroute crue, kiwi. | Semoule aux épices, ratatouille au basilic, abricots rôtis au romarin. |

**La recette du jour : chia pudding coco-myrtilles**

Pour 1 personne : La veille au soir, verser dans un petit pot en verre (type yaourt) 3 c. à s. de graines de chia, ajouter 15cl de lait de coco, 10cl d'eau et 1 c. à s. de noix de coco râpée. Bien remuer, laisser reposer 5 minutes, remuer de nouveau et laisser la nuit au réfrigérateur. Le lendemain matin, mélanger de nouveau, verser dans un bol, ajouter 125g de myrtilles, 1 c. à s. de noisettes concassées et 1 c. à c. de pollen.

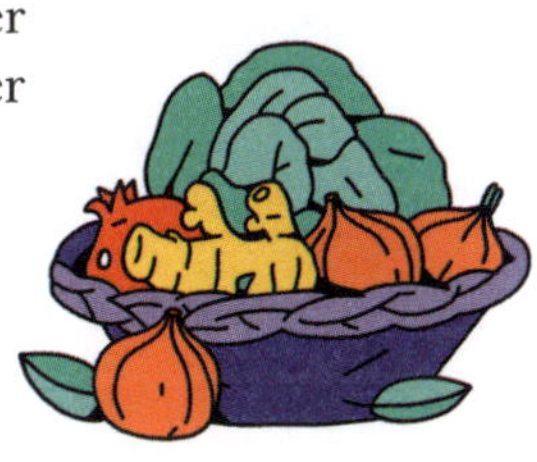

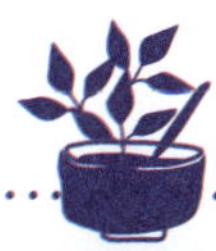

Le coup de pouce naturel

## La tisane « qui fait aller »

En cas de constipation, on opte pour des infusions de fleurs de mauve ou de bourdaine, aux effets laxatifs. La bonne dose : 1 c. à c. de fleurs de mauve + ½ c. à c. de bourdaine pour 25cl d'eau bouillante. On commence par des temps d'infusion très courts pour tester la réaction de l'organisme : 1 à 2 minutes suffisent. Vous pourrez laisser ensuite infuser plus longtemps (jusqu'à 10 minutes) pour un effet plus important. À boire après le dîner, ponctuellement, pour ne pas habituer les intestins, sachant que l'effet se fera sentir le lendemain au réveil et dans la matinée.

# MÂCHER, RÉFLEXE NUMÉRO UN POUR MON VENTRE !

**Pour bien digérer, nos boyaux ont besoin de calme et de détente (rien de pire pour le transit qu'une discussion houleuse à table).**

Il faut donc prendre le temps de faire un vrai repas (et non avaler son sandwich à la va-vite devant l'ordinateur), mais aussi… bien mâcher ses aliments, ce qui d'ailleurs prend du temps !

La mastication est en effet une étape essentielle que nous négligeons trop souvent : elle stimule la sécrétion d'enzymes, qui vont enrober les aliments pour les prédigérer. Si cette étape est négligée et qu'on avale tout rond, l'arrivée d'aliments insuffisamment « préparés » dans le tube digestif va déséquilibrer la flore intestinale, d'où une prolifération des bactéries de fermentation et de putréfaction (hébergées dans cette flore), et une digestion plus difficile… avec gaz et ballonnements au rendez-vous.

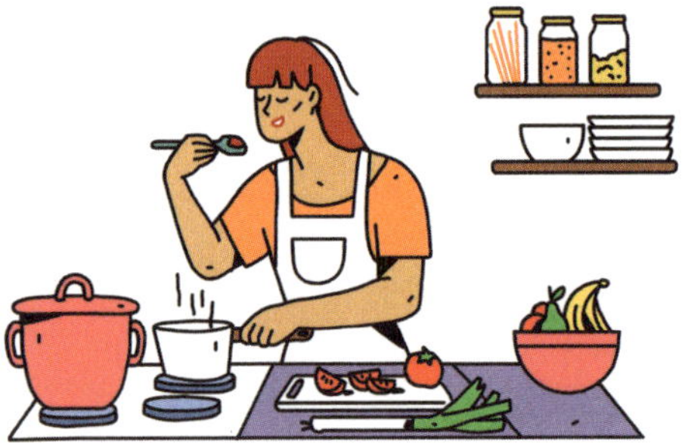

## On regarde ça de près

### C'est quoi, les prébiotiques ?

Des fibres non digestibles qui, dans la flore intestinale, stimulent sélectivement un nombre limité de bactéries bénéfiques.
On en trouve en abondance dans l'ail, l'artichaut, l'asperge, la banane, la ciboulette, l'échalote, l'endive, les pissenlits, les oignons, les poireaux, les salsifis, les topinambours…

LE CONSEIL DU JOUR

**Ne pas manger « bébé »**

*Purées, viandes hachées, compotes, pain de mie ou à burger, soupes moulinées… Pour bien digérer, arrêtons de « manger mou » et choisissons plutôt des aliments « à haut besoin de mastication » : viande non hachée, pain croquant, oléagineux, fruits et légumes non écrasés.*

ÇA, C'EST GOOD !

**ÉVITER LE GAVAGE**

Bien mâcher permet aussi de manger moins, car il faut quinze à vingt minutes après la première bouchée pour que le cerveau actionne le signal de satiété que nous traduisons par « je n'ai plus faim » et l'arrêt de la prise alimentaire. Plus on mâche longuement, moins on aura avalé d'aliments avant ce signal. Cela évite de se gaver et de manger trop, ce qui n'est pas bon pour bien digérer !

# ON MANGE QUOI AUJOURD'HUI ?

| Petit déjeuner | Déjeuner | Dîner |
|---|---|---|
| Thé ou café, pain au levain, fromage à pâte dure avec des noix, 1 pomme. | Salade de tomates et basilic, tajine de porc aux pruneaux, abricots secs et amandes, semoule, salade orange-pamplemousse. | Velouté de petits pois à la menthe, bricks féta-épinards-pignons, yaourt de brebis, cerises. |

**La recette du jour : bricks féta-épinards-pignons**

Pour 4 personnes : Laver 1,5 kg d'épinards à grande eau et les faire fondre dans une cocotte sans matière grasse. Les égoutter et les presser dans une passoire, puis les hacher grossièrement. Ajouter 250 g de féta émiettée, 5 c. à s. de raisins secs et 5 c. à s. de pignons de pins revenus dans une poêle antiadhésive. Humidifier une feuille de brick dans un torchon mouillé, la couper en deux. Déposer dessus 2 c. à s. du mélange, replier en triangle. Recommencer avec l'autre moitié puis avec 5 autres feuilles pour obtenir 3 bricks par personne. Les déposer sur du papier sulfurisé sur une plaque à four, huiler légèrement au pinceau avec de l'huile d'olive et enfourner 15 minutes à 200 °C.

**Le coup de pouce naturel**

## Vive la spiruline!

Cette microalgue d'eau douce est connue pour sa teneur élevée en protéines, chlorophylle, vitamines, minéraux et antioxydants, mais c'est aussi une alliée du transit… ce dont on se rend vite compte quand on en consomme trop sans s'être adapté progressivement. On commence par quelques pincées, pour arriver à une cuillerée à café bombée par jour. Attention, son goût peut surprendre, mieux vaut la diluer dans un potage ou un smoothie vert ou encore la prendre en comprimés compressés plus faciles à avaler.

**LE CONSEIL DU JOUR**

### Bien utiliser les graines de lin

*Leur richesse en fibres mucilagineuses protège la muqueuse intestinale et régule le transit en douceur. Le lin « doré » a une coque moins dure que celle du lin brun, il est donc plus adapté aux intestins fragiles. Pour en consommer, il faut les faire tremper (1 à 2 c. à s. par jour) dans du lait (végétal ou demi-écrémé) toute la nuit. Le lendemain matin, on remue et c'est prêt ! On peut aussi les saupoudrer non trempées, mais il faut impérativement les moudre (petit à petit car elles rancissent vite).*

**LE SAVIEZ-VOUS ?**

### UN INTESTIN « PROPRE »

CONTRAIREMENT À CE QU'ON NOUS AFFIRME, PARFOIS SEUL LE DERNIER MÈTRE DU GROS INTESTIN EST CONCERNÉ PAR NOS DÉCHETS DIGESTIFS. TOUT LE RESTE DU TUBE DIGESTIF EST PARFAITEMENT « PROPRE ET SANS ODEUR », ET STRICTEMENT DÉDIÉ À LA DIGESTION ET L'ASSIMILATION DES ALIMENTS INGÉRÉS.

# HELP,
## MON INTESTIN EST IRRITABLE

**Le syndrome de l'intestin irritable (SII), aussi nommé « syndrome du côlon irritable (SCI) » ou « colopathie fonctionnelle », concernerait 5 % des adultes et particulièrement les femmes, deux fois plus touchées que les hommes.**

Souvent diagnostiqué entre 30 et 40 ans, ce trouble affecte le fonctionnement de l'intestin qui devient hypersensible, avec une activité irrégulière.
Phases de constipation, mais aussi de diarrhées (possiblement en alternance), ballonnements, gaz, crampes et douleurs, parfois association avec un reflux gastro-œsophagien (RGO), des maux de tête, une cystite interstitielle (inflammation de la vessie), de la fatigue… Si ce n'est pas grave en soi, cela peut devenir très handicapant !
Les causes sont diverses, propres à chacun. Parfois, une gastro carabinée a déséquilibré profondément le microbiote, ce qui entraîne l'hypersensibilité. Stress, choc émotionnel, état anxieux ou dépressif peuvent aussi impacter l'intestin. Le point commun ? Une dysbiose (déséquilibre entre les groupes de bactéries), avec un nombre réduit de bactéries protectrices. Pas de remède miracle : gestion du stress, activité physique, parfois médicaments, hypnose ou ostéopathie peuvent aider, et dans tous les cas il faut revoir l'hygiène alimentaire.

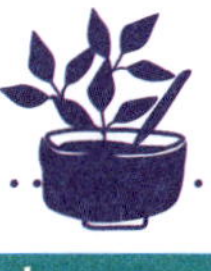

Le coup de pouce naturel

### Que boire en période de diarrhée ?

Dans tous les cas, abondamment (1,5 à 2 litres/jour) pour compenser les pertes hydriques. On boit de l'eau (y compris gazeuse si elle est fortement minéralisée et riche en bicarbonates type Vichy et St-Yorre), des tisanes et bouillons sans graisses pour reminéraliser. Très efficace, même si peu agréable à boire, l'eau de cuisson du riz, grâce à son amidon.

LE CONSEIL DU JOUR

### Bien nourrir l'intestin irritable

*L'alimentation doit être adaptée, en évitant de trop manger, et en réduisant les aliments sources de ballonnements, les fritures ainsi que les excès de fibres alimentaires. Le régime sans FODMAP a également fait ses preuves pour réduire les symptômes, diminuer l'intensité des crises et faciliter le quotidien.*

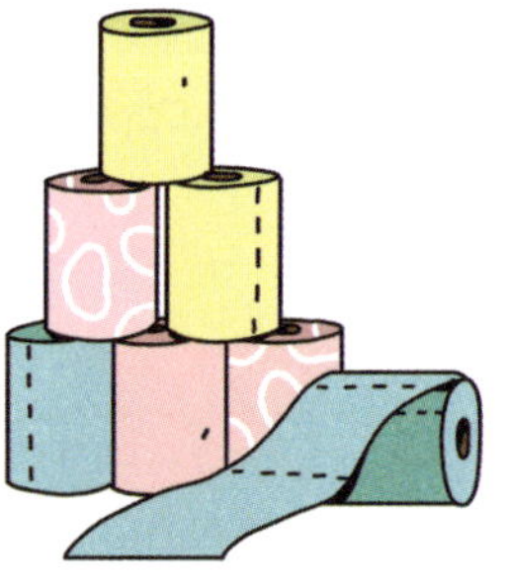

**600 ml**

**C'est le volume moyen de gaz que nous expulsons par jour (soit 10 à 12 pets).** C'est une moyenne : il est normal d'en fabriquer entre 200 ml et 2 litres/jour.

# ON MANGE QUOI AUJOURD'HUI ?

### Petit déjeuner

Boisson chaude, smoothie banane-pêche, 1 morceau de fromage à pâte dure, 10 amandes.

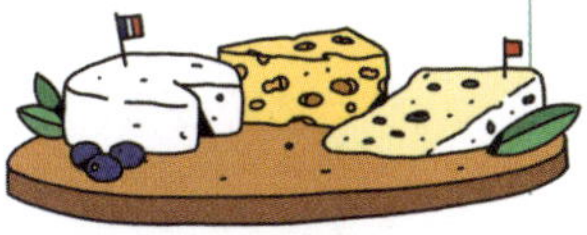

### Déjeuner

Salade de carottes, betteraves et concombre, croquettes façon falafels et sauce au yaourt, compote de prunes.

### Dîner

Minestrone italien avec pâtes, pesto et parmesan, brochette jambon cru et melon, faisselle de brebis au miel.

**La recette du jour : croquettes façon falafels et sauce au yaourt**

Pour 4 personnes : La veille, faire tremper 100 g de pois chiches secs et 100 g de fèves sèches dans beaucoup d'eau. Le lendemain, les rincer, égoutter et sécher au torchon. Peler les fèves. Mixer les légumes finement, puis ajouter 1 oignon et 2 gousses d'ail pelés et émincés, mixer de nouveau avec quelques pincées de cumin, sel et poivre. Incorporer enfin 2 c. à s. de sésame blanc. Former des galettes et les cuire dans un peu d'huile d'olive dans une poêle. Fouetter 2 yaourts au bifidus avec sel et poivre, et servir les falafels avec la sauce et des pousses d'épinards.

## On regarde ça de près

### Malsains pour le ventre !

Les pesticides (glyphosates) présents dans les végétaux et les métaux lourds (plomb, cadmium, mercure…) contenus dans les gros poissons prédateurs semblent affecter notre microbiote en réduisant les bonnes bactéries et en augmentant le nombre des pathogènes. En janvier 2021, une équipe de chercheurs a publié les résultats d'une étude : l'exposition alimentaire au glyphosate perturbe le microbiote de rats de laboratoire, à des niveaux pourtant considérés comme sans effets par les autorités. Et si on privilégiait le bio ?

## LE CONSEIL DU JOUR

### Mollo sur l'alcool !

*Il favorise la perméabilité de la paroi intestinale et la prolifération de bactéries pro-inflammatoires. Si un verre de vin rouge de temps en temps ne pose pas de souci, ce n'est pas le cas d'une consommation quotidienne et élevée ni de celle d'alcools forts et cocktails. À l'apéritif, trinquez plutôt au kombucha, ou limitez-vous à un verre, avant de passer à l'eau.*

## ÇA, C'EST PAS GOOD !

### LES LAXATIFS « LONGUE DURÉE »

En cas de forte gêne ponctuelle (déplacement), on peut prendre un laxatif dit « osmotique » qui hydrate et ramollit les selles (en laissant ensuite son tube digestif tranquille deux à trois jours avant de récidiver une fois si besoin). Mais cela doit rester occasionnel : la prise sur le long terme n'est pas recommandée.

# LE SPORT : AMI OU ENNEMI D'UN VENTRE EN PAIX?

**Un peu de sport, l'intestin adore : bouger stimule la circulation sanguine et le péristaltisme (l'alternance entre la contraction et la relaxation de ses muscles), et améliore donc le transit.**

Des études ont montré qu'une activité modérée et régulière avait un impact positif sur la composition du microbiote, en particulier sur l'augmentation des espèces bénéfiques, alors qu'à l'inverse la sédentarité augmente la dysbiose (déséquilibre de la flore).

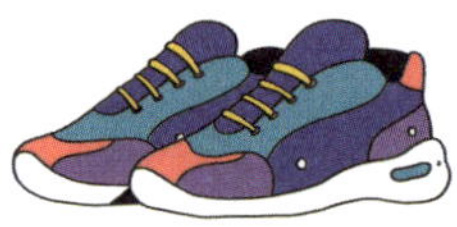

Mais point trop n'en faut! Trop de sport ou des exercices trop intenses fragilisent la muqueuse intestinale. D'ailleurs, 30 à 50 % des sportifs de haut niveau souffrent de troubles digestifs. On parle notamment de la «courante du coureur»! En effet, le sang irrigue peu les intestins pendant l'effort, et ceux-ci reçoivent donc moins d'oxygène, avant d'être suroxygénés dès qu'ils se retrouvent au repos. De plus, la perméabilité intestinale augmente (plus encore avec la déshydratation liée à des efforts intensifs ou prolongés). Attention donc à tous les sports intenses et à fort impact : running, basket, tennis, CrossFit, dont les chocs répétés malmènent l'intestin. On bouge, mais en douceur!

### LE CONSEIL DU JOUR

**Douceur et régularité**

*Plutôt que de faire une grosse séance de sport par semaine, mieux vaut une activité physique modérée au moins 3 fois par semaine : vélo, natation, gym douce, marche rapide… Et si vous souffrez de ballonnements après vos séances, revoyez-les à la baisse en nombre et en intensité, le temps de retrouver du confort. Ensuite, recommencez mollo. Pensez aussi à bouger au maximum au quotidien : levez-vous régulièrement de votre bureau, préférez les escaliers à l'ascenseur, allez au moins en partie au travail à pied, prenez autant que possible le vélo…*

### LE COACHING DE Dr. Good !

## Bien courir

Adepte du running? Cela vaut la peine d'investir dans des chaussures à bon amorti, et de retravailler votre foulée pour moins taper le sol. Ne partez pas courir aussitôt après un repas : attendez au moins deux à trois heures. Pendant l'effort, le sang est en effet détourné du tube digestif pour approvisionner les muscles. Du coup, si une digestion est en cours, elle se fera moins vite et moins bien, avec des risques de fermentation.

**7 km**

C'est la distance que l'on obtiendrait si on dépliait les innombrables replis et villosités de notre intestin, essentielles à la digestion!

# CRUMBLE DE POULET ET LÉGUMES DE SOLEIL

POUR 4 PERSONNES - PRÉPARATION : 30 MIN - CUISSON : 35 MIN

400 g de blanc de poulet • 2 tomates • 1 aubergine • 1 fenouil • 1 oignon • 1 pincée de noix de muscade • 10 olives noires dénoyautées • 1 brin de basilic • 100 g de farine de blé complète • 50 g de beurre • 2 c. à s. de parmesan râpé • Huile d'olive • Sel, poivre

Coupez le poulet en dés. Rincez les tomates, l'aubergine, le fenouil, l'oignon pelé et émincez-les finement.

Faites revenir le poulet et les légumes à feu vif dans une sauteuse avec 1 cuillerée à soupe d'huile pendant 10 minutes, en mélangeant constamment. Assaisonnez, ajoutez la noix de muscade, puis transférez le tout dans un plat allant au four.

Préchauffez le four à 210 °C (th. 7).

Hachez grossièrement les olives et le basilic. Ajoutez-les dans le plat.

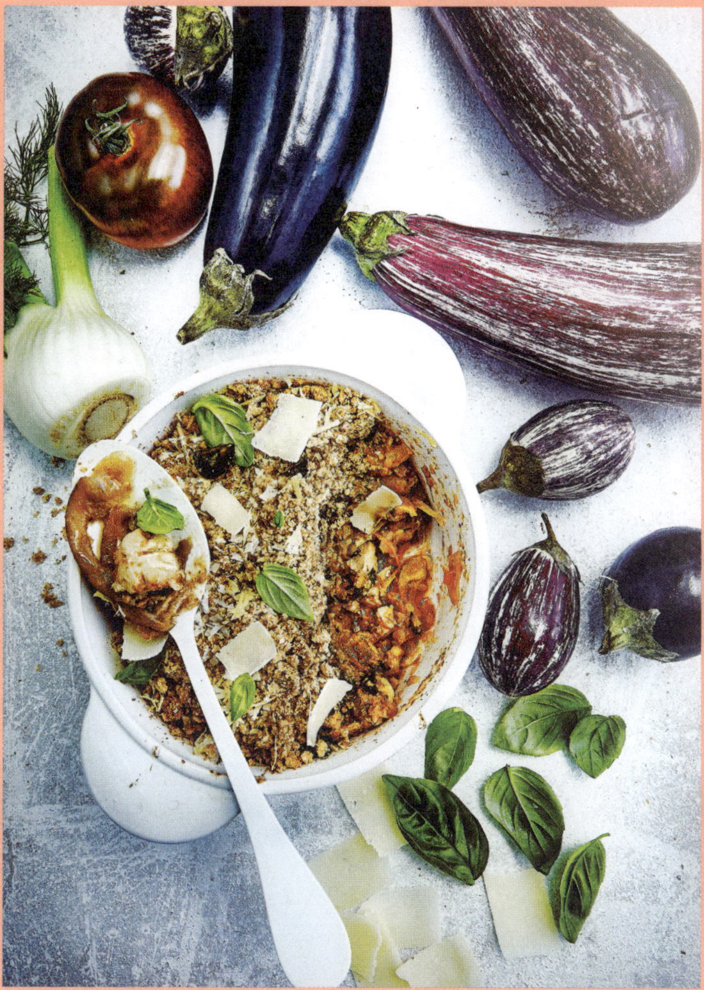

Malaxez la farine et le beurre avec un peu de sel et de poivre pour obtenir un mélange sableux. Versez sur le poulet aux légumes. Tassez légèrement, puis saupoudrez la pâte de parmesan.

Enfournez pour 25 minutes. Servez chaud ou froid.

**Le + santé :** L'aubergine et le fenouil, excellents pour les intestins, facilitent et stimulent la digestion en douceur. Le fenouil est, en prime, recommandé en cas de ballonnements. Associés à des olives riches en « bactéries amies », ces légumes composent un plat complet savoureux !

# FRITTATA VERTE À LA VAPEUR

POUR 4 PERSONNES - PRÉPARATION : 10 MIN - CUISSON : 25 À 35 MIN

300 g de petites courgettes • 6 œufs • 1,5 c. à s. de basilic ciselé • 1 c. à s. de ciboulette ciselée • Huile d'olive • Sel, poivre

Versez 1 litre d'eau dans la marmite du cuit-vapeur et portez-la à ébullition. Posez les courgettes dans le panier perforé, ajustez le couvercle et faites-les cuire 5 minutes environ. Égouttez-les sur du papier absorbant, puis ôtez les extrémités et éventuellement une partie du cœur pour conserver essentiellement le vert du légume. Taillez-les en petits dés ou en fins bâtonnets.

Battez les œufs en omelette avec 2 cuillerées à soupe d'huile. Assaisonnez, ajoutez les courgettes et les herbes, puis mélangez.

Tapissez de papier sulfurisé le fond d'un moule peu profond, d'une taille adaptée au panier du cuit-vapeur.

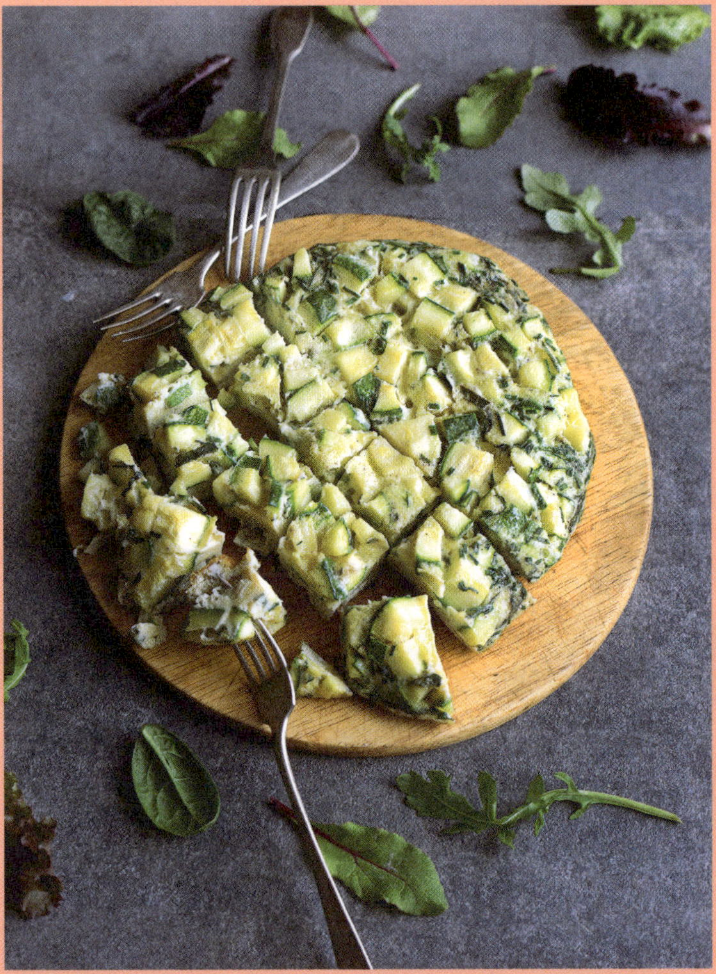

Huilez légèrement le papier ainsi que le bord du moule, versez-y la préparation et posez-le dans le panier perforé. Couvrez-le de papier sulfurisé et faites cuire 20 à 30 minutes, selon l'épaisseur (vous pouvez vérifier la cuisson en enfonçant la pointe d'un couteau au cœur de la frittata : si elle ressort sèche, c'est prêt ; sinon, prolongez la cuisson quelques minutes).

Laissez tiédir avant de démouler la frittata sur un plat, puis coupez-la en parts ou en bouchées.

**Le + santé :** Toute douce pour l'abdomen grâce à la courgette, cette omelette cuite à la vapeur, agrémentée d'herbes aromatiques, est l'amie des digestions faciles. Parfaite pour un dîner ou un apéritif convivial, elle est également très pratique à glisser dans une lunch box…

# SOUPE AU QUINOA ET AUX LÉGUMES VERTS

POUR 4 PERSONNES – PRÉPARATION : 20 MIN – CUISSON : 15 À 20 MIN

90 g de quinoa • 90 g de petits pois écossés • 90 g de fèves fraîches écossées • 90 g de haricots verts coupés en tronçons de 2 cm environ • 4 oignons nouveaux émincés • 1,2 l de bouillon de légumes • 2 brins de basilic à petites feuilles grossièrement hachés • 1 c. à s. d'huile d'olive + un peu pour le service • Quelques pincées de curcuma en poudre • Sel, poivre

Faites revenir les oignons pendant 5 minutes dans une casserole à feu moyen, avec l'huile d'olive, en remuant régulièrement.

Ajoutez le quinoa, mélangez, puis versez le bouillon et laissez cuire le temps indiqué sur l'emballage : comptez 10 à 15 minutes.

Cinq minutes avant la fin de la cuisson du quinoa, ajoutez tous les légumes, le curcuma et la moitié du basilic. Salez et poivrez à votre goût.

Servez la soupe dans des bols ou des assiettes creuses, parsemez le basilic restant et versez 1 trait d'huile d'olive.

**Le + santé :** Un bouillon parfumé, du quinoa (riche en fibres douces et en protéines) et des légumes de saison à foison : cette soupe est la preuve qu'on peut à la fois régaler ses yeux, ses papilles et chouchouter son abdomen en toute légèreté !

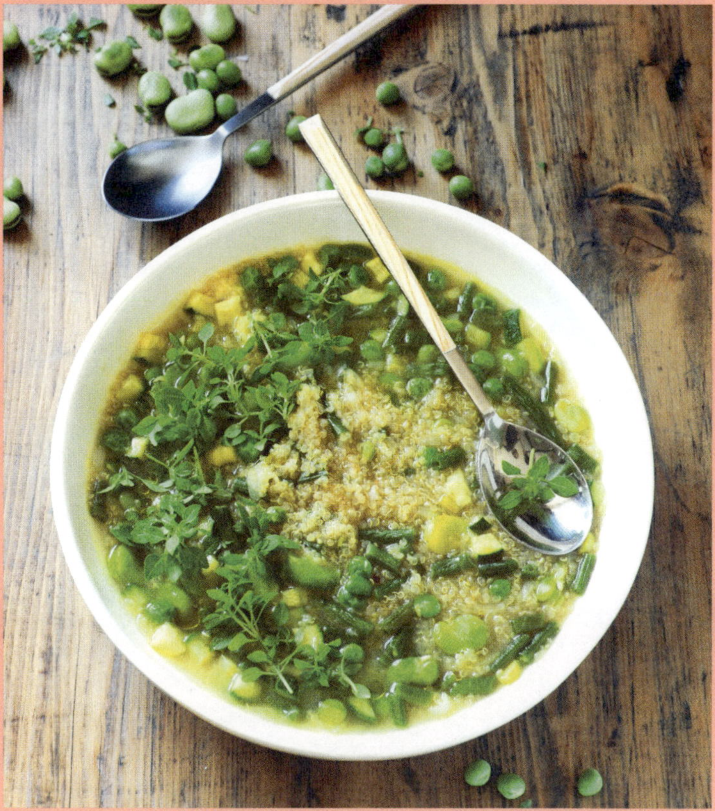

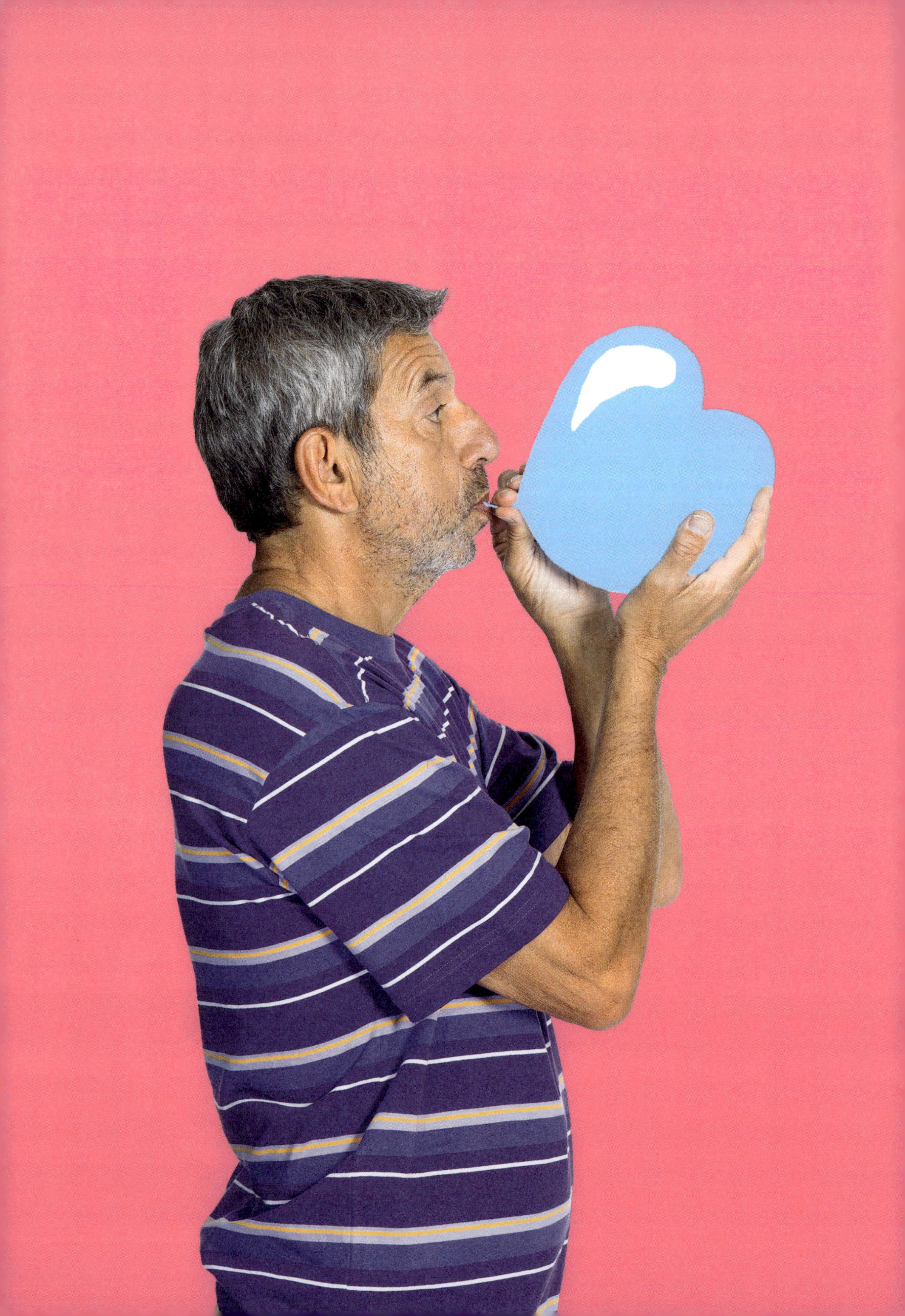

*Juillet*

# JE PRÉSERVE MON CŒUR

## (C'EST VITAL !)

# JUILLET

**Il nous accompagne sans faillir, bat à notre rythme, s'affole ou chavire parfois sous le coup de l'émotion… mais c'est un compagnon fidèle. Pourtant, nous n'en prenons pas toujours soin, persuadés que cet organe incroyable, qui est bien plus qu'une simple pompe, ne nous fera jamais défaut. Et si nous apprenions plutôt à lui faire du bien et à le protéger, mais aussi à l'entraîner pour, ensemble, donner le meilleur de nous-même ?**

EXCÈS DE SEL DANS L'ALIMENTATION OU TABAGISME, GRAISSES MAL CHOISIES, SÉDENTARITÉ, STRESS CHRONIQUE : TOUT CE QUI NUIT À NOTRE CŒUR NOUS ABÎME À PETIT FEU, PARFOIS SANS QU'ON Y PRENNE GARDE. ET VOUS ? ÊTES-VOUS EN BONS TERMES AVEC VOTRE CŒUR ?

## MES FRAGILITÉS

**Trop peu d'activité physique.** Entre canapé, voiture et bureau, on pense s'économiser, mais en réalité, on fragilise son système cardiaque : il a besoin d'exercice pour s'améliorer !

**Une tension qui fait des siennes.** Stress, petites nuits, mauvaise alimentation, excès de poids : quand la tension s'élève, notre cœur en pâtit, et nous aussi. Avant de souffrir d'hypertension, on agit pour corriger notre hygiène de vie.

**Une alimentation inadaptée.** Charcuteries, fromages et alcool, junk food remplie de mauvaises graisses, de sel et de sucre : et si on disait stop avant d'avoir bouché nos artères, et qu'on s'inspirait de l'alimentation méditerranéenne ?

## MES OBJECTIFS

- [ ] Protéger mon cœur sur le long terme.
- [ ] L'entraîner pour qu'il m'aide à performer.
- [ ] L'apaiser pour ne pas l'abîmer.
- [ ] Éloigner les facteurs de risque cardiaque.

# LE CŒUR : UN PUISSANT MOTEUR !

**Notre cœur est un athlète de 300 g à peine, qui réussit chaque jour l'exploit de battre plus de 100 000 fois, et pomper environ 7 000 litres de sang pour nous permettre de respirer, bouger, manger, réfléchir, jouer, rire, aimer...**

- Composé de 2 oreillettes et de 2 ventricules, ce muscle (oui, c'est bien un muscle !) joue le rôle de moteur, en fournissant au corps son précieux carburant, le sang, riche d'oxygène et de nutriments. Cette pompe très élaborée fonctionne en sens unique (grâce à des clapets antiretour, les valves cardiaques), avec un travail à la fois musculaire et électrique. En cas d'effort physique, qui nécessite que le sang circule plus vite, l'activité électrique s'accélère et le cœur pompe plus vite pour nous permettre de performer !
- Le système cardio-vasculaire est constitué du cœur et du circuit des vaisseaux sanguins, des plus gros (l'aorte dont le diamètre est de 2,5 cm) aux plus fins, les capillaires sanguins, aussi fins que des cheveux, pour irriguer parfaitement jusqu'à la pointe de nos orteils. C'est donc un système parfait, mais qu'il faut entretenir pour qu'il reste performant !

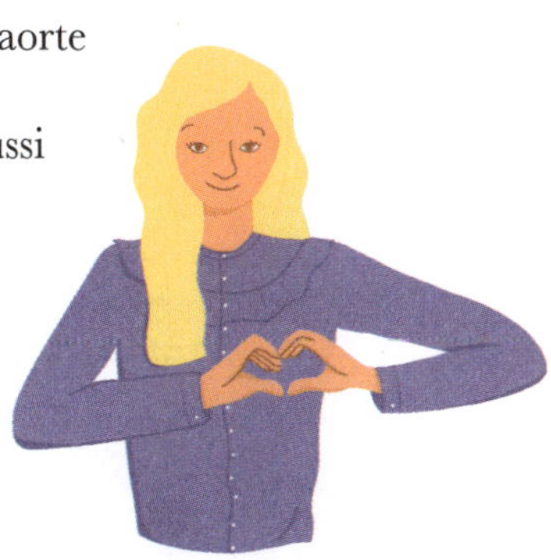

## LE CONSEIL DU JOUR

### Rire pour préserver son cœur !

*Rire, c'est – presque – du sport ! Rire accélère la fréquence cardiaque comme le ferait un jogging, fortifie le cœur et la circulation sanguine, booste l'oxygénation du muscle cardiaque et réduit le risque de formation d'un caillot sanguin. En prime, cela fait chuter le cortisol (hormone du stress), et apporte de la détente musculaire (qui favorise le sommeil). Profitez-en plus : une fois adultes, nous ne rions que 10 fois par jour (contre 400 fois pour les enfants). Sketchs d'humoristes, films comiques, partage de blagues, retrouvez votre joie de vivre d'enfant, marrez-vous, c'est le médecin qui vous le dit !*

**3 milliards**

C'est le nombre approximatif de contractions cardiaques au cours d'une vie !

## LE SAVIEZ-VOUS ?

### LE CŒUR À L'ENVERS !

SI 99,9 % DES GENS ONT LE CŒUR SITUÉ À GAUCHE, 0,1 % DES GENS, EUX, L'ONT À DROITE ! C'EST CE QU'ON APPELLE LE *SITUS INVERSUS*, QUI IMPLIQUE AUSSI QUE LA POSITION DE TOUS LES ORGANES EST INVERSÉE ! CELA N'EST EN GÉNÉRAL PAS DANGEREUX, JUSTE SURPRENANT... ET PEUT ÊTRE TRANSMIS À SES ENFANTS !

LE CONSEIL DU JOUR

### Des (bons) surgelés

*Oui, ils dépannent et c'est bien pratique ! Préférez les surgelés aux conserves qui, très salées, favorisent l'élévation de la tension artérielle (et il faut systématiquement les rincer). Prudence, il faut acheter des aliments bruts, non cuisinés, sans sel, gras ou sucres ajoutés. Surveillez les étiquettes, et faites le plein de légumes, poissons, herbes, et fruits en morceaux faciles à utiliser crus ou cuits !*

LE SAVIEZ-VOUS ?

**LE TOUR DE TAILLE, ESSENTIEL POUR LE CŒUR**

MÊME SANS SURPOIDS, IL FAUT SURVEILLER SON TOUR DE TAILLE TOUTE SA VIE : LA GRAISSE ABDOMINALE EST NÉFASTE POUR LE CŒUR, ELLE FAVORISE LE DIABÈTE ET AUGMENTE LE RISQUE D'ACCIDENT CARDIAQUE. CELUI-CI DOIT RESTER INFÉRIEUR À 88CM POUR LES FEMMES ET 102CM POUR LES HOMMES. PENSEZ À LE MESURER DE TEMPS EN TEMPS (AU NIVEAU DE L'OMBILIC) !

# ON MANGE QUOI AUJOURD'HUI ?

| Petit déjeuner | Déjeuner | Dîner |
|---|---|---|
| Boisson chaude sans sucre, fromage blanc nature avec de la cannelle, 3 c. à s. de muesli non sucré, 2 abricots secs, 8-10 noix et ¼ de melon. | Carottes et fenouils crus avec jus de citron, ciboulette et huile d'olive, salade de pâtes (complètes ou semi-complètes) avec haricots verts, pousses d'épinards, tomates cerises et pesto à l'huile d'olive, 1 pêche. | Moules marinières (oignon, ail, persil, vin blanc), pommes de terre vapeur, yaourt battu noix de coco et fraises. |

**La recette du jour :** yaourt battu noix de coco et fraises

Pour 2 personnes : Dans un blender, verser 2 yaourts au lait de coco + ½ c. à c. de vanille en poudre. Rincer et équeuter une barquette de fraises (500 g), mettre 10 fraises de côté, et déposer les autres, coupées en morceaux, dans le blender. Mixer longuement. Répartir dans 2 coupes. Déposer les fraises restantes et garder au frais. Au moment de servir, saupoudrer chaque coupe de ½ c. à c. de noix de coco râpée.

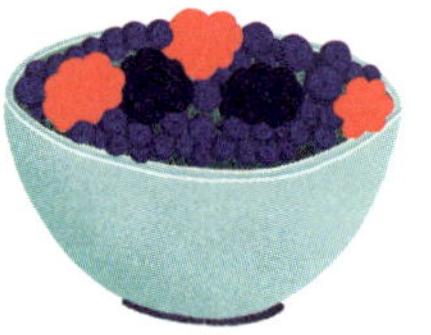

On regarde ça de près

## Bilan en ligne

Vous voudriez en savoir plus sur votre cœur et vos risques cardio-vasculaires ? Sur le site de la Fédération française de cardiologie, un petit test rapide (en 8 questions et trois minutes) vous permet de faire le point. Un préambule toujours utile, à retrouver sur : fedecardio.org/je-me-teste/test-3-minutes/

LE CONSEIL DU JOUR

### Un pas devant l'autre

*Marcher pendant une heure d'un bon pas, au moins trois fois par semaine, permet d'améliorer de 12 % les performances de sa pompe cardiaque ! Et si vous inscriviez les promenades dans votre agenda, ou preniez l'habitude d'aller plus souvent au travail (ou en courses) à pied ?*

LE COACHING DE **Dr. Good !**

### On se teste !

Relevez votre fréquence cardiaque de temps en temps (une fois par mois, surtout si vous avez plus de 45 ans, notamment pour vérifier que votre cœur ne s'est pas emballé sous l'effet d'un stress chronique, ou que votre fréquence cardiaque n'augmente pas parce que vous ne faites pas de sport). Faites-le idéalement le matin au réveil dans le lit, en posant la pulpe de votre index et votre majeur sur la carotide (cou) ou sur l'intérieur de votre poignet : comptez les pulsations pendant une minute (ou pendant trente secondes et multipliez le chiffre par 2).

# POURQUOI CONNAÎTRE SA FRÉQUENCE CARDIAQUE ?

**Un cœur en bonne santé bat régulièrement, entre 50 et 80 fois par minute au repos. Connaître sa fréquence cardiaque (c'est-à-dire son pouls) au repos est essentiel pour juger de l'état de son cœur, car ce chiffre traduit fidèlement l'effort qu'il doit fournir pour irriguer l'ensemble du corps.**

- Votre pouls se situe entre 50 et 80 bpm ? C'est parfait ! Continuez comme ça.
- Il est plutôt compris entre 85 et 100 bpm ? C'est le signe que vous êtes trop sédentaire et qu'il vous faut bouger plus, car plus un cœur est entraîné, plus il devient performant et efficace, et donc moins il a besoin de battre vite : d'ailleurs un cœur de sportif peut descendre à 60 bpm, et certains athlètes descendent encore plus bas !
- À l'inverse, au-dessus de 100 bpm, on parle de tachycardie, c'est-à-dire de fréquence cardiaque trop rapide, et il faut consulter, car un cœur trop rapide se fatigue précocement. Parlez-en à votre médecin traitant, il est là pour ça !

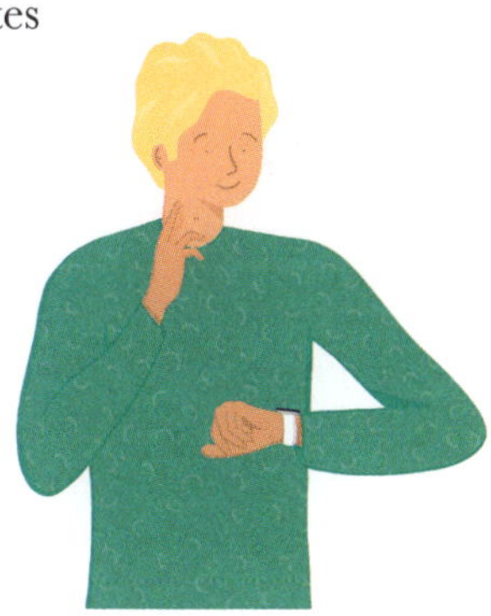

## On regarde ça de près

### C'est quoi, la bradycardie ?

C'est quand le cœur (sans être sportif) bat très lentement, trop, au-dessous de 50 bpm. Ce n'est pas forcément grave, mais mérite de consulter un médecin, car un pouls très faible peut provoquer de la fatigue, un essoufflement, et parfois des pertes de connaissance, voire une insuffisance cardiaque.

# ON MANGE QUOI AUJOURD'HUI ?

| Petit déjeuner | Déjeuner | Dîner |
| --- | --- | --- |
| Boisson chaude sans sucre, 2 tranches de pain noir très légèrement beurrées, 1 morceau de fromage de brebis, 15 amandes, 1 orange. | Artichaut vapeur avec vinaigrette (huile d'olive), chili sin carne (sans viande), raisins. | Poivrons grillés sauce au yaourt et ciboulette, crevettes sautées avec ail frais et citron, riz complet (ou semi-complet) aux champignons sautés à l'huile d'olive, 1 kiwi. |

**La recette du jour : chili sin carne**

Pour 4 personnes : Dans une cocotte, faire fondre 2 oignons émincés. Ajouter ensuite 2 poivrons rouges émincés, faire revenir jusqu'à ce qu'ils soient tendres. Ajouter ensuite 1 grosse boîte de haricots rouges cuits en conserve (bien rincés, 500 g environ), une petite boîte de grains de maïs (300 g) et 3 tomates coupées en petits morceaux (ou une grosse boîte de pulpe). Saupoudrer de cumin, de piment de Cayenne ou d'Espelette selon son goût) et laisser mijoter 20 minutes. Servir parsemé de persil ciselé ou de coriandre fraîche.

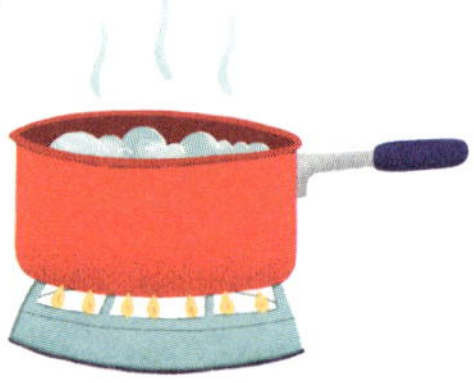

## LE COACHING DE Dr. Good !

### Choisissez mieux vos laitages

Faut-il le rappeler, les crèmes desserts et liégeois ne sont pas des laitages, mais des desserts sucrés et gras ! On choisit donc de vrais yaourts nature, et on réduit ceux au lait de vache pour préférer ceux de brebis ou de chèvre, moins industriels et avec de meilleurs acides gras (liés à la nourriture de l'animal). La bonne idée ? Goûter aussi les produits d'origine végétale, au « lait » de soja ou même de coco !

## LE CONSEIL DU JOUR

### Chaque jour, un repas végétarien

*Parce que l'excès de graisses saturées issues des viandes nuit au système cardio-vasculaire, il faut en manger moins, et multiplier les repas « végétaux », avec légumineuses ou céréales et légumes. C'est simple : pâtes, riz, haricots, lentilles, mais aussi quinoa ou semoule sont excellents avec juste des légumes. Une bonne pratique qui doit devenir une habitude !*

## ÇA, C'EST GOOD !

### LA TOMATE, LA BONNE COPINE !

Elle contient un pigment, le lycopène, qui lui donne sa couleur, et protège aussi le cœur en luttant contre le mauvais cholestérol (LDL) et l'agrégation des plaquettes sanguines. On la déguste sans modération ! Gros avantage, ces bienfaits restent valables même cuite, en sauce, en jus : usez des boîtes hors saison !

# LE SPORT, INDISPENSABLE POUR PROTÉGER SON CŒUR

**Le cœur est un muscle… et pour être en forme, il doit être entraîné, comme les autres muscles ! Nul besoin d'être un athlète, ou de « pousser la machine » jusqu'à l'épuisement : l'essentiel est de bouger !**

L'activité physique fait baisser la fréquence cardiaque pendant l'effort, mais aussi au repos : le cœur se fatigue moins et il est mieux protégé pendant l'effort. De plus, il augmente sa force de contraction, devenant plus efficace et performant au fil du temps.

Le sport éloigne aussi le diabète, le surpoids et l'obésité, aide à chasser le stress dont les effets sont néfastes (on « évacue » ses tensions), augmente le taux de bon cholestérol (HDL), améliore la fluidité du sang (ce qui réduit le risque de formation de caillots dans les vaisseaux sanguins), et fait baisser la pression artérielle : autant d'excellentes raisons de s'y (re)mettre, à tout âge et sur le long terme.

LE CONSEIL DU JOUR

### Un cœur en rythme

*Pour bouger, équipez-vous d'écouteurs, et mettez dans vos oreilles une playlist musicale, des émissions culturelles, des podcasts, des livres audio : ce qui vous fait plaisir pour vous détendre, vous instruire, ou vous donner de l'énergie… Quand on marche, on écoute plus attentivement, et on retient mieux qu'au volant de sa voiture !*

LE COACHING DE **Dr. Good !**

### Du sel plus sain !

Difficile de se déshabituer quand on consomme trop de sel, qui pourtant fait grimper la tension artérielle. En cuisine, optez pour le sel gris non raffiné (moins riche en chlorure de sodium) et compensez sans modération avec les épices (curry, paprika, cumin…) et herbes aromatiques (fraîches ou surgelées). Vous pouvez aussi fabriquer votre gomasio, condiment parfumé pour moins saler.
Dans une poêle antiadhésive, faites blondir à sec 20 c. à s. de graines de sésame complet. Laissez refroidir, mixez grossièrement, ajoutez 2 c. à s. de sel fin gris et autant de curcuma en poudre. Mélangez et utilisez comme le sel traditionnel, sans en abuser !

**49,2 %**

C'est la proportion de femmes de 40-54 ans (et 50,3 % des 18-39 ans) qui font plus de trente minutes d'activité physique modérée 5 jours par semaine.

(Étude Esteban, 2017)

# 6 JUILLET

# ON MANGE QUOI AUJOURD'HUI ?

### Petit déjeuner

Boisson chaude sans sucre, faisselle nature avec 3 c. à s. de muesli non sucré, 1 kiwi coupé et 8-10 noix, 2 oranges pressées.

### Déjeuner

Radis avec ½ avocat écrasé avec du citron et de la coriandre, papillote de dos de cabillaud avec oignon, jus de citron et curry, lentilles cuites avec concassée de tomates, figues.

### Dîner

Salade de concombre sauce yaourt, citron et filet d'huile d'olive, pois chiches à l'espagnole (cuits avec poivrons, oignons, tomates, cumin), salade super-fraîche.

**La recette du jour : salade super-fraîche**

Pour 2 personnes : Peler un pamplemousse, retirer les quartiers en supprimant la peau. Éplucher ½ ananas et le couper en brunoise (petits morceaux). Répartir les morceaux au centre d'un plat, disposer les quartiers tout autour. Parsemer de 4 c. à s. de graines de grenade. Râper le zeste d'un citron (jaune ou vert) sur le dessus du plat. Laisser reposer 1 heure au réfrigérateur. Avant de servir, parsemer de menthe ciselée et de 3 c. à s. de noisettes concassées (ou de pistaches).

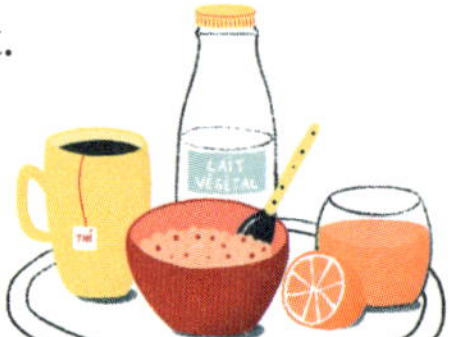

## On regarde ça de près

### Le surpoids pèse sur le cœur

Le vrai surpoids et l'obésité augmentent le risque cardiaque en fatiguant inutilement le corps et en majorant les autres facteurs de risque : hypertension artérielle, diabète, sédentarité...
Pour savoir où vous situer, calculez votre indice de masse corporel : votre poids en kilos divisé par votre taille en mètres élevée au carré. Exemple : pour 1,67 m et 60 kilos, l'IMC est de 60 divisé par (1,67 x 1,67) soit 60 divisé par 2,7889 soit 21,5.

- IMC compris entre 18,5 et 24,9 : poids normal.
- IMC compris entre 25 et 29,9 : surpoids.
- IMC compris entre 30 et 34,9 : obésité.
- IMC supérieur ou égal à 35 : obésité sévère.

**LE CONSEIL DU JOUR**

### Cafés et thés, pourquoi pas ?

*Même si la caféine est stimulante et qu'elle peut provoquer, en cas d'abus, des palpitations cardiaques, le café et le thé (surtout vert) sont bénéfiques pour le cœur, car riches en antioxydants protecteurs. Ne vous privez donc pas de votre boisson favorite, à la condition de ne pas en abuser (pas plus de 3-4 tasses par jour, moins si vous avez des problèmes de sommeil) et de la boire sans sucre !*

**ÇA, C'EST GOOD !**

### L'AIL ET L'OIGNON

Tous deux sont réputés bénéfiques pour le cœur... et c'est vrai, notamment parce qu'ils contiennent une substance qui fluidifie le sang (ce qui diminue le risque de caillot sanguin). Ils participent aussi à réduire la tension artérielle et à baisser le taux de mauvais cholestérol. On les consomme plutôt crus que cuits !

# LE TABAC,
## NOTRE PIRE ENNEMI

**On dit de lui que c'est l'ennemi juré du cœur… et on a raison, car il n'abîme pas que nos poumons !**

En effet, il favorise la formation des plaques d'athérome qui rétrécissent le diamètre des artères, facilitent la formation de caillots sanguins en augmentant l'agrégation des plaquettes sanguines, réduisent le taux de bon cholestérol, et diminuent l'oxygénation du muscle cardiaque. Ça fait beaucoup ! Pire, fumer provoque des spasmes des artères – notamment coronaires – qui peuvent entraîner des accidents cardiaques précoces sans signes annonciateurs. Ça augmente également le risque d'AVC.
Pour protéger son cœur… une seule solution : arrêter !
D'autant que, sur le plan cardiaque, les bénéfices sont rapides et importants : en seulement vingt-quatre heures, on supprime l'exposition au monoxyde de carbone et on améliore l'oxygénation du muscle cardiaque et en quinze jours, on fait disparaître le risque de caillot sanguin (le temps pour les plaquettes sanguines, ultra-sensibles à la nicotine, de reconstituer leur stock).
Pour en finir avec la clope, on se fait aider par un médecin, généraliste ou tabacologue. Les substituts nicotiniques (patchs, inhaleurs) prescrits par un médecin sont remboursés (à 65 %), avec une avance des frais à l'officine : un soutien utile.

STOP AUX IDÉES REÇUES

### JE SUIS DÉJÀ STRESSÉ… SI J'ARRÊTE DE FUMER, ÇA VA ÊTRE L'ENFER !

**En réalité, non : le tabagisme entretient le stress du fumeur et, contrairement à ce qu'on pourrait croire, le sevrage le lève. Il a d'ailleurs été prouvé que le sevrage entraîne un bien-être mental équivalent (voire supérieur !) à celui de médicaments antidépresseurs. Certes, à l'arrêt de la cigarette, on peut traverser une période difficile, mais elle disparaît et quelques mois plus tard, les personnes se sentent beaucoup mieux sur le plan psychologique.**

LE CONSEIL DU JOUR

### Gagner du temps (de vie) !

*Plus on arrête de fumer tôt, moins les artères seront abîmées. L'arrêt est impératif en cas d'antécédent cardio-vasculaire, ou d'autres facteurs de risque. Il doit être total, car le risque de caillots et de spasme coronaire existe même avec « juste » quelques cigarettes fumées.*

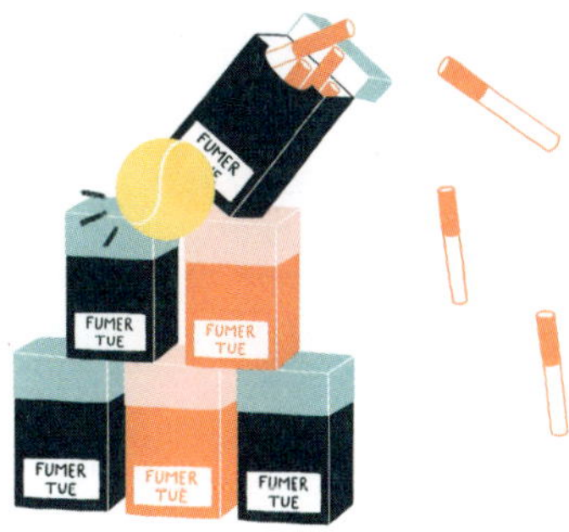


**80 %**

C'est le pourcentage de fumeurs parmi les victimes d'infarctus du myocarde de moins de 45 ans.

(Fédération française de cardiologie, 2020)

# ON MANGE QUOI AUJOURD'HUI ?

### Petit déjeuner

Boisson chaude sans sucre, faisselle nature avec de la cannelle, 3 c. à s. de muesli non sucré et des morceaux de poire, 1 kiwi.

### Déjeuner

Carottes râpées, pissaladière (pâte à pain, oignons, olives, anchois), salade verte aux noix (huile d'olive, noix ou colza), tiramisu light aux framboises.

### Dîner

Courgettes farcies (aux lentilles corail, fromage de chèvre frais, pignons de pins, raisins secs et menthe), salade verte, abricots rôtis au romarin.

**La recette du jour : tiramisu light aux framboises**

Faire décongeler 200 g de framboises. Fouetter 1 pot individuel de fromage blanc avec 2 c. à s. de lait de coco, 10 g de sucre de coco et 1 c. à s. de noix de coco râpée. Dans un verre ou une coupe, déposer 3 boudoirs (ou biscuits à la cuillère ou biscuits roses de Reims), les imbiber avec le jus rendu par les framboises. Déposer dessus en alternance la crème et les framboises. Placer 2 heures au réfrigérateur avant de servir.

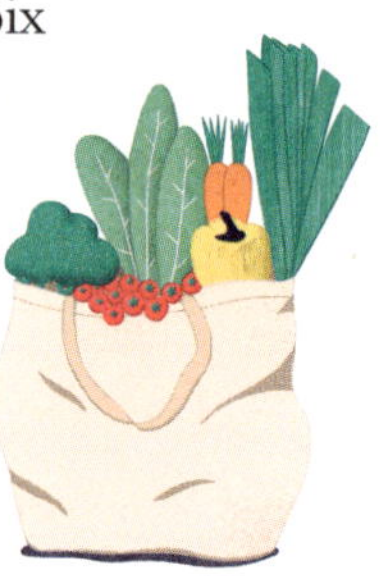

LE CONSEIL DU JOUR

## Choisir l'huile d'olive « cœur *friendly* » !

*L'huile d'olive est réputée pour ses effets bénéfiques, car elle contient beaucoup d'acides gras mono-insaturés capables de faire baisser le mauvais cholestérol (LDL) et d'augmenter le bon (HDL). Les études montrent qu'associée à une alimentation de type méditerranéenne sa consommation réduit les risques d'infarctus du myocarde.*

## On regarde ça de près

### Les apnées du sommeil abîment le cœur

Ces blocages respiratoires nocturnes (plus de dix secondes, parfois des dizaines de fois par nuit) sont fréquents chez les gros ronfleurs, touchent un adulte sur dix et fréquemment les femmes après 50 ans. Si elles ont des répercussions en journée (fatigue et somnolence, troubles de la mémoire, irritabilité), les apnées sont aussi responsables de complications cardio-vasculaires (hypertension, troubles du rythme, coronaropathie), ou d'attaques cérébrales (AVC). Dans le doute, si on se sent fréquemment fatigué dès le réveil, on consulte pour un bilan et une prise en charge.

## 7 heures

**C'est le « minimum syndical » d'une nuit : au-dessous, on augmente son risque de maladie cardiaque.** Et si on dort moins de six heures, le risque grimpe de 48 %.

LE CONSEIL DU JOUR

**Respirer 5 sur 5**

*Parmi les méthodes antistress validées par les cardiologues et sociétés savantes, la cohérence cardiaque, issue de recherches en neurosciences, est particulièrement efficace… et simple. Il suffit de s'équiper d'un chrono (ou une appli dédiée), avant d'inspirer pendant 5 secondes, puis expirer 5 secondes, sans discontinuer pendant 5 minutes. Ce rythme de 6 cycles respiratoires par minute booste le système parasympathique (un frein au stress) et baisse le taux de cortisol en apportant un équilibre cardio-respiratoire bénéfique. Essayez !*

# UN CŒUR USÉ
## PAR LE STRESS

**Mauvais pour la santé, on le sait… mais on sait moins que le stress est aussi délétère pour le cœur.**

Car, quelle que soit son origine, il est un processus physiologique de survie, comme une réaction à une agression ou un danger. Il provoque donc une augmentation (parfois importante) de la fréquence cardiaque et de la pression artérielle, et la libération, dans l'organisme, d'hormones, de neurotransmetteurs et de substances inflammatoires qui endommagent progressivement le cœur et les artères quand il devient chronique.
D'autre part, le stress a aussi fréquemment des effets indirects sur la santé cardiaque, en impactant défavorablement les autres facteurs de risques. Ainsi, il augmente l'hypertension artérielle, favorise la « malbouffe » (donc l'obésité, l'excès de cholestérol et le diabète), augmente le tabagisme, nuit à la qualité du sommeil et réduit la pratique de l'activité physique (car on manque d'énergie, ou on ne s'accorde pas le temps nécessaire) : bref, on prend moins soin de soi ! On sait même qu'il réduit l'observance des traitements cardio-vasculaires chez les patients… Seule solution, prendre vraiment son stress en charge, et apprendre à lui résister efficacement pour préserver son cœur, grâce à l'exercice physique notamment !

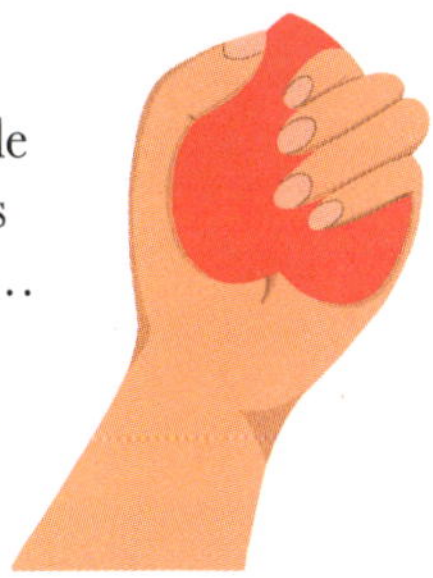

**32 %**

C'est le pourcentage des cas d'infarctus du myocarde impliquant le stress.

(Fédération française de cardiologie, 2020)

IL VAUT MIEUX LE SAVOIR

**LES FEMMES, TRÈS SENSIBLES AU STRESS**

LES EFFETS DÉLÉTÈRES DU STRESS SUR LE CŒUR ET SUR LES ARTÈRES SONT PLUS IMPORTANTS CHEZ LES FEMMES QUE CHEZ LES HOMMES. ON NOTE 40 % DE RISQUE SUPPLÉMENTAIRE FACE AUX MALADIES CARDIO-VASCULAIRES POUR CELLES QUI SE SENTENT STRESSÉES AU TRAVAIL, ET 88 % EN CAS D'INSÉCURITÉ DE L'EMPLOI OU DE PRESSION DE RÉSULTATS.

# ON MANGE QUOI AUJOURD'HUI ?

| Petit déjeuner | Déjeuner | Dîner |
|---|---|---|
| Boisson chaude sans sucre, yaourt nature avec 3 c. à s. de flocons d'avoine, 2 abricots, de la cannelle en poudre et 15 amandes, 1 kiwi. | Maquereau au four au vin blanc et aromates, courgettes sautées (huile d'olive), riz complet (ou semi-complet) au coulis de tomate et basilic, fraises. | Taboulé très vert, 1 œuf dur, poire pochée au thé. |

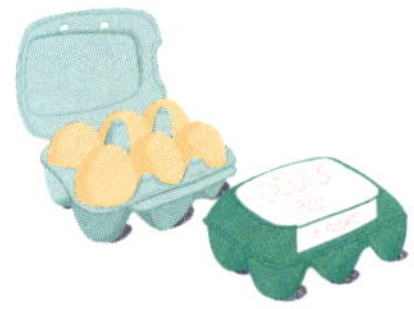

**La recette du jour : taboulé très vert**

Pour 4 personnes : Dans un saladier, verser 100 g de boulgour, recouvrir juste d'eau froide et laisser gonfler 15 minutes. Pendant ce temps, laver, essorer et ciseler 2 bottes de persil plat et 1 botte de menthe. Couper en petits morceaux 3 tomates, 1 avocat et ½ concombre pelé et évidé, émincer finement 3 petits oignons nouveaux. Égoutter le boulgour (le presser entre les mains), ajouter les légumes et les herbes, arroser du jus de 2 citrons et de 4 c. à s. d'huile d'olive, mélanger et réserver au frais jusqu'au moment de servir.

## LE CONSEIL DU JOUR

### Bien choisir ses œufs

*Du mode d'élevage et de l'alimentation des poules dépendent la qualité des œufs, leurs apports en vitamines et bons acides gras ! Les œufs bio (issus de poulettes élevées en liberté et plein air, nourries de végétaux, minéraux et vitamines dont 95 % sont bio) apportent jusqu'à deux fois plus d'oméga-3 bons pour le cœur que ceux de batterie ! Même chose pour ceux issus de la filière Bleu-Blanc-Cœur. À privilégier pour un faible surcoût.*

## LE SAVIEZ-VOUS ?

### LE BON CŒUR DU DONNEUR

DONNER SON SANG A DE VRAIS BÉNÉFICES SUR LE CŒUR : LE SANG DEVIENT MOINS ÉPAIS, PLUS FLUIDE ET S'ÉCOULE PLUS FACILEMENT, LA TENSION ARTÉRIELLE BAISSE (MAIS DE FAÇON TEMPORAIRE) ET LE RISQUE D'INFARCTUS DIMINUE ! POUR EN SAVOIR PLUS : VOIR LE SITE DE L'ÉTABLISSEMENT FRANÇAIS DU SANG.

## LE COACHING DE Dr. Good !

### Vacances toniques

Vous êtes en vacances à la mer, près d'une piscine, d'un lac ou d'une rivière calme ? Profitez-en ! Ne restez pas à faire le lézard pendant des heures, mais filez à l'eau et, quand vous vous baignez, ne restez pas « en planche » ! Bougez : nagez, marchez (cela améliore en prime la circulation veineuse, même avec de l'eau jusqu'à mi-cuisse sur le bord de la plage), pédalez (accroché au rebord) dans un sens puis dans l'autre, faites des mouvements de bras pour « ouvrir la poitrine », jouez au ballon ou au frisbee : la pression exercée par l'eau étant plus forte que celle de l'air, vous faites plus travailler vos muscles et votre cœur, mais tout en douceur !

# OUI
## AU RÉGIME MÉDITERRANÉEN !

Cette alimentation, également appelée régime crétois ou diète méditerranéenne, est étudiée depuis plus de trente ans après qu'on a remarqué le faible taux de mortalité cardiaque dans les pays du pourtour méditerranéen. Et c'est prouvé, elle permet de réduire les risques cardio-vasculaires et est même conseillée aux patients ayant eu un infarctus du myocarde pour éviter les récidives. Les menus sont simples, frais et sains :

- Beaucoup de végétaux comme les fruits et légumes, mais aussi des légumineuses, des céréales, herbes aromatiques, noix et fruits oléagineux pour les fibres, vitamines et minéraux.
- Le poisson et les fruits de mer sont consommés deux fois par semaine pour leurs protéines et bons gras.
- La volaille, les œufs et produits laitiers (yaourts et fromages, plutôt de brebis ou de chèvre) de temps en temps et sans abus.
- La viande rouge et les produits sucrés occasionnellement pour limiter les graisses saturées et l'excès de sucres.

Mot d'ordre de cette alimentation : la modération !

LE CONSEIL DU JOUR

### Penser aux graines de lin

*Oui, car elles sont ultra-riches en oméga-3 protecteurs et en lignanes antioxydants et anti-inflammatoires. Vous pouvez en consommer tous les jours (une cuillère à soupe maximum, elles accélèrent le transit), mais il faut les broyer, car leur enveloppe est dure, avant de les saupoudrer où vous voulez. Vous pouvez utiliser un moulin à café (ou broyeur manuel à épices). Ne broyez que pour les deux à trois jours à venir pour éviter qu'elles ne rancissent.*

DITES-MOI DR.GOOD ?

### Avant de reprendre le sport, je dois en parler à mon médecin ?

Si vous n'avez pas fait de sport depuis longtemps ou abordez la quarantaine, oui, parlez-en à votre médecin traitant, en lui indiquant quelle activité sportive vous souhaiteriez pratiquer. Il peut (outre votre pouls et votre mesure de tension artérielle) vous faire faire quelques exercices dans son cabinet et mesurer votre fréquence cardiaque pour vous tester et vous délivrer un certificat d'aptitude (souvent demandé dans les clubs ou associations), ou, s'il juge que c'est plus prudent, vous prescrire un test d'effort.

**4,8/5**

C'est le score obtenu par le régime méditerranéen dans le *Best Diets*, un classement annuel (sans influence des lobbies ou du marketing), fait par des experts de la nutrition, de l'obésité, des maladies métaboliques et cardio-vasculaires. Le meilleur régime du monde, en fait !

# 12 JUILLET

LE CONSEIL DU JOUR

### Faire le plein d'agrumes

*Orange, citron ou pamplemousse : leur richesse en flavonoïdes (des antioxydants) est bénéfique, notamment parce qu'ils réduiraient les dépôts de cholestérol et protègeraient les artères. Si on doit éviter les jus en bouteille (car ils n'ont plus de fibres et parfois ceux du commerce contiennent des sucres ajoutés) pour les préférer entiers, on peut prendre l'habitude d'en déguster au moins un par jour, tout au long de l'année !*

## ON MANGE QUOI AUJOURD'HUI ?

| Petit déjeuner | Déjeuner | Dîner |
| --- | --- | --- |
| Boisson chaude sans sucre, 1 fromage blanc nature avec 3 c. à s. de flocons d'avoine, 1 poire et 15 noisettes, 1 orange pressée. | Salade de crevettes, avocat, pamplemousse, maïs et tomates cerises, 1 morceau de fromage de brebis avec du pain, salade Harlequin. | Courgettes et poivrons rôtis au parmesan, quinoa à la sauce tomate, compote d'abricots aux amandes. |

**La recette du jour : salade arlequin**

Pour 2 personnes : Peler 2 oranges et les couper en tranches très fines. Laver, égoutter 500 g de fraises et les couper en deux. Disposer joliment les fruits coupés dans un plat creux. Arroser avec le jus d'une troisième orange, râper son zeste et verser 2 c. à s. d'eau de fleur d'oranger. Réserver au frais. Au moment de servir, parsemer de menthe fraîche et d'amandes effilées et servir avec une boule de glace au yaourt par personne.

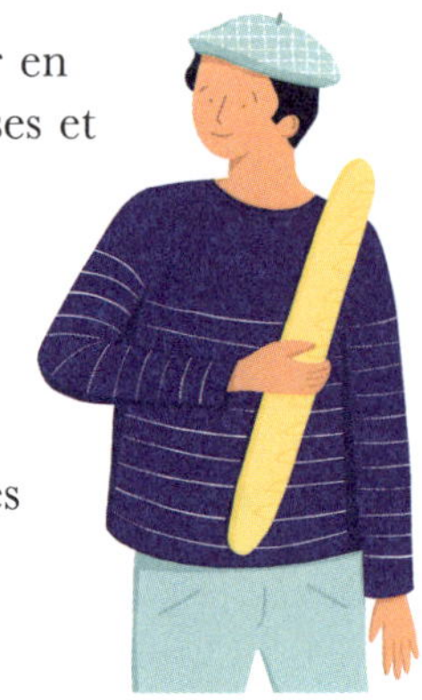

**5 g**

C'est la dose de sel à ne pas dépasser par jour selon l'OMS. Pour info, les Françaises en consomment en moyenne 7 g et les Français, 9 g.

(OMS, 2020)

IL VAUT MIEUX LE SAVOIR

### LES MARGARINES VÉGÉTALES, SUPER… SUPERFLUES !

RICHES DE PROMESSES POUR FAIRE BAISSER LE TAUX DE CHOLESTÉROL, LES MARGARINES « AUX PHYTOSTÉROLS » (UN CHOLESTÉROL VÉGÉTAL QUI, EN ENTRANT EN COMPÉTITION AVEC CELUI DE L'INTESTIN, RÉDUIT L'ABSORPTION DE CE DERNIER) SONT SUPERFLUES : ELLES RÉDUISENT (LÉGÈREMENT) LE CHOLESTÉROL (PAS CHEZ TOUS LES CONSOMMATEURS), MAIS N'ONT MONTRÉ AUCUN BÉNÉFICE POUR PRÉVENIR LES PATHOLOGIES CARDIO-VASCULAIRES, COMME L'A FAIT REMARQUER L'ANSES DANS SES RECOMMANDATIONS. PRÉFÉREZ DE BONNES HUILES VÉGÉTALES VARIÉES, MEILLEURES AU GOÛT, OU, SI VOUS TENEZ À LA MARGARINE, CHOISISSEZ-EN UNE ISSUE DU COLZA, RICHE EN ACIDES GRAS OMÉGA-3.

# C'EST QUOI, LA TENSION ARTÉRIELLE ?

**La tension artérielle correspond à la pression du sang envoyé dans les artères par le cœur.**

Trop élevée (on parle d'hypertension, ou HTA), elle augmente le travail du muscle cardiaque qui se fatigue et devient moins performant, elle endommage les artères qui se rigidifient et favorise le développement des plaques d'athérome (plaques graisseuses qui viennent boucher les artères).

- Si la tension augmente naturellement avec l'âge (car les artères se rigidifient au fil des années), l'hypertension est, chez l'adulte de tout âge, surtout liée à l'hygiène de vie et particulièrement au surpoids, au manque d'activité physique, aux excès d'aliments salés (produits industriels, charcuteries, fromages…) et au stress qui joue un rôle important. Une composante héréditaire existe également.
- L'hypertension artérielle est à la fois une maladie chronique (on peut la traiter, généralement à vie, mais on n'en guérit pas) et un vrai facteur de risque cardio-vasculaire : elle augmente le risque d'accident vasculaire cérébral (AVC), d'infarctus du myocarde, de déchirure d'une artère. Elle doit donc être surveillée, traitée par des médicaments si besoin et accompagnée d'une meilleure hygiène de vie.

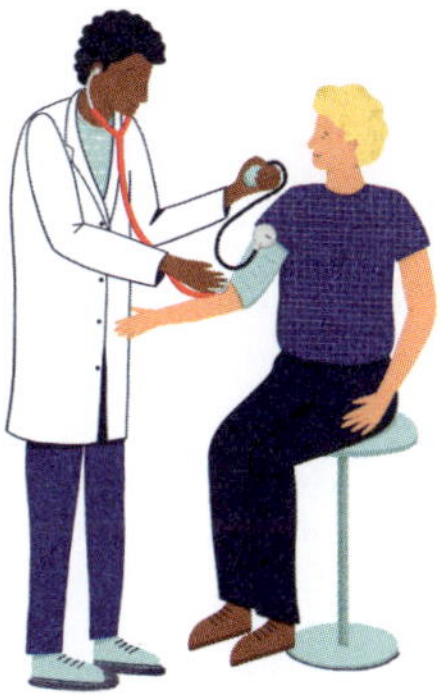

## On regarde ça de près

### Interpréter les chiffres de la tension

La valeur normale (elle est donnée par deux chiffres) est de 120/80 mmHg (mm de mercure). Si elle atteint 140/90 chez le médecin (135/85 en automesure), on parle d'hypertension. Toutefois, une tension limite, ou préhypertension (entre 130 et 140 pour le 1er chiffre et supérieure à 88 pour le 2e) doit être surveillée, car la tension s'élevant avec l'âge, elle laisse envisager une HTA (hypertension artérielle) plus tard.

**LE CONSEIL DU JOUR**

### Un suivi rigoureux

*Faites systématiquement relever votre tension artérielle quand vous allez chez le médecin : elle doit être mesurée au moins une fois par an en l'absence d'anomalie. Si vos chiffres sont trop élevés, votre médecin vous proposera des mesures en continu pendant vingt-quatre heures pour en savoir plus. Et si vous êtes hypertendu, investissez dans un appareil d'automesure pour vous surveiller régulièrement.*

**15 millions**

**C'est le nombre d'hypertendus en France, dont 4 millions qui s'ignorent et ne sont donc pas suivis ni traités.**

(Comité français de lutte contre l'hypertension artérielle, 2021)

LE CONSEIL DU JOUR

### Oléagineux : oui, mais...

*Ils réduisent le taux de mauvais cholestérol (grâce à leurs phytostérols), leur vitamine E évite les caillots sanguins, leurs oméga-3 protègent le coeur et leur magnésium est antistress ! Pistaches, amandes, noix, noisettes, cajou, cacahuète, toutes sont bénéfiques, mais à condition de les choisir non grillées et non salées ! L'idéal ? Les varier ! Achetez-en plusieurs sortes, en vrac, mélangez-les dans un bocal, et consommez-en une poignée par jour.*

DITES-MOI DR.GOOD ?

### C'est quoi, la bonne dose de légumes ?

Riches en fibres, anticholestérols, antioxydants protecteurs et en potassium (qui lutte contre l'hypertension), les végétaux doivent représenter au moins la moitié de l'assiette. On peut manger 2 à 3 fruits crus par jour plus 400-500 g de légumes. Gros appétit ? On augmente la quantité pour se rassasier !

# ON MANGE QUOI AUJOURD'HUI ?

**Petit déjeuner**

Boisson chaude sans sucre, cake choco-banane, 1 yaourt nature, 1 pomme.

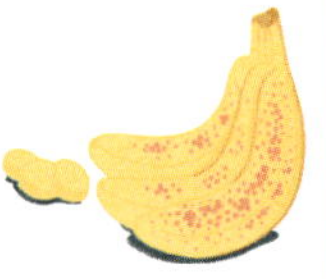

**Déjeuner**

Radis avec purée d'avocat citronnée, pommes de terre vapeur au thym, tomates provençales à l'ail, salade de fruits rouges.

**Dîner**

Riz complet sauté aux petits pois, courgettes et fèves avec 1 c. à s. de parmesan râpé et basilic ciselé, salade verte (huile d'olive), compote d'abricots et amandes concassées.

**La recette du jour : cake choco-banane 100 % cœur**

Dans un saladier, mélanger 200 g de farine avec 1 sachet de levure, 80 g de sucre brun, 40 g de cacao en poudre non sucré et 1 pincée de sel. Ajouter 2 œufs entiers, 3 bananes très (ou trop) mûres écrasées à la fourchette et 4 c. à s. d'huile d'olive ou tournesol oléique. Mélanger et ajouter 1 c. à s. de cannelle, 50 g de noix et 50 g de pistaches. Verser dans un moule en silicone. Cuire 55 minutes à 170 °C.

ÇA, C'EST PAS GOOD !

### ON FREINE LA CHARCUTAILLE !

Trop riches en graisses saturées, très salées, souvent industrielles (avec additifs, nitrites) : les charcuteries, dont les Français raffolent (ils en mangent 30 kg par an et par personne, soit plus de 80 g/jour), ne sont pas les amies du cœur ! Des études menées à Stockholm ont montré que les femmes en consommant le plus avaient 78 % de risques supplémentaires de souffrir d'insuffisance cardiaque (28 % pour les hommes !). Rillettes, saucisson ou pâté doivent être exceptionnels !

# FEMME, JE PROTÈGE DOUBLEMENT MON CŒUR !

En tant que femme, on croit souvent son cœur protégé, voire invincible jusqu'à la ménopause, grâce à nos hormones féminines. Mais on l'est bien moins qu'on le croit et les maladies cardio-vasculaires sont la première cause de mortalité féminine (elles tuent 7 fois plus que le cancer du sein), principalement parce que l'hygiène de vie est de mauvaise qualité. À tout âge, il faut donc protéger son cœur et se surveiller, notamment en évitant (ou en arrêtant) de fumer ! S'il faut prendre, le plus jeune possible, de bonnes habitudes, la vigilance est de mise lors des principales périodes de changement hormonal.

- **La contraception :** certains facteurs de risques artériels comme l'obésité, le diabète, l'hypertension artérielle ou le tabagisme peuvent être des contre-indications à certaines contraceptions hormonales, surtout après 35 ans.
- **La grossesse :** qui peut révéler des pathologies cardio-vasculaires, car le cœur fonctionne en surrégime pour alimenter le placenta et nourrir le fœtus.
- **La ménopause :** la chute naturelle des œstrogènes augmente le risque d'athérosclérose, d'obésité, d'hypertension artérielle, d'hypercholestérolémie et de diabète qui majorent le risque cardio-vasculaire.

## On regarde ça de près

### Des artères plus fragiles

Les artères féminines, plus fines, sont plus sensibles à la toxicité du tabac que celles des hommes. Après 50 ans, à la ménopause, c'est encore plus flagrant, car elles se rigidifient et s'épaississent rapidement. Si on n'avait pas encore arrêté de fumer, cela devient absolument indispensable !

LE CONSEIL DU JOUR

### Surveillance rapprochée post-bébé

*Tout accident de diabète gestationnel ou d'hypertension artérielle gravidique (c'est-à-dire pendant la grossesse, parfois associée à l'apparition de protéines dans les urines et alors appelée pré-éclampsie) doit mener à une prise en charge cardiaque rigoureuse sur le long terme : en effet, ces événements de la grossesse sont des marqueurs précoces d'accidents cardio-vasculaires plus tard, à la cinquantaine. Surtout maman, on prend soin de soi et de son cœur !*

LE SAVIEZ-VOUS ?

### MOINS BIEN SOIGNÉES ?

LES FEMMES SERAIENT MOINS BIEN PRISES EN CHARGE SUR LE PLAN MÉDICAL : ARRIVÉE AUX URGENCES PLUS TARDIVE EN CAS DE SYMPTÔMES D'ALERTE, MOINS D'EXAMENS DIAGNOSTIQUES, MOINS DE MÉDICAMENTS... ET MÊME MOINS DE RÉÉDUCATION APRÈS UN INFARCTUS.

# 16 JUILLET

## LE CONSEIL DU JOUR

### Le chocolat, votre atout cœur !

*La poudre de cacao est riche en antioxydants, qui réduisent la pression artérielle, luttent contre la formation de mauvais cholestérol et protègent nos artères ! Une étude a montré que le chocolat réduirait de 8 % le risque de maladie coronarienne, dès qu'on en consomme au moins une fois par semaine et à deux conditions : le choisir le plus noir possible (avec un maximum de cacao), et le croquer avec modération (1 ou 2 carrés par jour).*

## ON MANGE QUOI AUJOURD'HUI ?

**Petit déjeuner**

Boisson chaude sans sucre, fromage blanc nature avec 3 c. à s. de muesli non sucré, 2 c. à s. de graines de grenade et 10 noix, 1 banane.

**Déjeuner**

Radis et tomates cerises avec ½ avocat écrasé au citron, escalope de veau grillée, courgettes et patate douce en lamelles, cuites au four et huilées au pinceau avec de l'huile d'olive, mousse au chocolat maison.

**Dîner**

Aubergine farcie avec riz complet, champignons, feuilles de blettes, saupoudrée de 1 c. à s. de parmesan, salade verte aux noix, cerises.

**La recette du jour : mousse au chocolat maison**

Pour 4 personnes : Faire fondre dans une casserole 100 g de chocolat à 70 % de cacao avec 2 c. à s. d'eau. Remuer pour lisser, ajouter 3 jaunes d'œufs. Battre les blancs en neige ferme avec une pincée de sel. Ajouter délicatement les blancs au chocolat. Répartir dans des ramequins. Ajouter des fruits rouges de saison (framboises, groseilles, myrtilles…).

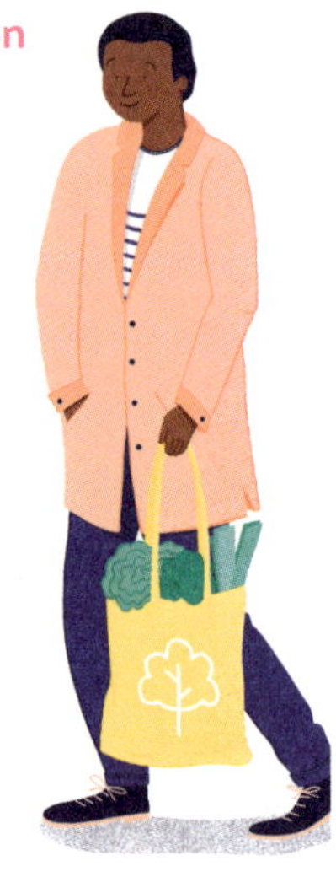

## LE SAVIEZ-VOUS ?

### HYPERTENSION PROVOQUÉE

SI DES MALADIES (NOTAMMENT RÉNALES OU ENDOCRINIENNES) PEUVENT AUGMENTER LA PRESSION ARTÉRIELLE, DES MÉDICAMENTS AUSSI ! C'EST LE CAS DE CERTAINES PILULES OESTROPROGESTATIVES, D'ANTI-INFLAMMATOIRES OU ANTIDÉPRESSEURS, ET DE CORTICOÏDES.

## On regarde ça de près

### Les oméga-3, vrais bienfaiteurs du cœur

Ces bons acides gras oméga-3 protègent les cellules cardiaques, fluidifient le sang, réduisent le taux de triglycérides et les accidents cardio-vasculaires. On les trouve dans les fruits oléagineux (noix, amandes…), mais aussi l'huile de colza et les poissons gras, à consommer aux moins deux fois par semaine (sardine, maquereau, anchois, thon, saumon…).

# APPRENDRE À FAIRE UN MASSAGE CARDIAQUE

**Chaque année, 50 000 personnes font un arrêt cardiaque… et si 70 % de ces arrêts surviennent devant témoins, 95 % des victimes en meurent, faute de soins immédiats, car le cerveau est privé d'oxygène. Osez intervenir, ne restez pas les bras ballants !**

En réalité, n'importe qui peut assister à ce type d'accident gravissime, et savoir effectuer un massage cardiaque, donc relancer le cœur et l'irrigation sanguine, c'est souvent sauver la vie d'une personne. Il faut donc savoir agir avec sang-froid, face à une victime qui a perdu connaissance, ne réagit plus, n'a plus de pouls ou presque, plus de respiration ou très irrégulière…

**La bonne réaction à avoir ?** Contacter illico (ou faire contacter par un autre témoin) le 15, et débuter le massage cardiaque sans perdre une minute.

**Le massage cardiaque :** Pour cela, on allonge la victime à plat sur une surface dure, on s'installe à genoux à ses côtés, on pose ses deux mains sur son thorax dénudé (entre les seins), bras tendus, et on appuie fortement, de tout son poids, en exerçant des pressions fortes, environ 2 fois par seconde (100 pressions par minute) : les mains doivent s'enfoncer de 5 à 6 cm dans la poitrine, et bien remonter entre chaque pression pour faire circuler le sang.

On continue jusqu'à l'arrivée des secours d'urgence, ou, s'il en existe un à proximité, l'utilisation d'un défibrillateur automatique qui va « choquer » le cœur pour le faire repartir.

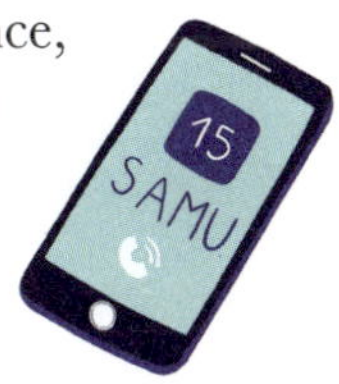


## IL VAUT MIEUX LE SAVOIR

**EN RYTHME…**

UNE FAÇON SIMPLE D'INTÉGRER LE RYTHME DU MASSAGE CARDIAQUE ? C'EST CELUI DE LA CHANSON DES BEE GEES « *STAYIN ALIVE* » : CE N'EST PAS UNE BLAGUE, ET S'EN SOUVENIR PEUT SAUVER UNE VIE !

## LE CONSEIL DU JOUR

**Les erreurs à ne pas commettre**

*Pas besoin de faire de bouche-à-bouche : c'est le massage qui prime, et il faut continuer jusqu'à l'arrivée des secours (ou l'utilisation d'un défibrillateur), sans renoncer, ni ralentir, ni faire de pause. Pas question non plus d'y aller trop doucement, car on a peur de faire mal à la victime, ou de lui casser des côtes : l'urgence est de lui sauver la vie !*

## ÇA, C'EST GOOD !

**APPRENDRE À BIEN RÉAGIR**

Nous devrions tous nous former aux gestes de premiers secours, pour savoir réagir vite et bien sans panique ni peur. On peut le faire dès 10 ans, gratuitement en une ou deux heures. Inscrivez-vous auprès de la Croix-Rouge, de l'union départementale des premiers secours de votre département, de la protection civile, des pompiers.

LE CONSEIL DU JOUR

### Bien choisir son tensiomètre

*On trouve des appareils d'automesure de qualité, mais tous les appareils du commerce ne sont pas homologués : vérifiez que l'appareil que vous souhaitez acheter le soit sur le site de l'ANSM. Préférez toujours un modèle équipé d'un brassard au bras (qui se gonfle et dégonfle), plus précis que ceux simplement fixés au poignet.*

STOP AUX IDÉES REÇUES

### LE VIN ROUGE EST « BON POUR LE CŒUR »

Alors, effectivement, il est riche en resvératrol, un antioxydant aux effets protecteurs. Mais les effets pervers de l'alcool (dont l'augmentation de la pression artérielle) ne doivent pas être négligés : on ne boit donc pas « pour se protéger », comme une routine santé ! Si vous avez envie d'un verre de vin (rouge) en mangeant, ok. Mais limitez votre consommation : au-delà de 2 verres par jour (ou moins, mais tous les jours), on parle de consommation problématique. Et évitez les autres alcools riches en calories et sucres.

# ON MANGE QUOI AUJOURD'HUI ?

**Petit déjeuner**

Boisson chaude sans sucre, 2 tranches de pain noir très légèrement beurrées, 1 morceau de fromage de brebis, 10 noix, ½ pamplemousse.

**Déjeuner**

Filet mignon grillé, tomates provençales à l'ail et au persil, quinoa, clafoutis light aux fruits de saison.

**Dîner**

Pizza végétarienne (pâte à pain, coulis de tomate, légumes grillés, olives, 3 c. à s. de mozzarella râpée), salade verte et graines de courge (huile d'olive ou colza), salade de fraises et pastèque.

**La recette du jour : clafoutis light aux fruits de saison**

Laver 700 g de cerises (ou autres fruits à couper en morceaux). Beurrer ou huiler légèrement un plat, déposer les fruits qui doivent recouvrir tout le fond du moule. Dans une jatte, mélanger 3 œufs, 100 g de sucre (idéalement complet), 80 g de farine semi-complète. Délayer avec 30 cl de lait (qui peut être végétal), ajouter 2 c. à s. de beurre fondu ou d'huile. Cuire à 180 °C 40 minutes. À mi-cuisson, sortir le plat et saupoudrer de 2 c. à s. de sucre vanillé pour que le dessus caramélise.

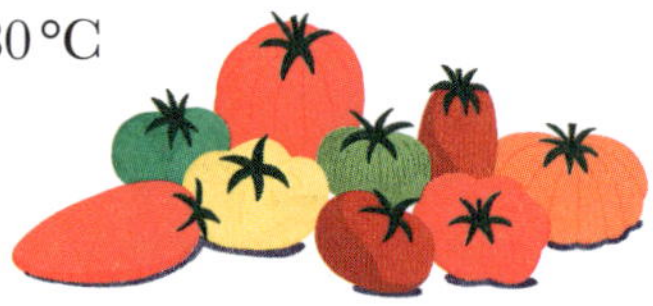

IL VAUT MIEUX LE SAVOIR

### COMMENT UTILISER UN DÉFIBRILLATEUR

LE DÉFIBRILLATEUR AUTOMATISÉ EXTERNE OU DAE (PLUS DE 100 000 DANS LE PAYS) AUGMENTE LES CHANCES DE SURVIE DE 75 % S'IL EST UTILISÉ DANS LES TROIS MINUTES QUI SUIVENT L'ARRÊT CARDIAQUE. CET APPAREIL LÉGER (1 KG), EST SIMPLE ET SANS DANGER POUR L'UTILISATEUR OU LA VICTIME : IL EST GUIDÉ VOCALEMENT, AUCUN RISQUE DE MAL FAIRE ! IL EST CAPABLE DE DIAGNOSTIC : S'IL DÉTECTE UNE FIBRILLATION VENTRICULAIRE, IL DÉLIVRE UN CHOC ÉLECTRIQUE AU CŒUR POUR RÉTABLIR SON RYTHME. SI LE CŒUR EST ARRÊTÉ, PAS QUESTION DE CHOC ÉLECTRIQUE, LE DAE INVITE L'UTILISATEUR À REPRENDRE LE MASSAGE CARDIAQUE EN ATTENDANT LE SAMU.

# *TAKO-TSUBO* : UN BURN-OUT CARDIAQUE TRÈS FÉMININ

Le syndrome du *tako-tsubo*, joliment baptisé « syndrome du cœur brisé », est une maladie aiguë du muscle cardiaque qui provoque une contraction temporaire de ses petits vaisseaux. Le ventricule gauche se déforme et ne parvient plus à se contracter, comme en état de sidération.

- Les symptômes sont proches de ceux d'un infarctus et le *tako-tsubo* est lui aussi une urgence médicale, car il provoque des troubles du rythme, mais aussi la formation de caillots sanguins dans le cœur paralysé. Il est déclenché par un déferlement d'hormones du stress (cortisol et catécholamines) et, chez certaines personnes, précisément par un stress émotionnel associé à un deuil ou une rupture, d'où son surnom.
- La prise en charge doit se faire en soins intensifs puis pendant plusieurs mois (voire années) avec un cardiologue, jusqu'à ce que le cœur ait récupéré ses fonctions normales complètes. Les femmes, surtout ménopausées (90 % des cas), sont les premières victimes de cette « peine de cœur » encore trop peu connue.

## On regarde ça de près

### Un nombre de cas croissant

Le *tako-tsubo* est ce qu'on appelle une cardiomyopathie (c'est-à-dire une maladie qui touche le muscle cardiaque) dont la fréquence a été multipliée par 5 pendant l'épidémie de Covid-19. Selon les spécialistes, le stress psychologique, social et économique et l'anxiété liés à la pandémie expliqueraient cette forte augmentation chez des personnes qui n'avaient pas été infectées par le virus. Une preuve de plus que le stress peut faire souffrir et abîmer le cœur.

LE CONSEIL DU JOUR

### Réagir vite

*Cinquantaine, fatigue immense et deuil ou chagrin d'amour « qui brise le cœur », ou situation personnelle très difficile et stressante : si l'une de vos proches est dans ce cas, soyez vigilant, et en cas d'essoufflement, douleurs dans la poitrine, troubles du rythme cardiaque, contactez les urgences sans hésiter.*

LE COACHING DE Dr. Good !

### Adoptez une mini-routine active quotidienne

Idéalement chaque matin (ou un matin sur deux), faites quelques exercices qui mobilisent vos muscles et votre système respiratoire. Sautillez sur place, tendez les deux bras vers le ciel en vous étirant, faites des flexions vers l'avant en allant poser une main sur le pied opposé, écartez grand vos bras pour « ouvrir » votre cage thoracique... cela prend cinq minutes, réveille et remet le corps en mouvement !

LE CONSEIL DU JOUR

**Penser al dente !**

*Pâtes, semoule, riz, pommes de terre sont parfaits pour vous rassasier et ne pas faire grimper votre glycémie. Pensez à les accompagner de légumes crus ou cuits, mais aussi à ne pas les surcuire. Faites comme les Italiens : al dente ! Quant aux féculents (pomme de terre), évitez-les sous forme de purée, préférez-les non écrasés, cela réduit l'impact sur la glycémie et oblige à mâcher, ce qui permet de manger moins, et moins vite.*

DITES-MOI DR.GOOD ?

**Y a-t-il des « caractères » à risque cardiaque ?**

On sait que les personnes colériques augmentent leur risque cardiaque, tout comme celles de tempérament triste ayant peu de relations sociales. On sait moins que l'hostilité est un autre facteur important : l'hostilité physique (les personnes violentes), émotionnelle (les personnes boudeuses) et cognitive (les personnes pessimistes).

# ON MANGE QUOI AUJOURD'HUI ?

| Petit déjeuner | Déjeuner | Dîner |
|---|---|---|
| Boisson chaude sans sucre, fromage blanc nature avec 3 c. à s. de muesli non sucré, des framboises et 3 pincées de noix de coco râpée, 15 amandes, 1 banane. | Soupe froide tomates-poivrons rouges à l'ail et au basilic, maquereau grillé au citron, galettes pomme de terre-courgettes, nectarine. | Bricks aux champignons et au fromage de chèvre, salade verte (huile d'olive ou de colza), compote pomme-pêche et 1 c. à s. de noisettes concassées. |

**La recette du jour :** galettes pomme de terre-courgettes

Pour 2 personnes : Râper une grosse pomme de terre et 2 courgettes non épluchées. Mélanger, poivrer, ajouter ½ bouquet de persil haché, un petit oignon nouveau (avec sa tige) ciselé, et du paprika. Mélanger, ajouter un œuf entier et fabriquer de petites galettes à la main. Enfourner à 180 °C sur du papier sulfurisé, cuire 25 minutes en retournant à mi-cuisson. Servir chaud ou tiède avec une salade verte.

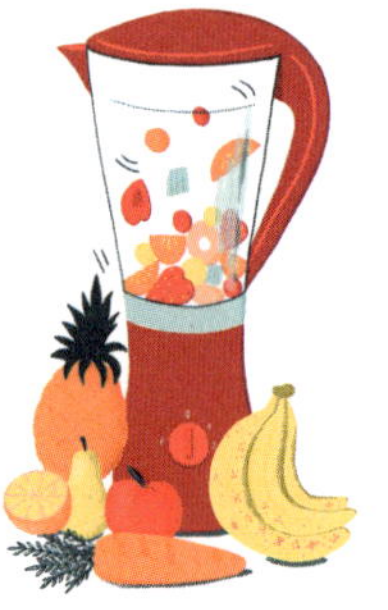

## ÇA, C'EST GOOD !

### JOUEZ DE VOS MAINS

Le DIY (*Do It Yourself*) est un bon moyen de faire chuter le stress et de calmer son cœur. Faire soi-même est un travail de patience, d'attention qui se rapproche de la méditation de pleine conscience. Les coloriages ralentissent le rythme cardiaque, le bricolage apaise... Qu'auriez-vous envie de faire de vos mains : cuisiner, jardiner, dessiner, tricoter ? Lancez-vous, c'est bon pour votre cœur !

# L'INFARCTUS…
## ET SES SIGNES D'ALERTE

**L'infarctus du myocarde est une nécrose d'une partie plus ou moins étendue du muscle cardiaque par manque d'irrigation sanguine (donc d'apport d'oxygène) liée à l'obstruction d'une artère coronaire.**

Celle-ci peut être due à un caillot sanguin, un rétrécissement des artères ou un spasme coronarien spontané. C'est une urgence médicale, qui nécessite une prise en charge immédiate, car la mortalité est réduite de moitié quand le traitement est administré dans l'heure qui suit l'infarctus. Nous devrions tous connaître les symptômes, et en leur présence composer illico le 15 (SAMU).

- Chez les hommes, c'est une oppression thoracique (derrière le sternum) pouvant irradier vers les épaules, bras et mâchoire, accompagnée de sueur, sensation de malaise, fatigue brutale, essoufflement, palpitations cardiaques, et parfois d'angoisse.
- Chez les femmes, les signes peuvent être identiques, mais dans un cas sur deux ils sont plutôt atypiques, et peuvent mener à un retard de prise en charge : douleur dorsale puis étau dans la poitrine, forte fatigue (asthénie), troubles du sommeil et/ou de l'humeur, difficultés à respirer et essoufflement, troubles digestifs.

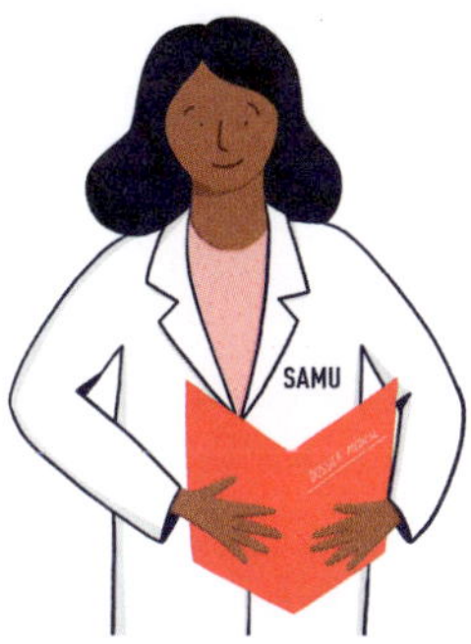


### LE SAVIEZ-VOUS ?

**DES CHIFFRES, MAIS QUELS CHIFFRES ?**

SAVEZ-VOUS À QUOI CORRESPONDENT LES CHIFFRES DE LA TENSION ARTÉRIELLE ? LE PREMIER, LE PLUS ÉLEVÉ, CORRESPOND À LA PRESSION DITE SYSTOLIQUE, QUAND LE CŒUR SE CONTRACTE POUR EXPULSER LE SANG VERS LES ARTÈRES. LE SECOND EST LA PRESSION DIASTOLIQUE, QUAND IL SE RELÂCHE POUR SE REMPLIR DU SANG VENU DES VEINES.

### LE CONSEIL DU JOUR

**On se teste !**

*Vous présentez des facteurs de risque : tabagisme, excès de cholestérol ou des antécédents cardio-vasculaires ? Demandez à votre médecin de vous prescrire un test d'effort avant toute reprise sportive. Il consiste à vous faire pratiquer une activité sportive sous surveillance médicale (souvent du vélo, parfois de la course) équipé d'électrodes, pour enregistrer votre cœur et vérifier qu'il est assez oxygéné et réagit bien à l'effort. Il permet de définir précisément votre fréquence cardiaque maximale à ne pas dépasser.*

### STOP AUX IDÉES REÇUES

**LE SEXE PEUT PROVOQUER UN INFARCTUS**

Non, même en étant cardiaque ou après un infarctus, si la situation cardio-vasculaire est stable et qu'on a repris une activité physique normale, le sexe est même recommandé.

# ON MANGE QUOI AUJOURD'HUI ?

| Petit déjeuner | Déjeuner | Dîner |
| --- | --- | --- |
| Boisson chaude sans sucre, 2 tranches de pain complet avec purée d'amande, 1 fromage blanc nature avec 3 pincées de noix de coco râpée, 1 banane en rondelles et 15 amandes. | Carottes râpées avec citron et 1 c. à s. d'huile d'olive, blanc de poulet grillé au citron et au thym, fenouils sautés, pastèque. | Soupe froide de courgettes à la menthe, 1 œuf coque, salade verte (huile d'olive, de colza ou de noix), fromage blanc nature avec un filet de miel et une dizaine de pistaches, un petit bol de myrtilles. |

**La recette du jour : soupe froide de courgettes à la menthe**

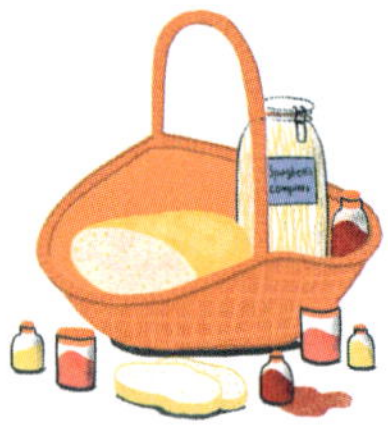

Pour 4 personnes : Râper 3 courgettes et les faire doucement fondre dans 1 c. à s. d'huile d'olive. Ajouter ensuite 50 cl d'eau, laisser cuire 5 minutes. Éplucher 2 branches de menthe, laver les feuilles. Mettre courgettes et menthe dans un mixer avec 1 pot de yaourt grec de brebis (150 g). Mixer longuement. Saler légèrement, poivrer, allonger si besoin pour une soupe plus liquide. Réserver au réfrigérateur jusqu'au moment de servir.

## ÇA, C'EST GOOD !

### CAP SUR… LE VÉLO ÉLECTRIQUE !

Le VAE, ou vélo à assistance électrique, a vu récemment ses bienfaits validés : son utilisation augmente durablement les capacités cardiorespiratoires, et améliore le rythme cardiaque (étude dans 7 pays européens, publiée en 2021). Quant à la dépense énergétique (bien réelle puisque si on est aidé par le moteur, il faut quand même pédaler !), elle se situe entre celle de la marche et du vélo traditionnel. Une bonne option pour remettre ses jambes en mouvement…

**LE CONSEIL DU JOUR**

### Légumineuses : de vraies alliées !

*On les oublie, alors qu'elles sont variées, rassasiantes, riches en fibres, antistress et en prime, économiques ! Tout bon pour le cœur. Pensez à elles sous toutes leurs formes : entières mijotées avec des légumes, en soupe épaisse ou en curry, mais aussi pendant la belle saison en salades froides… Essayez-les aussi sous forme de farines : pâtes fabriquées à partir de farine de lentilles corail ou de pois cassés, falafels libanais ou galettes avec de la farine de pois chiches.*

**DITES-MOI DR.GOOD ?**

### C'est quoi, les « extrasystoles » ?

Ce sont des battements cardiaques supplémentaires prématurés, qui s'intercalent entre les battements normaux du cœur pendant sa contraction. Ces contractions sont généralement anodines, mais peuvent nécessiter un bilan cardiaque et la recherche d'une pathologie méconnue.

# L'ANGINE DE POITRINE, C'EST GRAVE ?

**Malgré son nom, l'angine de poitrine n'a rien à voir avec une maladie respiratoire ! Également appelée angor, c'est une douleur au centre de la poitrine (derrière le sternum), qui se déclenche souvent quand il fait très froid (ou très chaud) ou après un effort physique, un stress émotionnel, mais peut aussi survenir au repos, et dure quelques minutes.**

Les symptômes sont souvent différents chez les hommes et les femmes.

- Les hommes décrivent une raideur, un serrement ou un malaise dans la poitrine, une douleur ou un inconfort dans la mâchoire, l'épaule, le dos, le bras, une sensation de brûlure ou de crampe proche de la brûlure d'estomac.
- Chez les femmes, on retrouve une douleur vague au centre de la poitrine, une douleur au cou ou un serrement à la gorge, une sensation de panique ou d'anxiété, des vertiges, étourdissements, évanouissements, sueurs nocturnes, et de la fatigue. Ce n'est pas une urgence vitale comme l'infarctus (même si les sensations sont proches), mais elle exige de consulter le cardiologue : l'angor traduit le fait que les artères coronaires sont obstruées ou rétrécies, ce qui fait souffrir le cœur, mal oxygéné.

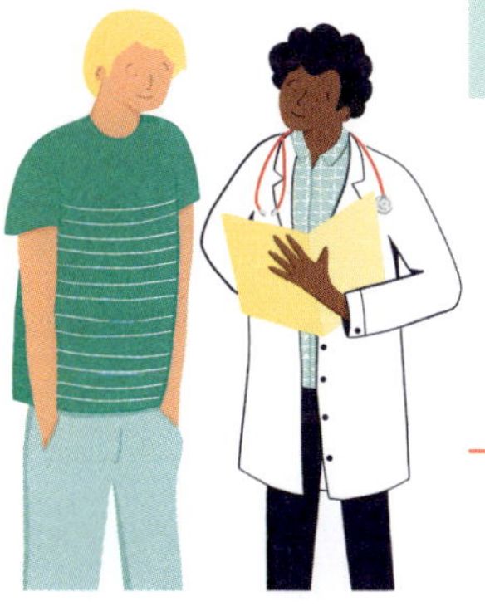

### IL VAUT MIEUX LE SAVOIR

**ON NE PREND PAS L'ANGOR À LA LÉGÈRE**

L'ANGINE DE POITRINE EST TRAITÉE AVEC DES MÉDICAMENTS (FRÉQUEMMENT DE LA NITROGLYCÉRINE, APPELÉE TRINITRINE, QUI ÉLARGIT LES CORONAIRES), PARFOIS PAR UNE CHIRURGIE SI BESOIN. MAIS UNE MEILLEURE HYGIÈNE DE VIE ET LA PRISE EN CHARGE DES AUTRES FACTEURS DE RISQUES CARDIO-VASCULAIRES SONT INDISPENSABLES ET FONT PARTIE DU TRAITEMENT.

### LE CONSEIL DU JOUR

**Prudence, rigueur et… sécurité**

*Vous êtes sous traitement pour le cœur ? Les médicaments de cardiologie doivent être pris scrupuleusement, en respectant la posologie et le nombre de prises (parfois les horaires). Il ne faut JAMAIS stopper ou réduire son traitement sans avoir pris conseil auprès de son médecin prescripteur : si l'on remarque des effets secondaires gênants, il faut lui en parler, il pourra adapter le traitement.*

### STOP AUX IDÉES REÇUES

**UN CARDIAQUE NE PEUT PAS FAIRE DE SPORT**

**Faux ! Évidemment, le cardiaque doit être suivi, surtout après un accident. Mais au contraire, qu'on présente des facteurs de risques ou qu'on ait déjà subi un infarctus, l'activité physique fait partie de la convalescence et participe à éloigner les récidives.**

LE CONSEIL DU JOUR

### Au top, la sardine !

*Premier poisson à avoir été mis en conserve, la sardine a tout bon, fraîche ou en boîte ! Ses acides gras oméga-3 sont protecteurs pour le cœur et, en prime, augmentent le taux de sérotonine et réduisent la production de cortisol (l'hormone du stress) : idéal pour se faire du bien ! Comme tous les poissons gras, la sardine peut être mise au menu au moins deux fois par semaine : en boîte, pensez à la choisir à l'huile d'olive ou de colza !*

# ON MANGE QUOI AUJOURD'HUI ?

| Petit déjeuner | Déjeuner | Dîner |
|---|---|---|
| Boisson chaude sans sucre, 2 tranches de pain complet très légèrement beurrées, 1 morceau de fromage de chèvre, 15 noisettes, 1 pêche. | Salade de tomates, haricots verts et pois chiches vinaigrette, sardines grillées au citron, fromage blanc nature avec fruits rouges. | Artichaut vapeur vinaigrette, pâtes « carbo » végétariennes, melon. |

**La recette du jour : pâtes « carbo » végétariennes**

Pour 2 personnes : Râper 2 courgettes, les faire fondre dans 1 c. à s. d'huile d'olive. Plonger 250 g de pâtes à cuire dans de l'eau bouillante. Dans un bol, mettre 2 jaunes d'œufs, poivrer, ajouter 4 c. à s. de parmesan moulu, mélanger et allonger cette sauce avec 4 c. à s. d'eau de cuisson des pâtes. Réserver. Quand les pâtes sont *al dente*, les égoutter légèrement, ajouter les courgettes et la sauce, mélanger et servir avec du basilic ciselé.

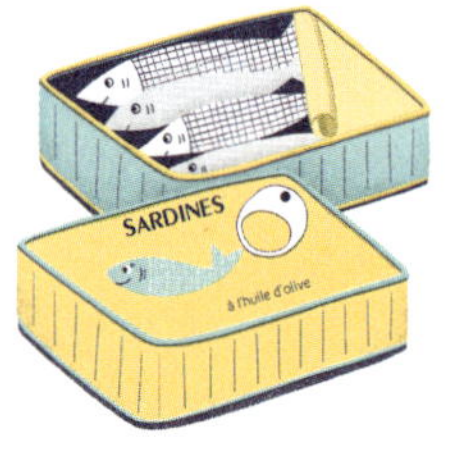


## On regarde ça de près

### Sommeil : un réel impact

Votre cœur aime dormir ! Un sommeil de mauvaise qualité ou des nuits trop courtes lui nuisent en augmentant le risque d'HTA, d'infarctus et d'AVC. De plus, mal dormir augmente la sensibilité au stress et à l'anxiété, favorise la prise de poids (par réaction hormonale) et réduit l'activité physique (on se sent trop fatigué). Allez, au lit !

LE COACHING DE **Dr. Good !**

### On se challenge !

**Achetez un podomètre (moins de 25€ en magasin de sport) ou installez une appli sur votre téléphone portable (plus précise si vous l'avez souvent sur vous), pour calculer vos pas : idéal pour savoir « d'où on part » et se challenger. Vous affichez 2 500 pas quotidiens ? Visez le double ! Quand vous y serez, vous mettrez la barre un peu plus haut. Notez vos résultats quotidiens, et convertissez en distance vers une ville que vous aimeriez visiter : surprenant... et idéal pour se fixer un objectif ! Votre cœur vous le rendra !**

# LE CHOLESTÉROL, C'EST DANGEREUX?

**A priori, non! Cette molécule indispensable au corps, qui permet de fabriquer les hormones sexuelles et participe à la synthèse de la vitamine D, n'est pas nocive en soi... sauf quand elle est en excès!**

En effet, cette substance «nomade» voyage dans le corps en utilisant deux types de transporteurs :

- le LDL (pour aller du foie aux cellules), sorte de pollueur qui contribue à boucher les artères et qu'on appelle donc le «mauvais cholestérol»;
- ou le HDL, qui lui joue le rôle d'éboueur, récupère les excès et les transporte vers le foie qui les élimine : c'est le «bon cholestérol» qui contribue à l'inverse à «déboucher» les artères.

Si le cholestérol n'est donc pas malsain, son excès, lui, l'est : il se dépose sur la paroi interne des artères et forme peu à peu une «bouillie» faite d'un mélange de graisses et de cellules, qui se rigidifie en plaques dites «d'athérome» : c'est l'athérosclérose. Ces plaques vont boucher les artères et réduire progressivement le débit sanguin en favorisant la formation de caillots ou se rompre (et obstruer le vaisseau sanguin ou un autre plus petit si elles se déplacent).
On mesure le cholestérol par simple analyse de sang, mais celle-ci doit rechercher non seulement le cholestérol total, mais aussi et surtout les taux différenciés de LDL et de HDL : s'il n'est pas grave d'avoir beaucoup de HDL et peu de LDL, la réciproque est bien entendu fausse!

DITES-MOI DR.GOOD?

### J'ai «juste» du cholestérol, je mange quoi?

Il ne faut pas supprimer les graisses de son alimentation, mais mieux les choisir! Le régime méditerranéen (huile d'olive, poissons gras, oléagineux, fruits et légumes, réduction du sucre) est parfaitement adapté et recommandé aux personnes qui ont trop de cholestérol et notamment du mauvais!

LE CONSEIL DU JOUR

### Bien se surveiller

*Pour surveiller son cholestérol, on recommande de faire une prise de sang tous les cinq ans avant 50 ans, puis une tous les trois ans environ en l'absence d'anomalie. Le cholestérol total doit être inférieur à 2 g/litre de sang. Le LDL doit être inférieur à 1,6 g/l (1,3 g/l en cas d'autre facteur de risque), et le HDL doit être supérieur à 0,4 g/l (pour les hommes) et 0,5 g/l (pour les femmes).*

ÇA, C'EST GOOD !

### OUI, C'EST DU SPORT!

Passer l'aspirateur, bricoler, jouer au ping-pong avec les enfants, lancer la balle au chien, danser à une fête de famille... Tout ce qui vous fait bouger est bénéfique! L'idée est de saisir la moindre occasion de bouger. Ce vieux vélo, que vous n'utilisez plus pour vous promener (ou aller au marché), et si vous l'apportiez à réviser pour qu'il reprenne du service?

# 26 JUILLET

LE CONSEIL DU JOUR

**Adopter un animal!**

*Les animaux de compagnie ont un fort pouvoir antistress et… réduisent le rythme cardiaque et la pression artérielle quand on les caresse! L'animal idéal pour son cœur? C'est le chien, car il oblige à plus d'activité physique : il faut le sortir souvent et jouer avec lui! En prime, Toutou est idéal pour faire des rencontres pendant les balades, ce qui réduit l'isolement (facteur de stress) quand on vit seul.*

LE SAVIEZ-VOUS?

**LES TROUBLES DE L'ÉRECTION**

ILS SONT CONSIDÉRÉS PAR LES CARDIOLOGUES COMME UN SIGNE AVANT-COUREUR D'ARTÈRES QUI SE BOUCHENT, POUVANT MENER QUELQUES ANNÉES PLUS TARD À UN ACCIDENT GRAVE. ILS MÉRITENT, SURTOUT S'IL EXISTE DES FACTEURS DE RISQUES ASSOCIÉS, UN BILAN AVEC LE MÉDECIN POUR DES RECHERCHES PLUS APPROFONDIES. IL N'Y A PAS DE HONTE !

## ON MANGE QUOI AUJOURD'HUI?

### Petit déjeuner

Boisson chaude sans sucre, 2 tranches de pain noir avec de la compote pomme-mangue non sucrée, 3 c. à s. de noix, amandes et noisettes, un yaourt nature, 1 orange.

### Déjeuner

Salade grecque : tomate, concombre, oignon, thon (en boîte), olives, féta, persil, salade verte, jus de citron et huile d'olive, coupe de ricotta aux pêches.

### Dîner

Tomates farcies (au riz semi-complet, dés de courgette rôtie, pulpe de tomates, parmesan, basilic, noisettes concassées), salade verte, compote pêche-abricot à la vanille.

**La recette du jour :** coupe de ricotta aux pêches

Pour 1 personne : Dans une coupe, verser 60 g de ricotta. Couper en tranches 1 pêche. Poêler à feu doux les tranches avec 1 c. à c. de beurre, 1 c. à c. de sucre roux et un peu de cannelle en poudre. Laisser tiédir. Pendant ce temps, couper une autre pêche en petits morceaux. Déposer les fruits crus et cuits sur la ricotta, verser un filet de miel et parsemer de noisettes et/ou pistaches.

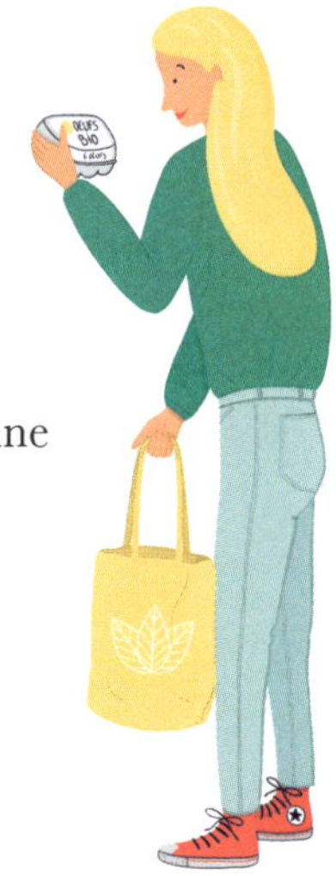

LE COACHING DE **Dr. Good!**

### La «règle des 3»

Une vraie automesure «réglementaire» de tension chez soi, c'est : 3 jours de suite, 3 fois le matin et 3 fois le soir, donc 18 mesures au même bras. Elles sont relevées au calme, et on note tous les résultats. Besoin d'informations? On visite le site du Comité français de lutte contre l'hypertension artérielle, sur lequel on peut trouver des conseils pratiques et des fiches de relevés d'automesure (comitehta.org)

LE CONSEIL DU JOUR

**Connaître les signes d'alerte**

*Une faiblesse ; un engourdissement ; une perte de sensibilité ou la paralysie subite d'un membre (bras, jambe) ou de tout un côté du corps ; la paralysie d'une partie du visage, de la bouche ; de subites difficultés d'élocution, ou de compréhension face à un interlocuteur ; une vision qui devient trouble ; un noircissement « comme un rideau » de la vision d'un œil ou une réduction du champ visuel : même si ces signes régressent après quelques minutes, il faut appeler le SAMU, et penser à noter l'heure de découverte des symptômes, essentielle pour le traitement.*

# C'EST GRAVE, L'AVC ?

**Oui, l'accident vasculaire cérébral est une urgence vitale, car c'est une interruption de l'irrigation du cerveau.**

Dans 8 cas sur 10, on parle d'infarctus cérébral (aussi appelé thrombose, AVC ischémique ou embolie cérébrale), dû à l'obstruction d'une artère cérébrale par un caillot sanguin. Les autres AVC (20 %) sont liés à une hémorragie cérébrale ou méningée déclenchée par la rupture d'une artère cérébrale.
La prise en charge doit être la plus rapide possible, et la victime est emmenée directement dans une unité neurovasculaire spécialisée (on en compte près de 140 en France) : il faut agir vite pour réduire le risque de séquelles motrices ou cérébrales graves et chaque minute compte.
Pour l'infarctus cérébral, plusieurs méthodes permettent de dissoudre ou retirer mécaniquement le caillot, et sont souvent associées. Pour une hémorragie, une surveillance intensive est mise en place. Une rééducation précoce (kinésithérapie, orthophonie, ergothérapie) et parfois longue est nécessaire pour réduire les séquelles, avec un suivi rapproché pour éviter une récidive.

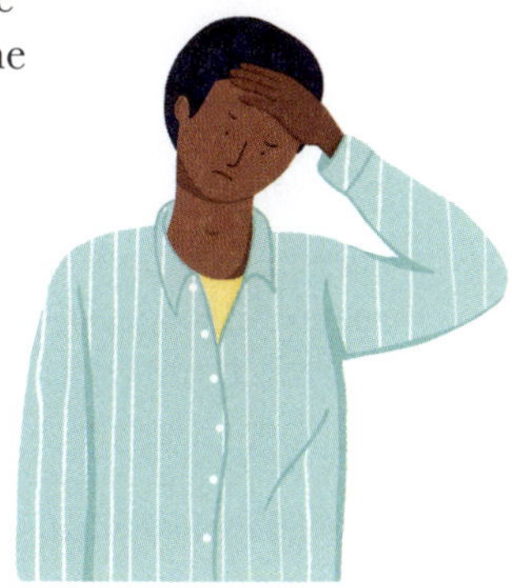

**2 millions**

**C'est le nombre de neurones qui meurent chaque minute quand le cerveau n'est plus irrigué.**

## On regarde ça de près

### V-I-T-E pour réagir en cas d'AVC

**V** pour visage : le visage est-il affaissé ?
**I** pour incapacité : la personne peut-elle lever ses deux bras normalement ?
**T** pour trouble de la parole : la personne a-t-elle des difficultés à parler ?
**E** pour extrême urgence : il faut appeler le 15 sans délai !

# 28 JUILLET

# ON MANGE QUOI AUJOURD'HUI ?

### Petit déjeuner

Boisson chaude sans sucre, yaourt nature avec 3 c. à s. de flocons d'avoine, 2 abricots secs, de la cannelle en poudre et 10 noix, 1 kiwi.

### Déjeuner

Brochette de porc au miel, riz semi-complet aux courgettes, pêche.

### Dîner

Aubergines sautées avec ail frais et thym + sauce tomate aux olives, 1 morceau de fromage de chèvre, compote de fraises-cerises-framboises avec amandes concassées.

**La recette du jour : brochette de porc au miel**

Pour 1 personne : Couper en cubes 120 g de filet mignon de porc. Déposer les morceaux dans un bol, ajouter 1 c. à c. de moutarde et 1 c. à s. de miel. Mélanger et laisser mariner 1 heure. Enfiler ensuite les morceaux sur une pique, saupoudrer de 1 c. à s. de graines de sésame et rôtir à feu moyen pour caraméliser sans brûler.

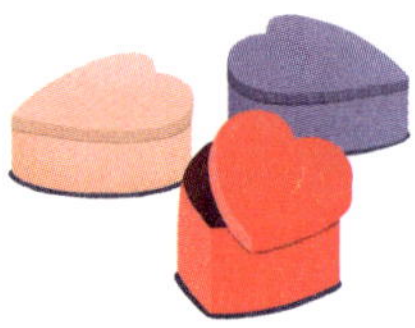

## IL VAUT MIEUX LE SAVOIR

### QUEL RYTHME POUR MON CŒUR ?

LA FRÉQUENCE CARDIAQUE MAXIMALE (FCM) EST LE NOMBRE DE BATTEMENTS DU CŒUR (PAR MINUTE) MAXIMAL QUE NOTRE ORGANISME PEUT SUPPORTER. ELLE EST MESURÉE DE FAÇON PRÉCISE LORS D'UN TEST D'EFFORT, MAIS ON PEUT AUSSI L'ÉVALUER : ELLE EST ÉGALE AU CHIFFRE 220 (POUR LES HOMMES ET 226 POUR LES FEMMES) AUQUEL ON SOUSTRAIT SON ÂGE (SOIT 186 POUR UNE FEMME DE 40 ANS). ELLE DIMINUE DONC AVEC L'ÂGE. CE CHIFFRE EST UNE « ZONE ROUGE » : EN PRATIQUE SPORTIVE, IL FAUT RESTER AU-DESSOUS, ET IDÉALEMENT NE JAMAIS DÉPASSER LES 80-90 % DE SA FCM : C'EST RÉSERVÉ AUX ATHLÈTES, SUR DE BRÈVES DURÉES !

## LE CONSEIL DU JOUR

### On prend soin de ses dents

*Caries non soignées, foyer infectieux : quand les bactéries attaquent le nerf dentaire, elles peuvent endommager le cœur ! L'endocardite bactérienne est une atteinte de la partie interne du cœur qui peut provoquer une insuffisance cardiaque. Des bactéries peuvent aussi se fixer dans les artères et accentuer l'athérosclérose qui bouche les vaisseaux et crée des caillots. On programme une inspection générale avec détartrage tous les ans chez le dentiste !*

## On regarde ça de près

### Cœur Carmat, quésaco ?

C'est un cœur artificiel inventé par le Français Alain Carpentier, qui, pour la première fois remplace tout le cœur et non seulement une partie. Cette prothèse de pointe encore en développement représente un grand espoir pour la recherche, qui pourrait régler le problème du manque de cœurs à transplanter, en devenant une prothèse utilisable sur le long terme pour les patients en insuffisance cardiaque grave.

# SARDINES GRILLÉES FARCIES AU CAVIAR D'AUBERGINES

4 PERSONNES - PRÉPARATION : 20 MIN - CUISSON : 20 MIN

12 petites sardines écaillées et vidées • Sel et poivre du moulin

POUR LA FARCE

1 citron • 1 tomate moyenne • 2 brins de romarin • ½ gousse d'ail • 4 brins de coriandre • Huile d'olive

POUR LE CAVIAR D'AUBERGINES :

2 aubergines • 1 c. à s. de purée de sésame • 1 c. à c. de gomasio • 1 c. à s. de coriandre ciselée • Huile de sésame • Poivre du moulin

Préchauffez le four à 200 °C (th. 6-7).

Préparez la farce : coupez le citron en quatre et hachez sa chair en veillant à retirer les pépins. Lavez la tomate et coupez-la en petits dés. Mélangez la chair du citron, la tomate, le romarin effeuillé, l'ail épluché et haché, la coriandre ciselée et 1 cuillerée à soupe d'huile d'olive dans un bol. Salez et poivrez.

Préparez le caviar d'aubergines : lavez et essuyez les aubergines. Enfournez-les entières à mi-hauteur du four pour environ 20 minutes. Laissez-les tiédir puis coupez-les dans le sens de la longueur. Prélevez la chair à l'aide d'une cuillère et mixez-la avec la purée de sésame et le gomasio. Rectifiez l'assaisonnement et ajoutez la coriandre ciselée ainsi que quelques gouttes d'huile de sésame. Mélangez et réservez au frais dans un bol.

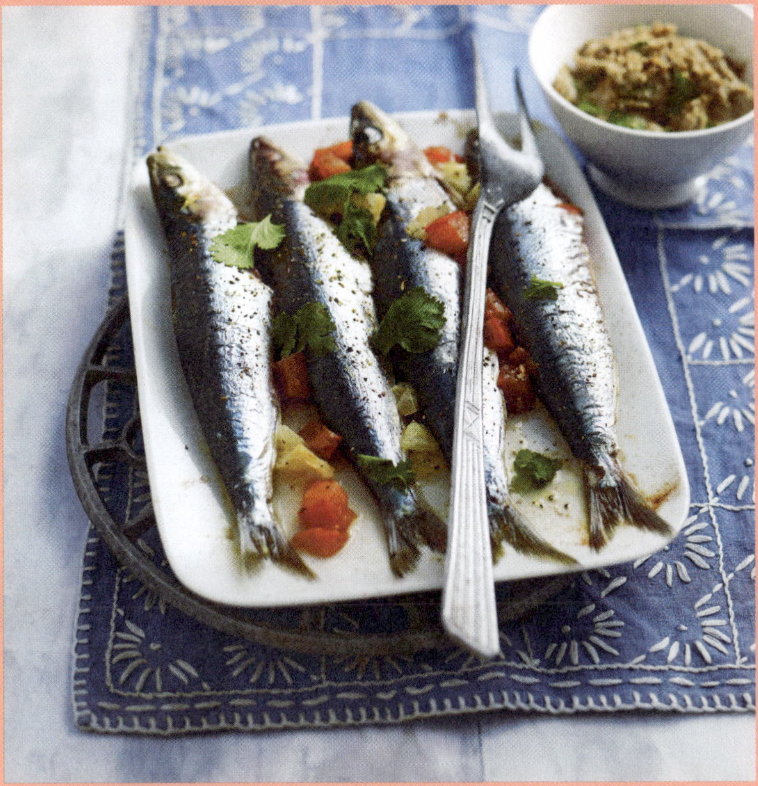

Ouvrez les sardines en deux et tartinez l'intérieur avec une partie de la farce au citron. Refermez-les, disposez-les dans un plat à four et enfournez pour 8 à 10 minutes. Servez 3 sardines par personne, accompagnées du reste de la farce et d'une quenelle de caviar d'aubergines bien frais.

**Le + santé :** La sardine est riche en bons acides gras protecteurs du cœur et du cerveau. Juste grillée, farcie d'un savoureux mélange d'herbes, d'ail et de citron, et accompagnée d'une onctueuse compotée d'aubergines, elle devient un vrai plat festif et santé.

30 JUILLET

# THON À L'HENDAYAISE

POUR 6 PERSONNES - PRÉPARATION : 20 MIN - CUISSON : 1H

1 poivron rouge • 1 poivron vert • 3 tomates • 2 oignons • 2 gousses d'ail • 1 c. à c. de sucre en poudre • 1 steak de thon d'au moins 1 kg • Piment d'Espelette • Herbes de Provence • 2 feuilles de laurier • Huile d'olive • Sel, poivre

Rincez les poivrons et coupez-les en dés. Coupez chaque tomate en 6 tranches. Épluchez et émincez les oignons. Pelez et écrasez l'ail.

Faites revenir l'ail et les poivrons dans 1 cuillerée d'huile avec le sucre, idéalement dans un plat en terre, à défaut dans un faitout.

Au bout de 5 minutes, ajoutez les oignons puis, 5 minutes plus tard, les tomates. Laissez cuire 10 minutes. Réservez.

Versez un filet d'huile dans le plat et déposez-y le steak de thon. Assaisonnez et ajoutez le piment d'Espelette, les herbes de Provence, puis les légumes, le laurier et un peu d'eau.

Faites cuire 40 minutes environ en surveillant la cuisson et en arrosant le thon régulièrement avec la sauce, en ajoutant un peu d'eau si besoin, pour éviter qu'il ne sèche.

**Le + santé :** Le thon apporte de bons acides gras oméga-3 bénéfiques pour le cœur et le cerveau, les légumes une grande quantité de fibres et d'antioxydants protecteurs, l'ail et l'oignon sont eux de grands amis du système cardiovasculaire et de la longévité.

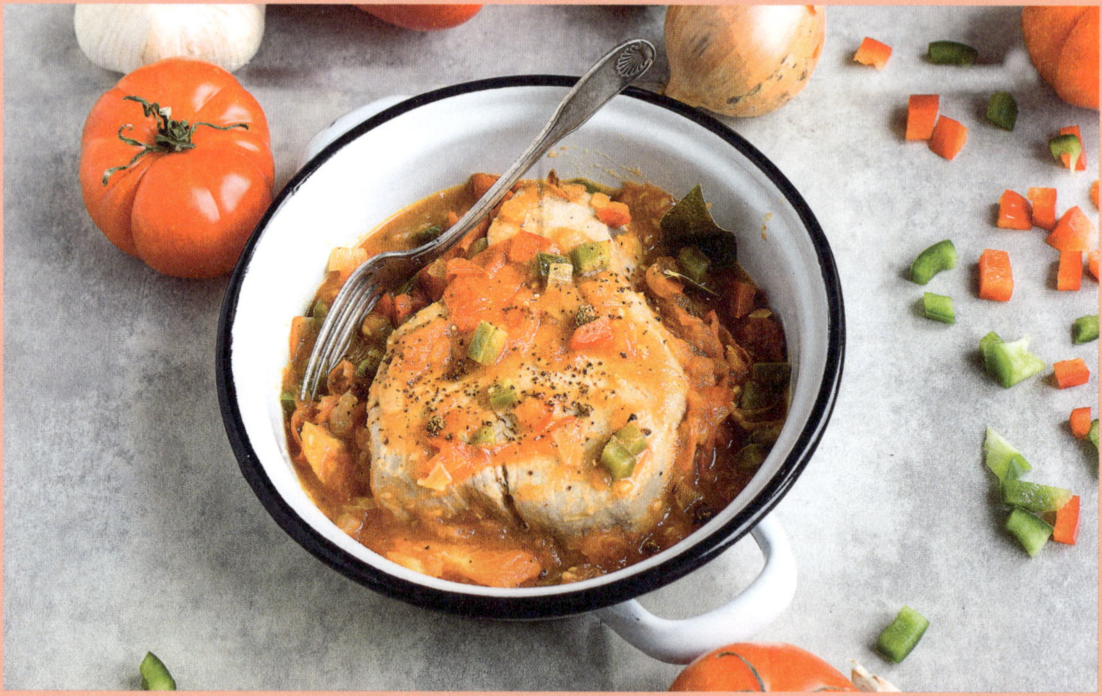

# LASAGNES D'AUBERGINES ET COURGETTES SANS PÂTES, POULET AU CURRY

POUR 4 PERSONNES - PRÉPARATION : 20 MIN - CUISSON : 30 MIN

2 aubergines • 4 courgettes • 400 g de blanc de poulet • 4 c. à c. de curry en poudre • 800 g de pulpe de tomates • 15 cl de crème de soja • 100 g de parmesan • 6 galettes de sarrasin • 2 oignons • 2 gousses d'ail • Huile d'olive • Sel, poivre

Coupez les légumes en tranches fines, disposez-les sur une plaque et faites-les cuire 10 minutes sous le gril du four.

Émincez l'ail et l'oignon, coupez le poulet en dés, faites-les dorer à la poêle, assaisonnez, ajoutez le curry, la pulpe de tomates et la crème de soja, puis faites cuire 5 minutes.

Préchauffez le four à 180 °C (th. 6).

Râpez le parmesan.

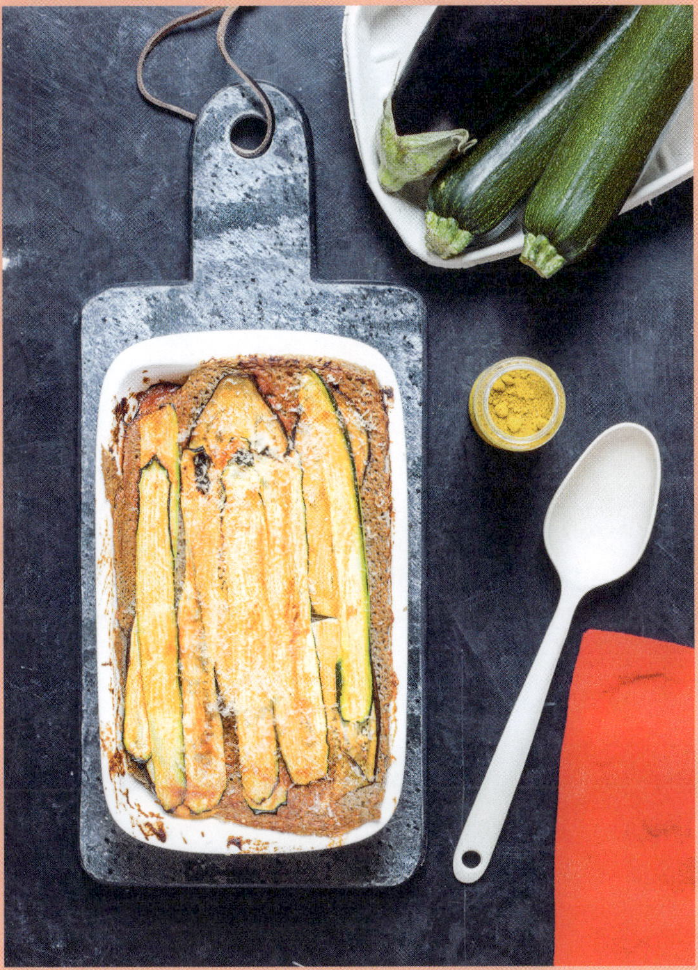

Dans un plat allant au four, montez les lasagnes en alternant légumes, galettes de sarrasin retaillées à la forme du plat et poulet au curry. Saupoudrez de parmesan et enfournez pour 20 minutes.

**Le + santé :** Les pâtes de ces lasagnes revisitées sont avantageusement et astucieusement remplacées par de fines galettes de sarrasin : avec plus de légumes, de la volaille, elles apportent moins de graisses saturées et autant de plaisir, notre cœur dit oui !

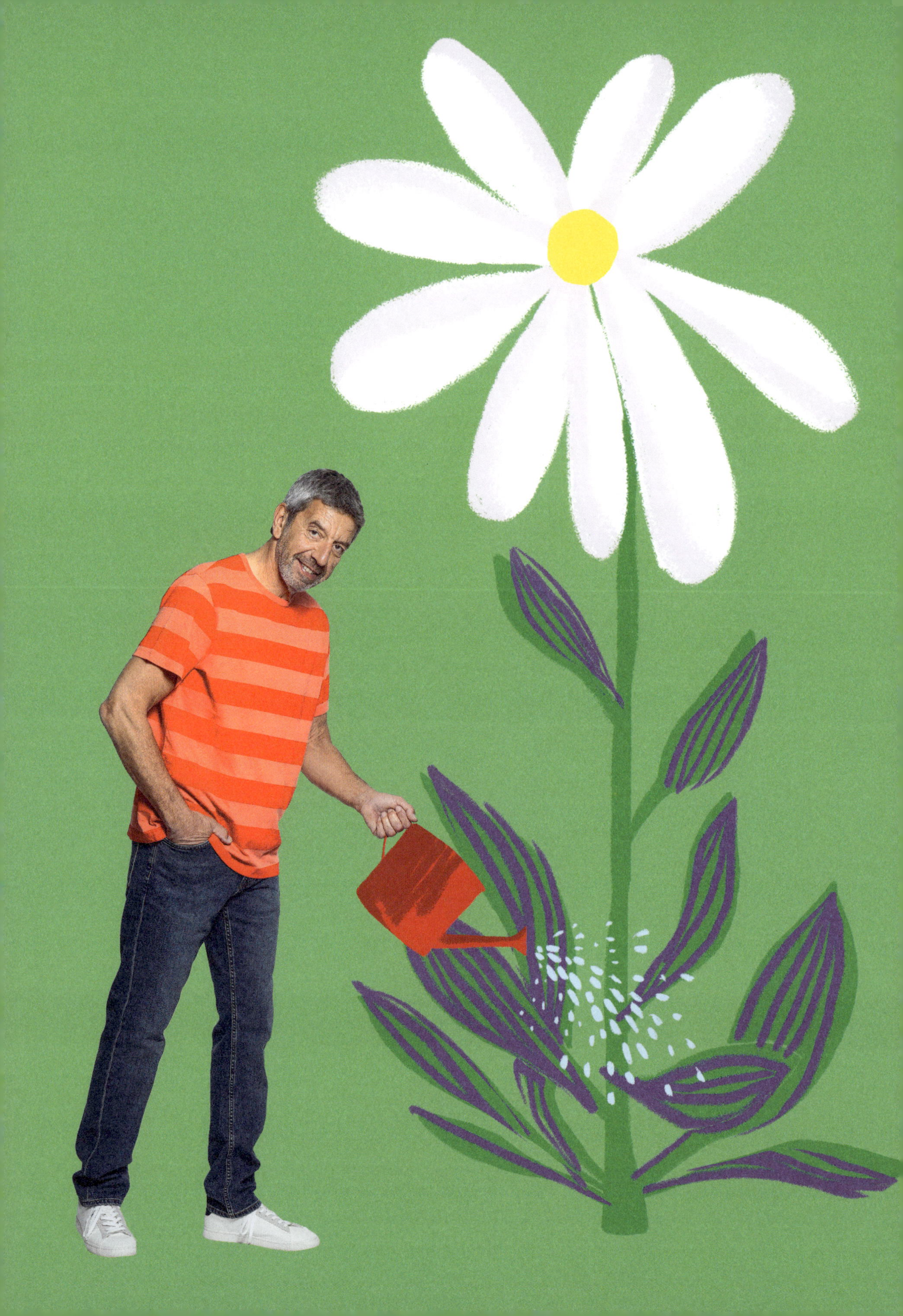

Août

# JE ME RECONNECTE À LA NATURE

## (EN MODE GREEN !)

# AOÛT

**Apaisante et bienfaisante pour le corps et l'esprit, Mère Nature sait nous prendre dans ses bras. Pourtant, notre quotidien « green » se résume parfois à une maigre plante en pot sur notre bureau, ou quelques arbres près de notre abri de bus. Et si, cet été, nous nous mettions au vert pour de bon et plongions pleinement dans cette source d'énergie vitale ? Ce mois-ci, c'est « Green Vitamine » à volonté !**

PARCE QUE LA NATURE RESTE UNE SOURCE MAJEURE DE CALME ET D'HARMONIE, CAPABLE DE NOUS RÉGÉNÉRER SUR LES PLANS PHYSIQUE, PSYCHOLOGIQUE ET ÉMOTIONNEL.

## VOTRE RELATION À LA NATURE EST :

**Déconnectée.** Votre mode de vie ultra-urbain vous tient éloigné depuis longtemps des coquelicots, des chênes séculaires et des champs de lavande parfumée. Vous n'avez pas vu un escargot ou une mésange depuis… des siècles, ou presque ! Cet été, cap sur le grand air et la réconciliation avec la verdure : vous allez voir, vous allez y prendre goût et cela va vous faire un bien fou… promis !

**Épisodique.** Si vous ne vivez pas forcément à la campagne, vous profitez régulièrement d'escapades qui vous rapprochent de la nature, le temps d'un week-end, de quelques heures. Pour autant, vous ne sauriez pas forcément distinguer le chant d'un moineau de celui d'un rouge-gorge, et vos essais de jardinage ne sont pas toujours concluants. Qu'importe, mettre les mains dans la terre et ouvrir grands vos yeux et vos oreilles va vous ouvrir de nouveaux horizons et envies de vert !

**Durable.** La nature, ça vous connaît plutôt bien ! Habitué du vert et des grands espaces, vous êtes sans doute à la campagne, ou tout près ! Pour autant, peut-être n'en profitez-vous pas toujours pleinement. Augmentez vos ressentis, mais aussi votre compréhension et vos connaissances, et progressez dans une démarche de protection, pour profiter de belles relations encore plus respectueuses.

## MES OBJECTIFS

- ☐ Profiter pleinement de la nature, s'ouvrir au spectacle qu'elle offre avec des yeux d'enfant, augmenter ses sensations, et faire le plein de « green vibes » !
- ☐ Adopter les bons réflexes et attitudes écocitoyens pour protéger la planète, réduire la pollution et économiser ses ressources.
- ☐ Découvrir et fabriquer des produits ou soins naturels et respectueux de la santé comme de l'environnement.

# LA NATURE, CETTE MÈRE QUI NOUS PREND DANS SES BRAS

**Et si on profitait de l'été pour faire corps avec la nature ? Si on sent, à titre personnel, qu'elle nous fait du bien, nous ressource et nous apaise, c'est désormais également prouvé !**

Tous nos sens « explosent » en immersion dans le vert, lequel augmente notre calme et booste santé et immunité. D'ailleurs, certaines maladies, comme l'hypertension, les douleurs dorsales, la dépression, les troubles anxieux ou les infections respiratoires, sont moins fréquentes dans les zones d'habitation à fort pourcentage d'espaces verts. Les patients hospitalisés dont les fenêtres de chambre donnent sur des arbres consomment également moins de médicaments antidouleur, sans doute grâce à la production d'endorphines qui augmentent la résistance à la souffrance. Dans les salles de classe végétalisées, les élèves sont moins fatigués, ont moins de problèmes de concentration et de mémoire. Au travail, les relations sociales, la productivité et la sérénité augmentent, avec un « effet fenêtre » : les salariés sont plus heureux quand ils voient du vert !

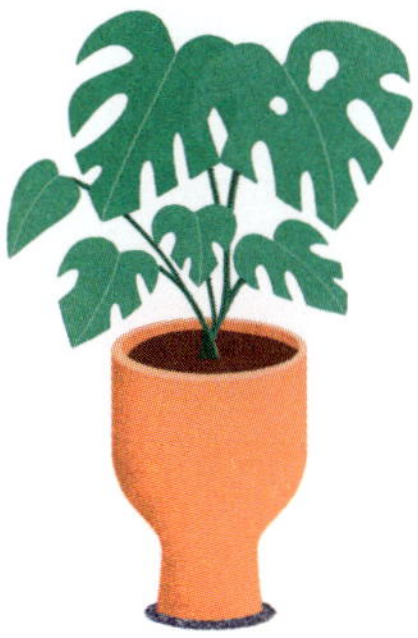

## On regarde ça de près

### Du vert qui fait du bien

Depuis quelques années, la ville de Barcelone a multiplié ses zones végétalisées pour que chacun vive avec moins de bruit et de pollution et à moins de 200 m d'un espace vert. L'effet ? Super-bénéfique : les habitants se sentent mieux, plus calmes… et une étude a relevé une baisse de 14 % des cas de mauvaise santé mentale, de 13 % de la consommation d'antidépresseurs et de 8 % de celle de sédatifs.

Source : https://www.sciencedirect.com/science/article/pii/S0160412023001538?via%3Dihub

LE CONSEIL DU JOUR

### Récup végétale

*On vous a donné des cerises ? Régalez-vous… et gardez les queues ! Faites-les sécher quelques jours dans un endroit sec et ombragé : elles ont des vertus diurétiques et détoxifiantes. Si vous avez tendance aux jambes lourdes avec la chaleur, laissez infuser 5 min l'équivalent de 1 c. à c. dans 30 cl d'eau frémissante, filtrez avant de boire.*

ÇA, C'EST GOOD !

### TOITURES VÉGÉTALES : « IN PROGRESS »

En France, 1,6 million de m² de toitures sont végétalisés par an (c'est 6 fois moins qu'en Allemagne). Mais on s'améliore ! Depuis 2021, les bâtiments professionnels doivent obligatoirement végétaliser les surfaces commerciales, industrielles ou artisanales de plus de 500 m² au sol (1 000 m² pour les bureaux).

LE CONSEIL DU JOUR

**Semer en liberté**

*Verser dans un saladier 5 tasses de terre du jardin ou de terreau + 2 tasses de graines de fleurs mélangées (au choix !) et mélanger. Ajouter ensuite 3 tasses d'argile verte ou brune en poudre, mélanger et ajouter de l'eau jusqu'à obtenir une pâte à modeler. Façonner des boulettes de la taille d'une balle de ping-pong, les laisser sécher 2 jours à l'ombre sur un journal. Et les lancer où on veut !*

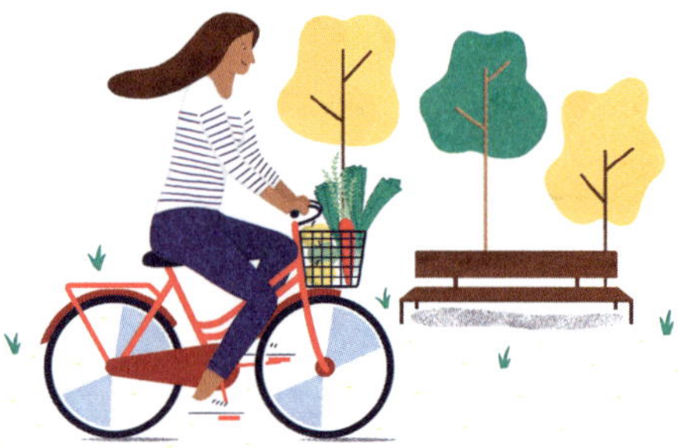

# 5 IDÉES POUR UN SHOOT
## DE GREEN VITAMINE

1 **Admirer le lever (ou le coucher) du soleil !** C'est un spectacle quotidien, mais nous ne prenons que très peu le temps d'en profiter. Et pourtant ! Couleurs flamboyantes, sensations de sérénité, on se réjouit les yeux et on peut en profiter pour exprimer sa gratitude.

2 **S'asseoir près d'un ruisseau, d'un torrent ou d'une cascade :** fraîche, tonique, « l'eau vive » mérite qu'on s'y trempe (au moins les pieds si elle est très froide !), et qu'on profite de son murmure joyeux et apaisant, et du nombre incroyable (50 000/cm$^3$) d'ions négatifs bénéfiques qu'elle dégage.

3 **Plonger dans les étoiles :** se perdre dans l'immensité du ciel… et se sentir tout petit dans le cosmos est toujours une belle expérience méditative. Surtout en août, puisque les Perséides, ou « larmes de saint Laurent », vont comme chaque année nous offrir une pluie d'étoiles filantes !

4 **S'offrir une sieste à l'ombre :** se laisser envahir par une douce torpeur, c'est du bonheur ! Nulle obligation de s'endormir vraiment : juste fermer les yeux et mettre ses autres sens en éveil pour écouter, sentir et profiter de l'instant en toute quiétude !

5 **Faire une balade à vélo :** sentir le vent dans ses cheveux, sur sa peau, un vrai plaisir ! Le vélo permet d'aller partout ou presque, de découvrir des petits coins et sentiers sympathiques.

**8**

C'est le nombre de Français (sur 10) qui vivent en ville (exactement 81,24 % en 2021).

Source : Insee.

ÇA, C'EST GOOD !

**BIENTÔT DES LUMIÈRES VENUES DE LA MER ?**

Utiliser la bioluminescence naturelle de certains animaux marins (grâce aux bactéries qu'ils hébergent) afin de créer une lumière qui éclaire enfin nos villes avec naturel et délicatesse, et respecte mieux la biodiversité : la société Glowee l'a fait, et la ville de Rambouillet l'a testée pour son mobilier urbain ! Ça fait rêver !

# C'EST FOU L'EFFET QU'ELLE FAIT !

L'effet de la nature est double : elle nous « débranche » sur le plan mental… mais pour, simultanément, mieux nous « rebrancher sur une prise de terre » ! L'effet conjugué de l'espace et du paysage (regarder du beau exerce un effet apaisant sur le cerveau via la rétine), des parfums (capables de réduire l'anxiété et la douleur), de l'air pur, du calme et du quasi-silence (qui, enfin, supprime ce gros facteur d'usure mentale qu'est le bruit) fait taire le stress et libère les sens atrophiés, qui se réveillent et s'épanouissent… L'effet sur le mental est si puissant que certains psys n'hésitent pas à remplacer les séances classiques en cabinet par une marche thérapeutique avec leurs patients, sorte de psycho-randonnée proche de la méditation en mouvement et propice à la discussion. Débarquée des États-Unis, l'écopsychologie est à la fois une démarche thérapeutique et un courant de pensée qui vise à réconcilier l'homme et son environnement, et passe par une réflexion sur ce qui nous en a éloignés. Elle estime que notre santé (physique comme psychique) ne peut être assurée que par un minimum de contacts avec la nature, et plonge les patients en immersion (parfois totale et isolée) en pleine nature…

Le coup de pouce naturel

## Des fleurs pour les émotions

Peut-être connaissez-vous le remède culte des Fleurs de Bach®, baptisé « Rescue » ? Ces élixirs floraux (extraits liquides de fleurs) rééquilibrent l'esprit et les émotions, soulagent les plaies de l'âme et de l'humeur et aident à surmonter les moments difficiles en mobilisant ses ressources. Aujourd'hui, elles sont toujours fabriquées à partir des fleurs du jardin du Dr Bach, près de Londres, par le laboratoire Famadem. À découvrir sur fleursdebach.fr.

LE CONSEIL DU JOUR

### Sortir pour réfléchir

*Problème à résoudre, besoin de cogiter, speech à réviser ? On sort du bureau et on va se promener dans le parc le plus proche ! Marcher augmente l'apport en glucose au cerveau, le cortex et l'hippocampe (siège de la mémoire) travaillent mieux, on fait le plein d'oxygène et on se détend… Parfait pour avoir une révélation !*

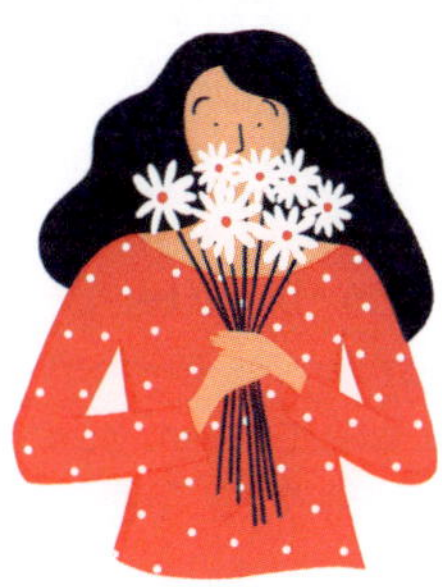

**96 %**

**C'est le pourcentage de Français qui perçoivent la nature comme un lieu de bien-être et de ressourcement.**

Source : sondage Fête de la nature.

LE CONSEIL DU JOUR

**La « bonne balade »**

*Idéalement, il faut partir pour une marche de 2 heures au moins, ne pas avoir de but ni de timing trop précis, et entrer pleinement, tous sens en éveil, sous la canopée… Chut, on se tait, on écoute, et on ressent !*

ÇA, C'EST GOOD !

**RESTER RÉGLO EN FORÊT !**

Il est interdit d'allumer un feu de camp et de jeter une cigarette, même éteinte, et on garde ses déchets ! La forêt n'est pas un libre-service, donc pas de stock de bois mort ou de pommes de pin ! On a droit à 5 l (un panier) de baies, fruits et champignons et… 10 à 15 tiges de fleurs (ce qui tient dans la main). L'idéal est de télécharger la « charte du promeneur » de l'ONF (https://www.onf.fr/+/19c::charte-du-promeneur-jaime-la-foret-ensemble-protegeons-la.html).

# MARCHER EN FORÊT, UNE BALADE DE SANTÉ !

**Très étudié au Japon, le *shinrin-yoku*, ou « bain de forêt », a démontré ses pouvoirs bienfaisants pour la santé. Se promener au milieu des arbres permettrait de baisser le rythme cardiaque et la tension artérielle et de réduire le stress. Ce « bonus vert » concernerait aussi notre système immunitaire. Des travaux de la faculté de médecine de Tokyo ont montré que notre système de défense naturel serait dopé, avec une production de cellules NK (cellules tueuses de l'organisme) accrue et durable (jusqu'à 30 jours après).**

L'effet conjugué de la marche et de l'environnement sylvestre apaise en profondeur et réveille les perceptions, souvent atténuées quand on vit en ville et dans le bruit : parfum d'humus, craquement des feuilles, chant des oiseaux, viennent mettre le stress en sourdine. La tête se vide de ses tracas et questionnements, on fait le plein de sensations et ce bain de forêt apaise corps et esprit.

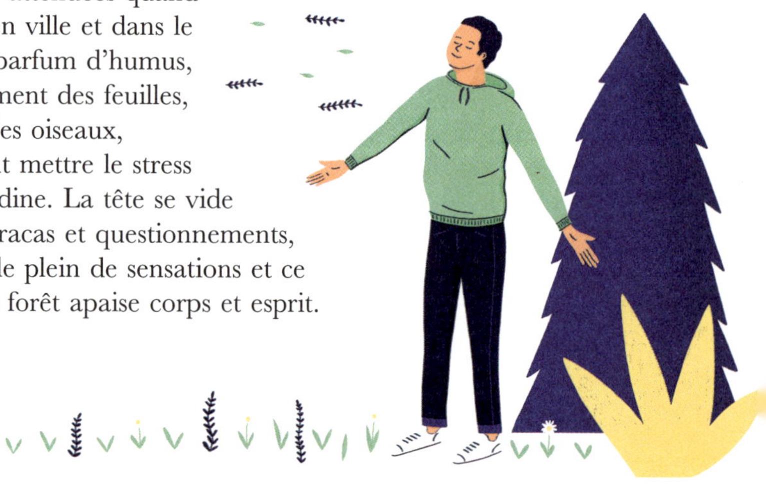

## On regarde ça de près

### C'est quoi, le *Tree Hug* ?

Selon la tradition bouddhiste, les arbres captent les flux célestes et les guident vers l'homme. En enlacer (*to hug* signifie « prendre dans ses bras ») permet de partager son énergie. Il faut choisir celui qui nous inspire, caresser son écorce, lui faire une accolade, méditer à son pied, lui parler, respirer son odeur… Ce câlin peut sembler étrange, mais apporte à ses adeptes du calme et de la sérénité, et un autre regard sur la nature.

LE CONSEIL DU JOUR

### Récup maligne de bouchons

*Tous les bouchons en liège peuvent resservir : on en cache quelques-uns dans son réfrigérateur (ils captent les mauvaises odeurs), on les coupe en deux avant de les mettre dans la corbeille de fruits (en absorbant l'humidité, ils retardent leur pourrissement) ou… on les recycle en excellents allume-feux, dans la cheminée, le poêle ou le barbecue : moins chers et moins polluants que les produits du commerce !*

# LE PLOGGING,
## ACTIF ET ÉCOLO !

Pas très élégant à prononcer, mais malin et écolo, le plogging, apparu en Suède en 2016, est la contraction de *ploccka up* (« ramasser ») et « jogging ». En gros, il s'agit de courir (ou de marcher si on préfère) tout en ramassant les déchets qui traînent sur son parcours. Une excellente façon, donc, de mixer activité physique et green attitude ! Avant de partir, on pense évidemment à s'équiper d'un sac-poubelle et d'une paire de gants, on déclenche son radar antisaletés… et c'est parti ! Et si on fait une bonne action pour la planète et les environs, notre corps en profite aussi largement, car le plogging exige de varier ses mouvements, ce qui est parfait pour se tonifier : hop, je m'accroupis pour ramasser cette canette ou ce mégot (vive la flexion-extension), hop, j'accélère pour attraper ce sac ou ce papier qui s'envole (vive le cardio)… La bonne idée ? Embarquer ses proches, et, pourquoi pas, se lancer des défis (les plus jeunes adorent). Et surtout, ne jamais hésiter à expliquer aux personnes croisées ce que vous faites : plus il y aura de ploggers, plus notre environnement sera propre. Un petit pas pour nous, un grand pour la planète !

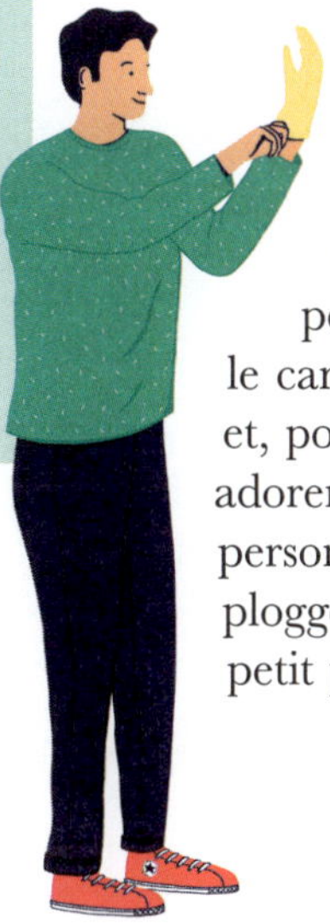

**76 %**

**C'est le pourcentage de Français qui considèrent que leur santé et la protection de l'environnement sont liées.**

Source : sondage Ifop 2022.

LE SAVIEZ-VOUS ?

**LE « REGROWING », MALIN ET ANTIGASPI**

CE TROGNON DE SALADE, DE FENOUIL OU DE CÉLERI, CES PATATES OU CES OIGNONS QU'ON A LAISSÉS GERMER… ET SI ON LES REPLANTAIT ? BEAUCOUP DE VÉGÉTAUX PEUVENT « REPARTIR » : LES RECULTIVER PERMET DE RÉDUIRE ENCORE UN PEU LES DÉCHETS, C'EST ÉCONOMIQUE ET UN PEU MAGIQUE. TENTEZ L'EXPÉRIENCE !

# LE JARDINAGE, BIEN PLUS QU'UN LOISIR

**Entre activité physique et méditation en mouvement, le jardinage épanouit, repose, apprend la patience et procure une fierté qui booste le moral et la confiance en soi !**

Pas de jardin ? Même avec un petit bout de balcon, quelques pots de-ci, de-là, on peut créer sa microbulle verte, relaxante et rassurante : cultiver des aromatiques ou des radis dans sa cuisine, accrocher des jardinières fleuries devant sa fenêtre, tailler amoureusement ses plantes d'intérieur ou ses bonsaïs, verdir joliment sa mini-terrasse. L'essentiel est que ces petits espaces de nature ressourcent et mobilisent notre esprit qui en oublie de ruminer. Les médecins parlent même d'« hortithérapie », de plus en plus proposée dans les maisons de retraite et les hôpitaux, et désormais pleinement intégrée dans la prise en charge de la maladie d'Alzheimer. Cultiver ses fleurs, légumes, arbustes ou herbes, en prendre soin jour après jour, les regarder, cela procure aussi joie et fierté : le petit côté féerique du cycle de la vie !

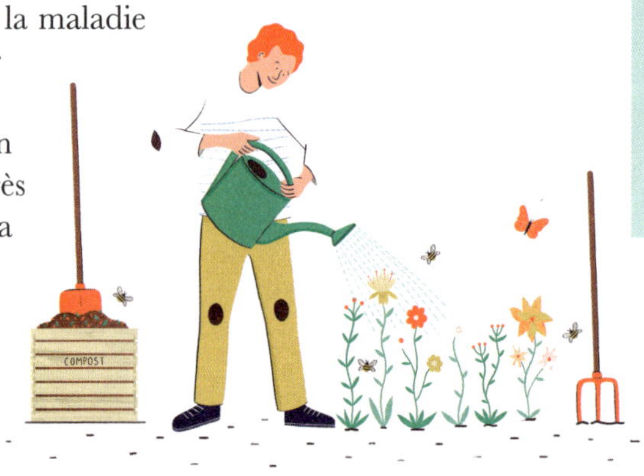


LE CONSEIL DU JOUR

**Plus de végétal = plus de vie, on s'y met !**

*Une récente étude a montré qu'un changement durable vers une alimentation healthy (plus de fruits et légumes, de céréales complètes et de légumineuses, de fruits à coques type noix, et moins de viande, y compris transformée) permettrait à un jeune de gagner jusqu'à 13 ans de vie ! Et à 60 ans, adopter cette alimentation vertueuse offrirait un bonus de 8 ans. De quoi vraiment se motiver !*

*Source :* plos *février 2022 – https://doi.org/10.1371/journal.pmed.1003889*

LE SAVIEZ-VOUS ?

**DES EFFETS SANTÉ PROUVÉS !**

UNE ÉTUDE PUBLIÉE EN 2023 PAR L'AMERICAN CANCER SOCIETY A MONTRÉ QUE LES PERSONNES QUI JARDINENT MANGENT PLUS DE FIBRES (AU RÔLE CLÉ POUR LE TRANSIT, MAIS AUSSI POUR PROTÉGER DES CANCERS DIGESTIFS), FONT PLUS D'ACTIVITÉ PHYSIQUE ET SOUFFRENT MOINS DE STRESS ET D'ANXIÉTÉ. CONCLUSION DE L'ÉTUDE, LE JARDINAGE A VRAIMENT UN RÔLE PRÉVENTIF CONTRE LE CANCER, LES MALADIES CHRONIQUES ET LES MALADIES MENTALES.

SOURCE : HTTPS://PUBMED.NCBI.NLM.NIH.GOV/36608945/

**70 %**

C'est le pourcentage de Français qui prennent plaisir à entretenir leur jardin. Et 93 % aiment s'y détendre.

Source : Ifop/Union nationale des entreprises du paysage, 2022.

# L'EAU, UNE SI PRÉCIEUSE RESSOURCE

De plus en plus considérée comme inestimable, l'eau doit être utilisée avec parcimonie. Tous, nous pouvons faire un effort : cap sur 10 astuces simples à mettre en place dès aujourd'hui !

### DANS LA MAISON

1 Fermer le robinet pendant qu'on se lave les dents : 5 l économisés.

2 Installer un « stop eau » sur la pomme de douche, pour couper pendant le savonnage : 25 l économisés.

3 Préférer les douches (40-80 l) aux bains (150 à 200 l).

4 Adopter une chasse d'eau à double débit, ou mettre une plaquette éco-WC dans le réservoir : 2 à 3 l gagnés par utilisation.

5 Vérifier l'absence de fuite des robinets : une minifuite (10 gouttes par min), c'est 1 $m^3$ par an.

6 Bien charger les machines à laver (linge et vaisselle), éviter les prélavages, opter pour les programmes éco.

### AU JARDIN

7 Réutiliser l'eau de nettoyage des légumes (sans détergent) pour arroser les plantes.

8 Installer un système de goutte-à-goutte avec programmateur-minuterie.

9 Investir dans un récupérateur d'eau.

10 Pailler les plantes, arroser tôt le matin ou le soir, pour limiter l'évaporation.

LE CONSEIL DU JOUR

### Pas si gourde !

*En finir pour de bon avec les bouteilles en plastique, superflues et polluantes : une surconsommation estimée à 90 bouteilles par an et par Français ! Si ce n'est pas déjà fait, on investit dans une gourde isotherme, utile été comme hiver, qu'on transporte partout avec soi.*

LE COACHING DE Dr.Good !

### Aromatiser son eau au naturel

L'eau « plate » et neutre en goût vous ennuie ? Ajoutez-lui des feuilles de menthe ou de basilic, des rondelles de concombre, des tranches de citron ou d'orange, des petits fruits rouges (framboises, myrtilles) et laissez infuser : elle sera agréablement parfumée, en évitant les abus de sucre. C'est aussi possible avec une eau gazeuse...

On regarde ça de près

### Où passe l'eau potable ?

En France, nous en consommons 150 l par jour et par personne. Comment ?
**39 %** pour prendre des bains et des douches.
**20 %** pour la chasse d'eau des toilettes.
**12 %** pour laver le linge.
**10 %** pour faire la vaisselle.
**6 %** pour arroser le jardin et laver la voiture.
**6 %** pour diverses autres tâches.
**6 %** pour cuisiner.
... **1 %** seulement est bue !

Source : Centre d'information sur l'eau.

LE CONSEIL DU JOUR

**On dit stop au jetable !**

*Assiettes en carton, verres et couverts en plastique, serviettes en papier… c'est pratique, donc tentant ; mais que de déchets superflus, même si on les remporte pour les jeter chez soi ! Pour vos repas sur la plage ou dans l'herbe, pensez plutôt à la vaisselle durable (elle peut être très légère), aux serviettes en tissu qu'il suffit de laver, aux couverts en Inox, aux verres incassables mais réutilisables. Un petit effort, mais de vrais bénéfices pour la planète…*

# MANGEONS
## DANS LA NATURE !

Pas de télévision ni d'ordinateur, de la verdure tout autour de soi pour apaiser l'esprit et faire un vrai break, la possibilité de marcher un peu avant et après le repas (cela aide à bien digérer), et le plein de vitamine D (indispensable aux systèmes osseux et immunitaire) grâce aux rayons du soleil : manger dehors, c'est le top ! Que ce soit en grande tablée estivale dans le jardin, en pique-nique improvisé ou sur un petit bout de balcon, voire même en se contentant d'aller grignoter son sandwich dans un parc ou un jardin public au milieu de sa journée de travail, c'est toujours bénéfique de manger dans la nature (évidemment, en remballant ses déchets) ! Bonus, une récente étude effectuée en Pennsylvanie a montré que plus le lien avec la nature était fort, plus l'alimentation était diversifiée, avec une plus grande consommation de fruits et de légumes… Une bonne habitude à prendre, le plus souvent possible, notamment en famille, même hors période de vacances.

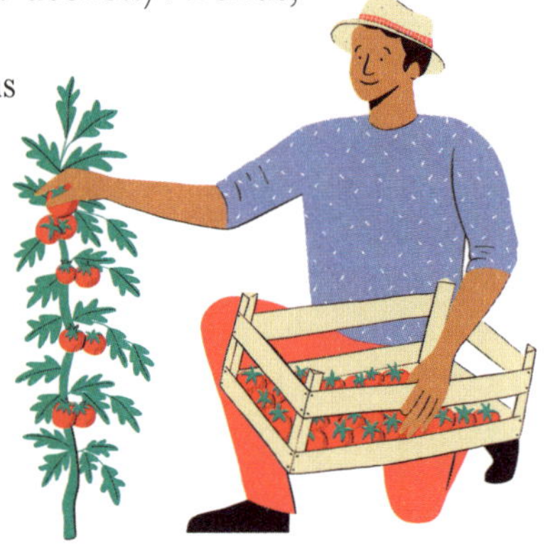

**70 %**

**C'est le pourcentage de Français pour lesquels avoir un jardin est aussi une façon de se nourrir différemment. Ramasser ses tomates, ses noix, cueillir ses pommes ou son basilic, ça change tout !**

Source : Ifop/Union nationale des entreprises du paysage, 2022.

ÇA, C'EST GOOD !

**EN CUISINE, CAP SUR LE VÉGÉTAL**

Selon le baromètre Protéines France, un quart des Français ont déclaré avoir changé leurs habitudes alimentaires et consommer plus de protéines végétales, influencés par les professionnels de santé (à 64 %) et les médias (50 %). Aujourd'hui, 41 % des Français considèrent les légumineuses et légumes secs comme 3e source de protéines (avant le poisson).

# LE BON AIR DE LA MER

L'air marin est très iodé, mais aussi extrêmement pur, bien oxygéné et exempt de germes : pour la santé, c'est tout bénéfice ! Avec 7 à 70 fois moins de poussières que l'atmosphère de la ville, et jusqu'à 200 fois moins de dioxyde de carbone, l'air du large nous pousse à remplir amplement nos poumons et stimule les capacités respiratoires. Cet air si propre grâce aux vents est aussi enrichi en oxygène, car la pression atmosphérique est importante. Il regorge également, grâce aux petites bulles d'eau de mer qui éclatent en surface, de minéraux et oligoéléments présents dans l'eau (iode, sodium, potassium, magnésium, fer, zinc, sélénium, chrome, fluor…), qui forment un « aérosol naturel » favorisant la dilatation des capillaires sanguins, et accélérant les échanges entre l'organisme et le milieu marin. Quant aux ions négatifs, présents en très forte quantité (notamment quand la mer se jette sur les rochers), leurs effets toniques et antistress sont prouvés : le rythme cardiaque, notamment, se ralentit chez la plupart des personnes, et le système nerveux s'apaise.

## LE CONSEIL DU JOUR

**Dans l'eau… je m'active !**

*Tonifiante, l'eau de mer active la circulation sanguine, améliore la motilité et l'élasticité des vaisseaux sanguins. Y bouger est encore plus efficace, parce qu'elle exerce une résistance. Alors on nage, on saute dans les vagues, ou on marche avec de l'eau à mi-cuisses, voire on essaie le longe-côte : immergé jusqu'à la taille, on marche en s'aidant d'une pagaie. Un vrai sport d'endurance qui entraîne le cœur, gaine le corps, muscle le haut et affine le bas, tout en préservant les articulations !*

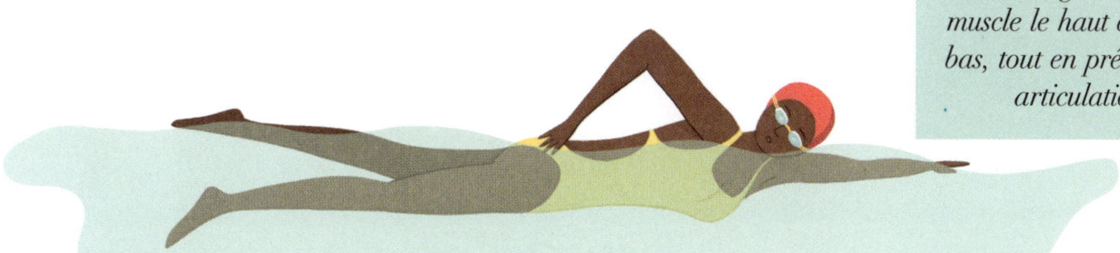

## LE SAVIEZ-VOUS ?

**VAGUES DE BIEN-ÊTRE**

SI LE BRUIT DES VAGUES FIGURE SYSTÉMATIQUEMENT DANS LES MUSIQUES DE DÉTENTE ET DE RELAXATION, C'EST PARCE QUE CES ROULEAUX QUI VIENNENT S'ÉCHOUER SUR LE SABLE DANS UN DOUX MURMURE RÉPÉTITIF SONT CE QU'ON APPELLE DES SONS « BLANCS », QUI PERMETTENT DE MASQUER CEUX PLUS DÉSAGRÉABLES OU FATIGANTS. TOUT EN FAISANT LE VIDE POUR MIEUX SE RELAXER. CES SONS NATURELS SONT MÊME CAPABLES, PAR LEUR EFFET RÉPÉTITIF LANCINANT – DONC HYPNOTIQUE –, DE RÉDUIRE LES DOULEURS, DE CHASSER L'ANXIÉTÉ OU LA DÉPRIME.

**50 %**

C'est la proportion de Français pour lesquels les vacances préférées… c'est à la mer !

Source : Ipsos 2022.

LE CONSEIL DU JOUR

### Astuce zéro clim

*La canicule perturbe votre endormissement ? Pour éviter la climatisation, antiécologique, quelques astuces simples et efficaces : mettre vos draps humides au congélateur jusqu'au moment du coucher (ils seront tout frais), ou prendre une douche bien fraîche avant de dormir, ne pas vous sécher mais juste vous enrouler dans un paréo léger qui va conserver la fraîcheur. En journée, fermez volets et fenêtres, pour ne les ouvrir qu'à la nuit tombée. Pensez aussi à garder les portes ouvertes pour faciliter la circulation de l'air.*

# LIBERTÉ
## POUR LES PIEDS !

Marcher pieds nus renforce les muscles stabilisateurs de nos pieds et de nos chevilles ainsi que leurs ligaments (tout en ménageant nos articulations), améliore l'équilibre et la proprioception fine (ce qui contribue à améliorer la posture), et relance la circulation sanguine dans les jambes, qui seront plus légères. De plus, marcher ainsi sur l'herbe, le sable, les galets stimule les très nombreuses terminaisons nerveuses situées sous le pied : elles sont plus de 7 000 à être massées, comme lors d'une séance de réflexologie plantaire gratuite ! Sans oublier que… c'est très agréable : un effet de chatouillis parfois complètement oublié tant nous passons toute l'année des chaussures aux chaussons ! Certains sont même devenus des adeptes du « earthing », ou « grounding », qui aurait également des vertus anti-inflammatoires et énergétiques en nous reconnectant à la terre. Si vous êtes prêt à aller plus loin pour explorer la marche, il existe des randonnées et « sentiers pieds nus » partout en France, conçus pour apporter des sensations multiples sans blesser (https://fr.wikiloc.com/itineraires/pieds-nus/france).

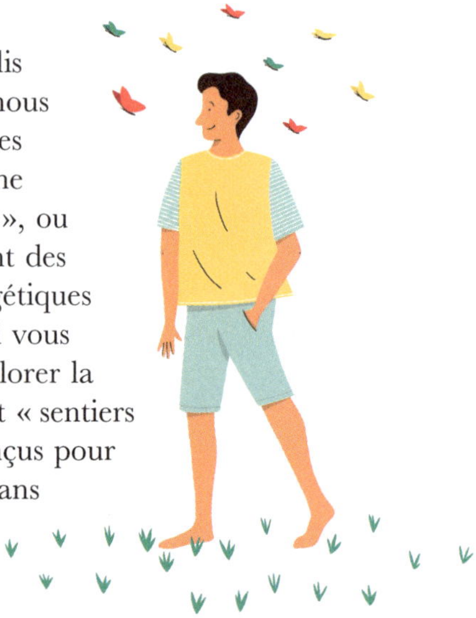

LE SAVIEZ-VOUS ?

**MERCI !**

**LA DOSE MINIMALE EN MODE « SHOES FREE » ? 5 MINUTES PAR JOUR. UN PIED, C'EST 28 OS, 33 ARTICULATIONS, 112 LIGAMENTS ET 34 MUSCLES… QUI TOUS APPRÉCIERONT !**

**Le coup de pouce naturel**

### Gommage maison

Offrez à vos pieds un gommage naturel qui va les rendre tout doux : prenez une poignée de sable si vous êtes en bord de mer (vous pouvez remplacer par du sel), mélangez avec de l'huile d'olive pour obtenir une pâte, et gommez en petits massages circulaires, avant de rincer soigneusement. Ils adorent !

LE CONSEIL DU JOUR

### Anti-grattouille naturel

*Peau atopique, irritations ou coups de soleil ? Versez une tasse de flocons d'avoine dans l'eau d'un bain, en les emprisonnant dans un bas en nylon pour garder la baignoire propre ! L'eau doit être tiède, remuez le sachet pendant que vous trempez (15 min), tamponnez délicatement la peau avec ce balluchon, ne rincez pas.*

# SE SOIGNER
## NATURELLEMENT AVEC LES PLANTES

**Les médecines naturelles sont utiles pour soigner les maux quotidiens en évitant l'abus de médicaments, et compléments de la médecine classique.**
**Trio de tête de ces soins green...**

1 **La phytothérapie :** l'art d'utiliser des plantes aux vertus médicinales est une pratique millénaire utilisée dans le monde entier, reconnue par l'OMS comme une médecine traditionnelle. En France, les praticiens ont une formation en santé. Les médicaments à base de plantes (en vrac, en sirop, en gélule ou macération) sont soumis à la réglementation française ou européenne. Le recours à un spécialiste (phytothérapeute, herboriste) est indispensable.

2 **L'aromathérapie :** cette branche de la phytothérapie est l'utilisation des huiles essentielles. Obtenus par distillation, ces concentrés de plantes contiennent tous plusieurs molécules actives différentes. Chaque huile est définie par son « chémotype », sorte de carte d'identité chimique. Ni solvant ni ajout ne doivent entrer dans leur composition : elles sont 100 % pures. L'aromathérapie est une médecine puissante qui nécessite précautions et information.

3 **La gemmothérapie :** elle consiste à soigner avec des bourgeons de plantes. Ceux-ci ont une composition unique : acides aminés, sucres, vitamines, oligoéléments, polyphénols, phytohormones, tanins, facteurs de croissance et sève ! On les trouve sous forme de macérats de bourgeons fraîchement cueillis, à prendre en gouttes. Le plus : ils peuvent être utilisés chez les petits ou les femmes enceintes.

**28 000**

C'est le nombre d'espèces de plantes répertoriées comme ayant un usage médical, selon le centre de recherche botanique des Kew Gardens de Londres.

ÇA, C'EST GOOD !

**2 PODCASTS MALINS DANS MES OREILLES**

- Ma santé au naturel (inclus dans le podcast Métamorphoses)
- Le pouvoir des plantes (Arkopharma)

LE CONSEIL DU JOUR

**Jouer la prudence**

*Même si les plantes, « c'est naturel », elles sont actives, et certaines associations sont à éviter ! Si on prend déjà un traitement médical (médicaments anticoagulants, antidépresseurs, chimiothérapie…), mieux vaut demander conseil à un médecin ou à un pharmacien.*

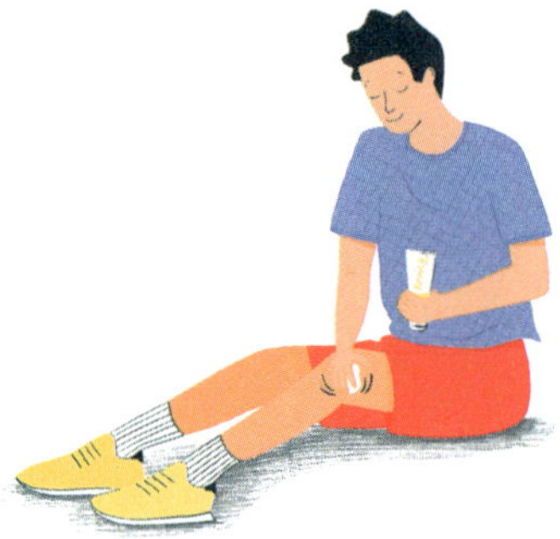

# MES BONS RÉFLEXES
## ANTIBOBOS NATURELS

Pour beaucoup de maux courants de l'été, quelques soins rapides, green et efficaces :

- **Choc, bosse, ou bleu :** 1 ou 2 gouttes d'huile essentielle d'hélichryse sur la zone concernée et masser.
- **Mal de tête :** 1 ou 2 gouttes d'huile essentielle de menthe poivrée sur les tempes en massage, ou en olfaction (inspirer à même le flacon, une narine puis l'autre), ou une tisane de grande camomille (4 c. à s. pour 1 l d'eau, à boire dans la journée).
- **Jambes lourdes :** extrait de bourgeons de marronnier d'Inde, 15 gouttes matin et soir dans un verre d'eau.
- **Angine d'été :** la propolis, anti-inflammatoire et anti-infectieuse, est très efficace en teinture mère. On la dilue dans du miel car le goût n'est pas extra (20 gouttes de propolis dans 1 c. à s. de miel).
- **Ventre noué :** la tisane de mélisse, digestive et calmante, harmonise la relation entre cerveau et intestin ; 1 c. à s. de feuilles dans 25 cl d'eau, infuser 5 min et boire après chaque repas. Utiles aussi, les bourgeons de figuier : 15 gouttes matin et soir dans un verre d'eau.
- **Coup de soleil ou brûlure légère :** appliquer immédiatement sur la zone touchée 3 à 6 gouttes d'huile essentielle de lavande aspic, toutes les 15 min pendant 2 h, puis, 3 ou 4 fois par jour jusqu'à guérison. Pour les zones étendues, mélanger l'huile essentielle avec un gel d'aloe vera à l'effet frais.

**40 %**

**C'est la part des Français qui ont recours aux médecines naturelles.**

Source : Pierre Fabre.

**On regarde ça de près**

### Une vraie puissance !

On oublie parfois que beaucoup de médicaments sont aujourd'hui encore fabriqués à partir de plantes ! Ainsi, comme l'aspirine était extraite du saule, certains antiacides pour l'estomac sont fabriqués à partir d'algues brunes, deux anticancéreux puissants (le taxol et le taxotère) proviennent de l'if du Pacifique, et un autre, la vincristine, de la pervenche. Même la vitamine C (naturelle) est souvent encore issue de l'acérola !

# RANDO-CUEILLETTE,
## LA BALADE NATURE

Et si on allait ramasser nos plantes ? Une bonne idée de balade nature, à la fois utile et instructive. Conseils pour cueillir dans les règles de l'art.

**Équipement :** chaussures de marche, gants pour ne pas se brûler sur des plantes urticantes ou se griffer, sécateur, sacs en tissu et panier plat à fond large pour déposer ses récoltes sans les entasser (ça les abîmerait).

**Timing :** par temps beau et sec, le matin avant l'arrivée des grosses chaleurs (qui font faner les fleurs) et quand la rosée est dissipée (une fleur mouillée ne se conserve pas).

**Respect :** vérifier que les plantes ne sont pas protégées, donc interdites à la cueillette (voir les arrêtés municipaux sur Internet avant de partir), et qu'on n'est pas dans un terrain privé. S'éloigner des bords de route et des champs cultivés pour éviter la pollution chimique.

**Précaution :** sélectionner les belles plantes (situées pas trop près du sol pour éviter qu'elles ne soient souillées par des déjections animales), sans les arracher : couper proprement au sécateur. Jamais de « pillage » sauvage : l'usage est de laisser au moins un tiers des plantes, pour qu'elles puissent se régénérer… et pour les prochains cueilleurs.

**Le coup de pouce naturel**

### Recette DIY : une tisane « relax & sommeil »

- 2 poignées de fleurs de lavande
- 2 poignées de fleurs de camomille
- 2 poignées de bractées de tilleul

*Verser les plantes dans un bocal, les mélanger, et utiliser 1 c. à s. du mélange. Ajouter de l'eau frémissante sur les plantes, laisser infuser 5 min, filtrer la tisane avant de la boire.*

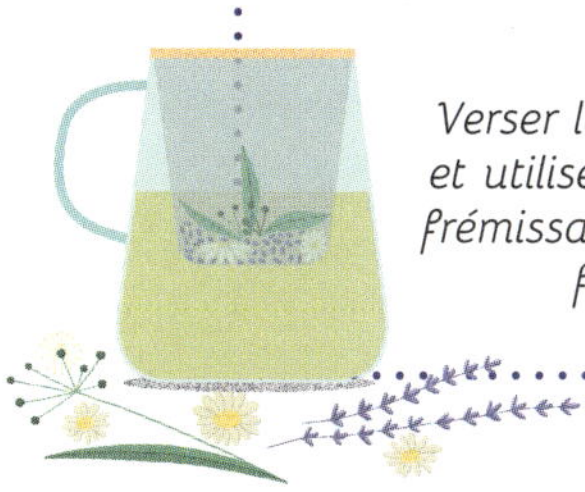

LE CONSEIL DU JOUR

**On se renseigne !**

*Avant de cueillir n'importe quoi, on se renseigne : toutes les plantes ne sont pas utiles, certaines se ressemblent sans avoir les mêmes vertus, d'autres peuvent être toxiques. Pour les identifier, on investit dans un guide de botanique, ou on télécharge Plantnet sur son portable, sorte de « Shazam végétal » qui recense plus de 4 000 plantes et fonctionne hors réseau. Un doute ? On va montrer sa cueillette au pharmacien !*

ÇA, C'EST GOOD !

**DÉCOUVERTE GUIDÉE**

Renseignez-vous près de chez vous (ou votre lieu de vacances) : notamment en montagne, beaucoup de rando-cueillettes d'initiation sont organisées avec des spécialistes : une bonne occasion de s'instruire et d'apprendre les bonnes pratiques.

# CONSERVER
## MES PLANTES FRAÎCHES

**Pour sécher ses plantes, il faut d'abord les trier, et faire des bouquets pas trop gros (pour réduire le risque de moisissure), attachés avec de la ficelle sans trop serrer. Ensuite, les accrocher, tête en bas, dans une pièce sèche, ventilée et à l'abri du soleil (qui leur ferait perdre leurs principes actifs) et de la poussière. -**

Comptez de 3 à 7 jours de séchage : les feuilles doivent devenir légèrement cassantes, mais toutes les plantes ne sécheront pas au même rythme. Pas de déshydratation au four pour « aller plus vite » : il faut une température inférieure à 40 °C !
Décrochez les bouquets et rangez les plantes dans des pots à l'abri de la lumière et de l'humidité, avec une étiquette à leur nom. Ne reste qu'à les utiliser pour préparer vos tisanes, en respectant les dosages : renseignez-vous dans un guide de phytothérapie, auprès d'un pharmacien ou d'un herboriste… ou testez des recettes simples.

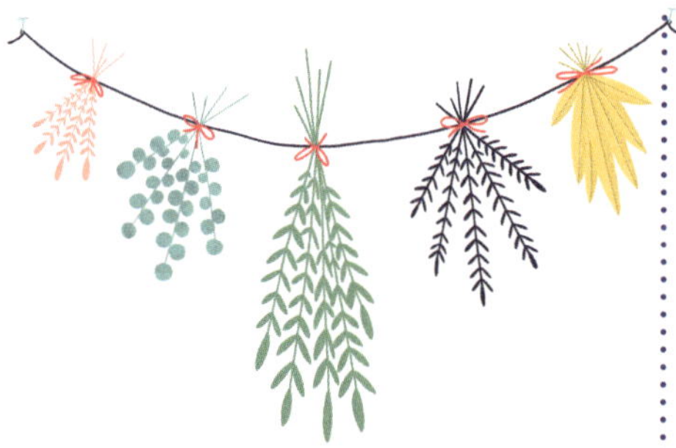

### IL VAUT MIEUX LE SAVOIR

**GARE AUX TIQUES**

ELLES PEUVENT TRANSMETTRE LA MALADIE DE LYME, IL FAUT DONC ÊTRE VIGILANT, Y COMPRIS DANS SON JARDIN ! LORS DES ACTIVITÉS EN PLEIN AIR, IL FAUT PORTER DES VÊTEMENTS COUVRANTS, IDÉALEMENT DE COULEUR CLAIRE, UNE CASQUETTE (OU CHAPEAU) ET DES CHAUSSURES FERMÉES (AVEC LE PANTALON RENTRÉ DANS LES CHAUSSETTES). RÉGULIÈREMENT, ON INSPECTE LE BAS DU CORPS, ET LES ENFANTS DE LA TÊTE AUX PIEDS. AU RETOUR, ON SE DOUCHE DANS LES 2 HEURES ET ON VÉRIFIE, VISUELLEMENT ET AU TOUCHER, TOUTE LA PEAU. PLUS D'INFOS « BONNES PRATIQUES » SUR WWW.FRANCELYME.FR

### LE CONSEIL DU JOUR

**Créer un pot-pourri vraiment naturel**

*Stop aux produits chimiques (notamment aux WC) qui irritent nos bronches ! Récupérez les fleurs (roses, lavande…), feuilles ou écorces, pommes de pin… que vous aimez et qui sentent bon. Faites-les bien sécher à l'air libre. Mélangez, broyez grossièrement, déposez dans un bocal en verre, ou un joli pot. -*

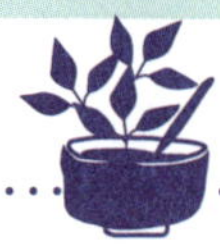

**Le coup de pouce naturel**

### Recette DIY : ma tisane « digestion facile »

- 1 poignée de verveine
- 1 poignée de mélisse
- 1 poignée de romarin
- 2 poignées de menthe

*Verser les plantes dans un bocal, les mélanger, et utiliser 1 c. à s. du mélange. Ajouter de l'eau frémissante sur les plantes, laisser infuser 5 min, filtrer la tisane avant de la boire.*

LE CONSEIL DU JOUR

**Protéger sans danger**

*Stop aux spirales insecticides fortement polluantes : diffusez plutôt quelques gouttes d'huiles essentielles de lavande, de romarin, de citronnelle de java, d'eucalyptus citronné ou de géranium rosat, ou même d'un complexe tout prêt « antipique ». Meilleur pour la santé, et plus parfumé !*

# UN JARDIN
## NATURELLEMENT ANTIPIQUE

Certaines plantes éloignent naturellement les importuns et forment ainsi de super répulsifs. Elles sont à planter et à installer près de la table de jardin, sur la terrasse, le balcon et les rebords de fenêtres : la lavande repousse efficacement les moustiques mais aussi les guêpes, pucerons et fourmis, le pélargonium (aux jolies fleurs blanches et aux senteurs délicatement citronnées), le géranium odorant ou, encore mieux, celui dit « mosquito », à la forte odeur de citronnelle, forment de bons remparts antimoustiques, tout comme le souci, dont les grosses fleurs contiennent de la pyréthrine, substance naturellement insecticide. L'herbe à chat est également parfaite, et réjouira votre bête à poils en vous offrant des soirées tranquilles ! Au rayon des aromatiques, la mélisse officinale, la menthe poivrée et la menthe pouliot, ainsi que le romarin, sont également répulsifs, et le basilic éloigne les mouches. Sans oublier évidemment la citronnelle (les antimoustiques naturels en contiennent systématiquement), à planter, et qui forme rapidement de gros buissons.

LE SAVIEZ-VOUS ?

**UN TIERS DE VERT**

LA FRANCE POSSÈDE UNE SURFACE FORESTIÈRE DE 17 MILLIONS D'HECTARES, CE QUI REPRÉSENTE 31 % DE LA SURFACE DE LA MÉTROPOLE ! ELLE EST LE 4[E] PAYS EN TERMES DE SURFACES BOISÉES, APRÈS LA SUÈDE, LA FINLANDE ET L'ESPAGNE. LA PLUS GRANDE FORÊT FRANÇAISE EST CELLE DE GUYANE... ET EN MÉTROPOLE, LA FORÊT DES LANDES DE GASCOGNE, CRÉÉE EN 1857 SUR DES MARÉCAGES : ELLE COUVRE 1 MILLION D'HECTARES !

ÇA, C'EST GOOD !

**DEHORS, JE M'ÉCLAIRE AU SOLAIRE**

On adore l'esprit guinguette dans un jardin... mais pourquoi utiliser (encore !) de l'électricité ? On mise plutôt sur les lampes et loupiotes solaires, qui se chargent tranquillement toutes seules pendant la journée et illuminent dès la nuit tombée (gratuitement !) nos dîners et soirées d'été en créant de jolies ambiances.

# UN LINGE
## TOUT PROPRE, TOUT GREEN

**Un foyer français consomme en moyenne 26 l de lessive liquide (ou 40 kg en poudre) par an. Des produits chimiques qui se retrouvent dans les eaux usées et ont un impact défavorable sur l'environnement. Et si on fabriquait des produits respectueux ?**

### LESSIVE

Pour un bidon de 3 litres, faire fondre 150 g de savon de Marseille en paillettes (à 72 % d'huile d'olive au minimum) ou 150 g de savon d'Alep dans 2,8 l d'eau bouillante. Ajouter 100 g de bicarbonate de soude. On peut parfumer avec 70 gouttes d'huile essentielle de lavandin ou de pin sylvestre. Mélanger, laisser tiédir, mixer et conserver en bouteille. Utiliser 15 cl pour une machine de 5 kg.

### ADOUCISSANT

Mélanger à parts égales du vinaigre blanc et de l'eau déminéralisée + 5 gouttes d'huile essentielle de lavande, lavandin, néroli ou orange douce. Parfait pour éviter en prime les dépôts de calcaire !

### ASTUCES DE « LAVANDIÈRE »

*Pour les affaires de sport :*
Ajouter à la lessive 4 à 6 gouttes d'huile essentielle de tea tree, antibactérienne et antiparasitaire.

*Pour les torchons très sales :*
Faire tremper dans une bassine d'eau chaude avec 10 gouttes d'huile essentielle de tea tree, de pin sylvestre ou de ravintsara, aux vertus antimicrobiennes.

### ÇA, C'EST GOOD !

**PARADE ANTITACHES**

Produit naturel, la terre de Sommières, juste saupoudrée (sans frotter, 2 h environ), absorbe les taches de gras sans laisser d'auréole.

### LE CONSEIL DU JOUR

**Machine écolo**

*En été, pour les vêtements portés une seule journée, peu sales et rarement tachés, un cycle express suffit à basse température : une lessive à 30 °C au lieu de 60 °C, c'est 25 % d'énergie économisée et moins de gaz à effet de serre ! En cas de tache, on la frotte au savon mouillé avant de mettre en machine. Et on oublie le sèche-linge, grand consommateur d'électricité, pour faire sécher le linge dehors : il sentira bon !*

*Pour du linge ultra-blanc :*
Ajouter 2 c. à s. de bicarbonate de soude dans le compartiment à lessive.

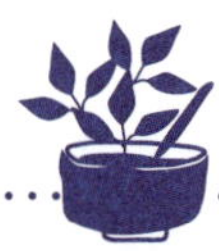

**Le coup de pouce naturel**

### Opération détartrage

Une fois par mois, faire tourner une machine à vide à 60 °C, après avoir versé un verre de vinaigre blanc dans le bac à lessive et un autre dans le tambour.

# NOS AMIS LES OISEAUX

**Ils chantent, gazouillent, piaillent, ramagent… pour le plus grand plaisir de nos oreilles ! Ne nous lassons pas de les écouter… et de les protéger !**

Vivre auprès d'oiseaux rend heureux ! Une étude menée sur 26 000 Européens a montré que plus ils profitaient d'un grand nombre d'espèces d'oiseaux, plus leur bien-être était important*. Il est aussi prouvé que leurs pépiements chassent le stress, comme tous les sons de la nature.

### À QUEL MOMENT PROFITER DE LEUR CHANT ?

Tôt le matin (idéalement avant le lever du soleil, c'est ce qu'on appelle le chœur de l'aube) et le soir. N'hésitez pas à dormir les fenêtres ouvertes pour vous faire réveiller par leur concert, puis à faire quelques minutes de méditation, les yeux fermés, en vous laissant bercer.

### COMMENT LES PROTÉGER ?

Évitez les produits chimiques dans votre jardin et préservez la biodiversité. La bonne idée ? Devenir membre adhérent de la Ligue pour la protection des oiseaux (LPO) : présidée par Allain Bougrain-Dubourg, cette association très active donne beaucoup d'informations utiles (périodes de nourrissage, conduite à tenir face à un oiseau blessé ou trouvé). Vous avez un jardin, un petit balcon ? Vous pouvez devenir « refuge LPO », et participer à la protection des oiseaux. Rendez-vous sur leur site : lpo.fr

*https://www.sciencedirect.com/science/article/pii/S0921800920322084?via%3Dihub#s0055

LE CONSEIL DU JOUR

**Offrez de l'eau !**

*S'il ne faut pas nourrir les oiseaux à la belle saison, ils doivent impérativement boire, surtout s'il fait chaud ! Installez des coupelles d'eau (en hauteur si vous avez des chats). Et profitez du spectacle en les regardant se désaltérer… ou s'ébattre pour se rafraîchir !*

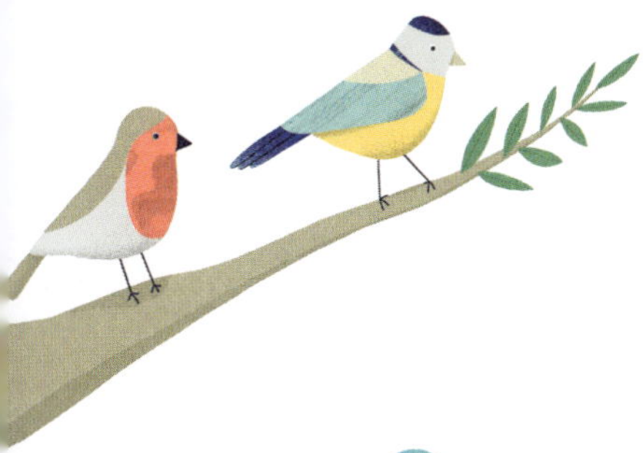

ÇA, C'EST GOOD !

**VISITE À DOMICILE**

Pour quelques heures hors du temps, découvrez une des nombreuses réserves ornithologiques de France : parcs du Marquenterre, du Pont de Gau, du Teich, de la Brenne, des Cévennes, marais du Vigueirat, réserve des Sept-Îles, lac du Der… Emportez des jumelles !

DITES-MOI DR.GOOD ?

**Qui chante ? Je ne sais jamais…**

Idéal pour les balades, l'appli Birdnet fonctionne comme Shazam : il suffit d'enregistrer quelques secondes le chant d'un oiseau avec son téléphone pour que son auteur soit identifié.

# ÉCOLO-ECONOMIQUES : MES BOCAUX D'ÉTÉ

**Cette occupation « de mamie » est redevenue tendance : économique, elle permet de déguster tout l'hiver des saveurs estivales ! C'est aussi un vrai loisir sain ! Voici 3 idées faciles pour débuter.**

**1 Des confitures :** avec des fruits mûrs, du sucre, une bassine en cuivre ou une marmite, des pots en verre (on peut recycler ceux des confitures du commerce) avec des couvercles neufs ébouillantés 5 min : épluchez les fruits, coupez-les en morceaux, laissez-les confire quelques heures dans du sucre (500 g par kg de fruits préparés). Cuisez et quand la texture vous convient, versez dans les pots et fermez immédiatement. Conservation : 1 an.

**2 Des sauces tomate :** cuisinez la sauce et versez-la bouillante soit dans des bocaux type Le Parfait (avec des caoutchoucs neufs ébouillantés 5 min), soit des pots en verre de récup et des capsules à visser stérilisables avec flip (identifiable à l'anneau central qui garantit l'étanchéité). Immergez les pots 45 min dans une eau à 100 °C pour stériliser.

**3 Des cornichons :** lavez, frottez et séchez des cornichons frais. Tassez-les dans des bocaux, ajoutez 1 c. à s. de graines de moutarde, 5 baies roses et une branche d'estragon ou de romarin. Faites bouillir un mélange à parts égales de vinaigre (blanc ou Melfor®) et d'eau, recouvrez. Fermez et conservez à l'abri de la lumière. Dégustez après 2 mois.

LE CONSEIL DU JOUR

### Tous en cueillette !

*Pas de potager ? Près de chez vous, il existe forcément une cueillette. On vous y prête brouette et sécateur, vous ramassez ce que vous voulez (tomates, fraises, fleurs…) et vous payez moins cher des produits extra-frais, de saison et locaux !*

*36 cueillettes en France sur www.chapeaudepaille.fr*

LE SAVIEZ-VOUS ?

### GARDER DES AROMATIQUES

VOUS AVEZ FAIT LE PLEIN D'ORIGAN, DE THYM, DE LAURIER OU DE SARRIETTE ? POUR LES GARDER SANS QU'ILS MOISISSENT, FAITES-LES D'ABORD SÉCHER À PLAT DANS UNE PIÈCE AÉRÉE. PUIS EFFEUILLEZ, ET RANGEZ DANS UNE BOÎTE EN MÉTAL.

DITES-MOI DR.GOOD ?

### Où puis-je m'initier vraiment au DIY « bocaux » ?

Pour connaître les bonnes règles de préparation de bocaux, vous pouvez trouver des tutos et recettes en live sur la chaîne YouTube de la marque Le Parfait : www.youtube.com/user/leparfaittv

# UN MÉNAGE PLUS GREEN

**Les rayons « entretien » débordent de produits qui promettent un nettoyage facile mais sont gavés de chimie ! Cap sur un ménage avec des ingrédients simples, authentiques, économiques et… non polluants !**

- **Vitres et miroirs parfaits :** dans un vaporisateur, verser 100 ml de vinaigre blanc + 100 ml d'eau déminéralisée (ou de source). Agiter et utiliser avec une lingette en microfibre.
- **Sols désinfectés :** dans un flacon opaque, verser 1 c. à s. de bicarbonate de soude puis 1 l d'eau chaude. Mélanger. À part, verser 2 c. à s. de vinaigre blanc + 2 c. à s. d'huile essentielle (HE citron ou pin), verser dans le flacon et mélanger.
- **Vaisselle nickel :** mélanger 100 ml de savon noir liquide + 1 c. à c. de bicarbonate de soude + 20 gouttes d'HE (citron, menthe, thym), compléter d'eau. Plats très sales ? On gratte à l'éponge avec 1 c. à s. de bicarbonate de soude.
- **Frigo sain :** mélanger 2 c. à s. de vinaigre blanc et 2 gouttes d'HE de citron, nettoyer au chiffon imbibé du mélange. Le bicarbonate de soude dans une coupelle évite les odeurs.
- **Baignoire détartrée :** verser dans un flacon spray 200 ml de vinaigre blanc + 200 ml d'eau + 20 gouttes d'HE (eucalyptus, pin, tea tree). Vaporiser, laisser agir 15 min et brosser.

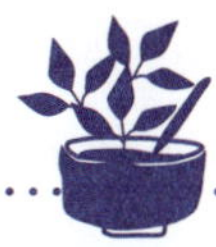

**Le coup de pouce naturel**

## Astuce nettoyage du micro-ondes

Y placer un bol avec 15 cl d'eau + 15 cl de vinaigre blanc + 4 à 5 gouttes d'HE de citron. Chauffer 5 min à puissance maximale. Laisser la vapeur agir 5 min, essuyer à l'éponge.

**LE CONSEIL DU JOUR**

### Stop aux éponges jetables

*Leur partie verte grattante est en mousse de résine chimique et non biodégradable, ce sont des nids à bactéries ! On remplace par une brosse à vaisselle (en bois avec tête rechargeable) ou l'éponge en tissu bio réutilisable, qui se lave en machine.*

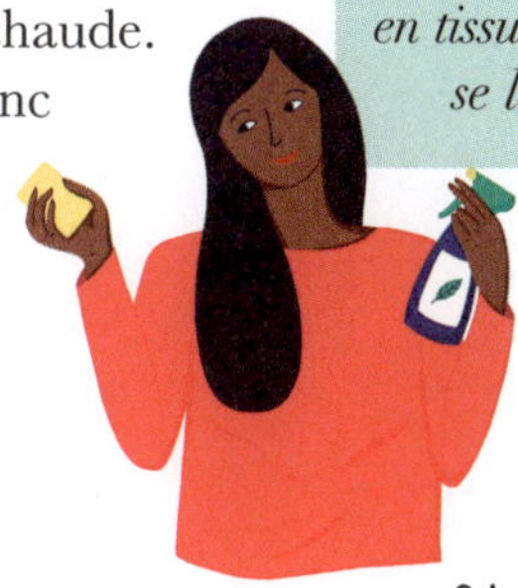

**ÇA, C'EST GOOD !**

### ÉCOLO MÊME AUX PETITS COINS !

Stop aux « blocs » chimiques ! Faire bouillir 200 ml d'eau, ajouter 4 g d'agar-agar. Maintenir l'ébullition 3 min en remuant, éteindre, ajouter 150 ml de vinaigre blanc + 20 gouttes d'huile essentielle de citron + 20 gouttes de tea tree. Verser dans des petits moules en plastique, laisser refroidir. Accrocher un bloc à la cuvette avec du fil de fer. Conserver les autres au frais.

# 20 AOÛT

LE CONSEIL DU JOUR

### Louer et emprunter, au lieu d'acheter

*Et si on évitait des achats superflus mais dont l'impact écologique est fort ? Maintenant, on peut louer le petit électroménager ! Pour une saison, ou pour l'essayer et juger de son utilité réelle. C'est possible avec des marques (Boulanger, EurêCook de SEB), et des sites spécialisés (Heykazoo.com). L'autre solution maligne ? Le prêt entre voisins : écologique, convivial et gratuit !*

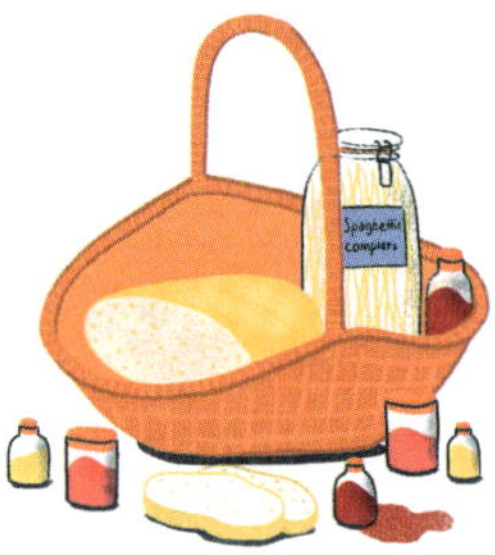

**50 %**

C'est la proportion de consommateurs de café en capsules qui envisagent d'arrêter pour des raisons écologiques.

Source : étude MaxiCoffee/ObSoCo.

# DES SOUVENIRS DE VACANCES « ZÉRO DÉCHET »

**Oui, on peut s'offrir des souvenirs utiles, écologiques, sans plastique made in Asie, et qui ne finiront pas oubliés au fond d'un placard !**

- **Des produits locaux et artisanaux**, fabriqués dans une matière noble et qu'on réutilisera au quotidien : objets utiles pour la maison (vase, vaisselle, tableau ou statuette, set de table, linge…), bijou, savons…
- **Des produits gourmands :** sels, miels, olives, huiles végétales, conserves ou confitures locales, épices, chocolats et biscuits… Idéal pour se remémorer le voyage tout en régalant ses papilles !
- **Une expérience ou un savoir-faire :** baptême de plongée sous-marine ou de parapente, atelier de cuisine locale ou d'aquarelles, séance de cinéma ou concert en plein air, randonnée ou balades… Le meilleur souvenir, c'est celui qu'on se crée et qui vient s'inscrire dans notre mémoire pour longtemps !
- **Des photos (qu'on imprimera) et des cartes postales**, à encadrer et accrocher, ou avec lesquelles créer un joli pêle-mêle à admirer… en attendant les prochaines (et toujours trop lointaines) vacances !

LE COACHING DE **Dr. Good !**

### Glanage sur la plage : prudence !

Si on peut, sans souci, ramasser du bois flotté (pour créer un mobile ou autre objet déco) et de jolis morceaux de verre coloré dépoli (cela contribue à nettoyer la plage), on ne remplit pas son coffre de seaux de sable, de coquillages (vides) ou de galets : on les oubliera sitôt rentré, et on peut recevoir une amende ! Seule une très petite quantité est autorisée afin de mieux protéger l'écosystème, déjà fortement fragilisé, des littoraux.

# BIO, C'EST BIEN !

**Protection de l'environnement, bien-être animal, goût, mais aussi santé : ce sont les arguments majeurs du bio. Mais si on ne peut ou ne veut pas tout acheter bio, sur quels végétaux est-ce le plus essentiel ?**

- **Les fruits et légumes qu'on n'épluche pas et ceux à peau fine.** Salade, épinard, fruits rouges, raisin, abricot, pêche, tomate, céleri, poivron, aromatiques : tous n'ont ni peau ni écorce protectrice pour réduire leur contamination, et les laver ne suffit pas à supprimer les résidus de pesticides. Même chose pour les courgettes, carottes, pommes de terre et pommes (les pesticides traversent la peau et s'incrustent dans la chair).
- **Les légumes secs.** Plus de 40 % des pois, lentilles et haricots seraient contaminés par des polluants : leurs cosses fines laissent pénétrer les pesticides, qui se fixent dans les graines qui, une fois séchées, les concentreront. En outre, les légumes secs sont souvent irradiés, pour éviter germination, micro-organismes et insectes : une pratique interdite en bio.
- **Les céréales complètes.** Une céréale complète possède encore son enveloppe (le « son ») autour du grain, et c'est dans celle-ci que se concentrent les pesticides. Mieux vaut du bio pour le riz complet, les farines et pâtes complètes et les pains.
- **Les huiles végétales.** C'est essentiel pour l'huile d'olive car le fruit est pressé entier, et pour les huiles extraites de petites graines pressées entières (lin, sésame).

## On regarde ça de près

### Pourquoi c'est bon ?

Une étude internationale a montré des niveaux de nutriments bénéfiques (comme les antioxydants) plus élevés dans le bio, et moins de composés indésirables (cadmium, nitrates et nitrites). Dans l'organisme des grands consommateurs d'aliments bio, on trouve plus de magnésium, de vitamines et de bons acides gras.

**LE CONSEIL DU JOUR**

**Les œufs, c'est bio sinon rien !**

*Les œufs bio contiennent 2 fois plus de bons acides gras et 3 fois plus de vitamines.*

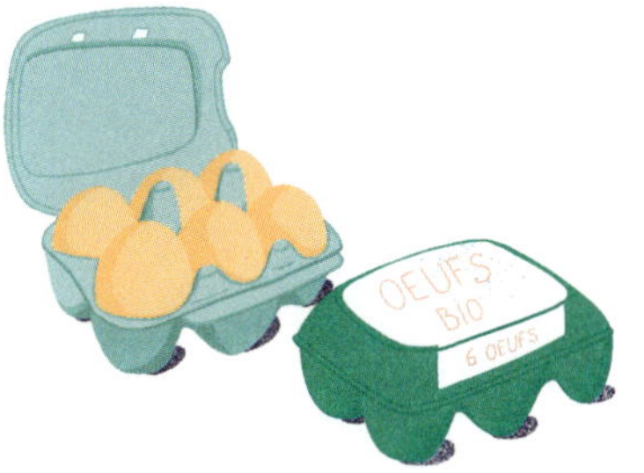


**46 %**

**C'est la part des Français qui disent avoir changé leur comportement alimentaire en 2022, en cherchant à éviter perte et gaspillage. On avance...**

Source : Agence bio.

LE CONSEIL DU JOUR

### Dessert zéro gaspi

*Oups, ces fruits trop mûrs vont se perdre ? Une fois lavés, retirez les parties abîmées, coupez-les en morceaux et déposez-les dans une casserole (vous pouvez les mélanger), avec un jus d'orange ou de citron, et laissez cuire tout doucement à couvert : une parfaite compote pour le dessert ! Vous pouvez mixer ou pas, ajouter de la vanille, de la cannelle, du miel parfumé.*

LE SAVIEZ-VOUS ?

**FORÊT : ON L'AIME, ON L'ADORE !**

SELON UN SONDAGE, 92 % DES FRANÇAIS DÉCLARENT AIMER LA FORÊT ; 89 % ESTIMENT QUE LES FORÊTS FONT PARTIE DU PATRIMOINE NATIONAL, 67 % SE DISENT PRÉOCCUPÉS PAR LEUR AVENIR ET 62 % SOUHAITENT UNE EXPLOITATION MINIMALE, EN PRIVILÉGIANT DES OUTILS MANUELS ET DES PETITES MACHINES.

SOURCE : OPINIONWAY POUR STIHL FRANCE, 2021.

# PAS IDIOTS, CES NOYAUX !

**Amateur de ces merveilleux fruits d'été que sont les pêches, abricots, cerises ou prunes ? Au lieu de jeter leurs noyaux, conservez-les, lavez-les et laissez-les sécher. Pour en faire quoi ? On vous donne des idées !**

Ceux de cerises (il faut en avoir un certain nombre !) peuvent servir à remplir un pochon en tissu que vous coudrez : ils feront une excellente bouillotte de la forme que vous souhaitez, qu'on réchauffera au micro-ondes avant de la poser sur sa nuque ou ses pieds !

Les plus gros (pêches, prunes) peuvent être recyclés pour remplacer les billes d'argile au fond des pots de fleurs (ils draineront l'eau) ou dans vos fonds de tarte (sur un papier sulfurisé) pour ne pas qu'elle gonfle lors des cuissons à blanc (on les ébouillante, on les sèche, puis on les garde longtemps dans un bocal).

Dernière idée, jolie mais plus aléatoire : les lancer dans la nature lors de vos promenades (que vous soyez à pied, en voiture ou à vélo) : qui sait, ils donneront peut-être naissance à un arbre fruitier !

ÇA, C'EST PAS GOOD !

**MARRE DE L'INCIVILITÉ !**

Près de 25 tonnes de déchets sont ramassées chaque jour sur les autoroutes françaises. Un Français sur quatre reconnaît jeter ses ordures par la fenêtre de sa voiture, et 12 % des fumeurs se débarrassent de leur mégot. Il est prouvé que les comportements antiécologiques augmentent pendant les vacances... Ne faites pas partie de ceux qui oublient la planète !

*Source : sondage Ipsos/ Vinci Autoroutes, 2021.*

# UNE CUISINE ANTIGASPI
## ET ZÉRO DÉCHET

Chaque année, nous jetons (par personne) 30 kg d'aliments, dont 7 kg emballés, et l'équivalent de 9 baguettes de pain. 12 astuces pour devenir écolo-économe…

1 **Le pain :** on en fait du pain perdu (avec œuf, lait et vanille) ou un pudding, des croûtons pour les soupes (coupé et passé au four avec de l'huile d'olive et des herbes) et de la chapelure.

2 **Blancs d'œufs :** on les transforme en meringues ou en rochers coco, deux douceurs qui se gardent bien !

3 **Légumes avancés :** on coupe les parties inutilisables, et on glisse dans une soupe, une quiche ou un gratin « jyfoutou ».

4 **Fanes et pluches de légumes, herbes défraîchies :** on les met en vrac dans un sac au congélateur, et quand on en a assez on mijote un bouillon, ou on les hache et déshydrate doucement pour faire du bouillon cube maison.

5 **Biscuits émiettés ou secs :** on les incorpore à une pâte à crumble, ou à un cheese-cake.

6 **Carcasse de volaille ou carapaces de crevettes :** parfaites pour donner du goût à un bouillon.

7 **Restes de viandes, volailles et poissons :** on les cache dans des gratins, ou on en fait des boulettes.

8 **Fruits trop mûrs :** en compote, clafoutis, ou en banana bread pour les bananes presque noires.

9 **Fromages oubliés :** on les râpe pêle-mêle pour préparer un soufflé au fromage.

10 **Peau des agrumes :** on ne garde que la partie colorée (sans le blanc, amer), on fait sécher pour parfumer sucre, thés, gâteaux.

11 **Fonds de riz et de pâtes :** on les fait disparaître dans un gratin ou une omelette.

12 **Restes de chocolats de Pâques ou de Noël :** fondus pour faire un chocolat chaud, une crème ou une sauce choco.

LE CONSEIL DU JOUR

**Je mange malin (et moins cher) !**

*Récupérer des invendus et payer moins cher en évitant le gaspillage : c'est super malin ! À tester avec les 3 principales appli antigaspi gratuites : Too Good To Go, Phoenix et Save Eat.*

ÇA, C'EST PAS GOOD !

**UN GOUFFRE FINANCIER**

Le gaspillage alimentaire représente chaque année 16 milliards d'euros en France !

Source : ecologie.gouv.org

ÇA, C'EST GOOD !

**ON FAIT DES EFFORTS !**

98 % des Français se disent concernés par le gaspillage alimentaire et 38 % utilisent des applications antigaspi, dont 61 % de 18-24 ans.

Source : Too good to go.

LE CONSEIL DU JOUR

### Profiter des saisons !

*Même en ville, il faut se connecter le plus possible à la nature. Choisissez un petit coin de nature devant lequel vous passez chaque jour (cela peut être juste un arbre particulier sur le trajet du travail), et regardez-le plus attentivement, jour après jour, au fil des semaines… et des saisons. Prenez des repères : quelques feuilles sont tombées ? Sa couleur change ? Vous voyez apparaître des bourgeons ? C'est un bon moyen de redécouvrir le cycle des saisons qui souvent nous échappe…*

LE SAVIEZ-VOUS ?

**LA SCIENCE LE DIT !**

LES FRANÇAIS QUI HABITENT À PROXIMITÉ D'UN PARC NATUREL SONT PLUS ÉCOLOS QUE LES AUTRES ! C'EST CE QU'ONT PROUVÉ DES SCIENTIFIQUES DU CNRS ET DE L'UNIVERSITÉ DE MONTPELLIER EN 2019. MIEUX SENSIBILISÉS, ILS S'IMPLIQUENT PLUS…

# OBSERVER… DE PLUS PRÈS !

Nous passons souvent à côté de la nature « ordinaire », celle que nous côtoyons quotidiennement ou presque, mais ne regardons plus vraiment. Pourtant, elle a tout pour nous émerveiller jour après jour. Redécouvrons sa magie méditative, qui nous aide à l'apprécier à sa juste valeur !

- **Se rapprocher :** il suffit de se mettre à plat ventre dans l'herbe. Une fois le nez au ras du sol, incroyable de redécouvrir tout ce qui nous échappe habituellement ! Variété des herbes et des fleurs, irrégularité de la terre, fourmis en plein travail, feuilles en décomposition, pétales tombés, gouttes de rosée, toiles d'araignée, passage d'une sauterelle, d'un mille-pattes ou d'une chenille : quel spectacle vivant !
- **Faire focus :** choisissez au hasard un tronc d'arbre, une feuille, une fleur, un caillou, et concentrez-vous sur lui plusieurs minutes pour l'observer dans ses moindres détails. Vous pouvez même prendre une loupe pour profiter de plus près de son architecture végétale, ou de ses irrégularités. Regardez, touchez, sentez…
- **Ralentir :** essayez de temps en temps de ralentir le pas, pour profiter plus pleinement de l'environnement, en veillant vraiment à utiliser tous vos sens. Moins de cadence, mais plus de sensations !

## On regarde ça de près

### De vraies inégalités

**37 %** des Français déclarent se rendre dans la nature tous les jours.
**39 %** y vont au moins une fois par semaine.
**16 %** au moins une fois par mois.
**9 %** moins souvent ou jamais.

Source : Ipsos.

# TEXTILES : ON VEUT DU GREEN !

**Matières, teintures, traitements... Et si, pour nos vêtements, on misait plutôt sur les textiles écologiques et respectueux tant de la santé que de l'environnement ?**

### LES VRAIES MATIÈRES NATURELLES

Celles végétales sont le lin et le chanvre, cultivés avec peu d'eau, pas de pesticides… et de plus en plus en France (Haute-Normandie, Seine-Maritime, Champagne-Ardenne…). Celles issues de l'animal (laine, cuir, et soie) sont naturelles, mais pas toujours écoresponsables.

### ARTIFICIELLES, MAIS GREEN

C'est possible, avec des fibres artificielles fabriquées à partir de matières naturelles ! C'est le cas du modal (viscose de bois de chêne, hêtre, bouleau…) et du Tencel® (nom déposé pour la fibre Lyocell), une viscose de pulpe d'eucalyptus sans rejet de polluant et peu gourmande en eau. Mieux que le polyester, essentiellement issu du pétrole ! Le top ? Que le bois utilisé soit issu de forêts durables et respectueuses de l'environnement (label PEFC ou FSC).

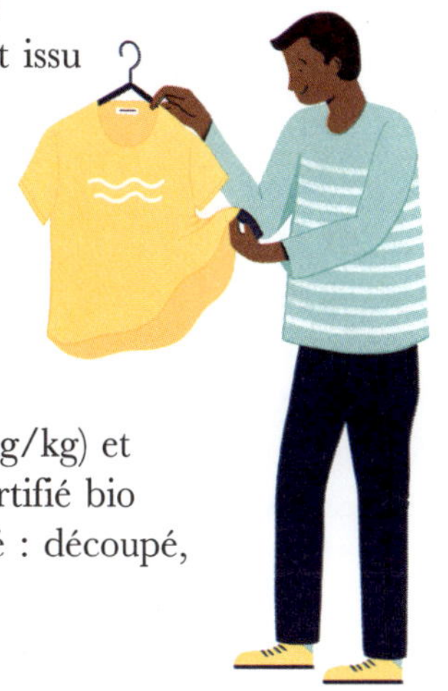

### COTON : BIO SINON RIEN !

Son impact écologique diffère selon le mode de fabrication : « standard », il est ultragourmand en eau (500 à 1 000 l/kg), en engrais chimiques (2 kg/kg) et pesticides (75 g/kg). Il faut le choisir certifié bio (moins 90 % d'eau). Le top ? Le recyclé : découpé, broyé et retravaillé.

### ÇA, C'EST PAS GOOD !

**QUE D'EAU !**

Il faut l'équivalent de 70 douches pour fabriquer un tee-shirt… et 285 douches pour un jean !

### LE CONSEIL DU JOUR

**Le meilleur textile…**

*C'est celui qu'on n'achète pas ! Nous consommons 60 % de vêtements de plus qu'il y a quinze ans, et les conservons deux fois moins longtemps. Éviter les achats d'impulsion et la fast-fashion, privilégier la seconde main, c'est mieux pour la planète ! Et quand on craque pour un tee-shirt, on regarde sa provenance : s'il a fait 10 000 km pour arriver dans notre dressing, il ne peut pas être écologique ! On préfère le made in Europe.*

### On regarde ça de près

## Le poids de la mode

**20 %** de la pollution de l'eau douce planétaire est liée aux traitements et teintures textiles.
**31 %** de la pollution plastique des océans est due au polyester, l'équivalent de 50 milliards de bouteilles.
**70 %** des fibres synthétiques proviennent du pétrole.
**100 milliards** de vêtements sont vendus par an dans le monde.
**4 millions de tonnes :** c'est la quantité de vêtements jetés en Europe par an.

# JE ME METS AU VRAC !

**Réduire ses déchets et éviter les emballages superflus (nous en jetons 175 kg par an et par personne), c'est indispensable pour la planète. C'est décidé, on achète en vrac !**

- **Zoomer sur les prix :** théoriquement, le vrac devrait être moins cher (car non emballé), mais les prix varient selon le lieu d'achat. L'observatoire du vrac a révélé que, en 2022, pour de simples pâtes, les tarifs selon les enseignes s'étalaient de 1,14 €/kg à 6,99 €/kg ! Il faut donc comparer les prix au kilo, sans croire que les supermarchés sont forcément moins chers : les magasins spécialisés peuvent être ultra-compétitifs !
- **Checker la provenance :** on réduit les aliments qui ont traversé la planète… surtout si on en produit en Europe et en France, comme c'est le cas pour le quinoa, les légumineuses, les oléagineux (noix, amandes, noisettes…). Sur le silo, l'étiquette doit préciser le pays d'origine : lisez-la !
- **Surveiller la composition :** comme le bio, tout n'est pas irréprochable. Il faut lire la composition des produits manufacturés, pour éviter huile de palme, colorants, conservateurs…
- **Acheter en quantité raisonnée :** le vrac est conçu pour acheter sa « juste dose », et éviter de stocker. Avec les silos et les sacs en papier ou tissu opaques, on fait attention à ne pas avoir la main trop lourde ! Et on peut demander à remettre (si on n'a pas touché l'aliment).

## On regarde ça de près

### Vrac ou zéro déchet ?

Ce n'est pas exactement pareil. Pour que le vrac soit zéro déchet, le client doit apporter ses contenants réutilisables (bocaux, sacs en tissu…). L'article L.120-2 du code de la consommation oblige le distributeur à les accepter, et il doit aussi en mettre à disposition.

LE CONSEIL DU JOUR

### Une fois à la maison, je range comment ?

*Dans des sachets en tissu, des boîtes en métal ou, le plus pratique, dans des pots de verre avec un couvercle hermétique. Évidemment, on évite le plastique, et on peut recycler des torchons (pour coudre des sacs), des bocaux du commerce…*

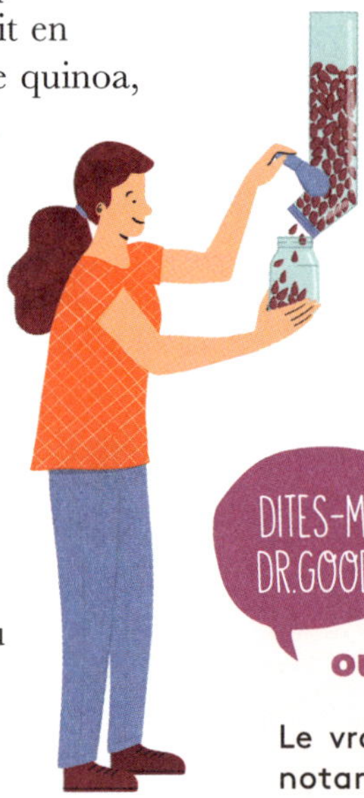

DITES-MOI DR.GOOD ?

### Clean ou pas clean ?

Le vrac est réglementé, notamment en termes d'hygiène et de rotation des stocks : les distributeurs doivent garantir la conservation optimale et les qualités organoleptiques du produit. Les silos et bacs, régulièrement nettoyés et désinfectés, sont conçus pour qu'on ne touche pas les denrées.

# BOUGER,
## C'EST MIEUX EN EXTÉRIEUR !

**Marcher, courir, ramer, pédaler… c'est six fois mieux dehors qu'à la maison ou dans une salle de sport !**

1 **Plus d'air pur :** en extérieur, l'air est 8 fois moins pollué qu'en intérieur. Même en ville, mieux vaut sortir pour s'activer !

2 **Moins de dépenses :** beaucoup de villes proposent des parcours santé ou sportifs avec des dénivelés, des équipements fixes pour travailler ses abdominaux, ses fessiers ou son équilibre. Sinon, utilisez le mobilier urbain (bancs, rampes, escaliers) pour faire des flexions, montées et descentes, étirements, c'est gratuit !

3 **Un meilleur sommeil :** le sport dehors stabilise nos rythmes circadiens car l'alternance jour-nuit synchronise l'organisme, favorise l'équilibre veille-sommeil et augmente la « pression du sommeil ».

4 **Plus de vitamine D :** c'est en s'exposant au soleil (sans brûler !) que notre organisme fabrique cette vitamine essentielle au système osseux, à l'immunité, au microbiote…

5 **Plus de détente :** moins de regards scrutateurs et de comparaisons, plus de découverte de la nature : pour un même travail musculaire, le rythme cardiaque et la tension artérielle sont plus bas quand on bouge dehors !

6 **Plus de variété :** paysages différents selon la saison, infinité des circuits, des terrains, des activités : on se lasse moins vite, c'est bon pour la motivation.

DITES-MOI DR.GOOD ?

**Et si je suis allergique aux pollens ?**

On évite l'effort pendant les heures et jours « dangereux ». La solution ? Surveiller de très près les pollens avec le site officiel indispensable https://www.pollens.fr/.

LE CONSEIL DU JOUR

**Du sport dehors, mais au bon moment !**

*Évidemment, on ne s'active pas aux heures les plus chaudes en plein été, pour ne pas brûler ! En pleine chaleur, on évite le créneau 11 h-15 h, et on pratique plutôt le matin à la fraîche ou en toute fin de journée. Si les températures restent modérées, on sort quand on veut !*

ÇA, C'EST GOOD !

**TOTALE IMMERSION**

Au lieu de porter un casque de musique qui vous isole du monde, ouvrez grands vos yeux mais aussi vos oreilles pendant l'effort. Chants des oiseaux, souffle du vent, bruit des feuilles ou des vagues, coassement des grenouilles : faites le plein de sensations bénéfiques !

# BOOSTER
## SON ÉCOCITOYENNETÉ

**Manque d'eau, réchauffement de la planète, pollution explosive... si les raisons de s'inquiéter sont réelles, pour ne pas se laisser submerger, la meilleure solution est d'agir !**

- **Mini-gestes, vrais impacts :** l'association Carbone 14 a montré que des changements individuels simples et sans frais (manger moins de viande, rouler à vélo, éviter l'avion) peuvent réduire notre empreinte carbone jusqu'à 25 %. Quant aux « tout petits gestes » (couper le robinet, faire le tri sélectif, acheter une gourde…), ils ont un rôle surtout pédagogique, mais sont incontournables.
- **S'impliquer :** s'inscrire pour nettoyer des plages ou les forêts, privilégier le covoiturage, tester le plogging, calmer ses pulsions d'achat (défi riendeneuf.org), créer un jardin partagé, organiser dans son voisinage un système d'échange de services ou de matériel : ces pistes aident à ne plus se sentir passif, et à mettre en place des changements de comportement durables.
- **S'investir dans une association citoyenne :** pour réduire les déchets (Zerowastefrance.org), soutenir l'agriculture et œuvrer pour les enfants (TerraSymbiosis.org), protéger la forêt (Canopee-asso.fr), les océans (seashepherd.fr) ou les animaux sauvages (aspas-nature.org) : intégrez une communauté, et œuvrez ensemble à un avenir meilleur.

LE CONSEIL DU JOUR

**Je porte fièrement mes convictions !**

*Le* visible mending, *ou réparation visible, consiste à raccommoder soi-même ses vêtements… en laissant le travail apparent ! Si, longtemps, porter un vêtement rapiécé pouvait sembler honteux ou signe de pauvreté, aujourd'hui, c'est un acte de militantisme assumé dont on peut être fier. En prime, le résultat de ce travail de broderie sublime le vêtement ! Tenté ? On trouve des tutos sur le Net !*

**67 %**

C'est la part des Français qui disent éprouver de la peur face à l'avenir. Plus d'un tiers déclarent même que leurs « écoémotions » impactent leur santé mentale au quotidien

Source : sondage Qare.

ÇA, C'EST GOOD !

**LE SITE UTILE**

Créé par l'Ademe, agence de la transition écologique, le site longuevieauxobjets.gouv.fr propose de nombreuses astuces, tutos, sites et conseils pour consommer mieux (et moins). Réduire son impact numérique, faire réparer (ou apprendre à le faire soi-même) sa machine à café, son vélo ou sa tablette… C'est une mine d'informations utiles !

# DE L'AIR (PLUS) PUR
## CHEZ MOI !

**Nous passons 80 % de notre temps à l'intérieur, et s'il faut aérer, le mieux est de ne pas multiplier les sources de pollution liées à notre mode de vie ainsi qu'à notre ameublement, important vecteur de composés toxiques variés.**

### GESTES MALINS

- Acheter des meubles vintage et les rénover sans chimie, privilégier les matières nobles (bois naturel, verre, métal, verre…), et toujours aérer les produits neufs (meubles, literie… mais aussi les vêtements rapportés du pressing).
- Préférer, pour sa déco, les peintures à l'eau, celles écologiques fabriquées à partir d'algues, de coquilles Saint-Jacques, la chaux, les colles et papiers peints écologiques… on en trouve désormais partout !
- Éviter les encens et bougies parfumés « cache-mauvaises odeurs », générateurs de polluants (benzène, hydrocarbures aromatiques polycycliques), et les désodorisants qui surchargent l'air ambiant.
- Utiliser pour le ménage des produits fabriqués maison (voir p. 264 et 267) ou ceux portant l'Écolabel européen et le label NF Environnement, et respecter scrupuleusement les dosages et les précautions d'emploi.
- Aérer systématiquement dès qu'on cuisine, et bien entretenir sa hotte pour qu'elle reste efficace. Aérer également après chaque douche.
- Installer une ventilation : elle peut être naturelle (grilles, à vérifier et nettoyer régulièrement et ne jamais boucher !), ou, mieux, mécanique (VMC) à simple flux par extraction ou par insufflation, ou double flux, qui doit être contrôlée et entretenue régulièrement au moins une fois par an pour rester optimale et peu gourmande en énergie.

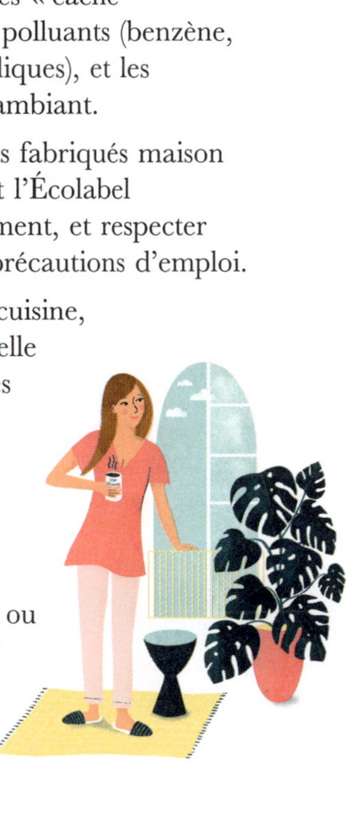

LE CONSEIL DU JOUR

### Aérer « comme il faut », mode d'emploi

*Le minimum syndical, c'est 2 fois par jour (matin et soir) pendant 10 à 15 min… et plus s'il fait beau, bien sûr ! Cet hiver ? Vous aérerez plus souvent mais moins longtemps (5 min à chaque fois), pour éviter de refroidir les murs et de provoquer de la condensation.*

LE SAVIEZ-VOUS

**C'EST PIRE EN ÉTÉ !**

LE SOLEIL QUI TAPE AU TRAVERS DES VITRES ET CHAUFFE LA PIÈCE AUGMENTE AUSSI LE RELARGAGE DES POLLUANTS INTÉRIEURS. RAISON DE PLUS POUR OUVRIR EN GRAND ENCORE PLUS SOUVENT !

**86 %**

C'est la proportion de Français qui sont persuadés que l'air de « leur maison à eux » est de bonne qualité… alors qu'il est plus pollué que l'air extérieur !

# PETITS CAKES À LA COURGETTE ET AU CHÈVRE

POUR 6 PERSONNES - PRÉPARATION : 20 MIN - CUISSON : 15 MIN

1 courgette • 5 morceaux de tomates séchées • 5 brins de basilic • 100 g de farine d'épeautre complète • 50 g de farine blanche de riz • 1 sachet de levure chimique • 2 œufs • 4 cl d'huile d'olive • 2 petits-suisses à 0 % MG • 100 g de chèvre frais • 2 c. à c. de graines de pavot • Sel, poivre

Préchauffez le four à 180 °C (th 6).

Lavez la courgette et râpez-la grossièrement, puis épongez le surplus d'eau. Émincez les tomates séchées. Rincez le basilic, effeuillez-le et hachez-le.

Mélangez les farines et la levure, assaisonnez puis ajoutez les œufs, l'huile et les petits-suisses. Mélangez, puis incorporez la courgette râpée et les tomates séchées. Ajoutez en dernier, sans trop mélanger, le chèvre coupé en petits morceaux.

Versez la préparation dans 6 petits moules à cake en carton ou en silicone. Saupoudrez la pâte de graines de pavot et enfournez pour 15 minutes. Dégustez les cakes tièdes ou froids, coupés en tranches.

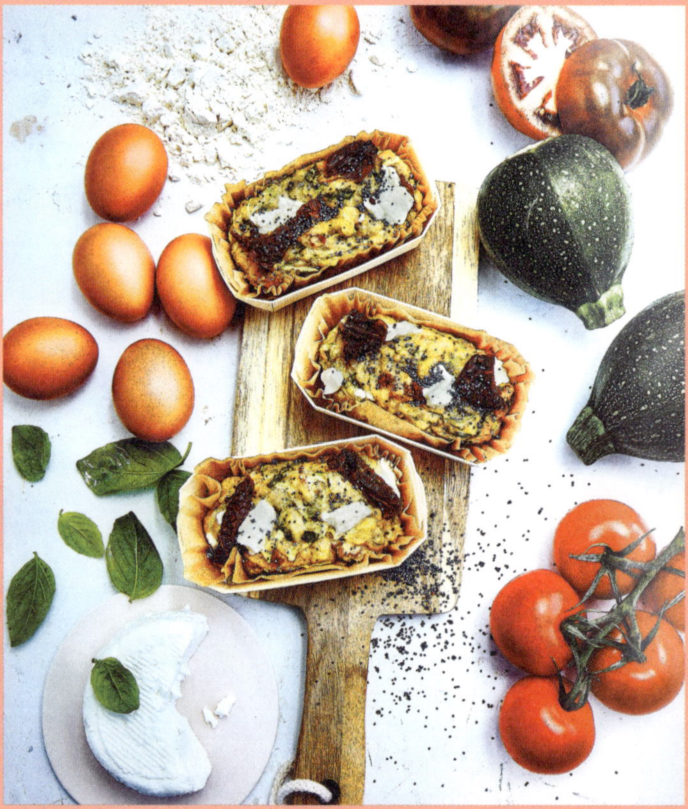

**Le + santé :** Végétariens, mais aussi légers et savoureux, ces petits cakes vous font faire le plein de fibres et de végétal. On les sert bien sûr avec une belle salade aux herbes aromatiques pour profiter de chlorophylle et de vitamines !

# PAIN PERDU À LA COMPOTE D'ABRICOTS

POUR 4 PERSONNES - PRÉPARATION : 15 MIN - CUISSON : 25 MIN

600 g d'abricots dénoyautés • 1 étoile de badiane • 1 pincée de cannelle en poudre • 1 œuf • 4 tranches de pain de campagne au levain un peu sec (4 x 40 g) • 8 cl de lait demi-écrémé • 2 c. à s. de sirop d'agave • 10 g de beurre

Coupez les abricots en dés. Versez-les dans une casserole avec la badiane et la cannelle. Ajoutez 2 cuillerées à soupe d'eau, le sirop d'agave, couvrez et laissez mijoter 15 minutes. Laissez tiédir.

Battez l'œuf dans une assiette creuse. Trempez rapidement les tranches de pain dans le lait tiédi, puis dans l'œuf battu.

Faites chauffer le beurre dans une poêle antiadhésive. Ajoutez les tranches de pain et faites-les dorer 3 minutes sur chaque face. Servez tiède, avec la compote.

**Le + santé :** Recette traditionnelle gourmande, le pain perdu est sublimé ici par des abricots pleins de soleil compotés avec des épices gourmandes. Il réjouira petits et grands, autant pour un petit déjeuner tardif de vacances que pour un goûter revigorant !

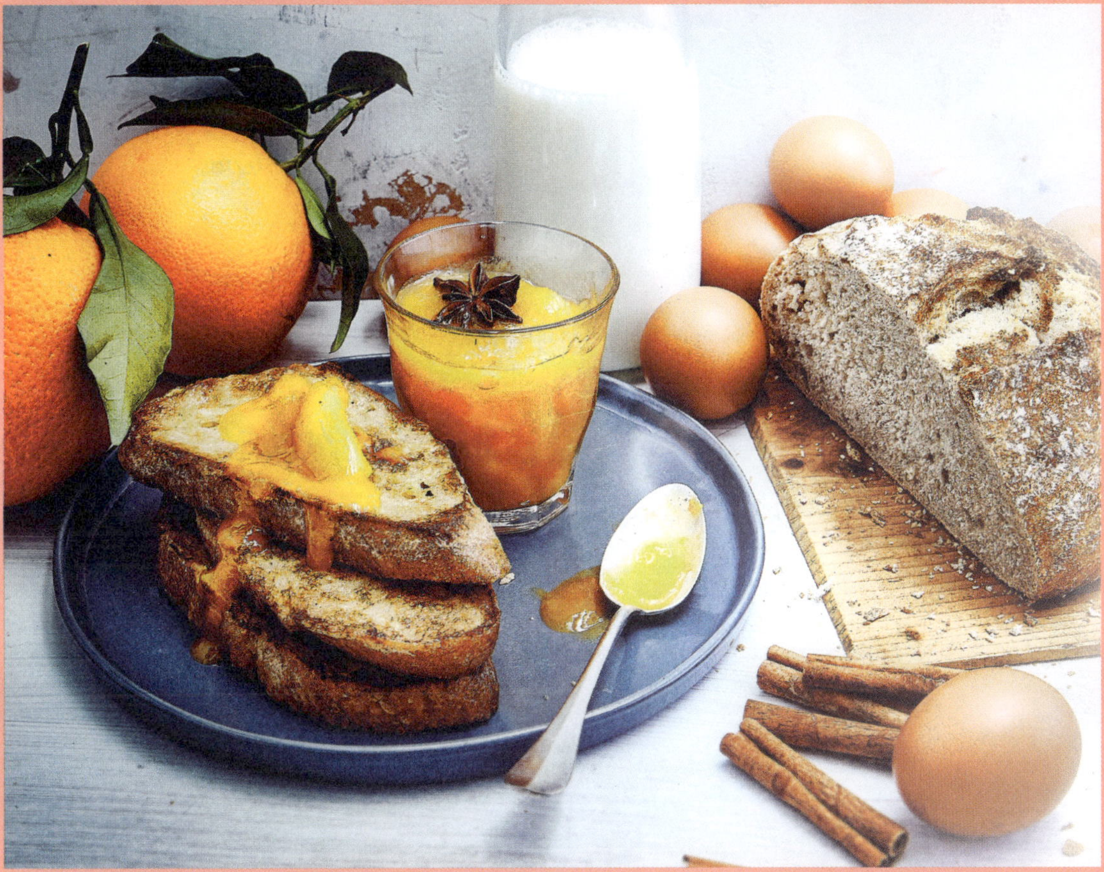

# RIZ AU CURRY ET LÉGUMES CROQUANTS

POUR 4 PERSONNES - PRÉPARATION : 10 MIN - CUISSON : 22 MIN

200 g de riz • 1 c. à s. de curry • 1 courgette • Le jus de ½ citron • ¼ de chou rouge • ½ concombre • 1 oignon rouge • 1 poignée de jeunes pousses • 1 c. à c. de sésame noir • Vinaigre balsamique • Huile d'olive

Rincez le riz et faites-le cuire dans une grande casserole d'eau bouillante salée en suivant les instructions indiquées sur l'emballage (en général une dizaine de minutes). Égouttez-le et mélangez-le avec 1 cuillerée à soupe d'huile et le curry.

Coupez la courgette en tagliatelles à l'aide d'un spiraliseur (ou d'un épluche-légume).

Répartissez le riz et la courgette dans 4 bols, puis arrosez-les de jus de citron.

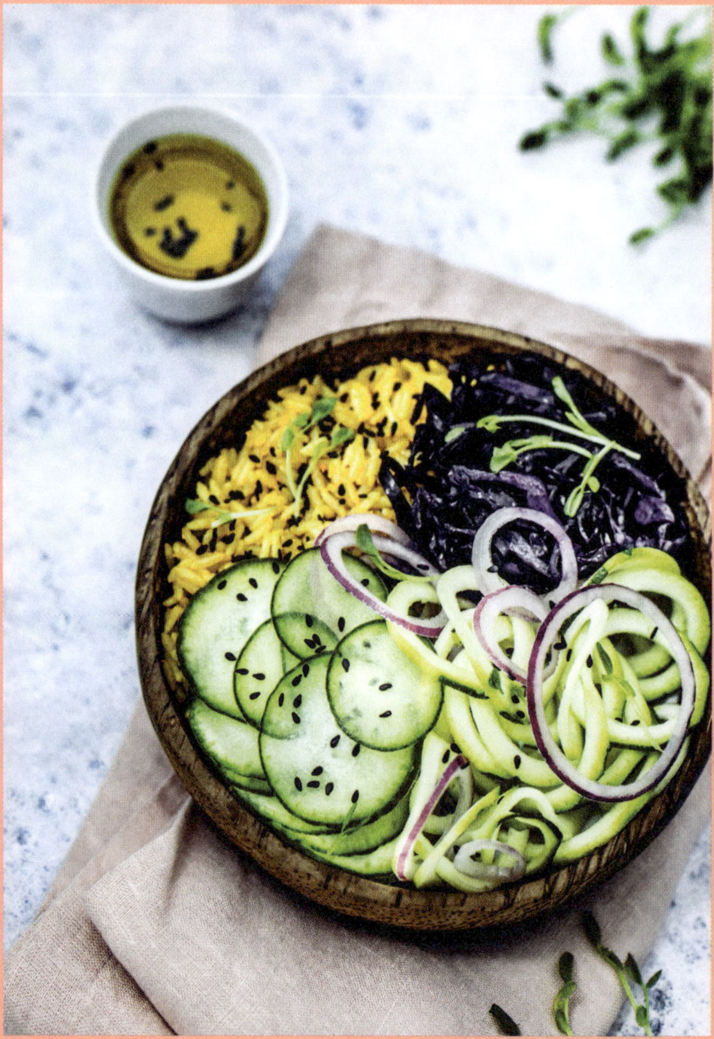

Émincez le chou rouge à la mandoline (ou au couteau) et faites-le poêler 12 minutes avec un peu d'huile d'olive et 1 cuillerée à soupe de vinaigre. Ajoutez-le dans les bols.

Coupez le concombre et l'oignon en rondelles, ajoutez-les dans les bols, puis disposez quelques jeunes pousses et parsemez le tout de sésame.

**Le + santé :** Un bowl rassasiant à la fois croquant et fondant, parfumé et copieux mais léger, parfait pour un repas d'été. On peut ajouter des miettes de fromage frais (ricotta, feta) ou un œuf (dur ou mollet) et, bien sûr, les graines qu'on aime (amandes, noix, noisettes).

# PETIT BOL DE PASTÈQUE, CONCOMBRE ET GRENADE

POUR 4 PERSONNES - PRÉPARATION : 10 MIN

600 g de pastèque • 1 concombre • 60 g de pistaches • 80 g de graines de grenade • Le jus de ½ citron vert • 30 g de graines de lin

Épluchez la pastèque et le concombre, puis coupez-les en dés. Hachez les pistaches.

Placez les dés de concombre et de pastèque dans un saladier. Ajoutez la grenade et arrosez de citron vert. Mélangez bien.

Avant de servir, parsemez de graines de lin et de pistaches hachées.

**Le + santé :** cette salade toute simple, mais ultra-originale et savoureuse, apporte quantité de fibres et de bons acides gras oméga-3. Parfaite pour un dessert qui sent bon l'été… Elle met à l'honneur la pastèque, peu sucrée et très riche en eau et vitamines… et est pleinement de saison !

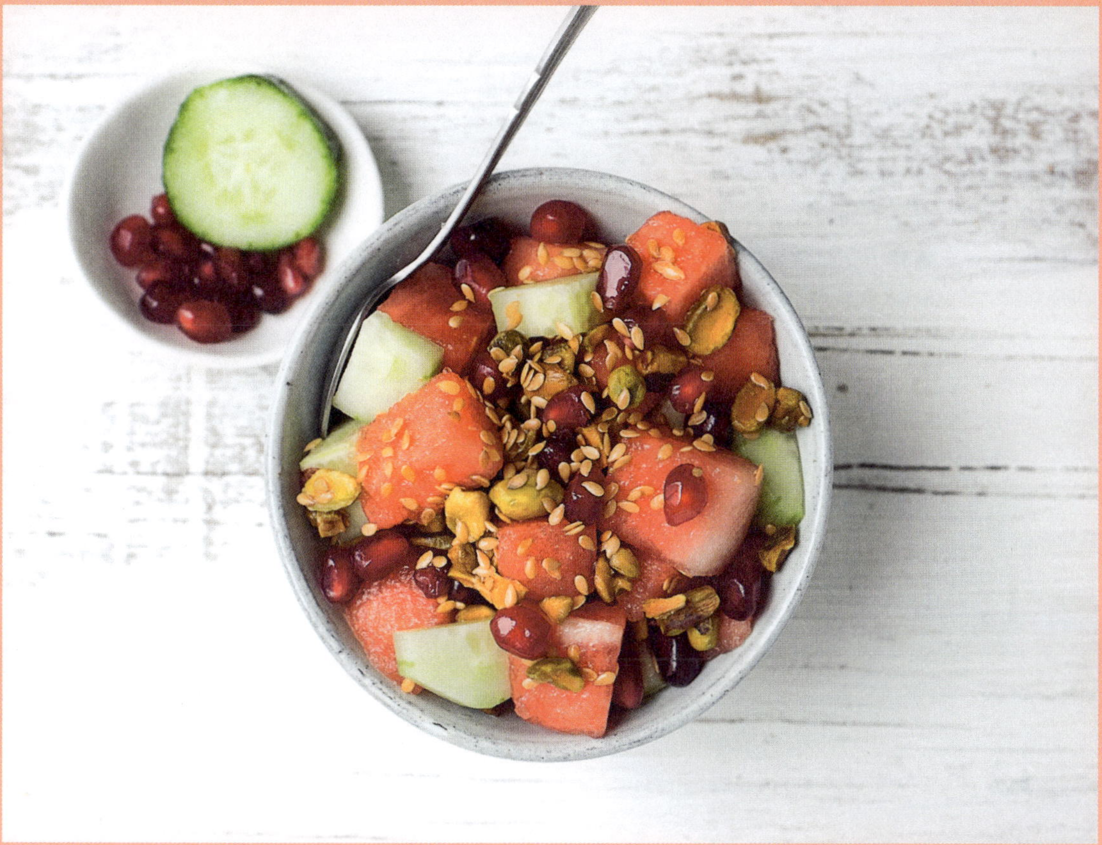

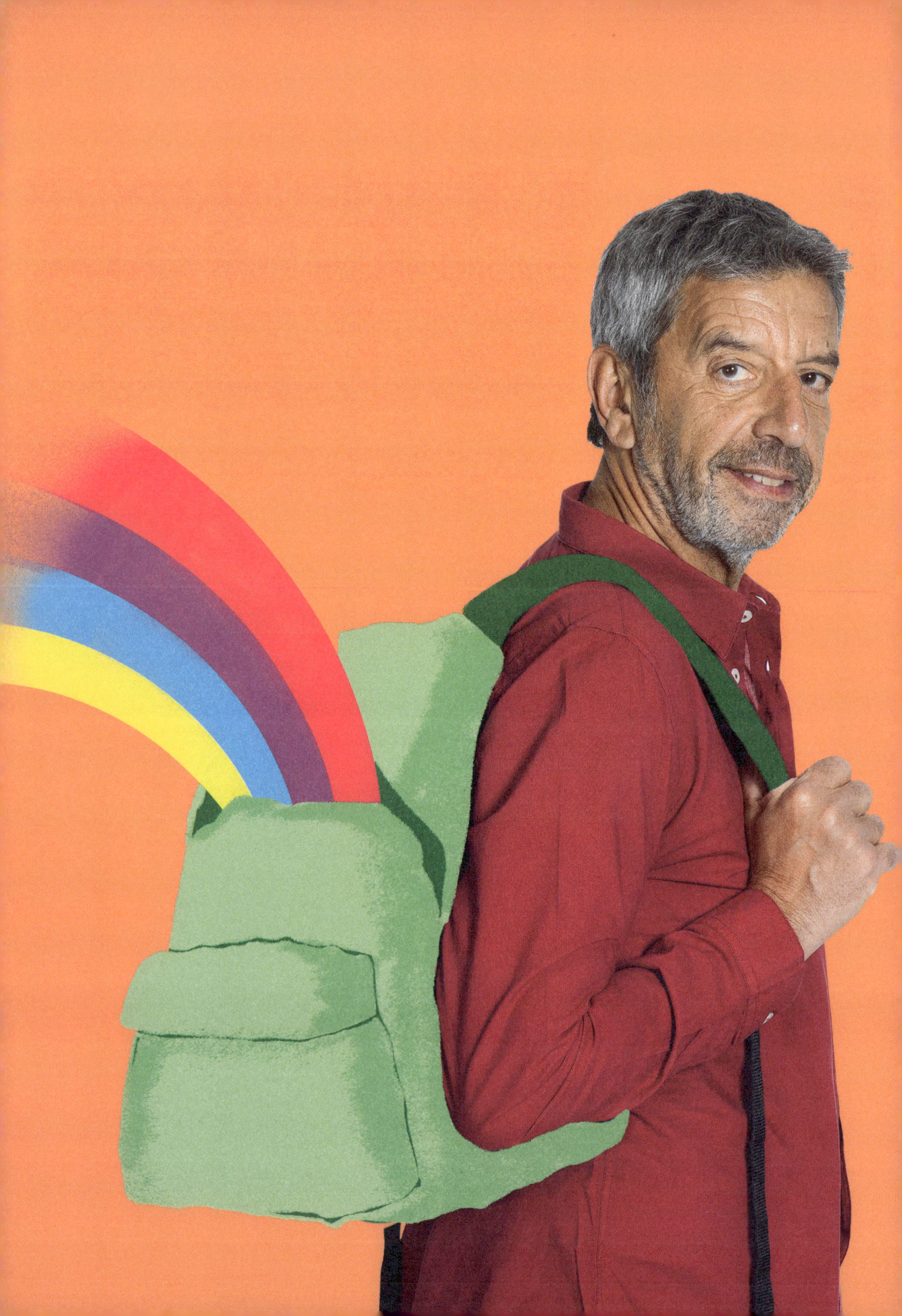

Septembre

# JE FAIS MA RENTRÉE SANS STRESSER

## (ZEN, ON RESTE ZEN !)

# SEPTEMBRE

**Ah, ce mois de septembre... il est souvent synonyme de la fin des vacances, et de la fameuse rentrée (pour les plus jeunes) ou reprise « du collier » pour les adultes ! Qu'il nous épanouisse ou pas, qu'on ait hâte de retrouver son ambiance, ses collègues et son boss (ou pas !), le travail reste un facteur de stress... Alors cette rentrée, on met tout en place pour reprendre « du bon pied » et ne pas se laisser déborder ni envahir ! Et surtout, on va trouver les ajustements nécessaires, et prendre les nouveaux réflexes qui vont nous faire du bien : adopter de nouvelles postures, faire des breaks, reposer ses yeux, respirer pour faire redescendre la pression...**

BIEN GÉRER ET APPRENDRE À NE PAS LAISSER NOTRE EMPLOI EMPIÉTER SUR NOTRE VIE PERSO, NI LA DÉGRADER. C'EST PARTI !

## VOTRE STRESS AU TRAVAIL

**Vous gérez plutôt bien :** Mis à part quelques petits « coups de pression » ou de trac qui peuvent vous parasiter et vous mettre en difficulté ponctuellement, votre niveau de stress semble normal. Il est pourtant toujours possible d'améliorer votre mieux-être professionnel !

**C'est limite :** Vous êtes à un moment crucial, où vous sentez qu'il n'en faudrait pas beaucoup plus pour vous laisser envahir par le stress. C'est maintenant qu'il faut agir, avec de vraies mesures préventives qui vont vous aider à affronter votre vie professionnelle avec plus de sérénité...

**C'est l'overdose !** Cela rejaillit implacablement sur votre motivation, votre état d'énergie, vos relations (pas seulement professionnelles), votre confiance en vous, votre sommeil... Il faut impérativement agir pour prendre ce stress à bras le corps !

## MES OBJECTIFS

- ☐ Savoir reconnaître les effets du stress, distinguer quand il devient perturbant.
- ☐ Découvrir les méthodes faciles à mettre en place au travail pour faire descendre la pression et se défatiguer pendant la journée
- ☐ Trouver des gestes clés et des dérivatifs
- ☐ Faire le point sur ses erreurs... et les corriger !

LE CONSEIL DU JOUR

**À la longue, ça use**

*Si la situation stressante se prolonge, le stress devient chronique et votre organisme entre en « phase d'épuisement ». Les défenses diminuent, la fatigue ou l'irritabilité s'installe. N'hésitez pas à en parler à un proche, cela permet d'extérioriser ses sentiments, d'une part, et vos réactions au stress, d'autre part, afin d'évacuer un peu. Les personnes qui ne se confient pas sont plus stressées que les autres…*

# LE STRESS, C'EST UTILE !

**L'homme préhistorique qui prend ses jambes à son cou pour fuir un terrible mammouth : c'est souvent l'image que l'on utilise pour illustrer le stress, un mécanisme vital d'alerte, d'adaptation et de défense.**

Anachronique ? Disons alors courir pour attraper son RER ou mettre les bouchées doubles afin de rendre un dossier. Peu importe l'image, le mécanisme reste le même. Le stress est un phénomène biologique qui permet au corps de maintenir son équilibre face à une situation hostile, inconnue, imprévue. Le but : mieux percevoir le danger, trouver la solution la plus adaptée (résister, se battre, fuir…) et mobiliser ses ressources pour y faire face. Notre corps sécrète alors des hormones et des neurotransmetteurs qui vont entraîner des modifications physiologiques : accélération du rythme cardiaque, mobilisation de l'énergie, sens en alerte, etc. Bref, sous la pression, vous êtes souvent plus efficace ! C'est l'effet positif du stress. C'est aussi lui qui permet aux sportifs d'être à leur meilleur niveau lors d'une compétition. Le dopage au naturel !

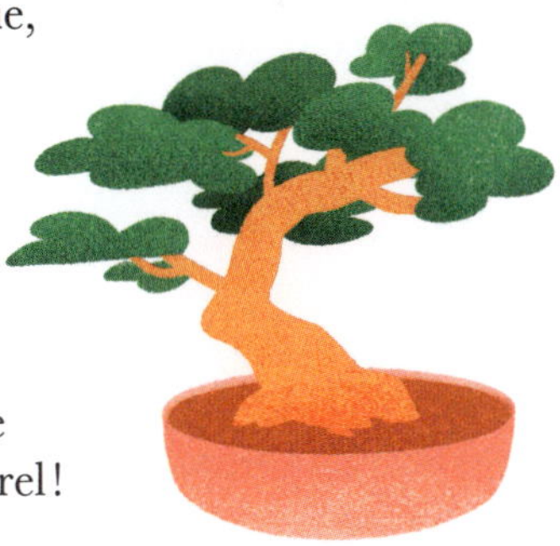

IL VAUT MIEUX LE SAVOIR

**UNE DÉCOUVERTE MADE IN FRANCE**

COCORICO : C'EST LE PHYSIOLOGISTE FRANÇAIS CLAUDE BERNARD QUI FUT LE PREMIER À DÉCRIRE, AU XIXE SIÈCLE, LE CONCEPT D'HOMÉOSTASIE, CETTE CAPACITÉ DU CORPS À S'ADAPTER POUR CONSERVER SON ÉQUILIBRE. L'AMÉRICAIN WALTER CANNON IDENTIFIE QUANT À LUI LE RÔLE DE L'ADRÉNALINE DANS CETTE RÉPONSE QU'IL NOMME « COMBAT-FUITE » (*FIGHT OR FLIGHT RESPONSE*). EN 1948, LE CANADIEN HANS SELYE DÉFINIT LE « SYNDROME GÉNÉRAL D'ADAPTATION », RENOMMÉ EN 1950 « STRESS ».

**90 %**

**C'est le pourcentage de Français qui se sentent stressés.**

Les femmes (60 %) et les 25-34 ans (57 %) sont les catégories les plus touchées. (Sondage Opinionway, octobre 2017)

LE CONSEIL DU JOUR

**Analyser la situation**

*Quel est l'agent stresseur? Quelle est ma réaction? Quelle est ma perception? Si nous n'avons pas de prise sur le premier élément, les deux autres dépendent de nous. En effet, le stress ne se résume pas à une réaction biologique, c'est aussi une réaction subjective qui dépend de notre caractère, de notre vécu… On a donc une marge de manœuvre pour mieux gérer la situation.*

# UNE HISTOIRE
## DE PERCEPTION

**La découverte d'une contravention sur votre pare-brise, l'annonce d'une maladie grave, un emploi du temps surchargé, un entretien d'embauche, etc., il existe des milliers et des milliers d'agents stresseurs.**

Pour résumer, tout ce qui est susceptible de mettre à mal votre équilibre, votre bien-être, voire votre survie, tout ce qui vous paraît au-delà de vos ressources personnelles peut déclencher une réaction de stress qui peut donc être physique ou psychique, plus ou moins intense, négative ou positive, ponctuelle ou permanente et concerner différents domaines de votre vie (travail, vie amoureuse, vie familiale, loisirs, sport…). Ce qui fait, évidemment, beaucoup de situations potentiellement stressantes, mais elles ont un point commun : elles présentent une ou plusieurs des caractéristiques suivantes, que l'on peut retenir facilement avec l'acronyme C.I.N.E.

C **comme contrôle faible :** vous avez peu ou pas de contrôle sur la situation.

I **comme imprévisibilité :** impossible de savoir à l'avance ce qui va se passer.

N **comme nouveauté :** vous n'avez jamais expérimenté cette situation.

E **comme ego menacé :** vos compétences et votre ego sont mis à l'épreuve.

DITES-MOI DR.GOOD?

**C'est quoi le stress post-traumatique?**

Il désigne un trouble anxieux sévère survenant à la suite d'un événement traumatique : attentat, guerre, catastrophe naturelle, viol. La personne peut en avoir été directement victime ou témoin. Insomnies, cauchemars, irritabilité, isolement, parfois dépression sont alors présents plusieurs jours, semaines ou mois. Une prise en charge spécifique est souvent nécessaire pour atteindre la «résilience», cette capacité à surmonter un traumatisme.

**36%**

**C'est le pourcentage de Français qui citent comme principale cause de stress leur vie professionnelle.**

(Sondage OpinionWay, octobre 2017)

# NO STRESS !

Le stress au travail ? Une lapalissade tant on a l'impression que l'un ne va pas sans l'autre ! Rappelons toutefois que dans le stress, il y a toujours une part de perception – et donc une marge de manœuvre sur laquelle agir. Voici 3 étapes pour faire la part des choses.

1 **Identifier** clairement ce qui, au travail, est source de stress : la charge de travail, l'organisation, les changements, l'autonomie dont on dispose, les relations avec les collègues, la reconnaissance que l'on reçoit, l'équilibre vie pro/vie perso, l'impossibilité de faire du bon travail…

2 **Objectiver.** Pour chacun de ces facteurs, on se pose les questions suivantes : Est-ce du ressort de l'entreprise ? du management ? Qu'est-ce qui relève de mon interprétation de la situation ? de mes réactions ?

3 **Chercher des pistes de solutions.** Pour les éléments de notre ressort, on réfléchit aux actions à mettre en place pour améliorer ses conditions de travail et sa gestion du temps, renforcer ses facteurs de protection et modifier sa perception des choses.

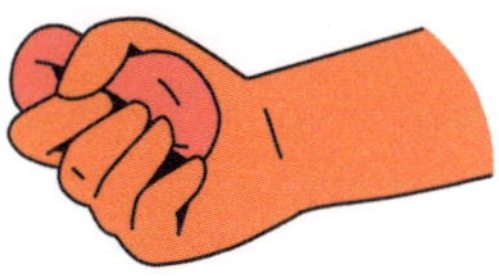

LE COACHING DE **Dr. Good !**

## Le punching-ball

Taper sur un punching-ball pour vous défouler… vous en rêvez. Vous pouvez le faire en visualisation : c'est un exercice de sophrologie ultra efficace ! Mode d'emploi :
- inspirez en pliant un bras ;
- bloquez la respiration en contractant le bras et en visualisant tout le négatif (sauf des personnes) dans un punching-ball imaginaire face à vous ;
- expirez en donnant un coup de poing dedans, relâchez, accueillez les sensations ;
- recommencez avec l'autre bras, puis avec les deux. Faites une petite pause avant de repartir à vos occupations.

LE CONSEIL DU JOUR

**Communiquer !**

*Lorsque la pression monte, il ne faut pas hésiter à faire part à sa hiérarchie des facteurs de stress inhérents aux conditions de travail, avec des faits tangibles, sans être dans l'émotion. La médecine du travail est aussi un interlocuteur privilégié, on n'y pense pas assez.*

ÇA, C'EST GOOD !

***PETS AT WORK***

La présence d'animaux sur le lieu de travail réduit le stress et augmente la collaboration. Partant de ce constat, depuis 2003, l'entreprise Purina autorise ses collaborateurs à amener leur chien au bureau. Forte du succès de ce « coworking », elle accompagne, avec son initiative *Pets at work*, d'autres entreprises souhaitant se lancer dans l'aventure.

# NE PAS LAISSER LE STRESS CHRONIQUE S'INSTALLER

**Piler net devant une voiture qui vous fait une queue de poisson : c'est typiquement une situation où les hormones du stress vous ont mis dans un état d'hypervigilance et permis d'adopter le bon réflexe en un quart de seconde.**

Le problème, c'est lorsque la situation stressante se prolonge, se reproduit ou s'intensifie. Le stress s'installe et devient alors chronique. Submergé, vous avez constamment l'impression que la réalité dépasse vos moyens.

C'est la phase d'épuisement : votre système nerveux est sursollicité, vos mécanismes et votre organisme sécrètent toujours plus d'hormones du stress.

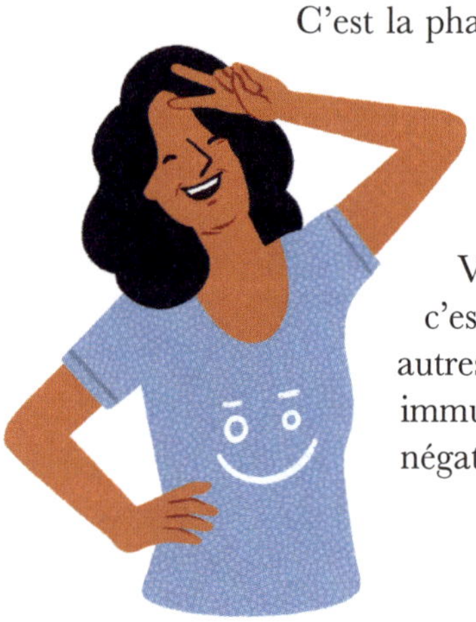

Vous passez en surrégime et c'est l'effet domino : tous vos autres systèmes (digestif, cardiaque, immunitaire, sexuel, etc.) sont impactés négativement.

LE CONSEIL DU JOUR

### Repérer les signes qui alertent

*Symptômes physiques, psychiques et émotionnels ou encore intellectuels, le stress chronique peut se manifester de multiples façons. Citons douleurs musculaires, articulaires, maux de tête, maux de ventre, troubles du sommeil, troubles de l'appétit, sensation d'oppression, perte de libido, sensibilité à fleur de peau, nervosité, angoisse, tristesse, difficulté à prendre des décisions. Si vous cochez plusieurs de ces cases, il est temps de consulter votre médecin.*

# 43 %

C'est le pourcentage de Français qui estiment que leurs problèmes de sommeil sont dus au stress.

(Enquête Sanofi, 2019)

DITES-MOI DR.GOOD ?

### C'est quoi le stress oxydatif ?

Les cellules ont besoin d'oxygène pour fonctionner. Mais en présence d'oxygène, elles produisent des radicaux libres. Cette réaction, si elle n'est pas contrée par des substances antioxydantes, provoque un stress oxydatif qui va venir « rouiller » les cellules et en accélérer le vieillissement. De nombreux facteurs favorisent ce stress oxydatif : tabagisme, alimentation déséquilibrée, pollution, soleil, sport intensif et... le stress !

# 5 SEPTEMBRE

# BIEN S'INSTALLER : TOUTE UNE SCIENCE

**De la position de l'écran à celle des mains sur le clavier, en passant par l'éclairage ou le type d'assise à privilégier : tout a été passé au peigne fin pour limiter les facteurs aggravants de douleurs et troubles musculo-squelettiques… Portrait chinois de la posture de moindre inconfort.**

- L'écran est situé à environ 60 cm de l'œil (grosso modo la longueur d'un bras).
- Le haut de l'écran est à hauteur du regard (sauf en cas de verres progressifs, auquel cas il devra être plus bas), de telle façon que la tête soit droite, le regard dirigé légèrement vers le bas (30° max), sans incliner le cou.
- Le dos est droit ou légèrement en arrière, appuyé contre le dossier, les épaules relâchées.
- Les avant-bras sont proches du corps, l'angle du coude est droit ou légèrement obtus (90 à 135°), les poignets reposent sur le bureau, en position neutre.
- Le clavier est situé à 10-15 cm du bord, la souris juste à côté du clavier ou devant.
- Les jambes sont détendues, pliées à 90-100°, genoux à hauteur des hanches, les pieds posés sur le sol ou un repose-pieds.

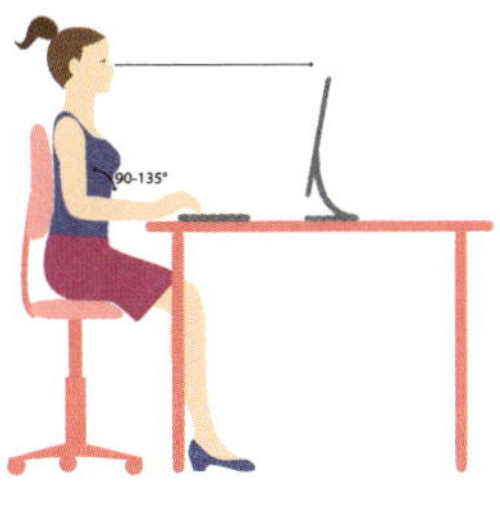


## On regarde ça de près

### Le syndrome du canal carpien : la maladie de la souris

Le syndrome du canal carpien est dû à une compression du nerf médian. En cause notamment, l'usage intensif de la souris et du clavier. Les professions où l'on se sert beaucoup de ses doigts en pince sont aussi à risque. La grossesse, la ménopause, l'hypothyroïdie et le diabète sont également des facteurs favorisants. Le syndrome du canal carpien se soigne avec le port d'une attelle la nuit, des infiltrations de cortisone ou, en dernier recours, la chirurgie.

**LE CONSEIL DU JOUR**

### Ne pas souffrir en silence

*Dès les premières douleurs, consultez votre médecin traitant. Parallèlement, demandez une visite auprès du médecin du travail. Alertez également votre supérieur ou directeur, ou les représentants du personnel, les élus au Comité social et économique (CSE) ou à la Commission santé, sécurité et conditions de travail (CSSCT).*

**DITES-MOI DR.GOOD ?**

### La souris ergonomique, c'est une bonne idée ?

La souris classique casse le poignet. Avec son inclinaison à 35 °, la souris ergonomique permet de minimiser cette cassure. Il existe également des souris verticales qui limitent cette pronation. Le hic : elles sollicitent beaucoup les muscles fléchisseurs des doigts (qui servent à plier). Dernier point : on place sa souris du côté dominant, dans le prolongement de l'épaule.

LE CONSEIL DU JOUR

### Magie du rangement

*Pour faire place nette sur son bureau, on s'inspire de Mari Kondo. Primo, on trie, en classant chaque document dans l'une de ces trois piles : affaires en cours, documents à garder indéfiniment, à jeter. Secundo : on classe intelligent dans des boîtes à la verticale, idéalement dans une étagère et non sur le bureau (qui doit rester une zone de travail). Tertio : on prévoit un emplacement pour chaque objet utile. Les autres, on s'en débarrasse, sauf s'ils procurent de la joie.*

**1 plante pour 10 m²**

C'est le quota de plante recommandé par la NASA. Cela permet notamment d'améliorer le taux d'humidité de l'air.

# ZEN DANS SON ESPACE DE TRAVAIL

Vu le temps qu'on y passe, la déco du bureau mérite autant d'attention que celle de notre maison ! Pour un environnement apaisant, quelques astuces ont fait leurs preuves.

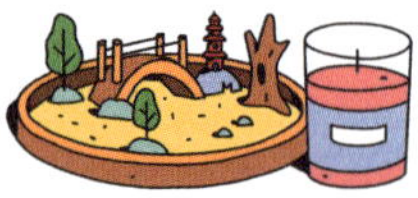

## UN PEU DE VERDURE

Un cactus pour absorber les ondes ? Il s'agirait d'une légende urbaine. Qu'à cela ne tienne, les plantes cachent bien d'autres atouts. En plus d'être agréables à regarder, elles augmentent le niveau d'humidité. Elles contribuent également à abaisser notre niveau de stress, et pourraient même booster productivité et créativité, suggèrent des études.

## PLACE NETTE

Les Post-its qui ornent le pourtour de l'écran, le sous-main en papier griffonné, la pile de papiers « importants » sont des perturbateurs d'attention. En entrant dans le champ visuel, ces éléments créent un *multitasking* inconscient qui pille la concentration.

**EN FENG SHUI**, pour être sécurisé, l'idéal est d'avoir un mur derrière soi. S'il s'agit d'une paroi en verre, le mieux est de mettre un poster. Face à soi : une fenêtre ou une porte, pour ouvrir l'horizon. Côté couleur, le bleu ou le vert sont propices à l'apaisement, tandis que le jaune favorise la créativité et le mauve, la concentration.

IL VAUT MIEUX LE SAVOIR

**LE *FLEX OFFICE*, SOURCE DE STRESS**

PAS DE POSTE DE TRAVAIL ATTITRÉ, CHACUN S'INSTALLE OÙ IL LE DÉSIRE : C'EST LE PRINCIPE DU *FLEX OFFICE*. UNE TENDANCE QUI PERMET AUX ENTREPRISES DE FAIRE DES ÉCONOMIES SUR LE BUDGET IMMOBILIER. LE SALARIÉ, LUI, EN PAIE LE PRIX AVEC DU STRESS EN PLUS ! CETTE « PRÉCARISATION » DU BUREAU GÉNÈRE DES TENSIONS ET CRÉE UN SENTIMENT D'INSÉCURITÉ. LE *FLEX OFFICE* POSE AUSSI LE PROBLÈME DE L'ERGONOMIE : COMMENT AVOIR UN POSTE DE TRAVAIL ADAPTÉ SI ON EN CHANGE TOUS LES JOURS ?

# QUAND LE CERVEAU
## EST EN SURCHAUFFE !

**La surchauffe mentale ? C'est ce trop-plein de pensées qui nous encombrent… et qui fait tourner notre cerveau au ralenti.**

Tel Shiva, on se croit capable de faire plusieurs choses à la fois. Mais c'est un leurre ! Seuls 2,5 % de personnes sont réellement multitâches. À défaut, on va donc switcher rapidement d'une tâche à l'autre, ce qui nécessite de désengager notre attention d'une tâche, pour la réengager sur une autre. Durant ce processus, il y a une perte de l'information, ce qui accroît le risque d'erreur et nuit à la productivité. Par ailleurs, notre cerveau a une réserve de ressources mentales limitée. Au-delà d'un certain seuil, il ne peut plus traiter les informations et les émotions. Résultat : un tas de données échappent à notre attention et notre jauge émotionnelle arrive à saturation. Les outils numériques, censés nous aider, n'arrangent pas les choses en entrainant une accélération du temps. On a l'impression de devoir répondre à tous les mails, dans la minute ! Heureusement, il existe quelques trucs et astuces pour éviter cette surchauffe mentale. Loin de vous rendre moins productifs, ils vous feront au contraire gagner en temps et concentration… pour moins de stress à la clé.

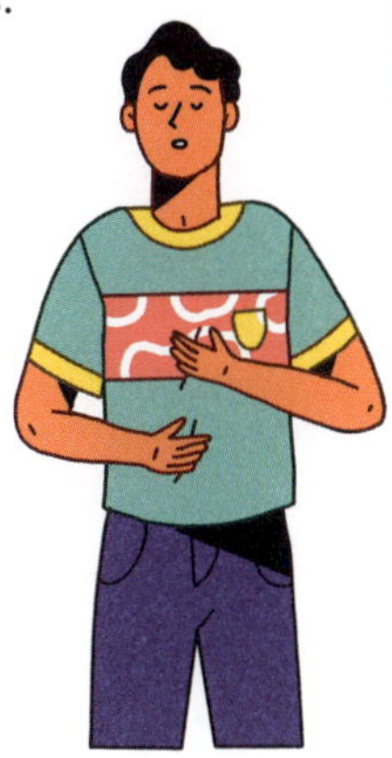

LE COACHING DE **Dr. Good !**

### Rester focus !

Évitez de vous disperser et concentrez-vous sur une tâche… et une seule à la fois. Pour les tâches nécessitant concentration et réflexion, dégagez-vous des plages de travail de fond, et faites en sorte de ne pas être interrompu sur ces créneaux : désactivez les notifications de votre boîte mail et des autres outils. Si vous avez des jours de télétravail dans votre semaine, regroupez ces tâches sur vos journées en télétravail où vous pourrez vous concentrer plus facilement.

LE CONSEIL DU JOUR

### S'imposer une pause

*Selon la loi d'Illich ou loi des rendements décroissants : « Au-delà d'un certain seuil, l'efficacité humaine décroît, voire devient négative ». Lorsque vous sentez votre concentration baisser, accordez-vous un petit break. Repousser une pause nécessaire ne fera que diminuer l'efficacité du temps qui la précède.*

ÇA, C'EST GOOD !

### UNE RÊVERIE QUI RÉGÉNÈRE

Le regard dans le vide, vos pensées divaguent… Ce vagabondage mental appelé « mode par défaut » permet de refaire le plein d'énergie, de mémoriser les informations, de trouver des idées créatives, de résoudre des problèmes complexes, mais aussi de réguler ses émotions.

# LA CHARGE MENTALE,
## UN STRESS BIEN FÉMININ

En 2017, l'auteure Emma publie sur les réseaux sociaux quelques planches de sa BD *Fallait demander* qui dépeint le quotidien des femmes entre travail et tâches ménagères. Et là, soulagement, reconnaissance pour de nombreuses personnes, des femmes principalement : enfin on met un mot sur cette réalité du quotidien trop bien connue, la « charge mentale » ! Les sociologues avaient depuis longtemps identifié cette double peine, ces « deux univers, l'univers domestique et l'univers professionnel, qui coexistent et empiètent l'un sur l'autre ». Traduction dans la vie quotidienne : vous devez penser et gérer la vie familiale quand vous êtes au travail, et inversement. Résultat : vous avez constamment l'esprit sur le qui-vive, à planifier, à organiser, à anticiper tout pour toute la famille, ce qui génère bien évidemment un stress conséquent. Une étude britannique menée auprès de femmes ayant un emploi et élevant des enfants montrait qu'elles étaient 40 % plus stressées que les autres.

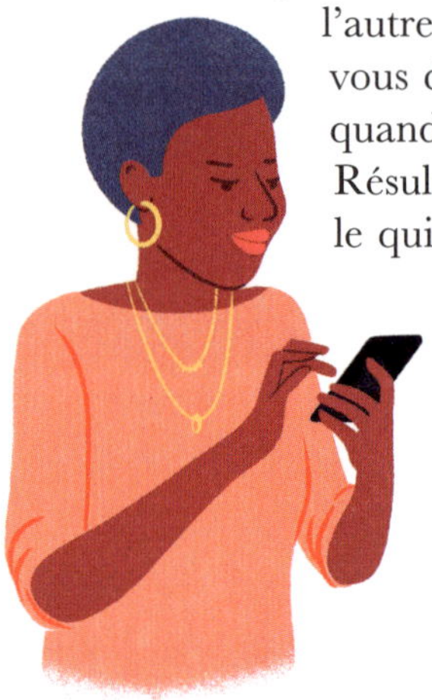

LE CONSEIL DU JOUR

**Passe à ton voisin**

*Le conseil tient en deux mots : partage des tâches (domestiques) et délégation. Déléguer en définissant une logistique au sein du foyer et accepter de revoir son niveau d'exigence en ne critiquant pas le résultat obtenu dans le cadre de cette répartition. Et il ne faut pas attendre d'être en détresse avant d'en parler à son partenaire.*

## On regarde ça de près

### Les facteurs modernes qui font grimper le stress

**L'hyperconnexion :** avec les mails, SMS et notifications, la quantité de sollicitations et la vitesse à laquelle on doit y répondre ne cessent d'augmenter, et ce 24 h/24 et 7 jours/7 si l'on ne se met pas de temps en temps en mode avion.
**L'isolement :** hyperconnectés, nous n'en sommes pas moins seuls. Et on perd une arme précieuse face au stress : le soutien social.
**Le manque de sens :** la charge de travail et les objectifs à tenir sont une grande source de stress professionnel, mais ce ne sont pas les seuls. Le manque de considération de la hiérarchie et la perte de sens viennent accentuer ce stress.

**77 %**

**C'est le pourcentage de Françaises déclarant avoir trop de choses auxquelles penser et ayant peur d'en oublier. Ça vous fait penser à la charge mentale non ?**
(Sondage IPSOS pour O2 Care Service, 2018)

# MIEUX RESPIRER
## POUR CHASSER LES TENSIONS

**Respirer? Vous le faites forcément! Mais probablement comme la majorité d'entre nous, de façon étriquée, et plus encore sous l'effet du stress.**

Le ventre se fige, seul le haut du thorax bouge, on « sous-respire ». On a tendance à hyperventiler, respirer de façon saccadée, rapide, par petites goulées, avec parfois l'angoisse de manquer d'air ou en ressentant d'autres manifestations désagréables comme des vertiges, des suées, les jambes qui flageolent.

Bref, c'est tout votre corps qui s'emballe, et cela ne fait qu'aggraver votre état de stress ou d'anxiété…

**La solution?** Une respiration abdominale lente et profonde, à pleins poumons, pour oxygéner tout l'organisme.

**Le petit plus :** en vous concentrant sur votre respiration, vous déconnectez votre mental. Autre effet bénéfique, vous activez le nerf vague qui gouverne le système parasympathique (le système nerveux qui amène le calme).

LE CONSEIL DU JOUR

### L'astuce 1, 2, 3

*Une astuce pour calmer sa respiration : faire comme les plongeurs qui la régulent. Respirez en comptant jusqu'à trois, expirez en comptant jusqu'à trois et ainsi de suite pour obtenir une respiration régulière et calme.*

LE COACHING DE **Dr. Good !**

### Respirer comme un bébé

La respiration optimale, celle des bébés et des chanteurs d'opéra, est le premier exercice respiratoire à apprivoiser pour ramener rapidement le calme dans son corps. Le mode d'emploi : installez-vous confortablement, en position assise (vous pourrez tester la version allongée chez vous), les yeux fermés si vous préférez. Placez une de vos mains sur votre ventre. Inspirez lentement par le nez en gonflant votre ventre, pendant 3 secondes. Bloquez l'air pendant 3 secondes. Expirez par le nez pendant 6 secondes, en dégonflant le ventre et en le creusant. Répétez sur plusieurs respirations à la suite.

ÇA, C'EST GOOD !

**LA MUSIQUE ADOUCIT LES MŒURS…**

… et certaines plus que d'autres. La musique classique, particulièrement efficace pour ralentir la fréquence cardiaque, diminue le taux de cortisol. Une playlist antistress? *La Sarabande* de Haendel, la *Symphonie n° 40 en sol mineur* (KV 550) de Mozart, *Esprit viennois* de Strauss et le *Prélude en do majeur* de Bach.

# QUAND NOS YEUX
## SOUFFRENT DES ÉCRANS

**Sensibilité à la lumière, céphalées, vision floue ou double... voici quelques-uns des seize symptômes identifiés du syndrome de la vision artificielle ou Computer Vision Syndrom (CVS), un ensemble de maux oculaires liés à l'utilisation excessive des écrans. Plus on passe du temps devant les écrans, plus les symptômes de CVS risquent d'augmenter.**

Tout comme notre corps n'est pas fait pour rester assis durant des heures, notre système visuel n'est pas programmé pour passer des journées entières devant un ordinateur. Face à un écran, l'œil doit constamment faire un effort d'accommodation et de convergence. Il doit de plus sans cesse balayer l'écran et aller du clavier au document papier, mais aussi s'adapter à des niveaux de luminosité, de contraste et de couleur non homogènes. Autant de paramètres qui fatiguent les yeux. Ajoutons à cela un autre phénomène : le clignement des paupières, plus espacé lorsque l'on fixe un écran (6 à 8 clignements par minute, contre 15 à 20 en temps normal). Résultat : le film sébacé s'abime et les larmes s'évaporent, laissant la cornée sans protection. Avec quelques gestes clés et ajustements de position, il est possible de limiter ces désagréments. Vos yeux vous remercieront !

### ÇA, C'EST PAS GOOD !

**LA LUMIÈRE BLEUE EN VEUT À NOS YEUX**

La lumière bleu-violet des écrans est délétère pour les cellules rétiniennes. Une exposition prolongée pourrait augmenter le risque de DMLA (dégénérescence maculaire liée à l'âge) et de cataracte. Il existe des verres (avec ou sans correction) permettant de filtrer une partie de cette lumière bleue. À tester si l'on travaille de longues heures sur écran.

### LE CONSEIL DU JOUR

**Bien positionner son écran**

*Pour limiter l'effort musculaire de vos yeux, l'écran doit être placé devant vous, le haut face à votre axe visuel, et à une distance de 1,5 fois la diagonale de l'écran. Si vous travaillez sur deux écrans, disposez-les en chevron, en formant un angle de 30°. Si vous travaillez en même temps sur des documents papier, l'idéal est de les poser sur un lutrin situé à même hauteur, distance et profondeur que l'écran.*

### LE COACHING DE Dr.Good !

**La pause 20/20/20**

Toutes les 20 minutes, faites un break de 20 secondes, en regardant à une distance de 20 pas (6 mètres). Puis clignez des yeux 20 fois de suite. Cette technique donnera à vos yeux une pause bien méritée, tout en renouvelant le film de larmes.

# LE YOGA DES YEUX

**Le yoga des yeux est efficace pour libérer les tensions oculaires et travailler la mobilité de l'œil. 4 exercices pour s'initier.**

1 **L'horloge.** Imaginez une immense horloge face à vous. Les yeux ouverts, faites lentement le tour du cadran dans le sens des aiguilles d'une montre, puis dans l'autre sens.

2 **Le crayon.** Prenez un crayon et tendez votre bras face à vous, haut du crayon à hauteur des yeux. Pliez lentement votre coude, de façon à ramener petit à petit le crayon vers votre nez, en fixant continuellement le bout du crayon. Repartez dans l'autre sens. Faites quelques allers-retours.

3 **Le pinceau.** À l'aide d'un pinceau imaginaire, détourez les objets dans votre champ de vision : l'écran de votre ordinateur, la plante sur votre bureau…

4 **Le *palming*.** Frottez énergiquement vos paumes l'une contre l'autre puis appliquez-les sur vos yeux, sans exercer de pression. La chaleur va décontracter les tensions musculaires tandis que l'obscurité va reposer vos yeux. Cet exercice peut être pratiqué à n'importe quel moment de la journée.

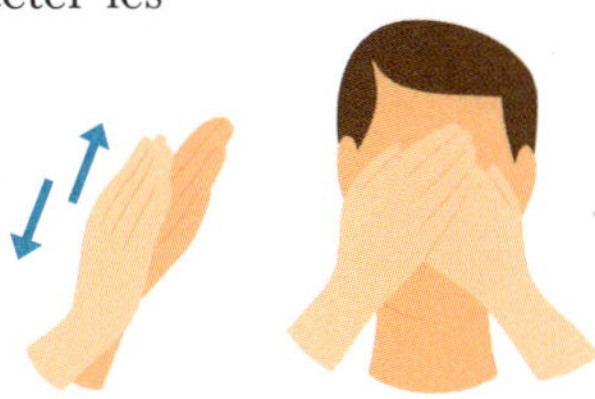

LE CONSEIL DU JOUR

### Faire contrôler sa vision

*Vos yeux vont fatiguer encore plus vite si vous portez des lunettes à la mauvaise correction… ou si vous n'en portez pas alors que vous devriez ! Une visite chez l'ophtalmo est recommandée tous les cinq ans entre 18 et 40 ans, puis tous les trois ans en l'absence de problème. Passés 45 ans, le cristallin n'assure plus correctement la mise au point : lunettes obligatoires !*

**Le coup de pouce naturel**

## Ces antioxydants qui protègent nos yeux

Lutéine et zéaxanthine : c'est le duo de choc pour préserver la vue. Ces deux caroténoïdes sont naturellement présents dans la macula, petite tache jaune située au centre de la rétine. Avec leur action antioxydante, ils vont protéger les cellules photoréceptrices sensibles aux radicaux libres, et former une sorte de filtre qui va absorber la lumière bleue et les rayons UV. Dans l'assiette : chou vert frisé, épinards, brocolis, maïs, œuf.

DITES-MOI DR.GOOD ?

### J'ai les yeux secs, je fais quoi ?

N'utilisez pas de sérum physiologique, mais un collyre hydratant ou un gel de suppléance lacrymale (« larmes artificielles »). Le mieux est de consulter son ophtalmo qui prescrira le produit ad hoc en fonction de l'intensité de la sécheresse.

# LE BRUIT AU TRAVAIL : ON BAISSE D'UN TON !

Rien de comparable avec le bruit du marteau piqueur, bien sûr, mais entre le collègue d'à côté qui négocie dur au téléphone et les deux autres qui discutent un peu plus loin, les bureaux – à fortiori les open spaces – sont loin d'être des endroits propices au silence !
Ce brouhaha de fond entraîne des effets dits extra-auditifs : fatigue, stress, irritabilité, difficulté de concentration.

**LES SOLUTIONS ?**

- À l'échelle individuelle, vous pouvez opter pour des boules Quies ou, plus confortable, mais un peu plus cher, un casque antibruit.

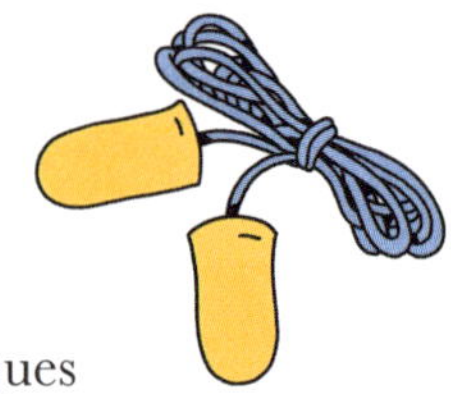

- Au cours de la journée, octroyez-vous des « pauses acoustiques » (sans bruit) de quelques minutes.
- À l'échelle de l'entreprise, il est possible d'installer entre chaque bureau des cloisons antibruit.
- À l'échelle collective, enfin, à chacun d'observer ces quelques règles du bien-vivre : faire attention au niveau de sa voix, mettre son téléphone en mode silencieux, s'isoler si possible pour ses appels, se rapprocher de ses collègues pour leur parler. La base…

## On regarde ça de près

### Le bruit : un stress pour l'organisme

Le bruit active l'amygdale, une petite structure du cerveau qui va déclencher la sécrétion de certaines hormones de défense comme l'adrénaline ou le cortisol, l'hormone du stress. Une exposition prolongée au bruit peut ainsi entraîner une augmentation du risque cardio-vasculaire, une altération du système immunitaire ou des symptômes dépressifs. A contrario, le silence abaisse la pression sanguine, diminue les taux d'hormones du stress et favorise même la croissance de nouveaux neurones.

**LE CONSEIL DU JOUR**

### Se mettre en mode silencieux

*L'idéal pour préserver son audition est d'avoir chaque jour un temps de récupération auditive d'au moins la durée du temps de sommeil. Une nuit de 7 heures permet au système auditif de rétablir ses équilibres internes. Parallèlement, ménagez-vous plusieurs plages de repos auditif au cours de la journée.*

**ÇA, C'EST PAS GOOD !**

### DES ÉCOUTEURS NON-STOP

Certaines personnes travaillent avec des écouteurs ou un casque sur les oreilles presque toute la journée. Or plus les oreilles sont sollicitées, et plus le risque de fatigue auditive augmente. Même si l'on est mélomane, on essaie de limiter son temps d'écoute et l'on garde le son à un volume raisonnable.

13 SEPTEMBRE

# HALTE AU TRAC
## AVEC LA SOPHROLOGIE

**Rendez-vous important, réunion, entretien, prise de parole en public... autant de raisons de sentir le stress monter.**

Pour balayer le trac et faire le plein de bonnes ondes avant de sauter dans la fosse, testez le pompage des épaules, un petit exercice de sophrologie qui combine respiration et visualisation positive.

- Debout, écartez les jambes de la largeur du bassin. Relâchez vos épaules.
- Serrez les poings, inspirez profondément par le nez. Bloquez votre respiration.
- Haussez les épaules plusieurs fois de suite, rapidement, comme si vous «pompiez» dans votre corps toutes les émotions négatives.
- En expirant par la bouche, relâchez vos épaules d'un coup bref pour expulser toutes ces émotions.
- Répétez 3 fois. Voilà vous êtes prêt!

LE CONSEIL DU JOUR

### Adopter la «*power pose*»

*Avant d'entrer dans l'arène, redressez-vous, épaules vers l'arrière, torse ouvert, menton haut et droit. Selon Amy Cuddy, enseignante à la Harvard Business School, cette* « power pose » *permettrait de se sentir plus fort. Elle l'a testée sur ses étudiants : lorsqu'ils adoptaient cette posture de vainqueur deux minutes avant un moment stressant, leur niveau de testostérone (l'hormone de la domination) augmentait tandis que celui du stress baissait.*

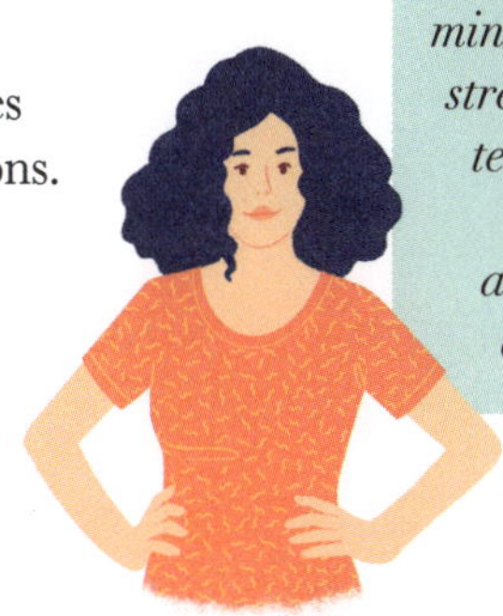

LE COACHING DE **Dr. Good !**

### Dites STOP

**Pour rassembler vos esprits et empêcher la mécanique du stress de s'emballer, testez la miniméditation STOP :**
**Stop, faites une pause.**
**Touchez votre paroi abdominale, sentez votre inspiration, votre expiration.**
**Observez vos sensations corporelles, vos pensées, vos émotions.**
**Passez à l'action : quel est votre plan pour maintenant ?**

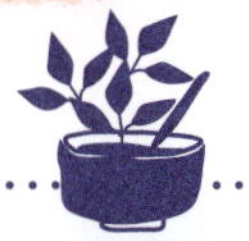

Le coup de pouce naturel

### Les huiles essentielles à la rescousse

Dégainez votre flacon d'huile essentielle de lavande officinale, la reine pour lutter contre le stress et augmenter vos capacités de concentration et d'adaptation. Son secret? Elle active les mêmes aires frontales que la méditation. Déposez 2 gouttes (pas plus!) sur vos poignets, puis respirez pour une grande bouffée de calme. Attention elle est contre-indiquée chez la femme enceinte et les jeunes enfants.

# 14 SEPTEMBRE

LE CONSEIL DU JOUR

**Mettre une pointe de mouvements**

*Il est recommandé de faire une pause active d'au moins 15 minutes après environ 2 heures de travail (où l'on a simplement parlé) ou une pause active d'au moins 5 minutes après environ 45 minutes de travail (saisie de données, traitement de textes), ou une pause active d'au moins 10 minutes après environ 50 minutes de travail en régime intensif (travail au rendement ou à cadence imposée). Mais il ne s'agit pas de rester assis devant son ordi ou son smartphone ! Levez-vous, faites quelques pas, ou mieux, quelques étirements.*

## SITTING IS THE NEW SMOCKING

**Être assis confortablement, c'est toujours mieux. Mais le problème, c'est de rester assis huit heures par jour !**

Certes, être assis toute la journée derrière un bureau, c'est tout de même moins fatigant – et moins dangereux – que de travailler dans les champs ou à la mine ! Et pourtant, le risque est bien là, mais plus insidieux… La sédentarité est un véritable fléau pour la santé. À la clé notamment, des troubles musculo-squelettiques (TMS). Si auparavant, il s'agissait principalement de pathologies d'hypersollicitation, aujourd'hui, de plus en plus de TMS sont liés à un manque de sollicitation. Notre appareil musculo-squelettique n'est pas le seul à être impacté. Système cardio-vasculaire, système digestif, cerveau… tout notre corps en pâtit, avec l'apparition de *sitting deseases* (maladies de la position assise). À tel point que plus le temps passé assis est élevé, plus courte serait l'espérance de vie. Pour inverser la tendance, il ne suffit pas d'avoir une activité physique régulière. Il faut aussi essayer au maximum d'introduire du mouvement dans sa journée.

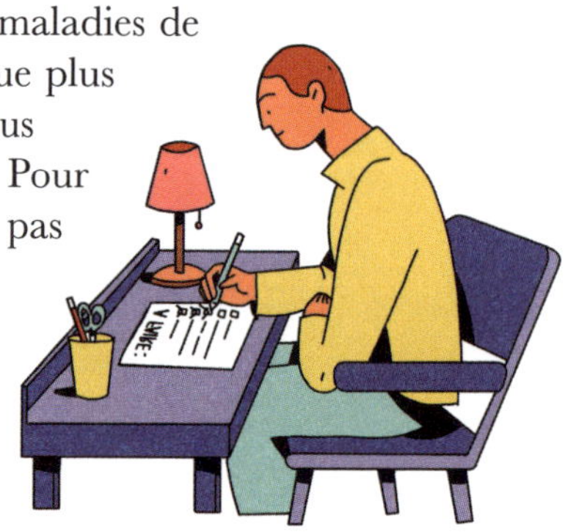

**4 heures**

**C'est la durée qu'il ne faudrait pas dépasser chaque jour devant son écran, selon l'INRS (Institut national de recherche et de sécurité pour la prévention des accidents du travail et des maladies professionnelles).**

### On regarde ça de près

Différents mécanismes sont à l'origine des *sitting deseases*.
En position assise, les muscles sécrètent moins de lipoprotéine lipase, une enzyme chargée de décomposer les graisses dans le sang, ce qui favorise le mauvais cholestérol. Parallèlement, le sang circule moins bien, l'hypertension guette. Lorsque les muscles sont au repos, les cellules répondent également moins bien à l'insuline. Le pancréas doit donc en sécréter davantage. Un cercle vicieux qui peut mener à la résistance à l'insuline et au diabète de type 2.

# SE DÉTENDRE MUSCULAIREMENT

**Riches en terminaisons nerveuses, les muscles sont saturés d'informations en cas de stress. Les trapèzes, cervicales et lombaires sont les premiers à encaisser toutes les tensions. Pour détendre tout cela, faites de petits étirements en respirant profondément.**

### 1 On étire le dos

Assis, entrecroisez vos doigts et tendez les bras au-dessus de votre tête. Inclinez votre buste d'un côté, en conservant bien l'étirement. Gardez la posture quelques secondes. Redressez-vous, puis inclinez-vous de l'autre côté. Maintenez quelques secondes. Répétez 3 à 4 fois de chaque côté.

### 2 On détend les trapèzes

Remontez les épaules le plus haut possible, maintenez la position 3 à 5 secondes, puis relâchez doucement. Répétez 3 fois.

### 3 On dérouille le cou

Tout doucement, penchez la tête de chaque côté, plusieurs fois de suite.

### 4 On tord les tensions

Croisez les jambes. Placez votre main opposée sur le genou, puis tournez le buste de l'autre côté en veillant à garder le dos bien droit. Maintenez la posture 8 à 10 secondes. Inversez le croisement de jambe et faites la torsion de l'autre côté.

**Le coup de pouce naturel**

## Les solutions homéo

*Gelsemium* 15 CH : si le stress entraîne tremblements et trous de mémoire. 5 granules au moment du stress.

*Ignatia amara* 7 CH : vous avez une boule dans la gorge, vous cherchez votre respiration ? 3 granules 3 fois/jour.

*Argentum nitricum* 9 CH : le stress vous rend agité et impatient ? 3 granules 3 fois/jour.

*Nux vomica* 9 CH : le stress vous rend irritable, colérique et vous compensez avec le café, la cigarette ou la nourriture. 3 granules 3 fois/jour.

**LE CONSEIL DU JOUR**

### RA-LEN-TIR

*Cela peut ressembler à un conseil de grand-mère, mais prendre son temps, adopter une slow-attitude et s'octroyer de vraies pauses (au bout de deux heures au bureau c'est bon pour les yeux). Bouger, marcher, s'aérer et se dégourdir permet de chasser les tensions accumulées.*

**LE COACHING DE Dr. Good !**

### On s'aère

**Profitez-en pour réaliser cette série le matin fenêtre ouverte (si vous n'êtes pas trop proche d'un environnement bruyant ou pollué). Vous ferez d'une pierre deux coups en aérant votre pièce et en prenant un grand bol d'air frais !**

LE CONSEIL DU JOUR

**Dynamiser sa journée**

*De petites astuces permettent de bouger davantage au fil de la journée : aller voir son collègue plutôt que de lui envoyer un mail, monter régulièrement les escaliers en sprint, faire le tour du parc le plus proche à la pause déjeuner, descendre une station de métro plus tôt, rester debout dans les transports….*

DITES-MOI DR.GOOD ?

**Travailler debout, la solution ?**

Travailler debout n'est pas la panacée : dès lors qu'elle est maintenue dans la durée, une position reste délétère pour le corps. L'idée est donc d'alterner position assise et debout (au moins deux heures par jour et jusqu'à quatre heures, fractionnées en courtes phases de vingt minutes). En étant bien installé, bien sûr : le regard au niveau du haut de l'écran, le cou en position neutre, les avant-bras parallèles au bureau.

# BOUGER
## DANS LA JOURNÉE !

**Être assis toute la journée ? Cela endort, et surtout ce n'est pas bon pour le corps. Allez hop, on insuffle un peu d'étirements pour détendre tout ça. N'ayez pas peur d'être ridicule devant vos collègues, au contraire, montrez l'exemple !**

### LES ÉTIREMENTS DE BASE

- Faites rouler vos poignets, les doigts entrelacés.
- Faites rouler votre tête dans un sens, puis dans l'autre.
- Faites rouler les épaules vers l'avant puis vers l'arrière.
- Tendez vos bras vers le haut, doigts entrelacés, et étirez-vous d'un côté, puis de l'autre.
- Tendez vos bras de chaque côté, paumes flex, et étirez-les comme si vous vouliez pousser un mur de chaque côté.
- Debout, étirez-vous le dos, le buste à 90°, les deux bras appuyés sur le dos de votre chaise.
- Debout, faites le dos rond, comme un chat.

### DEUX ÉTIREMENTS À TESTER

**1 L'étirement croisé assis.** Assis, le dos appuyé contre le dossier de votre chaise, sur l'inspiration, tendez votre jambe droite, le pied flex, et montez latéralement votre bras gauche. Tenez 15 secondes, puis relâchez sur l'expiration. Répétez 2 fois de chaque côté.

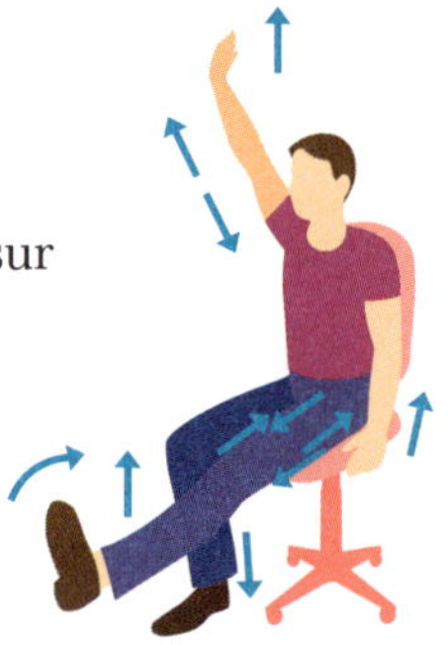

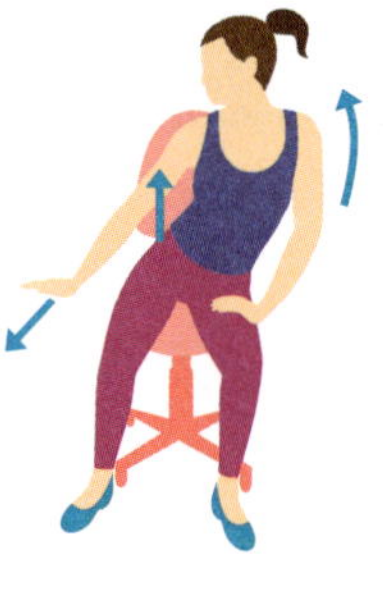

**2 L'incurvation latérale du dos.** Assis, les pieds au sol, posez votre main droite sur votre cuisse droite. Soulevez la fesse opposée tout en poussant le bras gauche vers le bas, de telle sorte à incurver le dos sur le côté. Maintenir 10 secondes de chaque côté.

# LE SPORT :
## UN ANTISTRESS NATUREL

**Ajouter une heure de sport à un planning déjà ultra-chargé ? Une opération avec retour sur investissement garanti, que ce soit sur le stress perçu, le renforcement des systèmes antistress ou la réponse au stress elle-même. La preuve par quatre :**

**1 On carbure aux hormones du bien-être.** À l'effort, le corps sécrète des endorphines et des endocannabinoïdes, hormones du bien-être, ainsi que de la dopamine. On plane complètement… et on devient accro !

**2 On muscle son cerveau.** Une activité physique régulière permet d'optimiser le fonctionnement de l'hippocampe, de limiter la destruction de neurones et d'améliorer la connectivité cérébrale. De quoi être plus productif et moins stressé !

**3 On combat les effets du stress.** Que ce soit sur le plan cardio-vasculaire, métabolique ou immunitaire, l'activité physique active des leviers physiologiques antagonistes à ceux du stress. Et elle améliore aussi la qualité du sommeil.

**4 On booste son estime de soi.** Sur le moment on transpire, on souffre, on en bave. Mais rien ne vaut ce sentiment d'accomplissement et de dépassement de soi une fois la séance terminée ! Meilleure estime de soi = moins de stress.

DITES-MOI DR.GOOD ?

### Quel sport choisir ?

C'est le plaisir qui vous permettra de rester motivé. Pas de pression, pas de compétition, il ne s'agit pas de vous rajouter une source de stress ! La marche, le yoga, les sports aquatiques pour se délasser, d'endurance (vélo, running) ou de combat pour se défouler… vous avez l'embarras du choix.

LE CONSEIL DU JOUR

### Vive la nature

*Vous avez du mal à trouver un créneau dans votre journée ? Direction le parc le plus proche avec votre sandwich. Vingt minutes au contact de la nature suffiraient pour faire baisser le taux de cortisol. Seule consigne : bannir smartphone, conversation et lecture !*

LE COACHING DE **Dr.Good !**

### Trente minutes, 5 fois

**Trente minutes :** c'est la durée minimum d'une séance pour bénéficier des bienfaits antistress du sport. Quant au rythme, on recommande **5 fois par semaine,** car il existe un effet dose. Plus l'activité est régulière, plus l'effet sur la santé mentale est important.

LE CONSEIL DU JOUR

### Cinq minutes pour démarrer

*Installez-vous dans un endroit calme.*

*Asseyez-vous le dos droit, les pieds au sol et les mains sur les cuisses.*

*Inspirez par le nez en gonflant le ventre durant 5 secondes.*

*Expirez doucement par la bouche en dégonflant le ventre durant 5 secondes.*

*Répétez durant 5 minutes.*

On regarde ça de près

### L'acupuncture pour lever les blocages

En médecine traditionnelle chinoise, le stress est un problème d'«embouteillage» énergétique. Après un interrogatoire, le praticien stimule à l'aide de fines aiguilles des points précis afin de rétablir la bonne circulation du *qi* (l'énergie). Dès la première séance, vous ressortez relaxé, mais plusieurs séances sont nécessaires pour un effet durable. Le tarif de la consultation varie de 40 à 120 € et est en partie remboursé si elle est réalisée par un professionnel de santé conventionné de secteur 1.

# ADOPTER LA COHÉRENCE CARDIAQUE : LA FRÉQUENCE DU BIEN-ÊTRE

**La méditation, très peu pour vous? Testez la cohérence cardiaque, effets antistress garantis.**

Le principe : en contrôlant votre respiration, vous pouvez réguler votre rythme cardiaque.

- À l'inspiration, le cœur accélère, car on stimule le système sympathique.
- À l'expiration, le cœur ralentit, car on stimule le système parasympathique, notre frein.

Quand on inspire et que l'on expire de façon égale et profonde pour laisser ce système agir, le cœur ralentit et on lâche prise. C'est l'état de cohérence cardiaque.

Six cycles inspiration/expiration par minute, pendant cinq minutes, c'est précisément la formule magique pour l'atteindre.

Et comme le cœur communique directement avec le cerveau via des milliers de neurones, on lui envoie au passage des messages positifs de calme et de confiance.

Le coup de pouce naturel

## Les solutions homéo

*Nux vomica* 9 CH : si toute la journée vous êtes au taquet et que sur l'oreiller ça continue de tourner dans la tête. 3 granules au coucher.

*Gelsemium* 15 CH : un entretien d'embauche demain et le trac vous empêche de dormir. 3 granules au coucher.

*Ambra grisea* 9 CH : épuisé, vous piquez du nez devant votre série, mais une fois au lit, impossible de fermer l'œil. 3 granules au coucher.

# UN GOÛTER?
## OUI, MAIS PAS CELUI DU DISTRIBUTEUR!

**À l'approche de la soirée (16-17 heures), c'est la sérotonine qu'il faut stimuler. Cap sur des glucides qui vont favoriser sa synthèse par un effet de « déviation ». Car sans glucides, le tryptophane (précurseur de la sérotonine) ne parvient pas jusqu'au cerveau.**

On privilégie donc les aliments à index glycémique bas à moyen pour éviter un pic d'insuline suivi d'un manque de sucre.

On peut aussi y ajouter quelques aliments contenant du tryptophane, comme des oléagineux, qui vont en plus apporter du magnésium et des oméga-3.

Voici quelques exemples de collation antistress :

- Une petite poignée de noix/amandes + 1 fruit frais.
- Une tranche de pain complet + une noisette de beurre d'amande.
- Une compote sans sucre + un carré de chocolat noir à 70 %.

**Le coup de pouce naturel**

### Le pouvoir des bourgeons

La gemmothérapie c'est l'utilisation de bourgeons de plantes concentrés en actifs. Essayez les bourgeons de tilleul et de figuier qui sont antistress et sédatifs. Mélangez 5 gouttes de chaque dans un verre d'eau le midi, le soir et au coucher. Une bonne nuit de sommeil se profile devant vous!

**LE CONSEIL DU JOUR**

### Mollo sur le petit noir

*La caféine booste la sécrétion de dopamine, mais aussi d'adrénaline et de cortisol, ces hormones du stress qui vous permettent de retrouver un peu d'énergie… à court terme, seulement. Très vite, on doit augmenter les quantités pour obtenir le même effet. Et à forte dose, le café peut majorer les manifestations du stress : palpitations, irritabilité, tremblements. Deux ou trois cafés dans la journée, ça passe. Plus, gare à vous!*

**DITES-MOI DR.GOOD ?**

### Par quoi remplacer le café ?

En fin d'après-midi, essayez ces alternatives :

Une infusion de ginseng ou de réglisse, pour un coup de boost.

Un thé vert, pour faire le plein d'antioxydants et de théanine relaxante.

Du café d'orge ou d'épeautre, pour le (presque) goût du café, la caféine en moins.

Une infusion de romarin, équilibrant nerveux.

# 20 SEPTEMBRE

LE CONSEIL DU JOUR

### Repérer un collègue toxique

*Quelques signes doivent alerter : il se plaint tout le temps, son humeur est très variable, il retourne sa chemise en fonction des situations, ne se remet jamais en question, vous fait perdre confiance en vous, met en doute votre capacité de jugement, n'hésite pas à prêcher le faux pour savoir le vrai, est maître dans l'art de diviser pour mieux régner… Face à un tel collègue, on essaie de maintenir la distance et de limiter les interactions.*

**19 %**

C'est le gain en espérance de vie lorsqu'on est optimiste, selon une étude de la Mayo Clinic menée sur 30 ans.

## EXIT LE COLLÈGUE TOXIQUE !

**L'éternel insatisfait, le passif agressif, l'amateur de potins… Au travail, c'est comme en amour ou en amitié : certaines relations sont toxiques quand d'autres au contraire font du bien.**

On en connaît tous, des personnes qui ont le pouvoir d'apposer un filtre noir sur notre perception des choses, à miner notre confiance en nous et à faire ressortir les traits les moins glorieux de notre personnalité. Tel un petit nuage noir, le collègue toxique assombrit la journée de travail, tandis que la personne-ressource va l'illuminer.

### DES MAUVAISES ONDES CONTAGIEUSES…

Tout comme nous avons une empreinte carbone, nous avons également une empreinte émotionnelle : par un phénomène de mimétisme (dû notamment aux « neurones miroir »), nos émotions ont un impact sur les autres. Ainsi, l'émotion est le virus le plus contagieux qui soit. Et les émotions négatives, plus encore que les autres ! Moralité : nous devons redoubler d'efforts pour émettre le moins d'émotions toxiques et plus d'émotions bénéfiques… Mais aussi, veiller à nous éloigner au maximum des émetteurs de mauvaises ondes !

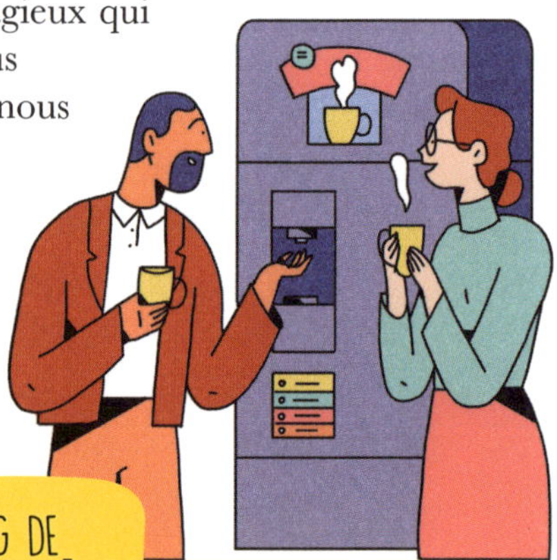

LE COACHING DE **Dr. Good !**

### Identifier ses personnes-ressources

Faites une liste des personnes que vous côtoyez régulièrement au travail.
À côté de chaque nom, mettez un + pour celles qui vous motivent, un + pour celles qui vous « élèvent » et un + pour celles qui vous font ressentir toute autre émotion positive.
Verdict : les personnes avec +++ sont vos personnes-ressources, celles vers qui vous tourner en priorité.

# SE CRÉER UN SAS DE DÉCOMPRESSION

**LE CONSEIL DU JOUR**

### Câlinothérapie

*À peine votre bambin récupéré à la crèche ou votre partenaire retrouvé, il faut tout de suite penser au bain, au dîner, au coucher. Stop ! Faites une « pause câlin » avant de repartir dans le rush de la soirée. Serrer quelqu'un dans ses bras (vingt secondes au moins) déclenche la libération d'ocytocine, la fameuse « hormone de l'amour » qui engendre une sensation immédiate de bien-être et d'apaisement. Magique, l'ocytocine freine également la sécrétion de cortisol.*

**La journée (de travail) est finie ? Ce n'est pas pour autant que la pression retombe. Merci la « double journée » !**

Votre objectif : aborder la soirée en pente douce avant une bonne nuit réparatrice. Le sommeil est l'antistress numéro 1, mais aussi le premier à en pâtir !

L'important est déjà d'instaurer une coupure entre vie professionnelle et personnelle. Ce n'est pas toujours évident, car le temps est souvent chronométré, mais pendant ne serait-ce que dix minutes, faites une pause pour marquer temporellement une frontière entre ces deux univers.

Lecture dans le métro, exercice de méditation dans le bus, écoute d'un podcast *feel good* dans la voiture, petite marche de dix minutes : à vous de trouver votre rituel post-travail.

Et bien sûr, déconnectez-vous des mails pros.

**LE COACHING DE Dr.Good !**

## La réflexologie plantaire

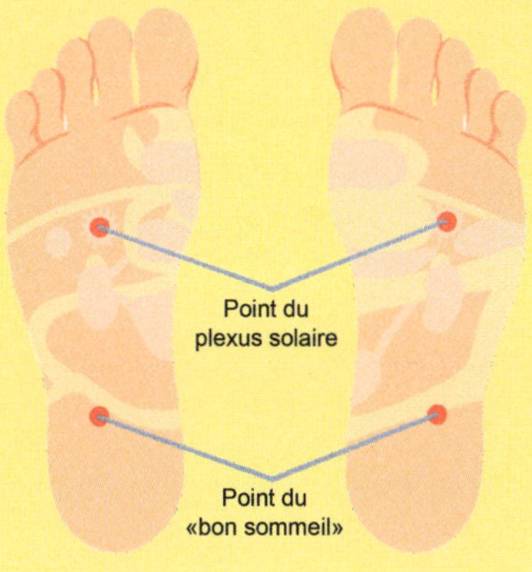


Le mode d'emploi : commencez par chauffer votre voûte plantaire par des mouvements de lissage. Avec votre pouce, massez profondément la zone qui correspond au plexus solaire en faisant des cercles dans le sens des aiguilles d'une montre, de plus en plus grands. Massez ensuite chaque orteil avec votre pouce, votre index et votre majeur en pince. Partez de la base et exercez des pressions lentes et profondes en remontant jusqu'à l'extrémité. Massez ensuite le point du « bon sommeil » au niveau du talon avec votre pouce, de bas en haut, de haut en bas, de droite à gauche et inversement. Terminez par un lissage du pied. Faites de même sur l'autre pied.

LE CONSEIL DU JOUR

### Un vrai mode de vie

*La pleine conscience, c'est une façon d'être au monde qui peut s'appliquer à toute activité, y compris lors d'un repas ou d'une activité sportive ! Au lieu de laisser votre esprit papillonner (« Je dois répondre à ce mail », « Il faut que je prenne rendez-vous chez le médecin »), portez votre attention sur vos sensations. Par exemple, le goût et la texture de chaque aliment lors du repas, l'impact de chaque foulée sur le sol, vos inspirations et expirations…*

# MÉDITER
## POUR SE DÉTACHER DES PENSÉES STRESSANTES

Méditer, en quoi cela consiste précisément ? Disons qu'il s'agit de diriger son attention sur tout ce qui se passe en soi à un instant T – les émotions, les sensations corporelles… – sans se laisser distraire par ses pensées ou des stimuli extérieurs. Comme c'est difficile (et c'est normal), l'esprit est plus éveillé que jamais pour dompter ce vagabondage et reporter son attention sur l'objet de sa concentration. L'état de pleine conscience aide à instaurer un temps de pause pour prendre du recul et éviter l'emballement du stress. On apprend à observer ses pensées avec détachement et à ne plus les laisser nous dominer et alimenter la machine du stress, c'est le lâcher-prise. Et ce détachement amène naturellement la résilience vis-à-vis des obstacles et des défis de la vie. On les accepte et on s'adapte sans vouloir lutter à tout prix.

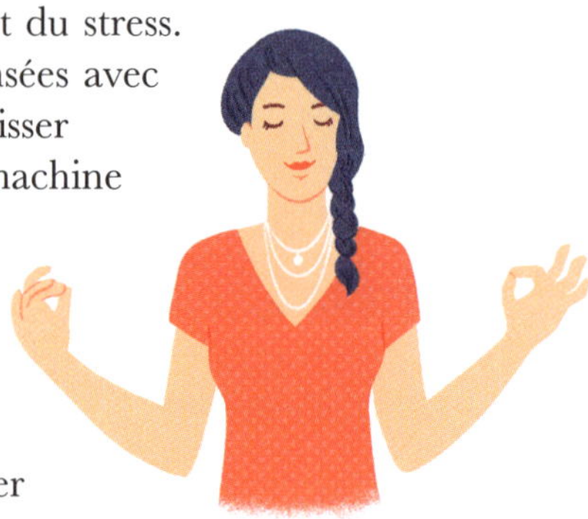

ÇA, C'EST GOOD !

### DÉBUTER GRÂCE AUX APPLIS

Pas simple de débuter la méditation tout seul. Essayez avec une appli : « Petit Bambou », « Méditer avec Christophe André », « Mindful Attitude » ou « Pleine Conscience ».

LE COACHING DE **Dr. Good !**

### Le sablier, trois minutes de méditation

Dans un endroit calme, assis confortablement, le dos droit, les épaules relâchées, les mains sur les genoux. Prenez conscience des pensées qui viennent à votre esprit. Observez-les sans les juger. Prenez conscience de vos émotions. Nommez-les. Prenez conscience de vos sensations corporelles : douleur, tiraillement, détente… Concentrez-vous maintenant sur votre respiration. Ressentez l'air entrer dans vos narines, vos poumons se remplir, votre ventre se gonfler. Ressentez votre respiration s'élargir à tout votre corps. À chaque inspiration, il fait le plein d'énergie. Comment vous sentez-vous ? Prenez deux à trois respirations plus profondes.

# ON ARRÊTE D'ÊTRE *CONTROL FREAK*

**Anticiper, organiser, baliser au maximum : cela vous rassure, mais c'est aussi générateur de stress. Il y a des choses qui sont de votre ressort et d'autres non.**

Vous détacher du désir de maîtrise permet de ne pas vous fatiguer inutilement pour des éléments sur lesquels vous avez peu ou pas de prise. Pour l'instant, vous arrivez à dompter votre stress, mais c'est à force d'efforts et d'organisation.

Cette stratégie d'adaptation est cependant difficile à tenir, physiquement et psychiquement sur la durée. Et il suffit d'un petit grain dans cette mécanique bien huilée pour que tout déraille.

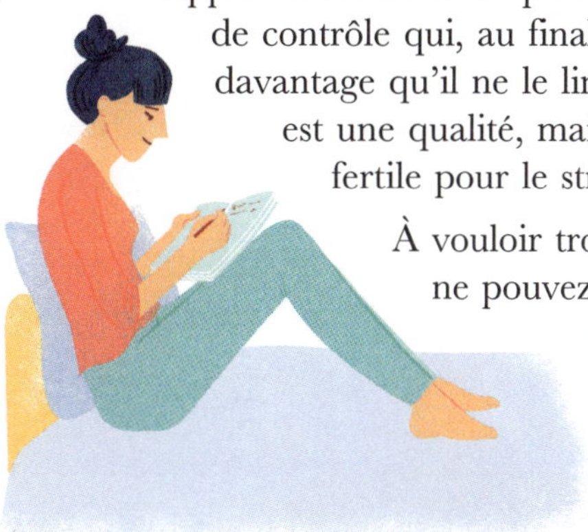

Apprenez à lâcher un peu de lest sur votre désir de contrôle qui, au final, alimente votre stress davantage qu'il ne le limite. Le perfectionnisme est une qualité, mais aussi un terreau très fertile pour le stress !

À vouloir trop faire, trop bien, vous ne pouvez jamais relâcher la pression. N'oubliez pas qu'entre le médiocre et le parfait, il y a un monde !

LE CONSEIL DU JOUR

### L'épreuve de réalité

*C'est un outil phare des TCC (thérapies cognitivo-comportementales). Le principe : faire une chose qui vous semble impensable. Ne pas consulter vos mails pros le week-end, prendre une vraie pause déjeuner de une heure, dire non à quelqu'un qui vous demande un service. L'objectif : en confrontant les résultats de cette action à vos craintes, vous comprendrez que certaines choses sont loin d'être aussi graves que vous ne le pensez !*

LE COACHING DE **Dr.Good !**

### Prendre du recul

Voici un petit exercice pour vous aider.
Notez 3 situations qui, aujourd'hui, vous stressent. Pour chacune, posez-vous ces questions :

- Pouvez-vous avoir une action sur l'issue de cette situation ?
- Avez-vous tout fait pour que l'issue soit positive ?
- Si elle ne l'est pas, quelles seront les conséquences ?

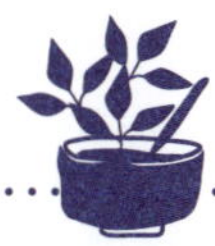

Le coup de pouce naturel

### On se fait un petit shoot zen

Déposez 1 goutte d'huile essentielle au choix de camomille romaine, de marjolaine ou de géranium rosat sur vos poignets, puis respirez pour une grande bouffée de calme. Si vous devez prendre la parole, misez sur l'huile essentielle de laurier noble, votre alliée pour booster votre confiance.

# PLANIFIER LE LENDEMAIN... INTELLIGEMMENT

**Le soir, votre *to-do list* ressemble à un ticket de caisse de ravitaillement hebdomadaire durant le confinement. Et rien qu'à l'idée de la retrouver telle quelle le lendemain matin, ça vous stresse !**

La *to-do list* est un bon outil, à condition de savoir l'utiliser à bon escient. Par exemple avec la méthode Ivy Lee (du nom d'un consultant en productivité de l'Amérique des années 1920) qui repose sur une priorisation des tâches. Avec une *to-do list* réaliste, vous pourrez enfin en arriver à bout et, au passage, diminuer le stress.

À la fin de la journée, notez six tâches (maximum) à boucler le lendemain.
Priorisez-les en fonction de leur importance et non de leur facilité. Le lendemain, attelez-vous à la première tâche, sans passer à une autre tant qu'elle n'est pas finie. À la fin de la journée, créez une nouvelle liste pour le lendemain, en incluant les tâches non effectuées de la journée.

LE CONSEIL DU JOUR

### Monotâche !

*Évitez de vérifier vos mails en permanence, faites-le uniquement à des heures fixes. Si possible, désactivez les notifications. Le multitâches (ou* multitasking*) nuit à la productivité et à la concentration. N'hésitez pas à fractionner vos tâches par paliers si elles sont de grande ampleur.*

LE COACHING DE **Dr.Good !**

### La respiration alternée

En respirant alternativement par la narine gauche puis par la narine droite, on reconnecte les deux hémisphères du cerveau. Redoutable pour ramener calme, concentration et bonnes ondes. Fermez votre narine droite avec votre pouce droit. Inspirez par la narine gauche sur 4 temps. Placez l'annulaire sur la narine gauche. Retenez votre respiration les deux narines fermées durant quelques instants. Relâchez le pouce, expirez par la narine droite sur 6 temps. Inspirez par la narine droite sur 4 temps. Fermez la narine droite avec votre pouce. Retenez votre respiration quelques instants. Ouvrez la narine gauche et expirez sur 6 temps. Répétez 6 à 8 fois.

ÇA, C'EST PAS GOOD !

### L'ALCOOL : ATTENTION, FAUX AMI !

Un ou deux verres et vous avez les paupières lourdes, vos soucis quotidiens vous paraissent loin... Oui, l'alcool met momentanément en pause les systèmes du stress et favorise l'endormissement. Mais pas pour longtemps ! À mesure qu'il est métabolisé, il perturbe peu à peu le sommeil.

# S'ACCORDER DU TEMPS POUR SOI

**Avoir une activité de loisir, se faire plaisir, prendre du temps pour soi n'est pas optionnel, et encore moins du luxe, c'est vital, surtout quand on est stressé.**

- Le plaisir est un puissant exutoire au stress. Certes, il existe toujours des obstacles : le temps, l'argent, les enfants et surtout soi-même, mais prenez conscience que ce temps vous est nécessaire, et par là même, autorisez-vous à vous l'accorder.
- Trouvez une activité qui vous fait kiffer, vous booste, vous permet de décompresser. Planifiez-la au même titre que toutes vos autres obligations. Si vous manquez de temps, revoyez vos priorités.
- Interrogez-vous sur vos contraintes et obligations : sont-elles vraiment nécessaires ? Allez à l'essentiel, simplifiez votre vie. Dites non à certaines choses, privilégiez le qualitatif au quantitatif. Vous vous en remercierez.

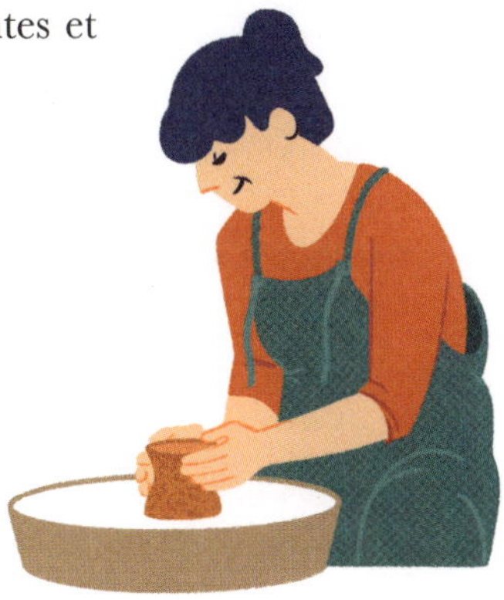

DITES-MOI DR.GOOD ?

### Pourquoi le stress fait vieillir ?

Un peu comme la touche avance rapide de votre télécommande, le stress agit comme un véritable accélérateur de vieillissement. Et cela concerne toutes les cellules de l'organisme. Des études ont en effet montré que chez les personnes souffrant de stress chronique, les télomères, à savoir l'extrémité des chromosomes dont la longueur indique l'âge cellulaire, étaient anormalement courts. Traduction : il use prématurément nos cellules, affectant au passage leur fonctionnement.

LE CONSEIL DU JOUR

### Du lien social !

*Les amis passent souvent à la trappe en cas d'emploi du temps surchargé ! Un apéro entre potes (même virtuel) ou un café avec sa meilleure copine suffisent pourtant souvent à remonter le moral (à condition qu'il ne s'agisse pas de personnes toxiques !). C'est prouvé : la solitude est un facteur aggravant de stress.*

LE COACHING DE **Dr.Good !**

### 100 % ego

Lorsque vous vous accordez une pause quelle qu'elle soit, savourez votre activité, sans culpabiliser, sans penser aux enfants, aux courses, au travail. Mettez votre téléphone en mode avion. Ne cherchez pas la rentabilité, le résultat, la performance; prenez plaisir, tout simplement. Faites le bilan : comment vous sentez-vous après ? Votre famille a-t-elle pâti de votre absence ? Le monde s'est-il arrêté de tourner ?

# SOIGNER SA COMMUNICATION

La communication non violente (CNV) fut développée dans les années 1960 par le psychologue Marshall B. Rosenberg. Elle nous rappelle l'impact de notre parole et l'importance de la distiller avec soin et avec beaucoup d'empathie. La CNV peut aider dans une multitude de situations au travail, pour désamorcer les conflits, prendre le recul nécessaire face à une situation stressante, appuyer ses demandes, etc. Concrètement, ça se passe en 4 étapes :

1. **Observation :** On prend le temps d'observer la situation de la façon la plus objective possible, et on ouvre le dialogue de façon neutre : « Lorsque j'entends », « J'observe ».
2. **Sentiments :** On identifie l'émotion générée par cette situation : « Je me sens ».
3. **Besoins :** On identifie le(s) besoin(s) (appartenance, reconnaissance, sécurité…) à l'origine de cette émotion : « Ce qui est important pour moi c'est… », « Parce que j'ai besoin de… ».
4. **Demande :** On formule une demande concrète, claire et simple afin de satisfaire ce besoin : « Est-ce que tu serais d'accord pour… ? », « J'apprécierais que tu… ».

LE COACHING DE **Dr.Good !**

## Un exercice de CNV

Prenez une situation où vous avez agi sous le coup de l'émotion, et récrivez le scénario façon CNV. Un exemple : vous avez travaillé comme un fou sur un dossier, et lors d'une réunion, votre boss complimente uniquement Stéphanie. Ce que vous lui diriez en CNV : « Lors de la dernière réunion, tu as complimenté le travail de Stéphanie sur le dossier X, sans évoquer ma contribution. J'ai ressenti un sentiment d'injustice, car j'ai besoin de voir mon travail reconnu. J'apprécierais vraiment que tu mentionnes ma contribution à ce dossier à l'avenir. »

LE CONSEIL DU JOUR

### Développer son assertivité

*L'assertivité, c'est donner son avis tout en tenant compte de celui des autres, rester ferme dans ses convictions, mais souple dans la forme. Pour la cultiver, soyez clair et concis quand vous donnez votre avis, évitez de dire : « Je ne sais pas si c'est une bonne idée, mais… », soignez votre langage corporel avec une attitude ouverte et confiante, apprenez à dire non.*

LE SAVIEZ-VOUS ?

### LES 4 ACCORDS TOLTÈQUES

CES 4 RÈGLES ÉLABORÉES PAR MIGUEL RUIZ S'APPLIQUENT AUSSI AU TRAVAIL. 1 : « QUE TA PAROLE SOIT IMPECCABLE. » ON ÉVITE DE CRITIQUER. 2 : « N'EN FAIS JAMAIS UNE AFFAIRE PERSONNELLE. » CE QUE FONT ET DISENT LES AUTRES N'EST QU'UNE PROJECTION DE LEUR PROPRE RÉALITÉ !
3 : « NE FAIS AUCUNE SUPPOSITION. » 80 % DE CE QUI NOUS STRESSE N'EST QUE LE FRUIT DE NOTRE MENTAL.
4 : « FAIS TOUJOURS DE TON MIEUX. » ET NON LE MIEUX POSSIBLE…

# TÉLÉTRAVAIL : ÉVITER LE PIÈGE DU « *BLURRING* »

Vous aviez toujours rêvé de télétravailler, et après quelques mois de télétravail forcé, vous avez peut-être déchanté… Quelques clés pour éviter le *blurring*, ce flou entre vie pro et vie perso qui peut empêcher une réelle déconnexion à la fin de la journée.

- **Planifiez vos journées** en prenant soin de dégager des créneaux sans aucune interruption pour les tâches nécessitant concentration et réflexion, le matin de préférence, c'est là que l'on est le plus concentré. Et prévoyez des plages clairement identifiées pour les activités personnelles et domestiques.
- **Faites la chasse aux perturbateurs** en désactivant les notifications inutiles et en vous fixant des horaires pour checker vos mails perso et réseaux sociaux. Le mieux : les consulter ailleurs que sur l'ordinateur de travail.
- **Balisez** en mettant en place une séparation aussi claire que possible entre temps perso et temps pro, avec des horaires de travail fixes. Idéalement, les horaires auxquelles on est joignable devraient être définis au préalable avec l'employeur.
- **Faites une vraie pause déjeuner**, et profitez-en pour sortir et vous aérer.
- **Prévenez** vos proches que travailler à la maison ne signifie pas être disponible à toute heure.
- **Déconnectez** en éteignant votre ordinateur le soir. On a dit éteindre, pas mettre en veille !

### IL VAUT MIEUX LE SAVOIR

**LE DROIT À LA DÉCONNEXION**

EN VERTU DE L'ARTICLE L. 2242-17 DU CODE DU TRAVAIL, EN DEHORS DE SES HEURES DE TRAVAIL, LE SALARIÉ N'EST PAS TENU D'ÊTRE EN PERMANENCE JOIGNABLE PAR SON EMPLOYEUR. À CHAQUE ENTREPRISE ENSUITE DE DÉTERMINER LES MODALITÉS DE CE DROIT À LA DÉCONNEXION. POUR LE TÉLÉTRAVAIL, DES HORAIRES DE TRAVAIL FIXES ET DES DISPOSITIFS DE MISE EN VEILLE DES SERVEURS INFORMATIQUES PEUVENT ÊTRE PRÉVUS. RENSEIGNEZ-VOUS !

### LE CONSEIL DU JOUR

**Instaurer un sas de décompression**

*Le métro-boulot-dodo a ceci de bon d'établir une distinction temporelle et spatiale entre vie pro et vie perso. En télétravail, l'idée est de recréer ce sas de décompression avec un petit rituel le matin et le soir : une balade de quinze minutes, une séance de méditation, quelques étirements. Le cerveau aime les rituels, ça l'aide à se mettre en « mode travail » le matin, puis en « mode repos » le soir.*

### ÇA, C'EST PAS GOOD !

**LE *BLURRING***

L'un des grands dangers du télétravail : voir la frontière entre la vie personnelle et professionnelle s'effacer petit à petit. Ce phénomène a un nom : le *blurring*, qui peut aller jusqu'à des situations extrêmes comme regarder ses 50 mails à 3 heures du matin. Cela génère une sensation de travail inachevé (« l'effet Zeigarnik ») avec, à la clé, un stress assuré.

# QUI ALLER VOIR
## POUR SE FAIRE AIDER ?

**Lorsque le stress prend le dessus, parlez-en d'abord à votre médecin traitant qui pourra vous orienter vers une prise en charge psychologique.**

Les TCC (thérapies cognitivo-comportementales) permettent d'identifier les croyances erronées qui entraînent une perception inadaptée de la situation et donc un comportement inadéquat, et ainsi de modifier ce comportement.

Pour cela, le thérapeute propose des « exercices » cognitifs pour cibler les pensées génératrices de stress (« je suis nul »), corporels avec des techniques pour ramener le calme, comportementaux pour apprendre à s'affirmer.

De quelques semaines à quelques mois, la durée de la psychothérapie est très variable. Celles dispensées dans les centres médico-psychologiques (CMP) ou les hôpitaux de jour sont prises en charge par l'Assurance maladie, mais elles sont généralement réservées à des troubles psychiatriques lourds.

Les séances en cabinet privé ne sont pas remboursées et coûtent de 40 à 100 € la séance. Renseignez-vous, certaines mutuelles proposent un forfait de prise en charge.

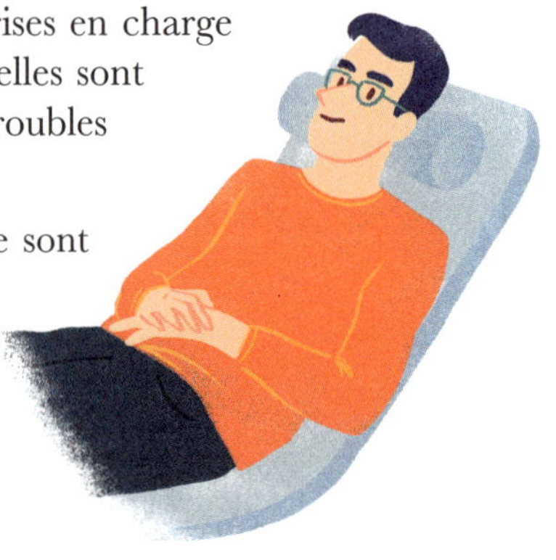

DITES-MOI DR.GOOD ?

### Que penser des anxiolytiques ?

**Lorsque le stress impacte le quotidien et génère une grande souffrance, des anxiolytiques ou des tranquillisants mineurs peuvent être prescrits. Efficaces, ils calment la tension nerveuse, mais ils ne sont pas dénués d'effets secondaires et ne s'attaquent pas au fond du problème, les causes du stress et la manière dont on le gère.**

LE CONSEIL DU JOUR

### Une cure de magnésium

*Face à un patient stressé, fatigué, c'est l'un des premiers réflexes des docteurs : prescrire une petite cure de magnésium. Minéral estampillé « antistress », il intervient dans plus de 300 réactions chimiques dont le passage de l'influx nerveux, la décontraction musculaire, la diminution des hormones du stress. Le top : du magnésium d'origine marine, associé à de la vitamine B6 et à de la taurine pour une assimilation optimale.*

On regarde ça de près

### Le shiatsu

Originaire du Japon (il est reconnu comme médecine à part entière depuis 1954), le shiatsu signifie « pression des doigts ». Le praticien va exercer des pressions plus ou moins fortes sur des points précis afin de libérer l'énergie. Pour un stress modéré, quelques séances suffisent (comptez 40 à 80 € la séance). Cette profession n'est pas encadrée en France.

# OVERNIGHT PORRIDGE AUX MÛRES

POUR 2 PERSONNES - PRÉPARATION : 15 MIN - TREMPAGE : 12 H

150 g de mûres • 250 g de yaourt • 1 c. à s. de sirop d'érable • 1 c. à c. d'extrait de vanille • 50 g de flocons d'avoine • 2 c. à s. de graines de chia

POUR LE TOPPING :

Quelques mûres

Mixez dans un blender ou à l'aide d'un mixeur plongeant les mûres, le yaourt, le sirop d'érable et la vanille.

Transférez dans un saladier et mélangez avec les flocons d'avoine et les graines de chia.

Réservez au frais toute la nuit.

Servez dans deux bols et garnissez de mûres fraîches.

**Le + santé :** Riche en fibres pour se caler toute la matinée, en probiotiques et prébiotiques bénéfiques pour les ventres stressés, onctueux et facile à avaler, ce porridge pleinement de saison peut aussi se préparer la veille au soir en cas de réveil difficile.

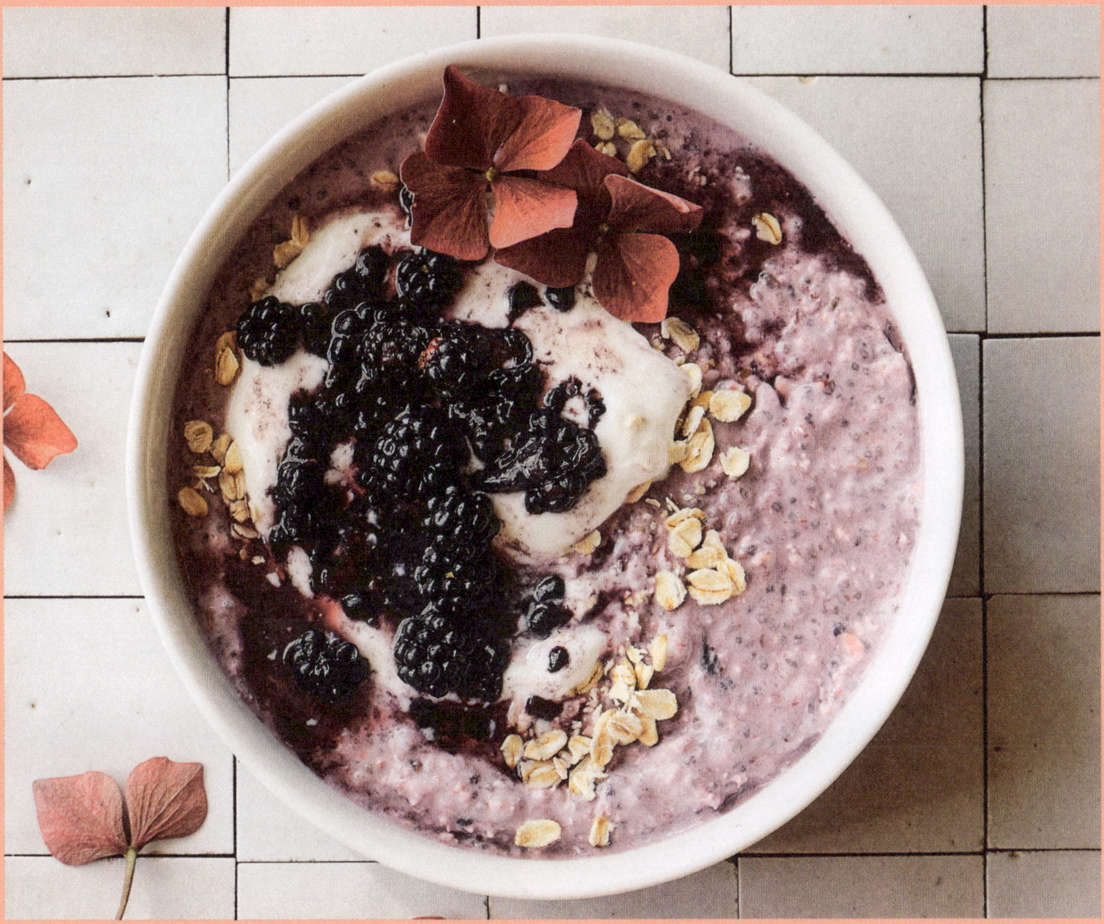

30 SEPTEMBRE

# SOUPE DE LÉGUMES, PÂTES AU PISTOU ET JAMBON BLANC

POUR 4 PERSONNES – PRÉPARATION : 15 MIN – CUISSON : 15 MIN

100 g de pâtes courtes pour soupes (ditalini par exemple) • 400 g de julienne de légumes surgelée • 1 oignon • 4 tranches de jambon blanc dégraissé • 1 c. à s. d'huile d'olive • 1,5 l de bouillon de légumes • 1 gousse d'ail • 5 brins de basilic • 2 c. à s. de parmesan en copeaux • Poivre

Pelez et hachez l'oignon. Émincez le jambon en lamelles. Faites chauffer l'huile dans une cocotte. Ajoutez l'oignon haché, le jambon, puis la julienne surgelée. Mélangez et laissez dorer 5 minutes à feu vif.

Versez le bouillon. Poivrez. Portez à ébullition. Ajoutez les pâtes et laissez cuire 10 minutes à feu vif.

Pendant la cuisson de la soupe, pelez, dégermez et hachez l'ail, rincez le basilic et détachez les feuilles. Ajoutez-les dans la soupe au moment de servir. Parsemez de parmesan et servez bien chaud.

**Le + santé :** Des légumes surgelés pour le côté pratique, des pâtes pour bien caler même les plus affamés et du jambon pour les protéines : cette soupe ultrarapide est un plat facile pour le soir qui allège la charge mentale et rappelle les bons potages de l'enfance.

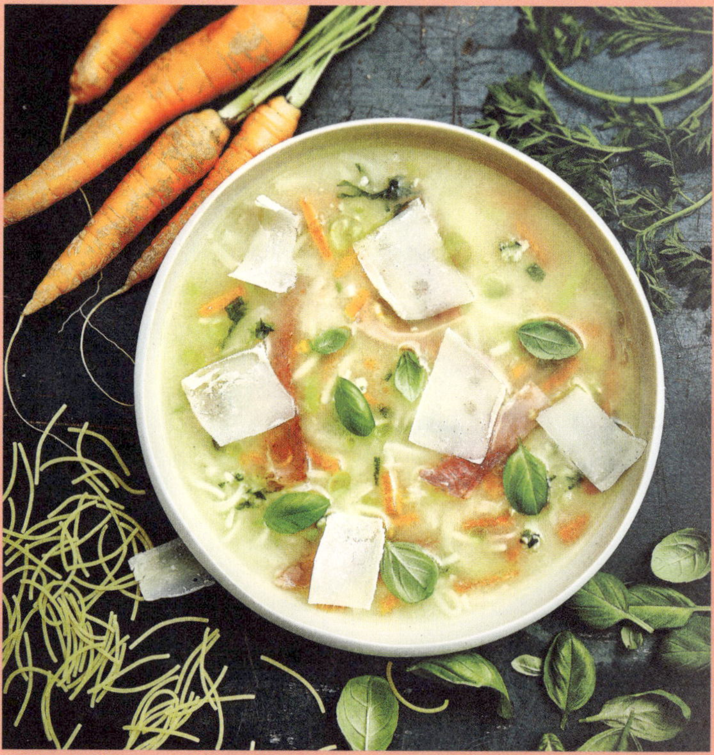

# GÂTEAU AUX PISTACHES ET À LA FLEUR D'ORANGER

POUR 8 PERSONNES - PRÉPARATION : 15 MIN - CUISSON : 40 MIN - REPOS : 10 MIN

100 g de pistaches décortiquées nature • 1 c. à s. de Maïzena® • 2 œufs • 75 g de sucre blond de canne en poudre • 1 yaourt nature • 1 c. à s. d'eau de fleur d'oranger • 180 g de farine (T65) • 1 sachet de levure chimique • Huile d'olive

Préchauffez le four à 150 °C (th. 5).

Mixez les pistaches et mélangez-en les trois quarts avec la Maïzena®. Fouettez les œufs avec le sucre dans un saladier jusqu'à ce que le mélange blanchisse. Ajoutez le yaourt, 4 cuillerées à soupe d'huile et l'eau de fleur d'oranger. Mélangez bien. Ajoutez peu à peu la farine et la levure. Terminez par le mélange de pistaches et de Maïzena®. Versez la pâte dans un moule à manqué beurré et enfournez le tout pour 40 minutes.

À la sortie du four, laissez refroidir le gâteau 10 minutes avant de le démouler. Servez-le parsemé du reste des pistaches.

**Le + santé :** Peu sucré, sans beurre mais garni de pistaches (riches en magnésium antistress) et de fleur d'oranger aux vertus apaisantes, ce gâteau, accompagné d'un thé ou d'une tisane, vous offre un doux break de détente.

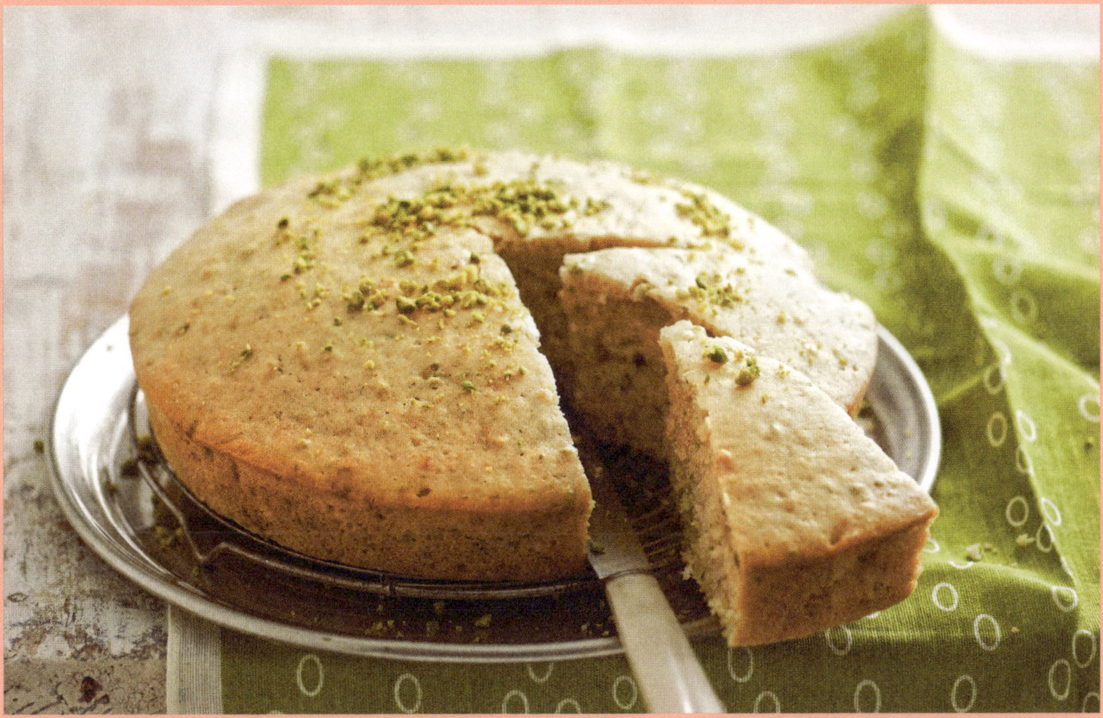

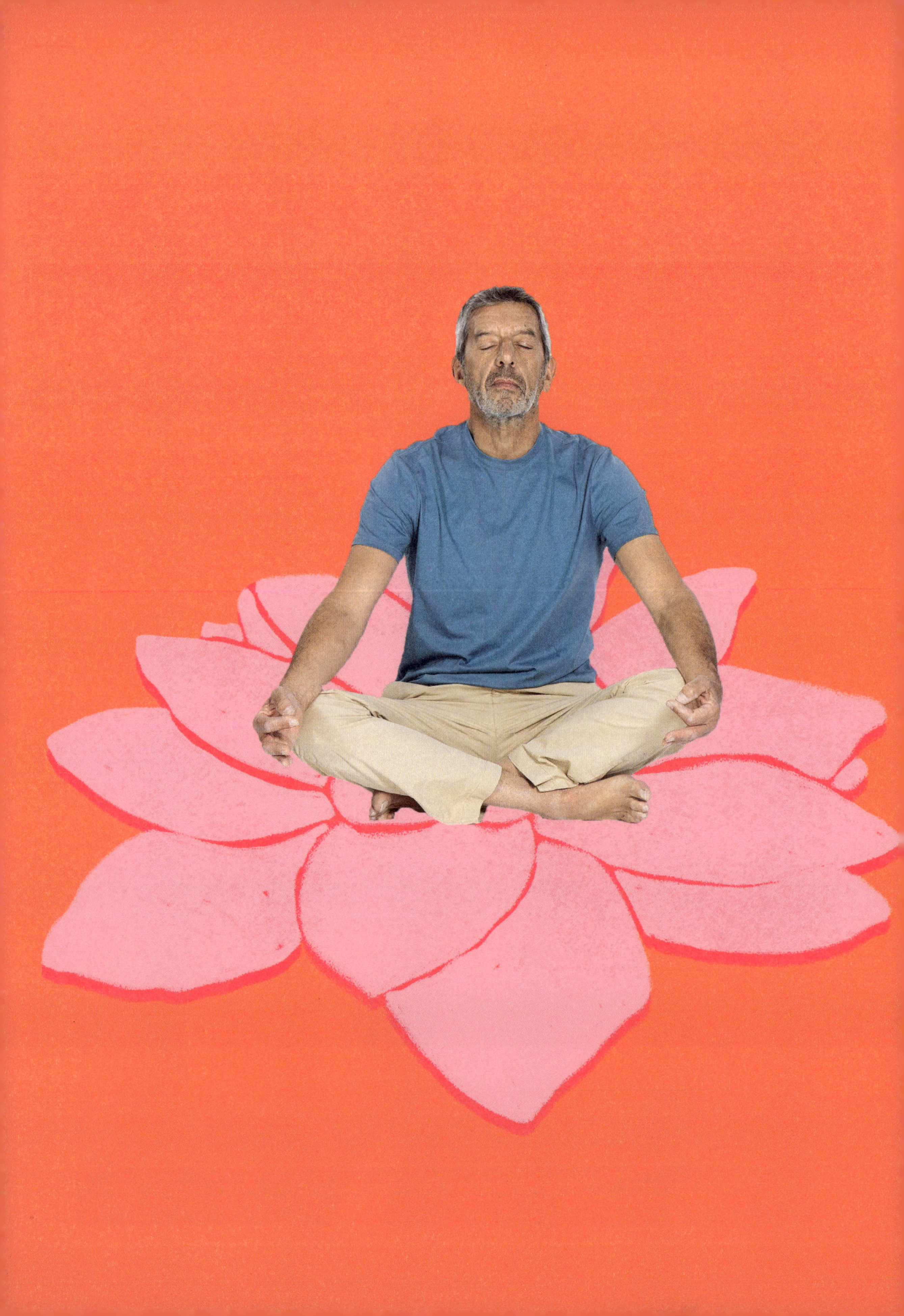

Octobre

# JE ME METS AU YOGA

## (LOTUS ET BOUCHE COUSUE !)

# OCTOBRE

**Originaire d'Inde et désormais démocratisé dans le monde, le yoga est une discipline qui vise à réunir le corps et l'esprit. Accessible à tous, des jeunes enfants aux personnes âgées, il présente de nombreux bienfaits physiques et psychiques, se pratique où on veut et quand on veut, et ne demande que très peu de matériel spécifique. Et comme il existe de nombreux types de yogas, il est facile d'en trouver un qui nous convienne parfaitement : doux (hatha yoga), méditatif (yin yoga), dynamique (vinyasa)... De quoi satisfaire le plus grand nombre !**

S'INITIER FACILEMENT, FAIRE SES PREMIERS PAS, DÉCOUVRIR LES BÉNÉFICES DES POSTURES ET DE LA RESPIRATION : C'EST SIMPLE, IL SUFFIT DE DÉROULER SON TAPIS POUR FAIRE SES DÉBUTS DE YOGI !

## MES FRAGILITÉS

**Vous êtes plutôt stressé, anxieux,** vous dormez souvent mal, souffrez peut-être de maux de dos ou de spasmes digestifs, et vous avez du mal à décrocher et à vous sentir relax… Votre mental déborde et votre corps le ressent.

**Vous êtes du genre hyperactif,** sans cesse en mouvement… mais vous pouvez avoir de vrais coups de pompe. Vous ne manquez pas d'énergie, mais ne savez pas toujours la canaliser !

**Vous vous sentez un peu (voire beaucoup) rouillé,** mais vous n'avez pas envie d'une activité trop exigeante sur le plan physique : vous préféreriez une pratique douce, complète et équilibrante.

## MES OBJECTIFS

- ☐ Apprendre à respirer plus profondément, et découvrir que le souffle détend physiquement et mentalement.
- ☐ Dérouiller mon corps, améliorer ma mobilité et gagner en souplesse.
- ☐ Découvrir les bienfaits des postures, pour gagner en sérénité, mais aussi en concentration.
- ☐ Intégrer une routine quotidienne, juste pour me faire du bien.

# LE YOGA,
## C'EST POUR MOI ?

**Vous pensez que c'est une mode, une activité de bobo ? Vous n'avez aucune envie de vous mettre en équilibre sur la tête, ou de prendre des postures bizarres et tordues ? Faites taire vos idées reçues et découvrez ce qu'est vraiment le yoga !**

Une activité pour toutes et tous : qu'on soit âgé de 20 ou de 70 ans, qu'on soit un homme ou une femme (ou même un enfant !), qu'on ait des kilos en trop, un dos en capilotade, des douleurs aux épaules ou aux genoux, une faiblesse musculaire, des articulations rouillées, une maladie chronique… on peut faire du yoga ! Cette discipline millénaire, originaire d'Inde – même si elle a été quelque peu revisitée par divers courants, et adaptée aux Occidentaux – a pour objectif d'harmoniser le corps et l'esprit grâce à un élément commun, essentiel, mais trop souvent négligé : le souffle (ou pranayama).

### OBJECTIF : BIEN-ÊTRE !

À l'opposé du fitness et du cœur qui s'emballe, le yoga est une recherche d'équilibre qui enchaîne des postures (asanas), le plus souvent lentes (voire statiques), exécutées en conscience et avec fluidité. Il existe différents yogas, diverses techniques et inspirations, mais le principe reste identique, avec une partie méditative pour débuter, et une relaxation de fin de séance. De quoi s'apaiser vraiment, en mobilisant à la fois son physique et son mental… et en retrouvant le fabuleux pouvoir du souffle !

LE COACHING DE **Dr. Good !**

### Non, vous n'êtes pas « pas assez souple » !

Le yoga n'est pas destiné aux personnes souples : il fait gagner de la souplesse, c'est différent ! En pratiquant régulièrement, vous allez constater que vous devenez plus souple et que votre mobilité s'améliore, tout comme votre posture.

LE CONSEIL DU JOUR

### On s'offre un tapis

*C'est l'accessoire indispensable pour toutes les postures. Choisissez-le confortable, et antidérapant. L'épaisseur recommandée est de 4-5 mm, pour la longueur il doit être au moins 10 cm plus grand que vous. Le PVC ou le TPE sont résistants, mais choisissez-les de préférence certifiés Oeko-Tex (un peu plus écologique). Pensez à acheter un sac pour protéger votre tapis de la poussière et le transporter si besoin…*

**10 millions**

C'est le nombre de Français pratiquant le yoga en 2020 (3 fois plus qu'en 2010), dont les trois quarts régulièrement, et plus de la moitié, chaque semaine. La crise sanitaire a même conduit plus de 2,5 millions de Français sur le tapis !

(Enquête du SNPY, Syndicat national des professeurs de yoga, mai 2021)

LE CONSEIL DU JOUR

**Essayer… et s'impliquer**

*Faire une fois quelques postures ou enchaînements, puis se relever et se dire que ça n'a servi à rien : mauvaise idée ! En yoga, comme en méditation, c'est la régularité qui paye. Persévérez, intégrez de petites routines… et on en reparle dans un mois !*

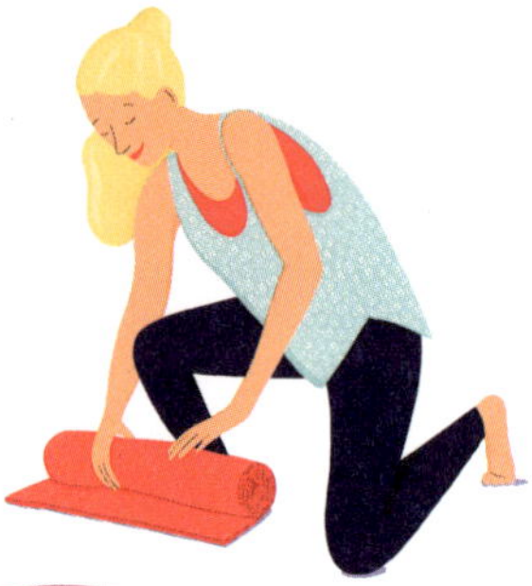

DITES-MOI DR.GOOD ?

**Mais… c'est VRAIMENT prouvé ?**

Mais oui, absolument ! En Inde bien sûr, mais aussi dans de nombreux pays d'Occident (Allemagne, Norvège, France…), plus de 4 000 études scientifiques au total ont désormais prouvé les diverses vertus thérapeutiques du yoga !

# DU YOGA…
## POUR M'APPORTER QUOI ?

**L'objectif du yoga n'est pas de soulager ou de guérir des maladies. Pourtant, beaucoup de pratiquants réguliers déclarent de vrais bénéfices sur leur moral et leur santé… et la science confirme !**

### DES AMÉLIORATIONS PHYSIQUES

Mélange de postures dynamiques, mais douces, d'une respiration ample et profonde, de concentration et de méditation, le yoga mobilise le corps. Il redonne souplesse et tonicité aux muscles endormis, de la mobilité aux articulations rouillées, et il chasse les tensions corporelles et musculaires qui engendrent douleurs dorsales ou maux de tête. Certaines postures spécifiques agissent sur le système digestif pour, par exemple, régulariser le transit, calmer les reflux gastriques, ou sur les hormones pour soulager les troubles menstruels, l'endométriose ou les effets de la ménopause. On a montré ses bienfaits sur les lombalgies, mais aussi l'immunité (en modifiant l'expression des gènes des cellules immunitaires), l'arythmie ou l'angine de poitrine, le diabète de type 2, les fonctions cognitives chez les seniors, etc.

### UN MENTAL PLUS SEREIN

La respiration et la méditation, parties intégrantes de la pratique, vont physiologiquement apaiser le mental, réduire la tension artérielle et le rythme cardiaque, et même chasser le stress, l'anxiété, et parfois la dépression (modérée).

### MOINS DE DOULEURS

Ses mouvements doux abaissent le niveau de certains marqueurs de l'inflammation (comme la protéine C réactive, les interleukines) et déclenche la libération de substances anti-inflammatoires. D'où un apaisement des récepteurs sensibles à l'inflammation, qui envoient ainsi moins de signaux « douleur » au cerveau. Aujourd'hui le yoga est même parfois proposé à l'hôpital, pas pour remplacer les traitements, mais comme soin de support pour réduire la douleur, diminuer la consommation de médicaments ou améliorer la qualité de vie.

# UNE ASSISE MÉDITATIVE
## POUR (BIEN) COMMENCER…

**Elle est un sas de décompression avec le quotidien : pour vous préparer à la pratique, vous permettre de faire le vide et mieux vous connecter avec l'instant présent. Tout commence ici !**

1 **Installez-vous confortablement,** soit assis en tailleur, jambes croisées (vous pouvez glisser un petit coussin sous vos fesses), soit à genoux, fesses posées sur vos talons. Laissez reposer vos mains souplement sur vos genoux, paumes des mains vers les genoux ou vers le ciel, au choix.

2 **Ancrez bien vos fessiers dans le sol** (ou dans vos talons si vous êtes à genoux). Baissez les épaules, resserrez un peu les omoplates, basculez légèrement le bassin vers l'arrière pour « sortir » le pubis, tenez-vous droit, comme si un fil reliait le haut de votre tête au plafond. Détendez votre corps (chevilles, mollets, cuisses, bras, abdomen, épaules, mains), et lissez le visage. Vous pouvez basculer (très légèrement) le menton vers la poitrine.

3 **Fermez doucement les paupières.** Inspirez le plus profondément possible par le nez, puis expirez fortement et complètement par la bouche pour relâcher les tensions. Vous pouvez faire « haaaaaa ». Recommencez deux fois.

4 **Retrouvez ensuite votre respiration naturelle et focalisez-vous sur celle-ci :** observez-la, suivez chaque inspiration et expiration, concentrez-vous sur les sensations qui les accompagnent, l'air frais qui entre dans vos narines, le gonflement de votre poitrine puis de votre abdomen, le trajet inverse à l'expiration, l'air tiédi qui ressort du nez. Suivez ce souffle, sans forcer, et sans juger de sa qualité. Restez attentif, le souffle est votre fil rouge, votre guide. Restez ainsi quelques minutes. Vous pouvez mettre un minuteur, commencez par 4 à 5 minutes, puis plus longtemps si vous vous sentez bien.

LE COACHING DE
**Dr. Good !**

### Gérer les pensées parasites

Ainsi installé, des pensées ne vont pas manquer de surgir. Observez-les, mais ne les « nourrissez pas ». Laissez-les filer, comme si elles étaient des feuilles (ou des bulles) sur un cours d'eau, qui dérivent et disparaissent. Revenez sans cesse au souffle pour vous aider.

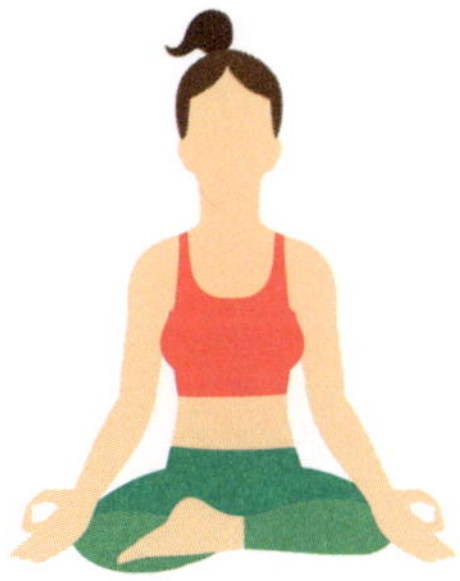

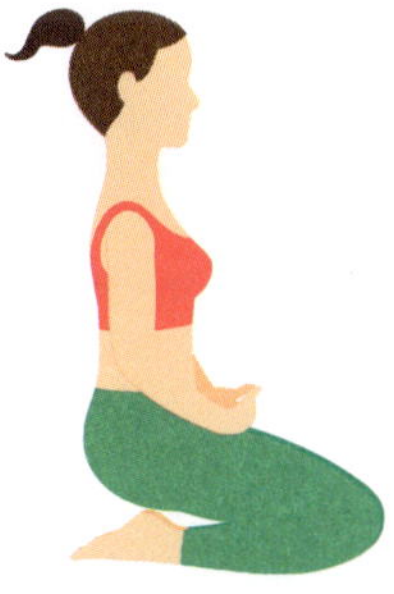

LE CONSEIL DU JOUR

**Soyez fluide !**

*Pendant tout l'exercice (qui mobilise bien les pensées, surtout quand on débute), veillez à respirer aussi naturellement que possible, sans forcer. Plus vous allez pratiquer cette respiration, plus elle va vous sembler simple et fluide, naturelle, et rapidement, vous n'aurez quasiment plus à penser à votre jeu de doigts !*

LE COACHING DE **Dr. Good !**

**Prêtez attention à votre souffle…**

Dès que nous sommes stressés, notre souffle devient court, superficiel, saccadé (ce qui réduit l'apport en oxygène et majore encore le stress). Plusieurs fois par jour, surtout dans les moments de tension ou d'agacement, observez votre souffle, rendez-le volontairement plus ample, plus profond, mais aussi plus lent : effet yoga garanti !

# AVANT TOUT… RESPIRER !

**Le souffle est au cœur de la pratique, et le yoga comprend un vrai travail respiratoire, appelé « pranayama ». Quelques minutes de ce type d'exercice, après l'assise méditative et avant le début des postures, permettent de se mettre en condition et de trouver le calme intérieur.**

### ESSAYER LA RESPIRATION ALTERNÉE, OU NADI SODHANA

Cet exercice respiratoire, clé de la pratique du yoga, aide à « débrancher son cerveau » pour profiter pleinement de sa séance de yoga, mais aussi affûter sa concentration.

- Assis (en posture méditative), main gauche sur le genou gauche, posez légèrement l'index et le majeur droit sur le front (nasagra mudra), et fermez les yeux. Puis, fermez la narine droite en posant le pouce droit sur l'aile du nez.
- Commencez par une expiration de la narine gauche, puis une inspiration (toujours par la narine gauche). Libérez la narine droite (en retirant le pouce) tout en basculant l'annulaire droit sur la narine gauche (pour la boucher à son tour), et expirez à droite. Inspirez à droite, puis bloquez la narine droite avec le pouce, et libérez la narine gauche pour expirer. Inspirez de nouveau à gauche, puis bloquez à gauche, pour expirer à droite… Enchaînez ainsi, sans coupure respiratoire, sur le même tempo. Continuez cette respiration alternée pendant au moins 7 cycles complets. Terminez en relâchant les doigts et en inspirant par les deux narines ensemble.

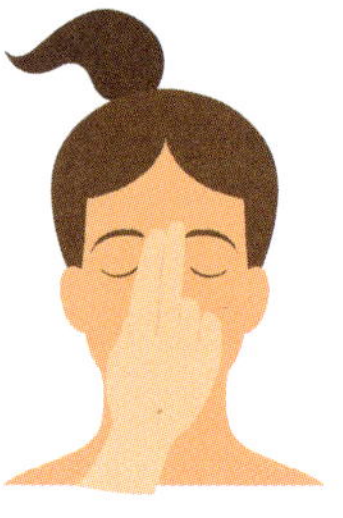

IL VAUT MIEUX LE SAVOIR

**RESPIRER PAR LE NEZ**

PENDANT TOUTE LA PRATIQUE DU YOGA, ON INSPIRE ET EXPIRE EXCLUSIVEMENT PAR LE NEZ (À PART QUELQUES EXERCICES SPÉCIFIQUES), AFIN DE FACILITER LA CIRCULATION DE L'ÉNERGIE. NE L'OUBLIEZ PAS, ET VEILLEZ-Y À CHAQUE INSTANT EN CALANT BIEN VOTRE RESPIRATION SUR LES MOUVEMENTS !

# 2 POSTURES
## POUR DÉCOUVRIR L'ANCRAGE

**En vous ancrant dans le sol, en travaillant votre équilibre, ces postures immobiles aident à se calmer, à apaiser le mental et les émotions, et à favoriser la conscience du corps et centrer son esprit.**

### 1 LA POSTURE DE LA MONTAGNE (TADASANA)

Debout, bien droit, jambes tendues, pieds parallèles (gros orteils collés, en laissant un peu d'espace entre les talons). Répartissez uniformément votre poids entre les deux pieds (orteils détendus). Poussez sur les pieds, contractez bien cuisses et fessiers pour lever les rotules, détendez le ventre, étirez la colonne vers le ciel, tirez les épaules (basses) vers l'arrière, et placez les bras le long du corps, doigts vers le sol, tête droite, bassin légèrement basculé, visage lissé. Laissez votre corps osciller légèrement pour trouver l'équilibre. Respirez doucement en ressentant le corps, la force dans le bas (les jambes) et la légèreté du haut (le buste). Faites au moins 10 longues inspirations.

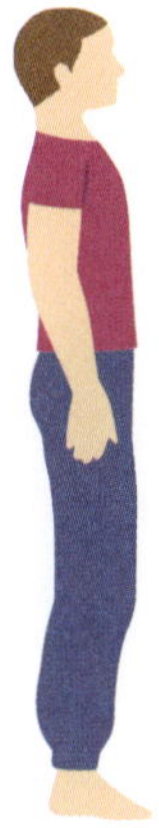

### 2 LA POSTURE DE L'ARBRE (VRIKSHASANA)

Gardez ou reprenez la posture de la montagne. Grandissez-vous, basculez le poids du corps sur la jambe droite, et levez la jambe gauche pour placer la plante du pied sur le mollet, ou l'intérieur de la cuisse : l'important n'est pas de mettre le pied très haut, mais de tenir l'équilibre. Joignez les mains devant la poitrine, engagez les abdominaux, trouvez l'immobilité. Faites 5 (ou plus) longues respirations, puis reprenez la position de départ et faites la posture de l'autre côté. Pour intensifier, levez les bras, tendez-les pour joindre les mains au-dessus de la tête.

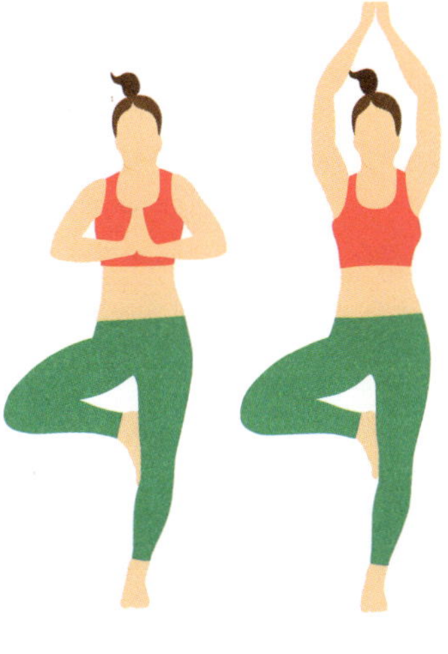

LE COACHING DE **Dr.Good !**

### Droit devant !

**Il risque d'être difficile, surtout au début, de fermer les yeux sans bouger ou basculer. Préférez fixer du regard un point précis situé droit devant vous, et ne fermez les yeux que quelques secondes pour sentir la différence. Quand vous vous sentirez pleinement à l'aise, vous pourrez garder les yeux fermés.**

LE CONSEIL DU JOUR

**Adaptez-vous !**

*Vous avez envie de passer plus de temps sur une posture ? Faites-le ! Une posture vous fait mal ? Changez-la ! Soyez à l'écoute de votre corps, de vos sensations, improvisez pour créer votre séance personnalisée selon votre état physique, votre humeur, vos besoins, vos limitations…*

LE COACHING DE **Dr.Good !**

**Un « bolster », quésaco ?**

Ce gros coussin cylindrique (plus ferme qu'un traversin ou polochon, car il est rempli de balles d'épeautre ou de cosses de sarrasin) facilite certaines postures. Il peut se glisser sous les fesses pendant l'assise méditative, ou sous les genoux pendant la posture de shavasana. À choisir cylindrique, de 60 à 70 cm de long et 20 à 25 cm de diamètre. Où trouver votre bolster ? Sur www.chin-mudra.yoga ; www.lotuscrafts.fr ; baya-france.com ; librecommelair.fr

# POSTURES ANTISTRESS

## POUR S'APAISER

**Ces postures, très pratiquées en yin yoga (un yoga statique et méditatif), aident à récupérer physiquement et mentalement.**

### 1 LA POSTURE DE L'ENFANT (BALASANA)

Assis sur les genoux, fesses reposant sur les talons et genoux serrés, inspirez et doucement, en expirant, basculez le buste sur les cuisses en arrondissant le dos pour venir poser le front sur le sol. Les bras sont soit le long du corps (mains vers les pieds), soit étirés (sans excès) vers l'avant, les fesses restent sur les talons. Respirez doucement. Restez ainsi, les yeux fermés, immobile pendant 4 à 6 minutes. Si besoin, intercalez un coussin ou une brique de yoga entre votre front et le sol. Si vous n'appréciez pas la sensation de compression du ventre sur les cuisses, ouvrez les genoux vers l'extérieur.

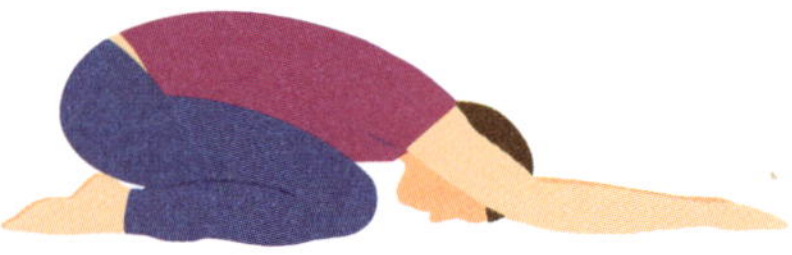

### 2 LA POSTURE DU PAPILLON SUPPORTÉ (OU « DÉESSE DU SOMMEIL »)

Assis, installez un traversin ou bolster derrière vous, une extrémité collée au bas du dos. Fermez les yeux, inspirez en vous grandissant, puis allongez-vous, la colonne calée sur toute la longueur du traversin, nuque comprise. Les bras sont de chaque côté du corps, détendus. Pliez les jambes, écartez les genoux vers l'extérieur et joignez les plantes des pieds, pas trop près du pubis (plus ils seront proches, plus les sensations seront fortes). Détendez le dos, respirez avec le ventre. Pour plus d'intensité, vous pouvez mettre les bras derrière la tête, chacun maintenant le coude opposé. Restez ainsi immobile, yeux fermés 4 à 6 minutes.

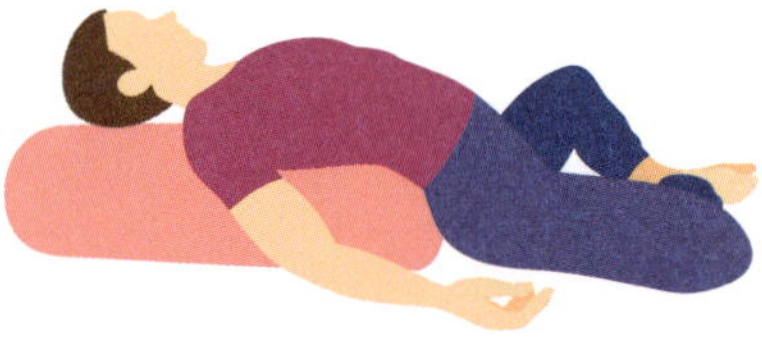

# INCONTOURNABLE
## SHAVASANA

**Également appelée « la posture du cadavre » (brrr...), shavasana (ou savasana) est bien plus qu'un moment de repos allongé ! Cette posture qui conclut chaque séance permet d'intégrer les bienfaits de la pratique, de les laisser « infuser » tout en se relaxant. Rien que du bonheur !**

### S'INSTALLER EN SHAVASANA

Allongez-vous de tout votre long sur le tapis. Les jambes sont légèrement écartées, pieds vers l'extérieur, bras le long du corps, paumes vers le ciel (vous pouvez les écarter légèrement du buste). Toute la colonne repose lourdement sur le tapis, nuque comprise (le regard est porté vers le ciel). Ensuite… rien ! Fermez doucement les yeux, respirez calmement et relaxez-vous complètement : vous pouvez scanner rapidement chaque partie de votre corps pour vérifier qu'elle est bien détendue. L'idée est de vous sentir merveilleusement bien. Cette posture est puissamment reposante : laissez-vous aller, profitez-en pleinement, chassez vos pensées et plongez dans le calme et la paix intérieure, lâchez-prise, profitez… Pour être efficace, la posture doit durer au moins 5 minutes, mais vous pouvez doubler le temps si cela vous fait du bien, on en a rarement assez !

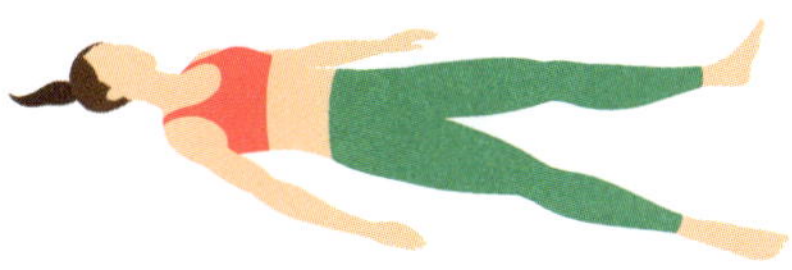

LE CONSEIL DU JOUR

**Ambiance *soft***

*Envie d'un voyage intérieur accompagné ? Si vous appréciez les mantras, on vous recommande, pour cette posture, de vous mettre en fond sonore le très « planant »* Purnamadah *de Shantala, qui dure… 8 minutes ! Décollage garanti !*

### VARIATION

Si votre dos a tendance à rester cambré, ou que vous souffrez souvent des lombaires, glissez un polochon ou un bolster sous vos genoux (légèrement fléchis) pour soulager le bas du dos : c'est tout de suite plus confortable !

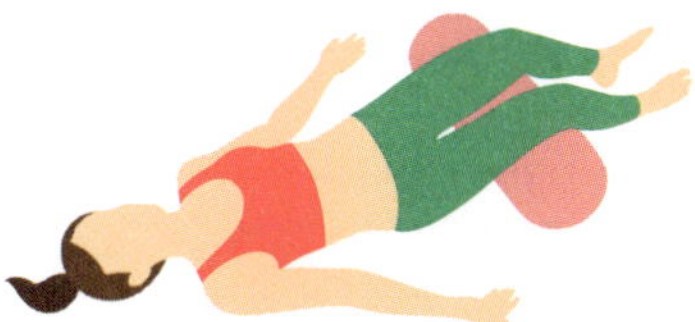

LE COACHING DE **Dr.Good !**

**Gare au froid !**

En mode relaxation, le corps a tendance à se refroidir rapidement : à part en plein été, enfilez un pull et des chaussettes ou recouvrez-vous d'une couverture douce et idéalement un peu lourde qui, par son poids, accentuera encore la détente.

LE CONSEIL DU JOUR

**Chuuuuut !**

*Environnement bruyant ? Ne vous énervez pas, apprenez plutôt à en faire abstraction : même dans les studios de yoga, il est rare de trouver un silence « idéal ». Ne vous focalisez pas sur le bruit, oubliez-le pour ne pas vous laisser déconcentrer.*

LE COACHING DE **Dr.Good !**

**Atterrissez en toute sérénité**

Après chaque séance, offrez-vous quelques minutes de prolongation pour vous récompenser, intégrer les bienfaits de la pratique et avoir le temps de revenir en douceur à la réalité. Par exemple, sirotez une tisane de plantes ou un bon thé, tranquillement, les yeux mi-clos, au calme.

# CRÉER
## SA « ROUTINE YOGA »

**Envie de vous accorder de vrais moments, quotidiens, pour votre pratique ? Mettez en place une routine dédiée avec ces 5 tips.**

### 1 INSTALLER SON ESPACE DE PRATIQUE

Pas besoin de 20 m$^2$, un petit coin de chambre ou de salon suffit largement tant que vous pouvez y être au calme. Installez dans cet espace votre tapis et quelques accessoires qui vous inspirent et vous apaisent (bâtons d'encens ou bougie naturelle, statuette, cartes ou photos).

### 2 SE FAIRE RAPPELER À L'ORDRE

Que vous choisissiez de pratiquer le matin ou le soir (ou les deux !), surtout au début, pensez à mettre une alarme sur votre téléphone, comme un rendez-vous professionnel. C'est le meilleur moyen de ne pas se laisser dévorer par la journée et oublier votre séquence. N'oubliez pas d'éteindre le portable pendant toute la durée de la pratique pour ne pas être dérangé par des appels ou SMS !

### 3 TROUVEZ LA BONNE TENUE

Pour pratiquer confortablement, il vous faut une tenue souple, douce et agréable à porter, qui ne serre pas le ventre… Vous n'avez aucune obligation d'investir (mais si cela vous fait plaisir, n'hésitez pas), cependant une tenue dédiée, c'est parfait pour se mettre dans le bon *mood* !

### 4 NOTEZ VOS EFFORTS

Fixez-vous un objectif, et fabriquez-vous un tracker (sur votre agenda par exemple), que vous cocherez tous les jours où vous avez pratiqué : idéal pour se motiver, vouloir progresser et intégrer jour après jour ce qui pourrait bien devenir une nouvelle habitude de vie !

### 5 COMPOSEZ VOTRE BANDE-SON

On peut faire du yoga dans le silence, mais la musique aide à se détendre et à se concentrer. Créez votre bande-son douce et relaxante qui participe au plaisir de la pratique et aide à oublier les sons extérieurs. Évitez les musiques avec paroles et préférez la musique classique ou relaxante (comme des sons de la nature), ou des mantras chantés… Vous trouverez facilement votre bonheur sur Internet !

# POSTURES POUR
## DES JAMBES PLUS LÉGÈRES

**Piétinement, position debout prolongée, soucis veineux : les jambes lourdes concernent une femme sur deux... mais aussi un homme sur quatre ! Avant ou après la douche fraîche sur le bas du corps, essayez une de ces postures qui favorisent le retour veineux.**

### 1 LA POSTURE DE LA CASCADE (VIPARITA KARANI) POUR DÉGONFLER

Asseyez-vous, jambes tendues, côté droit du corps à une dizaine de centimètres d'un mur, puis basculez doucement sur le côté et sur le dos en levant les deux jambes pour les poser en hauteur sur le mur, bien allongées (sans verrouiller les genoux) et pieds en l'air. Bougez en avançant pour bien caler vos fessiers contre le mur, gardez les pieds souples. Vous pouvez glisser un traversin, un coussin ou une couverture pliée sous vos fesses pour surélever le bassin. Les bras reposent sur les côtés, le dos est bien plaqué au sol. Restez ainsi quelques minutes en respirant doucement (c'est très agréable). Sortez de la posture en pliant les jambes pour ramener les genoux vers la poitrine, avant de basculer doucement sur le côté pour vous relever en douceur.

### 2 LA POSTURE DE L'AIGLE (GARUDASANA) POUR BOOSTER LA CIRCULATION ET ÉTIRER LES JAMBES

Commencez par prendre la posture de la montagne (voir p. 323) pour vous sentir bien ancré dans le sol. En inspirant, soulevez le pied gauche, pliez légèrement la jambe droite et trouvez l'équilibre sur le pied droit. Croisez la cuisse gauche sur la droite, venez crocheter le pied gauche derrière le mollet droit (ou la cheville) en penchant légèrement le buste vers l'avant. Respirez… puis, en expirant, amenez les bras pliés devant vous, et croisez vos avant-bras, le droit sous le gauche (le coude gauche s'installe dans le creux du coude droit), et pressez vos paumes de mains (même imparfaitement, car ce n'est pas facile). Respirez… et en inspirant, relevez légèrement les coudes joints vers le ciel. Tenez la posture pendant quelques respirations, aussi longtemps que possible. Recommencez ensuite dans l'autre sens.

LE COACHING DE **Dr. Good !**

**On se concentre !**

La posture de l'aigle demande beaucoup d'équilibre, ce n'est pas facile au début ! Restez calme et concentré, regardez droit devant vous, et ne renoncez pas, votre temps de pose va s'améliorer au fil des répétitions.

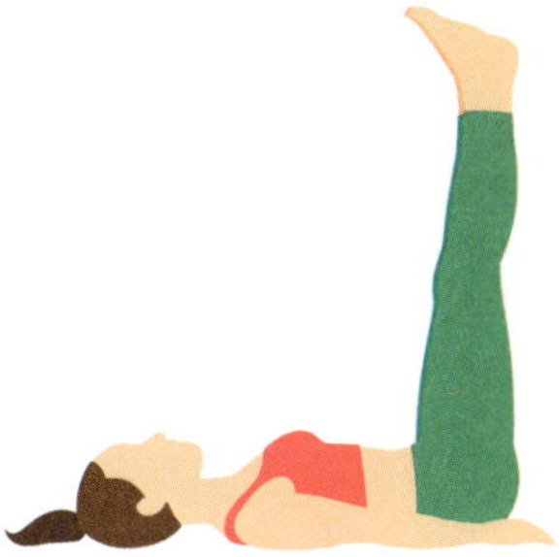

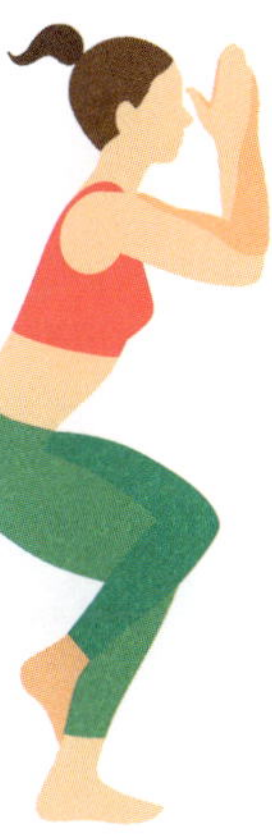

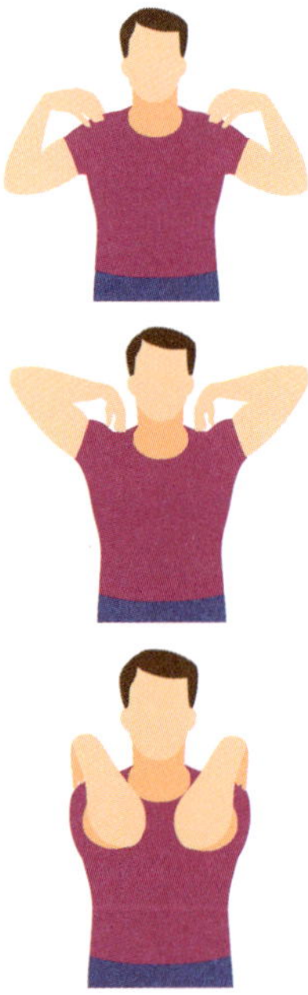

1

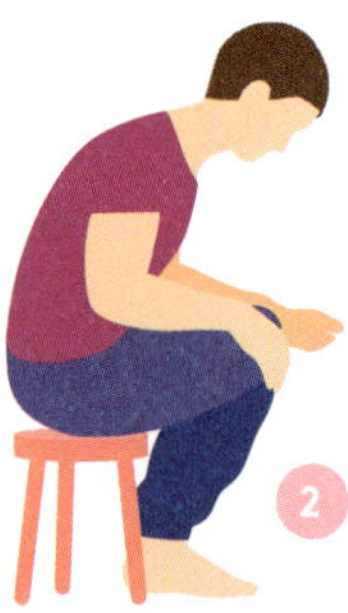

2

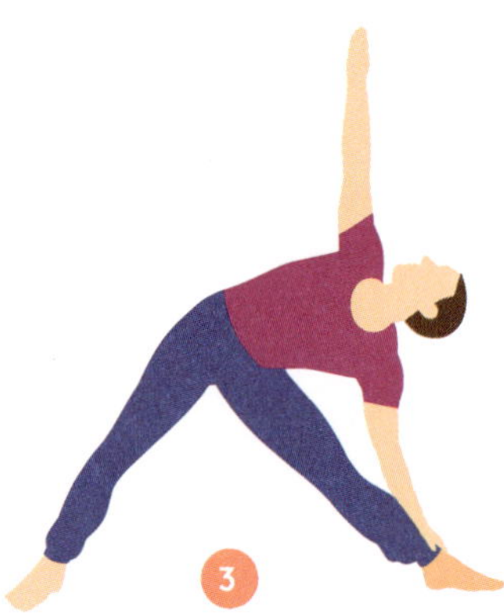

3

# 3 POSTURES DE YOGA
## À FAIRE... AU BUREAU !

**Oui, on peut (sans tapis ni tenue spécifique) faire quelques postures pendant sa journée de travail, pour se détendre, chasser les tensions musculaires... et retrouver calme et énergie !**

### 1 DÉTENDRE LA NUQUE ET LES ÉPAULES

Assis ou debout, posez chaque main sur l'épaule du même côté et ouvrez grand les coudes vers l'extérieur (pensez à garder les épaules basses). Faites 5 longues respirations, puis levez les coudes le plus haut possible (5 respirations encore). Enfin, ramenez les coudes sur la poitrine pour les rapprocher l'un de l'autre (encore 5 respirations).

### 2 RELAXER LES HANCHES, SOULAGER LES LOMBAIRES

Assis, pieds au sol bien parallèles et droits, bras détendus et mains sur les genoux amenez le pied gauche sur le genou droit, en ouvrant bien le genou gauche (le pied est flex). Inspirez profondément en allongeant la colonne et, en expirant, penchez le buste vers l'avant sans aller trop loin, vous ne devez pas vous faire mal. Restez en place pendant quelques respirations (5 à 10), revenez au centre, puis répétez de l'autre côté.

### 3 ASSOUPLIR LA COLONNE, ÉTIRER LES FLANCS, CALMER LE MENTAL (POSTURE DU TRIANGLE)

Debout, jambes écartées, dos droit, en posture de la montagne (voir p. 323), écartez les jambes, placez le pied gauche vers l'extrémité du tapis, le pied droit est dirigé devant vous (les talons sont sur une même ligne). Écartez les bras, serrez le ventre, et basculez le buste et les bras sur le côté gauche, pour que la main gauche se pose sur le genou, le tibia ou le pied. Les jambes restent tendues, le bras droit est vers le ciel, la tête dirigée vers le haut, main pointée. Faites au moins 5-6 cycles respiratoires, revenez au centre et recommencez de l'autre côté. Pour éviter de basculer le buste vers l'avant, faites la posture dos au mur : cela vous aidera à rester droit !

# DÉMARRER
## LA JOURNÉE DU BON PIED

**La salutation au soleil est une pratique matinale dynamique. Elle réchauffe le corps, stimule la circulation sanguine, renforce les fonctions physiologiques et fait monter l'énergie.**

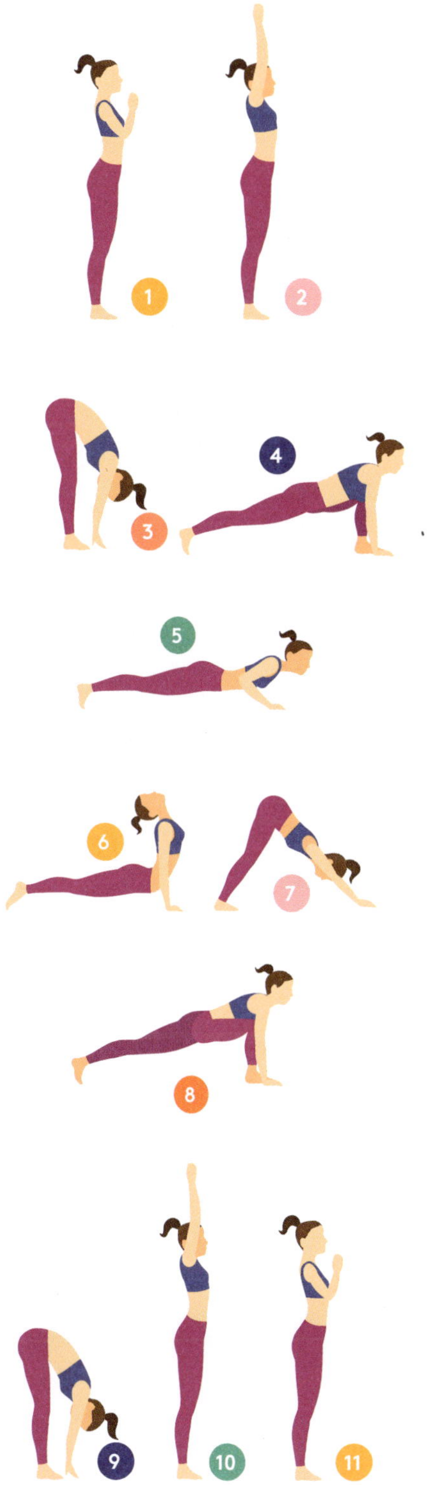


**1** Debout, dos droit, jambes tendues et gros orteils des pieds joints, mains jointes devant la poitrine, épaules légèrement vers l'arrière, expirez…

**2** En inspirant, étirez les bras vers le ciel, mains toujours jointes, épaules vers l'arrière et bassin légèrement basculé vers l'avant.

**3** En expirant, basculez le buste vers l'avant pour poser les mains au sol, tête relâchée. Si besoin, vous pouvez fléchir légèrement les jambes.

**4** En inspirant, envoyez la jambe droite vers l'arrière, puis la jambe gauche, en gardant le corps droit (fessiers et ventre serrés), mains sous les épaules, bras tendus, en planche.

**5** En expirant, pliez les bras et amenez le corps doucement au sol, genou, puis bassin, puis poitrine.

**6** En inspirant, poussez fortement sur les bras pour relever le haut du buste, omoplates bien resserrées. La tête peut être droite ou dirigée vers le ciel (si vous n'avez pas mal aux cervicales).

**7** En expirant, prenez appui sur vos orteils et basculez vers l'arrière, pour remonter en poussant sur les bras : tendez les jambes et gardez le dos droit, regard vers le sol.

**8** En inspirant, soulevez le pied droit, envoyez la jambe droite vers l'arrière, puis dans le même élan vers l'avant pour la placer entre vos mains.

**9** Ramenez ensuite la jambe gauche pour retrouver la posture 3, buste vers l'avant, mains au sol, tête relâchée.

**10** En inspirant, relevez-vous en posture 2, pieds joints, mains vers le ciel.

**11** En expirant, retrouvez la posture 1, dos droit, jambes tendues et pieds serrés, mains jointes devant la poitrine.

Recommencez ensuite la salutation en envoyant vers l'arrière la jambe gauche.

LE COACHING DE **Dr. Good !**

**En mode *punchy***

Vous pouvez compléter cette séquence par 3 fois 1 minute de course sur place, en accentuant les mouvements des bras, puis quelques *jumpings jack* ou pompes... une vraie séquence de sport pour bien attaquer la journée !

# POSTURES « WAKE UP »
## POUR BOOSTER SON ÉNERGIE

**Cette séquence, courte, mais ultratonique, est un véritable shot de caféine pour le corps et le mental : intense, elle réchauffe et dynamise. Faites les postures seules... ou enchaînées après la salutation au soleil !**

### 1 LA POSTURE SUR LES ORTEILS

À quatre pattes, genoux et pieds collés, repliez les pieds et ancrez bien tous les orteils dans le tapis. En expirant, poussez sur les bras et basculez le bassin vers l'arrière pour vous asseoir sur les talons. Le buste et la tête sont droits, les mains se posent sur les cuisses. Respirez doucement et essayez de tenir 1 à 2 minutes (oui, ça tire dans la plante des pieds !).

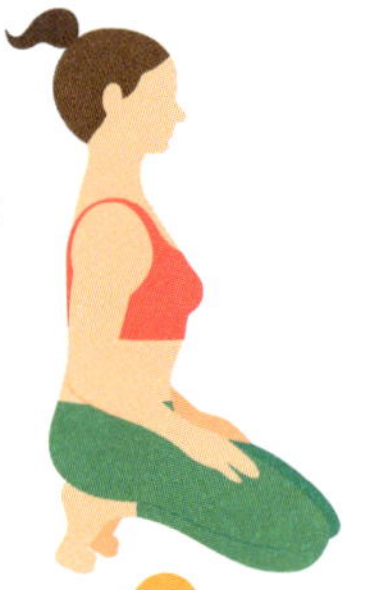
1

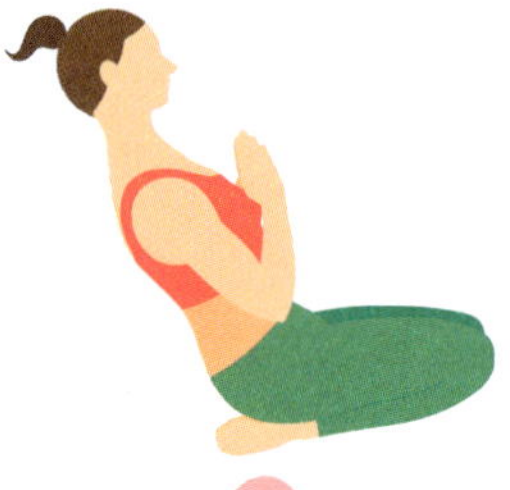
2

### 2 LA POSTURE SUR LES CHEVILLES

Assis à genoux, fesses sur les talons, les coups de pied contre le tapis, buste droit, basculez le buste vers l'arrière en expirant doucement, pour décoller tibias et genoux. Posez les mains sur les cuisses ou jointes devant la poitrine, tenez 1 à 2 minutes en respirant doucement.

### 3 LA POSTURE DU SQUAT (MALASANA)

Debout, pieds écartés de la largeur des hanches, orteils légèrement vers l'extérieur, respirez. En expirant, pliez les genoux, ouvrez-les sur les côtés et descendez les fesses pour vous asseoir en squat. Posez les bras sur les genoux, ou placez les coudes à l'intérieur des genoux, mains jointes sur la poitrine, en exerçant une pression coudes/genoux. Si vos talons décollent, glissez un tapis roulé ou une brique sous chacun d'eux. Si vous avez mal aux genoux ou au bas du dos, posez une brique sous vos fesses pour vous « porter ». En respirant doucement, tenez 2 à 3 minutes.

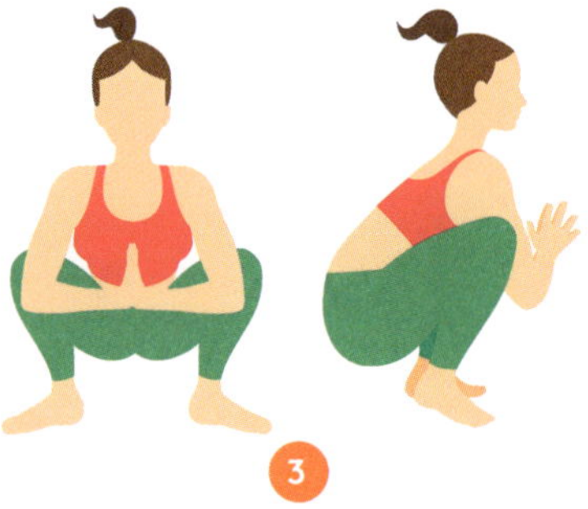
3

# MAÎTRISER
## LE « CHIEN TÊTE EN BAS »

**Adho muka svasana est une des postures les plus emblématiques du yoga… mais elle est plus difficile à (bien) faire qu'il n'y paraît. On vous donne tous les détails.**

**Ses bienfaits :** Elle allonge la colonne vertébrale, détend nuque et épaules, améliore la circulation du sang (c'est une posture d'inversion : la tête est plus bas que le cœur), renforce le haut du corps, améliore la stabilité et étire les mollets et l'arrière des cuisses (les ischiojambiers).
Elle sert souvent de transition entre deux postures et fait partie de la salutation au soleil.

LE COACHING DE **Dr.Good !**

**On s'accroche !**

Cette posture difficile, si on veut la parfaire, demande un entraînement pour la maîtriser. Pour vous aider, mettez-vous de profil devant une glace pour vous observer et mesurer vos progrès au fil du temps.

### COMMENT ENTRER DANS LA POSTURE DU CHIEN TÊTE EN BAS ?

La posture ressemble à un V inversé. On débute souvent à quatre pattes : crochetez les orteils dans le tapis, poussez sur les jambes pour remonter le bassin, mains à plat et bras tendus.

- **Dos :** plat et non arrondi, cherchez l'allongement. Les omoplates sont resserrées.
- **Tête :** détendue, dans le prolongement des bras.
- **Épaules :** relâchées et légèrement roulées vers l'extérieur. Pensez à les éloigner des oreilles.
- **Coccyx :** pointé le plus haut possible vers le ciel (pensez-y, visualisez-le !).
- **Jambes :** écartées de la largeur des hanches.
- **Genoux :** ils peuvent être légèrement pliés.
- **Talons :** ils repoussent le sol. Si vous n'arrivez pas à les poser sur le tapis, pliez légèrement les genoux. Cela s'améliore avec l'entraînement, mais reste parfois impossible, et ce n'est pas grave.
- **Mains :** elles appuient sur le tapis, doigts écartés.
- **Muscles :** ceux des bras et des jambes sont activés, comme les abdominaux, serrés et rentrés.
- **Poids du corps :** également réparti sur les quatre membres. Une fois dans la posture, respirez lentement par le ventre pour calmer le mental (car oui, ça tire, parfois !) pendant 1 à 3 minutes. Vous pouvez replier un genou après l'autre vers le buste sans bouger les pieds (« marcher » dans le chien tête en bas) plusieurs fois.

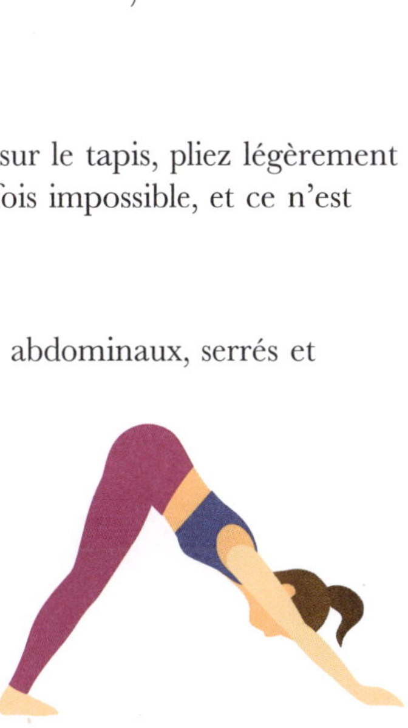

# 14 OCTOBRE

LE COACHING DE
**Dr.Good !**

### Tout doux !

Faites ces mouvements lentement, prenez le temps. Respirez le plus profondément possible avec le ventre, en dirigeant mentalement la respiration vers les zones tendues, fermez les yeux si vous le pouvez (ou regardez un point fixe), pour gagner en détente.

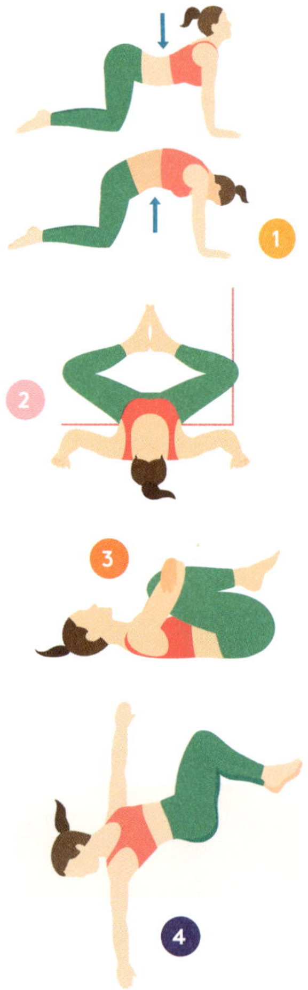


# ÉTIRER ET DÉTENDRE
## MON DOS

**Crispé, noué, tendu : il a l'art de réagir à nos tensions, nos agacements et nos erreurs posturales ! Objectif détente avec ces postures simples, qui vont vous réconcilier en douceur avec votre colonne.**

### 1 LA POSTURE DU CHAT

À quatre pattes sur le tapis (mains de la largeur des épaules, pieds de la largeur du bassin), inspirez en creusant le dos et en ouvrant la poitrine, regard vers le plafond. Expirez en repoussant le sol avec vos mains et arrondissez le plus possible le dos, regard au sol, ventre bien serré. Recommencez de façon fluide, lentement, pendant au moins 1 à 2 minutes.

### 2 LA POSTURE DU PAPILLON CONTRE LE MUR

Allongé sur le dos le long d'un mur, basculez les jambes vers le haut, fesses collées au mur, pliez les jambes et écartez les genoux en joignant les plantes de pieds. La colonne est ancrée au sol de bas en haut, tête droite, bras le long du corps ou écartés. Respirez amplement et calmement, pendant 2 à 3 minutes.

### 3 LA POSTURE DE L'ENFANT ALLONGÉ

Allongé sur le dos, repliez les deux jambes sur la poitrine, entourez vos genoux avec vos bras, détendez le dos sur le tapis et restez 1 à 2 minutes en respirant doucement.

### 4 LES TORSIONS AU SOL

Allongé sur le dos, jambes tendues, colonne ancrée dans le sol. Pliez les genoux, pieds au sol. Soulevez légèrement le corps et décalez vos fesses de 15-20 cm vers la droite. Remontez ensuite les jambes pliées sur la poitrine, et basculez-les lentement du côté gauche. Écartez les bras et tournez la tête du côté droit. Les épaules doivent rester au sol. Respirez profondément ainsi pendant 2 à 4 minutes, puis remontez les jambes, pliez-les, pieds au sol, décalez les fesses vers la gauche et refaites la posture avec les jambes basculées vers la droite (et la tête à gauche).

# SÉQUENCE
## « FIN DE JOURNÉE »
## POUR TROUVER LE CALME

**Envie de vous faire vraiment du bien, d'oublier les tensions de la journée, d'assouplir votre dos raide et crispé ? Cette série va vous détendre, étirer votre corps, vous aider à récupérer et vous préparer à une soirée apaisée.**

Assise méditative 5 minutes.

1 Posture du chat 2 minutes (voir p. 332) pour assouplir dos et bassin.

2 Posture de l'enfant 3 minutes (voir p. 324) pour se sécuriser et s'apaiser.

3 Posture du chien tête en bas 1 minute (voir p. 331) pour étirer dos et membres.

4 Posture du grand angle 1 minute (voir p. 340) pour détendre les épaules.

5 Posture de la montagne 1 minute (voir p. 323) pour s'ancrer en douceur dans l'instant présent.

6 Posture de la cascade 2 minutes (voir p. 327) pour alléger ses jambes.

7 Posture du cygne qui dort deux fois 1 minute (voir p. 334) pour plonger dans le calme.

8 Posture du bébé heureux (*happy baby*) 2 minutes (voir p. 336) pour faire émerger la bonne humeur.

9 Étirement allongé 2 minutes (voir p. 335) pour prolonger l'étirement.

10 Torsions au sol deux fois 2 minutes (voir p. 332) pour mettre au repos le système nerveux.

11 Shavasana avec un bolster sous les genoux 5 minutes (voir p. 325) pour finir en beauté.

Total : 30 minutes.

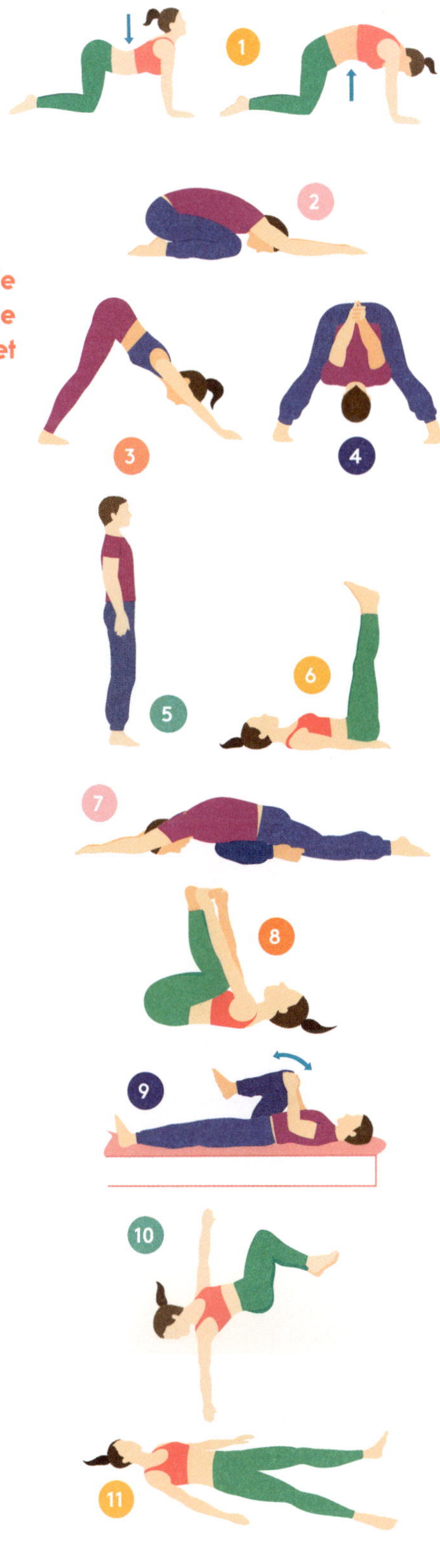

LE CONSEIL DU JOUR

**À jeun !**

*Ne pratiquez pas ces postures avec l'estomac plein… Attendez au moins 3-4 heures après un repas, surtout s'il a été copieux.*

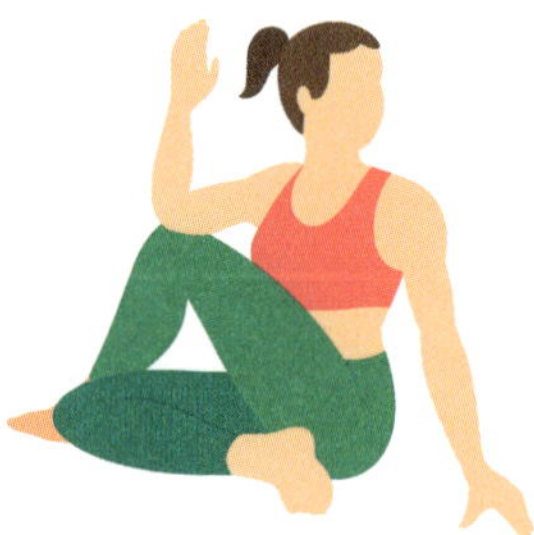

LE COACHING DE **Dr.Good !**

**Créez une séquence complète**

Assise méditative – posture du chat pour libérer les tensions de l'abdomen (voir p. 332) – cygne qui dort – torsions assise – papillon allongé ou supporté (voir p. 324 ou p. 336) – posture des genoux à la poitrine (voir p. 335) – torsions au sol (voir p. 332) – shavasana (voir p. 325).

# FAVORISER LA DIGESTION

**Réguler le transit, dissiper les lourdeurs digestives, lutter contre la constipation : c'est possible avec ces postures qui prennent soin de notre abdomen.**

### 1 LES TORSIONS ASSISES (ARDHA MATSYENDRASANA)

Assis, jambes tendues devant vous, dos droit. En inspirant, pliez la jambe gauche et posez la plante du pied gauche à l'extérieur du genou droit. Puis pliez le genou droit pour rapprocher le pied droit de la fesse gauche. Posez la main gauche derrière vos fesses. En inspirant, tournez votre buste et votre tête vers la gauche pour regarder loin par-dessus l'épaule gauche, en entourant le genou gauche de votre bras droit ou même en calant votre coude droit à l'extérieur du genou gauche. Tenez la posture 20 à 30 secondes en respirant profondément, sans à-coups, en vous étirant bien. Revenez en position de départ et refaites la posture de l'autre côté.

### 2 LA POSTURE DU CYGNE QUI DORT

À quatre pattes, respirez doucement puis, sur l'inspiration, avancez le genou droit. En expirant, allongez derrière vous la jambe gauche tendue, basculez le genou droit vers l'extérieur pour le poser au sol et amener le talon droit près du pubis. En inspirant, redressez le buste, bouts des doigts posés au sol. Sur une expiration, descendez doucement le buste vers l'avant pour poser le front sur le tapis (ou une couverture, une brique…) et le ventre sur la jambe droite. Respirez doucement pendant 3 à 5 minutes. Relevez-vous doucement sur l'inspiration, repassez à quatre pattes et recommencez de l'autre côté.
Si votre bassin a tendance à basculer sur le côté, glissez sous la fesse un coussin, une couverture roulée ou une brique.

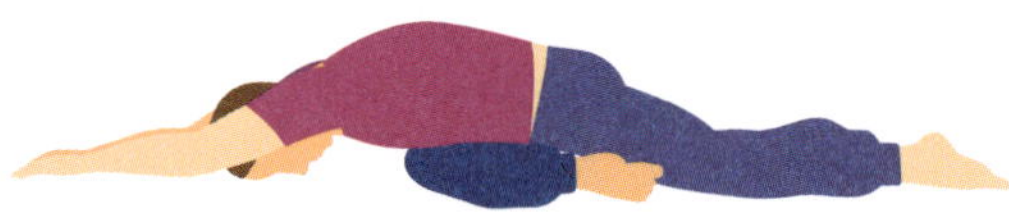

# SOULAGER
## LES DOULEURS DE RÈGLES

**Fatigue, douleurs et crampes : le « ménage menstruel » de l'utérus peut être désagréable. Certaines postures vont soulager et détendre le bas du ventre et le bassin, apaiser le dos, tout en apportant un réconfort bienvenu.**

Il vous faut : un traversin (polochon) ou un bolster.

### 1 LA POSTURE DU TIGRE SUR L'ARBRE

Assise sur les talons, écartez les genoux et installez le traversin devant vous, une extrémité collée au pubis. Buste droit, inspirez puis expirez doucement en descendant le buste pour le faire reposer sur le traversin. Vous pouvez tourner la tête sur le côté. Les bras reposent sur le sol ou entourent le traversin. Fermez les yeux, restez ainsi pendant quelques cycles respiratoires, ou prolongez jusqu'à 5 minutes. Si vous avez tourné la tête d'un côté, changez de côté après quelques minutes.

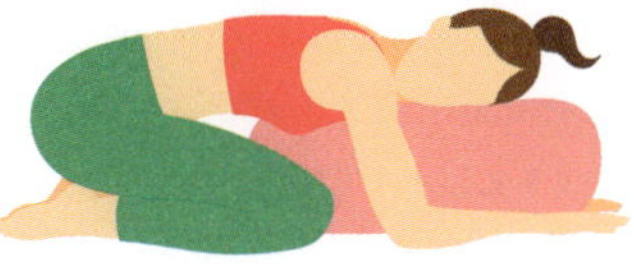

### 2 LA POSTURE DES GENOUX À LA POITRINE (ÉTIREMENT ALLONGÉ)

Allongée, jambes tendues jointes, inspirez doucement et, en expirant, ramenez le genou droit sur le buste, et attrapez-le avec les mains pour le maintenir près du ventre. Respirez doucement… puis relâchez la jambe en expirant. Inspirez jambes tendues, puis en expirant, ramenez cette fois le genou gauche et respirez dans la posture. Rallongez la jambe gauche en expirant. Enfin, sur une expiration, remontez les deux jambes à la fois, entourez-les de vos mains, faites quelques cycles respiratoires, puis rallongez doucement les jambes au sol.

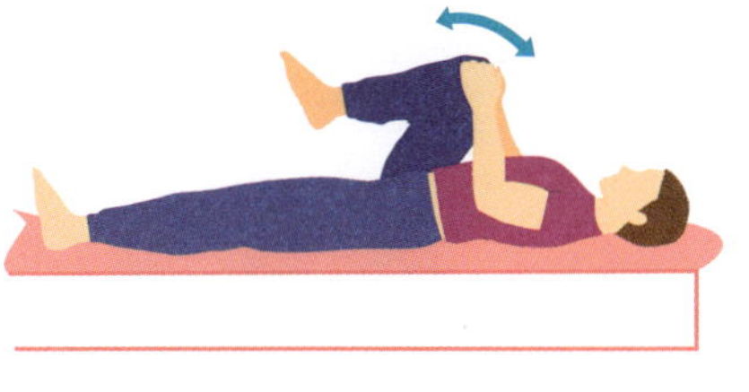

LE COACHING DE **Dr. Good !**

### Yoga et féminité

Oui, on peut faire du yoga pendant les règles, ça peut vraiment soulager, même si on souffre d'endométriose douloureuse (il existe des cours dédiés). On peut aussi pratiquer enceinte (même si certaines postures sont interdites selon le moment de la grossesse), et même en postnatal ! Pour une pratique dédiée et adaptée, rapprochez-vous toutefois d'un professeur certifié.

LE COACHING DE **Dr.Good !**

**Prêt pour le grand plongeon…**

Faites ces 2 postures les yeux fermés, lumière éteinte, en silence ou avec, si vous le souhaitez, une musique douce pour vous bercer. Ensuite, tirez la couette sur vous et plongez dans le sommeil sans passer par la case « portable » : vous allez vous endormir en douceur, comme un bébé !

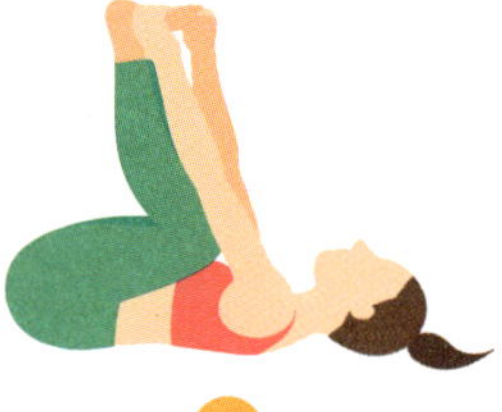

1

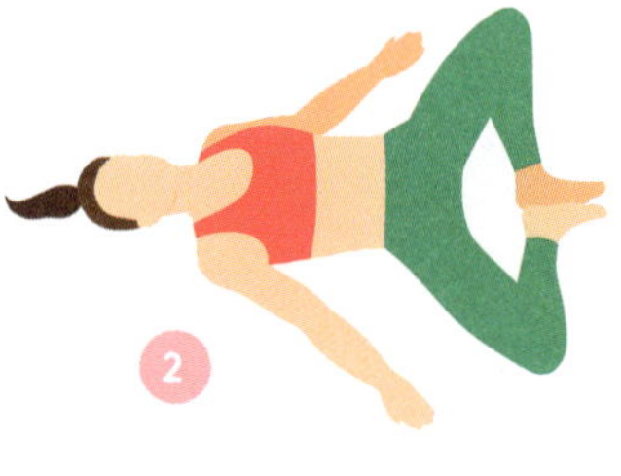

2

# FAIRE DU YOGA…
## DANS MON LIT !

**Normalement, on pratique plutôt sur un tapis… mais les jours de grosse fatigue où vous avez zappé votre séance, ou simplement pour parfaire votre détente avant de dormir, vous pouvez adopter ces deux postures immobiles une fois couché.**

### 1 LA POSTURE DU BÉBÉ HEUREUX (ANANDA BALASANA) POUR ÉTIRER LA COLONNE ET DÉTENDRE LES HANCHES

Allongé (sans oreiller), respirez doucement. Puis repliez délicatement les genoux sur la poitrine. De chaque main, attrapez le pied du même côté (soit sur l'extérieur, soit en saisissant le gros orteil), en passant vos bras à l'intérieur des jambes. Laissez les genoux s'ouvrir vers les aisselles, plantes des pieds vers le plafond, coudes proches des genoux. Veillez à garder la tête droite, bien plaquée au sol (pas de menton vers l'avant), en ancrant bien toute la colonne, de bas en haut, sur le matelas. Vous pouvez vous balancer légèrement de droite à gauche, puis restez tranquillement dans l'axe en respirant doucement, pendant 1 à 3 minutes.

### 2 LA POSTURE DU PAPILLON ALLONGÉ POUR RELÂCHER LE DOS ET LES ÉPAULES ET ÉTIRER LES JAMBES

Allongé (sans oreiller), bras légèrement ouverts sur les côtés, paumes des mains vers le plafond, respirez doucement. Pliez les genoux, pieds au sol, puis laissez-les s'ouvrir vers l'extérieur pour qu'ils se rapprochent du matelas, enfin joignez les plantes des pieds. Éloignez ensuite les pieds joints du pubis (à votre convenance, selon votre souplesse) pour que vos jambes forment un losange. Si vos genoux ne touchent pas le matelas, vous pouvez glisser un oreiller sous chacun d'entre eux pour vous sentir plus confortable. Restez ensuite dans la posture en respirant calmement, dos et nuque bien ancrés, pendant 1 à 5 minutes.

# TESTEZ
## LE « YOGA DES YEUX » !

**S'il est peu connu, le yoga des yeux est bel et bien issu du yoga traditionnel. Plus qu'une simple gymnastique oculaire, il permet de défatiguer ses yeux (idéal quand on travaille sur écran), et même de les préserver, notamment du vieillissement.**

### 1 ENTRETENIR SON « EFFET LOUPE »

L'accommodation, système de mise au point de l'œil qui permet de voir nettement de près, faiblit au fil des années : les muscles du cristallin perdent leur souplesse, se rigidifient… L'exercice culte : assis, tendez un bras devant vous, pouce levé. Sans lâcher le pouce du regard (et en inspirant), rapprochez-le du nez (sans aller jusqu'à loucher), puis éloignez-le à bout de bras. Répétez 5 fois, lentement.

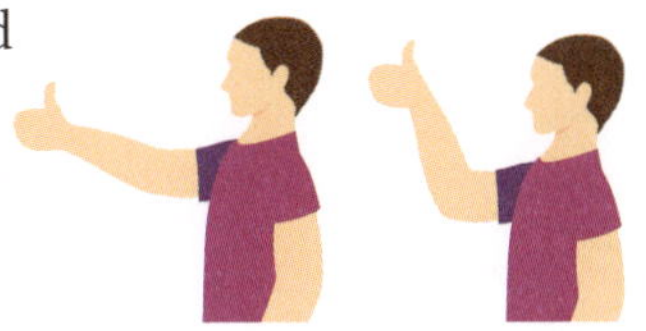

### 2 BOOSTER SA MOBILITÉ OCULAIRE

Idéalement dehors (sinon, devant une fenêtre), faites cet exercice de balancement qui relance la mobilité oculaire : jambes écartées (50 cm), pieds à plat sur le sol, balancez le corps d'une jambe sur l'autre. Inspirez quand vous revenez au centre, expirez quand vous vous penchez sur le côté. Commencez lentement en gardant les yeux fermés, puis répétez les yeux ouverts, sans rien fixer, mais juste en accompagnant vos mouvements du regard.

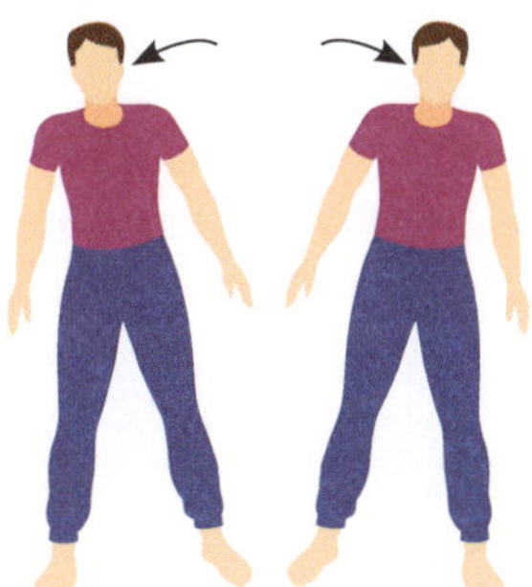

### 3 LES METTRE À LA GYM

Vous pouvez pratiquer cet exercice assis, avant ou après une séance de yoga, ou de façon indépendante : il fait travailler les yeux de façon complète et il est symboliquement puissant, puisqu'il s'agit de « dessiner », avec le regard, le signe de l'infini (ou un « 8 couché »). Commencez au milieu du signe, dessinez-le lentement avec vos deux yeux (bien sûr sans bouger la tête !), calmement, dans une sorte de mouvement perpétuel, 5-6 fois maximum.

LE COACHING DE **Dr.Good !**

### Tout en douceur !

Ces exercices ne doivent pas devenir douloureux, et sont à effectuer lentement, en respirant. Répétez-les le plus souvent possible, vous verrez la différence : yeux moins fatigués, moins secs ou larmoyants, moins rouges et inconfortables… Certains voient même leur vue s'améliorer… à condition d'être régulier ! Entre chaque exercice ou série, faites un *palming* (voir p. 295), une technique qui repose et apaise merveilleusement les yeux et dont on peut user sans modération.

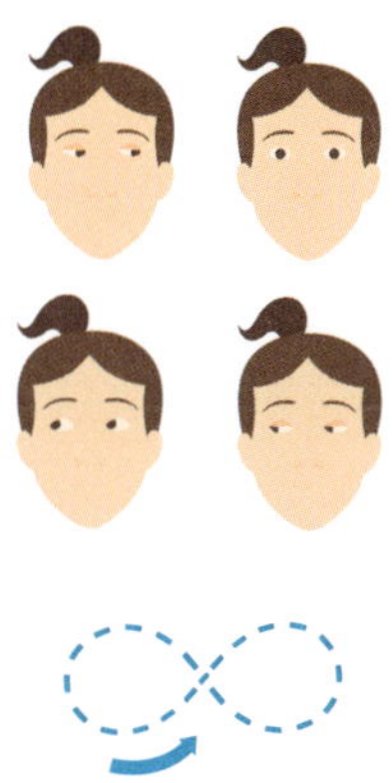

## 20 OCTOBRE

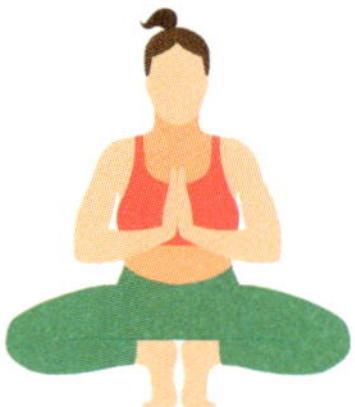

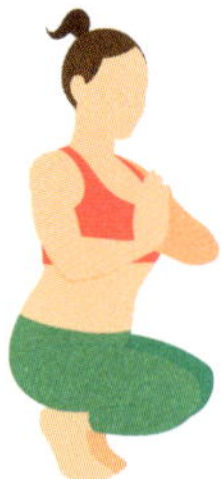

1

2

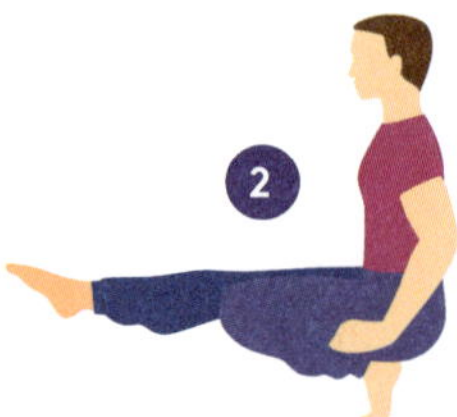

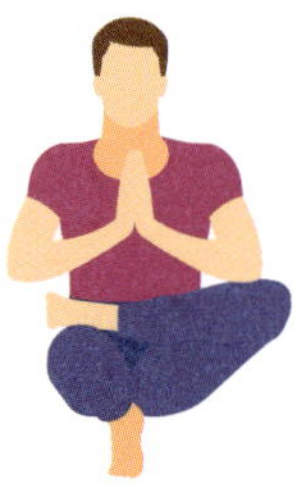

3

# 2 POSTURES
## « DÉFI ÉQUILIBRE »

**Challengeantes, ces 2 postures renforcent les jambes de bas en haut, et surtout exigent calme, concentration et... entraînement ! Envie de vous dépasser et d'améliorer votre équilibre ? *Let's go !***

### LA POSTURE DE LA POINTE DES PIEDS (PRAPADASANA)

Debout, droit, levez les bras devant vous. En inspirant, accroupissez-vous sur la pointe des pieds en décollant les talons et ouvrez les genoux vers l'extérieur. Redressez le dos, joignez les mains devant la poitrine. Tenez la posture pendant 20 à 30 secondes en respirant doucement.

1 Variante 1 : en expirant, ramenez les genoux l'un contre l'autre.

2 Variante 2 : tendez une jambe devant vous, bien droite et pied pointé.

3 Variante 3 : debout (posture du départ), repliez une jambe pour poser le pied sur la cuisse de l'autre jambe. Descendez doucement sur le talon, tenez l'équilibre.

### LA POSTURE DU GUERRIER III (VIRABHADRASANA III)

Debout, en posture de la montagne (voir p. 323). Tendez doucement la jambe gauche vers l'arrière. Ancrez la jambe droite dans le sol sans trop la raidir et en gardant une légère flexion dans le genou. Serrez les muscles de la cuisse droite (quadriceps) et basculez le bassin vers l'avant, en laissant la jambe gauche monter, jusqu'à ce que le buste soit parallèle au sol, tout comme la jambe arrière : le corps doit être aligné, le regard est au sol, les hanches parallèles au sol. Une fois stable, tendez les bras vers l'avant et entrecroisez les doigts. Essayez de tenir 10 secondes, puis 20, puis 30 en respirant calmement.

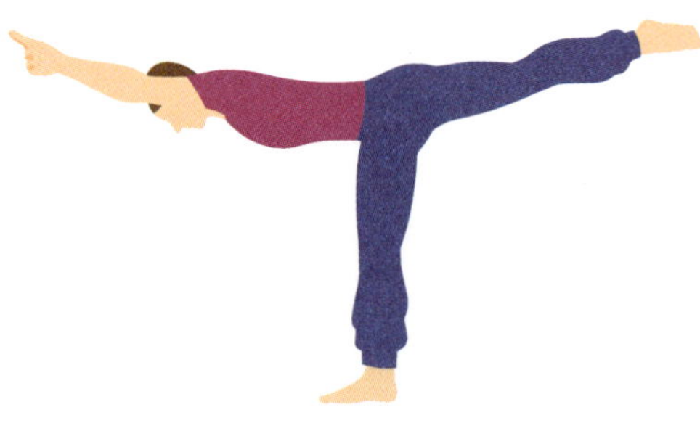

# TECHNIQUES
## RESPIRATOIRES POUR BOOSTER SON BIEN-ÊTRE

**Le travail du souffle est puissant, il peut être un vrai accompagnement du quotidien. Variez les expériences pour découvrir ses bienfaits.**

### KAPALABHATI : LA RESPIRATION DU FEU POUR S'ÉNERGISER

Ce kriya (exercice énergétique) de purification se pratique à jeun, idéalement le matin (avant vos salutations au soleil par exemple). Il améliore la digestion et décrasse l'organisme par hyperoxygénation. Assis en posture méditative, inspirez naturellement et lentement par le nez, en laissant bien gonfler le ventre, et expirez (toujours par le nez) rapidement et fortement en dégonflant le ventre : votre expiration doit être bruyante. Le visage reste impassible. Commencez à un rythme lent, et quand vous serez entraîné (après plusieurs séances), vous pourrez accélérer la cadence et alterner les séquences lentes et dynamiques.

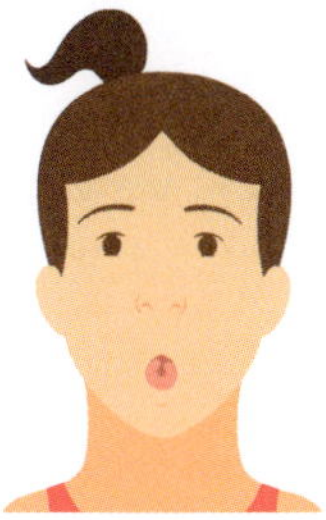

### SHEETALI : LE « COUP DE FRAIS » PHYSIQUE ET MENTAL

Cette respiration rafraîchit le corps, mais aussi l'esprit (en cas de colère ou de stress, par exemple). Assis en posture méditative, faites un rond avec vos lèvres, comme pour dessiner le son « u ». Sortez légèrement la langue, roulez-la pour créer un petit tube. Inspirez par ce tube. Gardez l'air quelques secondes, plaquez la langue contre le palais puis expirez lentement par le nez.

Si, comme certains, vous n'arrivez pas à rouler la langue (c'est génétique !), remplacez sheetali par sheetkari : lèvres légèrement retroussées, faites se toucher vos dents du haut et du bas, et pressez doucement le bout de la langue contre les dents. Inspirez par la bouche, entre les dents. Fermez la bouche, gardez l'air quelques secondes, expirez doucement par le nez.

Dans les deux cas, enchaînez 10 à 15 cycles.

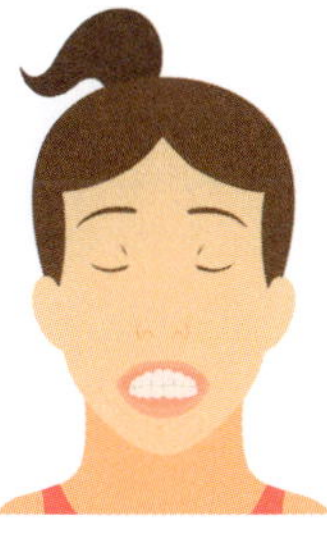

DITES-MOI DR.GOOD ?

**Yoga et respiration, un duo gagnant**

L'intérêt des postures est « d'ouvrir le corps », pour faciliter le travail respiratoire, rendre le souffle plus ample, mais aussi le ralentir. Cela favorise l'oxygénation de l'organisme, mais augmente aussi la détente physique et apaise les émotions. Tout bénéfice !

LE COACHING DE **Dr.Good !**

**Jour après jour**

Ces respirations ne doivent jamais devenir douloureuses. Pratiquez-les avec constance, mais aussi conscience et humilité, et progressez à petits pas, sans brutalité !

LE COACHING DE **Dr.Good !**

**Séquence complète**

Vous pouvez ajouter dans l'ordre : le chien tête en bas (voir p. 331), la posture du triangle (voir p. 328), la posture ballante (voir p. 342), la posture du chat (voir p. 332), puis ces 3 postures, et terminer avec la posture de l'enfant (voir p. 324).

# ASSOUPLIR BRAS
## ET ÉPAULES

**Tendus et crispés ? On les dénoue sans brutalité, avec ces postures qui, si elles peuvent sembler difficiles, apportent un réel soulagement.**

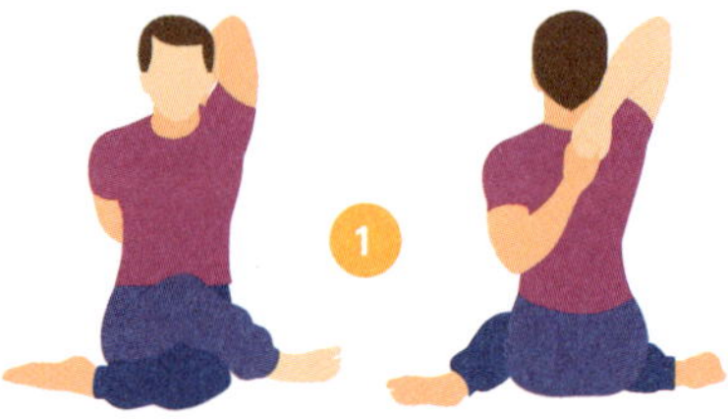
1

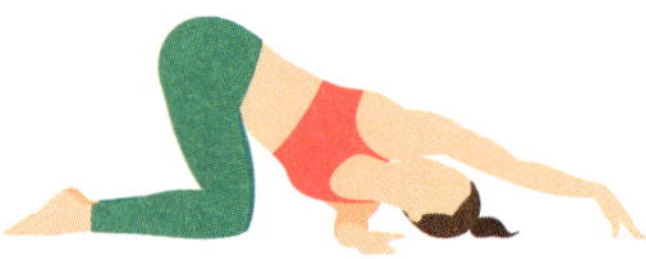
2

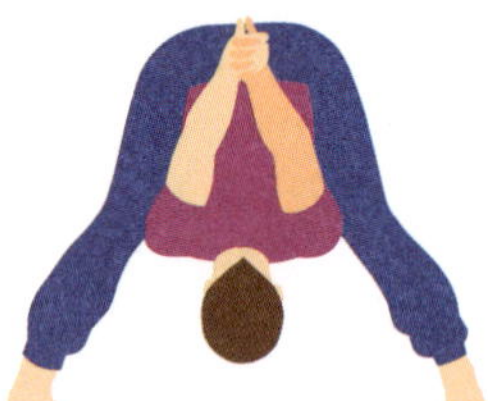
3

### 1 LA POSTURE DE LA TÊTE DE VACHE (GOMUKHÂSANA)

Assis, la jambe droite croisée sur la jambe gauche, levez le coude gauche puis pliez le bras gauche en le passant au-dessus de l'épaule pour venir glisser la main gauche entre les omoplates. Pliez le bras droit vers le bas, passez la main droite dans le dos et venez attraper la main gauche. Restez ainsi 1 minute, en respirant bien, puis relâchez et recommencez de l'autre côté (en croisant les jambes dans l'autre sens).
Si vous n'arrivez pas à attraper vos mains, utilisez une sangle ou une ceinture.

### 2 LA POSTURE DE L'AIGUILLE ENFILÉE (PARSVA BALASANA)

À quatre pattes, levez la main droite et glissez le bras droit vers la gauche, paume vers le plafond, jusqu'à ce que votre épaule droite soit au sol et le bras bien étiré, puis posez le haut du corps et la tête au sol, et regardez vers la gauche. Veillez à bien garder les hanches au-dessus des genoux (mollets et cuisses sont perpendiculaires). Respirez doucement sur quelques cycles, remontez à quatre pattes et recommencez de l'autre côté.

### 3 LA POSTURE DU GRAND ANGLE (PRASARITA PADOTTANASANA)

Debout, jambes bien écartées, pieds parallèles, dos droit. Mettez vos bras dans le dos, et entrecroisez les mains. En expirant, descendez doucement le buste vers l'avant pour descendre la tête vers le sol, regard au milieu des jambes. Le coccyx est pointé vers le ciel, les bras tendus, les épaules loin des oreilles. Soulevez petit à petit les bras vers le ciel. Respirez calmement (4-5 cycles) puis remontez doucement.

# POSTURES INTENSES
## POUR UN MENTAL D'ACIER

**Besoin d'éprouver votre corps et votre esprit, de développer votre volonté et votre motivation ? Ces postures vont vous challenger et sculpter votre mental.**

### LA POSTURE DU SPHINX

Allongé sur le ventre, jambes tendues, front au sol, ramenez les coudes sous les épaules (paumes de mains au sol et doigts écartés), et poussez dans les avant-bras pour décoller la poitrine. Tirez légèrement les épaules vers l'arrière, gardez bras et avant-bras à l'équerre, ancrez le pubis dans le sol, décontractez les fessiers et les jambes. La tête est droite, le regard devant soi (yeux ouverts ou fermés). Respirez calmement 1 à 4 minutes.

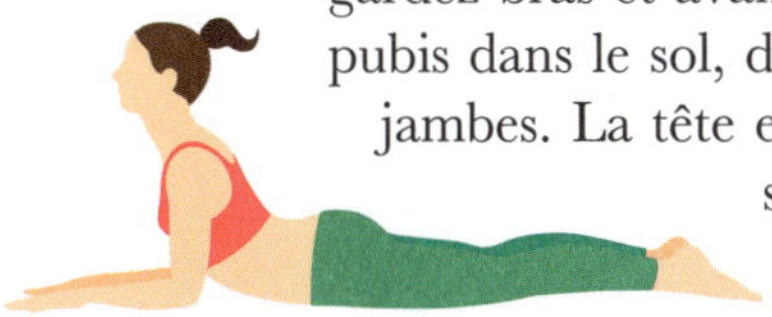

### LA POSTURE DU CHAMEAU

Assis sur les talons, l'avant des pieds au sol, redressez buste et cuisses pour arriver sur les genoux. De chaque main, attrapez votre talon du même côté. Cambrez le dos pour mettre la colonne en flexion arrière, les cuisses engagées et le pubis poussé vers l'avant, la tête vers le ciel. Respirez doucement 1 à 2 minutes.
Si vous n'attrapez pas les talons, posez juste les mains sur les pieds, voire sur deux briques.

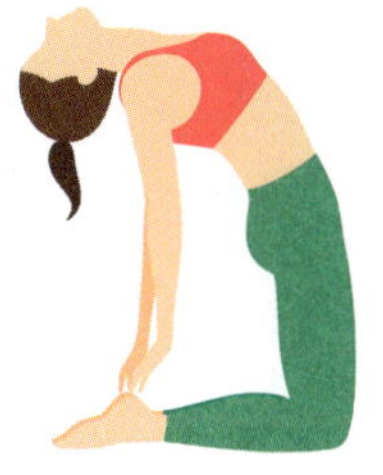

### LA POSTURE DE LA GRENOUILLE

À quatre pattes dans la longueur du tapis, écartez doucement les genoux jusqu'à sentir de la tension à l'intérieur des cuisses, puis alignez les tibias (chevilles et genoux doivent être sur une même ligne), pieds flex. Descendez ensuite le buste au sol, pour poser avant-bras, bras et front. Le bassin doit être aligné avec les genoux. Respirez calmement 1 à 4 minutes.
Vous pouvez installer un bolster ou un traversin sous le buste, un coussin ou une brique sous le front.

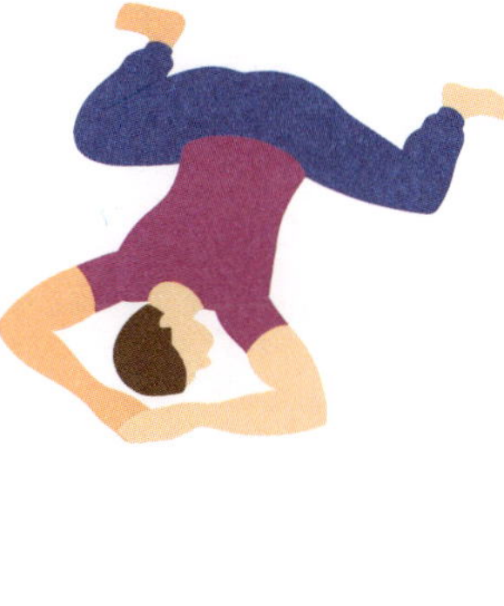

LE COACHING DE **Dr.Good !**

**Mode *warrior* activé**

Créez une séquence intense complète en associant d'autres postures : salutation au soleil (voir p. 329), la posture sur les orteils (voir p. 330), la posture sur les chevilles (voir p. 330), la posture du squat (voir p. 330), la posture de l'arbre (voir p. 323), la posture du guerrier III (voir p. 338), shavasana (voir p. 325).

LE CONSEIL DU JOUR

**Ne vous challengez pas !**

*En yoga, il n'est pas question de performance : on pratique dans le respect de soi tel qu'on est, dans l'écoute de son corps, et dans la bienveillance envers soi-même !*

# SPÉCIAL
## LÂCHER PRISE

**Épuisé, nerveux ? Oubliez tout avec ces postures bienfaisantes qui favorisent le retour sur soi et l'introspection, en apportant du réconfort.**

### LA POSTURE BALLANTE

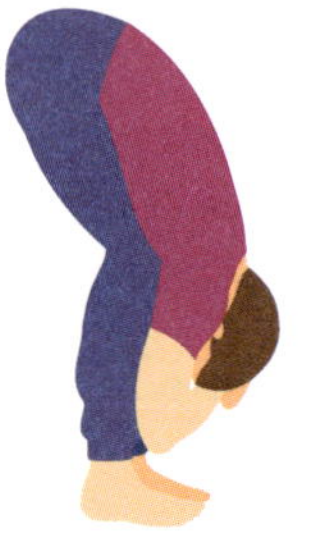

Debout, pieds écartés de la largeur des hanches, fléchissez légèrement les genoux et enroulez le buste et la tête vers l'avant. Déposez le ventre sur les cuisses, attrapez chaque coude avec la main opposée. Détendez bien les bras et le buste, gardez l'ancrage dans les pieds pour rester stable. Faites plusieurs cycles respiratoires doux et profonds.

### LA POSTURE DU PAPILLON (BADDHA KHONASANA)

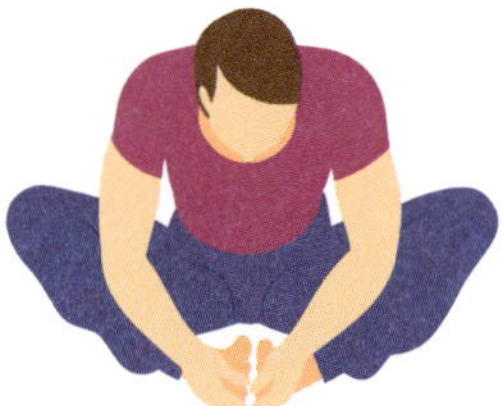

Assis jambes tendues, dos droit, pliez les genoux et venez joindre vos plantes de pieds devant vous, pas trop près du pubis. En expirant, descendez le buste vers l'avant en arrondissant le dos, pour venir recouvrir vos jambes (vous n'êtes pas obligé de descendre très bas). Posez les avant-bras au sol ou les mains près des pieds selon ce qui est confortable pour vous. Respirez doucement pendant au moins 3 minutes.

### LA POSTURE DU CŒUR (ANAHATASANA)

À quatre pattes, en expirant, avancez les bras vers l'avant (paumes des mains au sol) et descendez doucement le buste jusqu'à poser le front au sol. Le dos se creuse naturellement, mollets et cuisses sont perpendiculaires et les fesses restent au-dessus des genoux. Vous pouvez déposer la poitrine au sol (mais ce n'est pas obligatoire) : si c'est douloureux pour votre poitrine, intercalez un coussin ou une couverture. Faites plusieurs cycles respiratoires doux et profonds.

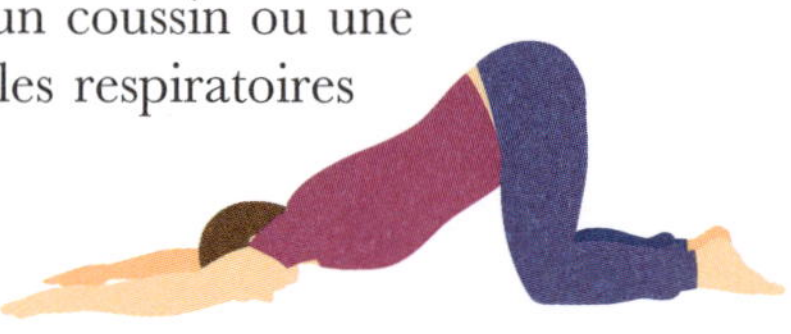

LE COACHING DE **Dr. Good !**

**Mode totale détente**

Associez d'autres postures pour une séquence complète : la posture ballante, la posture du papillon supporté (voir p. 324), la posture du papillon, la posture du cœur, la posture de l'enfant allongé (voir p. 332), les torsions au sol (voir p. 332), shavasana (voir p. 325).

# ÉTIRER MES JAMBES
## APRÈS LE SPORT

**Adducteurs, quadriceps... après une séance de sport (type running ou vélo), on peut étirer ses jambes en douceur grâce au yoga, pour éviter ou chasser les courbatures !**

### 1 LA POSTURE DE LA DEMI-LIBELLULE

Assis, dos droit, écartez les jambes sur le côté jusqu'à sentir vos adducteurs (muscles situés sur la face interne des cuisses) travailler. Repliez ensuite seulement la jambe gauche, pied vers le pubis, puis, en expirant, descendez le buste devant vous, pour poser, selon votre souplesse, le bout des doigts, les mains ou les avant-bras au sol. Faites quelques cycles respiratoires, remontez et refaites la posture de l'autre côté. Si nécessaire, déverrouillez les genoux (ou même, pliez-les très légèrement). Vous pouvez vous asseoir sur une couverture ou une brique ou poser le front sur une brique.

### 2 LA POSTURE DE LA SELLE

À genoux, écartez légèrement pieds et mollets pour poser vos fesses entre vos deux pieds. Posez ensuite un bolster derrière votre dos, dans le sens de la longueur, puis basculez le pubis vers l'avant, descendez doucement le buste vers l'arrière pour poser toute la longueur de votre dos sur le bolster. Les bras restent sur les côtés, et les genoux collés au sol pour bien étirer les quadriceps. Restez ainsi pendant quelques cycles respiratoires.
Si la posture est trop difficile, gardez une jambe tendue devant vous (n'en repliez qu'une, c'est ce qu'on appelle la demi-selle), puis changez de côté.

### 3 LA DEMI-POSTURE DU SINGE (ARDHA HANUMANASANA)

À quatre pattes sur le tapis, envoyez le pied gauche à côté de la main gauche, cheville et genou alignés, puis allongez la jambe, talon au sol et orteils vers le ciel. Le bassin reste au-dessus du genou droit, le dos est droit et bien allongé, les bras tendus et les deux hanches alignées. Respirez doucement, puis revenez à quatre pattes et refaites la posture de l'autre côté. Si besoin, posez vos mains sur des briques pour les rehausser.

LE COACHING DE **Dr.Good !**

**Sans forcer**

L'idée est d'étirer les muscles en douceur : vous pouvez prolonger ces postures pendant 3 voire 5 minutes, mais veillez à ne pas être à votre maximum d'étirement (l'idée est de ne pas souffrir), mais plutôt de travailler en douceur pour l'augmenter si besoin, sans à-coups.

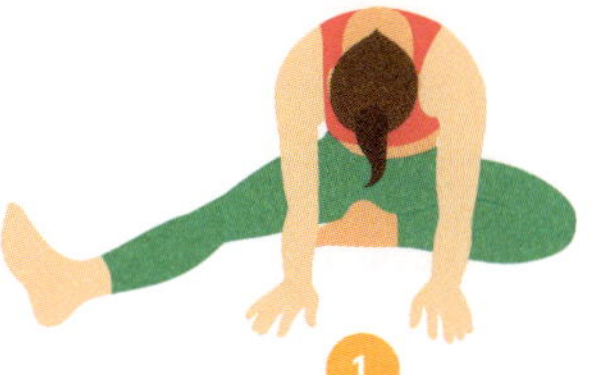
1

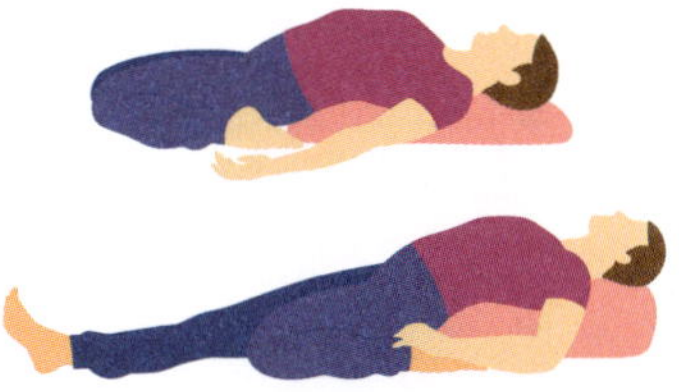
2

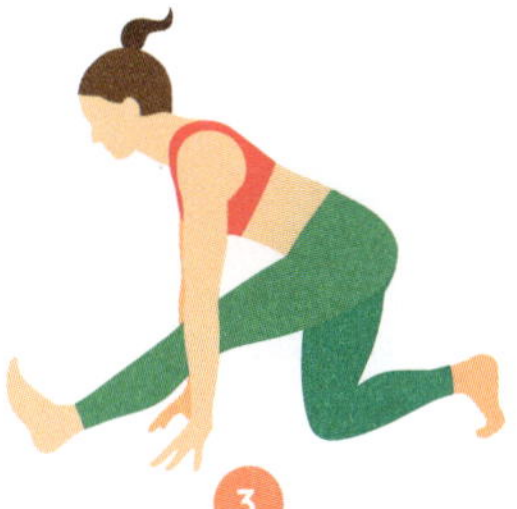
3

LE COACHING DE **Dr. Good !**

### C'est quoi « un bon cours » ?

Vous devez vous sentir à l'aise et encadré, même débutant, apprécier la pratique même difficile et... vous sentir bien avec l'enseignant ! N'hésitez pas à tester plusieurs cours et studios, plusieurs professeurs pour trouver votre combo gagnant !

# DU YOGA, DES YOGAS

**En yoga, on distingue des pratiques très différentes. Voici les plus courantes... à vous de choisir ce qui vous fait vibrer pour aller plus loin !**

## LE HATHA YOGA

C'est le plus traditionnel (il est vieux de plus de 4 000 ans) et le plus répandu en Occident, accessible et bénéfique à tous. Les postures sont enchaînées lentement, de façon fluide, avec une recherche de placement et d'alignement et un travail du souffle calé sur chaque mouvement.

## L'ASTHANGA YOGA

Plus récent (il a été créé en Inde dans les années 1940), il est dynamique et rapide, mais aussi exigeant. Il est constitué de 6 séries de postures précises, qui sont autant de niveaux de plus en plus difficiles qui exigent assiduité et humilité. Parfait pour les sportifs et ceux qui aiment transpirer et se muscler.

## LE VINYASA YOGA

Plus dynamique que le hatha yoga, c'est un *flow* harmonisé où les postures s'enchaînent sans discontinuer, comme lors d'une danse, avec fluidité et toujours un contrôle de la respiration. Issu du yoga traditionnel, il est plus libre que l'asthanga yoga, moins exigeant, tout en restant assez sportif et idéal pour déconnecter rapidement.

## LE YIN YOGA

Ce yoga récent, très lent et méditatif (mais parfois intense en sensations) se compose de postures simples, tenues de longues minutes en immobilité, yeux fermés. C'est un travail mental sur l'inconfort (corporel, mental et émotionnel), qui améliore la souplesse et les tissus conjonctifs (ligaments, tendons, fascias) et apporte un grand calme. Idéal pour les éparpillés qui ne s'arrêtent jamais.

## LE YOGA IYENGAR

Développé en Inde dans les années 1940-1950, il porte une grande attention à la posture physique et mentale, et s'attache au placement. Il vise la rigueur du geste et de l'intensité pour apprendre progressivement à se positionner. Parfait pour ceux qui souffrent de tensions et de douleurs, il utilise des supports d'aide (sangles, briques, couverture…).

## LE YOGA NIDRA

Cette technique ancienne, qui comprend maintenant plusieurs écoles, se pratique allongé sur un tapis, immobile, yeux fermés, en se laissant guider par la voix de l'enseignant. Il emporte dans un état entre veille et sommeil (l'état de Nidra), pour accéder à l'inconscient. Il repose, réduit les angoisses, améliore la clarté d'esprit et l'intuition en plus d'apporter une profonde détente.

# CONTINUER
## ET ALLER PLUS LOIN…

**Vous avez envie de vous amuser, de vous défier, de jouer la carte de l'originalité ? Ces yogas récents méritent d'être testés pour vous ouvrir de nouveaux horizons de pratique !**

### EN APESANTEUR : LE « FLY YOGA® »

Pratiqué dans un hamac spécifique accroché solidement en hauteur. Ce yoga aérien, créé par Florie Ravinet avec des kinésithérapeutes et des ostéopathes, est étonnant et… formidable pour ceux qui ont un dos douloureux ou des blessures ou difficultés articulaires (récentes ou anciennes), car on travaille en suspension, ce qui réduit la compression sur les articulations. L'instabilité du hamac implique la précision du mouvement et favorise la confiance en soi et en son corps, et l'effet cocon donne une grisante sensation de liberté, mais aussi de cocooning. Plus d'infos sur www.fly-yoga.fr.

### À DEUX : L'ACCRO-YOGA

Ici, chaque posture est réalisée à deux (le porteur et le voltigeur, ou *flyer*), plus un gardien (ou *spotter*) qui sécurise le geste. Cette variation du yoga classique, permet de s'améliorer dans celui-ci, car on est soutenu et aidé. C'est ludique (on croit parfois voler), mais aussi méditatif, tout en développant l'échange, la bienveillance et la confiance : idéal à pratiquer avec une amie, son compagnon ou son ado, pour développer la complicité. À pratiquer en studio pour apprendre sans risque.

### SUR L'EAU : LE SUP-YOGA

Vous connaissez le paddle (ou « sup ») ? Il s'utilise de plus en plus pour y faire des postures de yoga, sur un lac ou une mer calme. Le déséquilibre naturel augmente le travail de proprioception et de gainage (les muscles posturaux sont fortement sollicités), mais on progresse rapidement. Et surtout, le calme, la concentration et le lâcher-prise s'installent rapidement, car on est bercé au milieu des flots. Renseignez-vous dans les studios.

LE COACHING DE **Dr. Good !**

### 4 pistes pour devenir un vrai yogi…

- Vous inscrire à un cours pour bien apprendre l'enchaînement des postures, vous améliorer et avoir une pratique régulière.
- Vous offrir des séances (la première est souvent gratuite) ou un abonnement découverte dans un studio proposant différents types de yogas (cela vous permettra d'en tester plusieurs).
- Chercher des cours en ligne (il existe des plateformes dédiées), avec des cours à l'unité ou des abonnements mensuels pour pratiquer plus souvent.
- Prendre quelques cours particuliers avec un professeur, pour bien intégrer les postures, surmonter vos difficultés, et progresser efficacement.

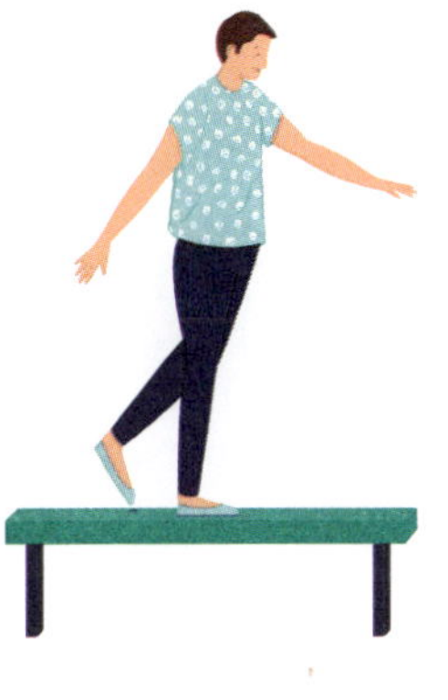

28 OCTOBRE

# BURRITO BOWLS

POUR 4 PERSONNES - PRÉPARATION : 25 MIN - CUISSON : 45 MIN

130 g de jeunes pousses d'épinards • 20 g de coriandre + quelques feuilles • 1 échalote hachée • 1 gousse d'ail hachée • 1 petit piment • 450 ml de bouillon de légumes • 220 g de riz complet • 4 petites patates douces • 265 g de haricots noirs en conserve (égouttés) • 2 c. à c. de cumin en poudre • 2 c. à s. de vinaigre de vin rouge • 1 avocat • Quelques graines de courge • Piment d'Espelette • Huile d'olive • Sel, poivre

Préchauffez le four à 220 °C (th. 7-8).

Placez les épinards, la coriandre, le piment, l'échalote et l'ail hachés, 1 pincée de sel et ½ tasse de bouillon de légumes dans le bol d'un blender, puis mixez jusqu'à obtenir une consistance lisse.

Faites chauffer 3 cuillerées à soupe d'huile d'olive dans une casserole, puis ajoutez le riz et mélangez jusqu'à ce qu'il soit doré. Versez la sauce aux épinards dessus et mélangez 2 ou 3 minutes. Incorporez le reste du bouillon de légumes, portez à ébullition, puis baissez le feu et couvrez. Laissez cuire 40 minutes.

Coupez les patates douces en rondelles, posez-les sur une plaque, arrosez-les d'un filet d'huile et enfournez-les pour 30 minutes.

Versez dans une casserole les haricots avec leur jus, le cumin et le vinaigre, puis faites mijoter à feu doux pendant que vous préparez le reste des bowls. Coupez l'avocat en fines lamelles.

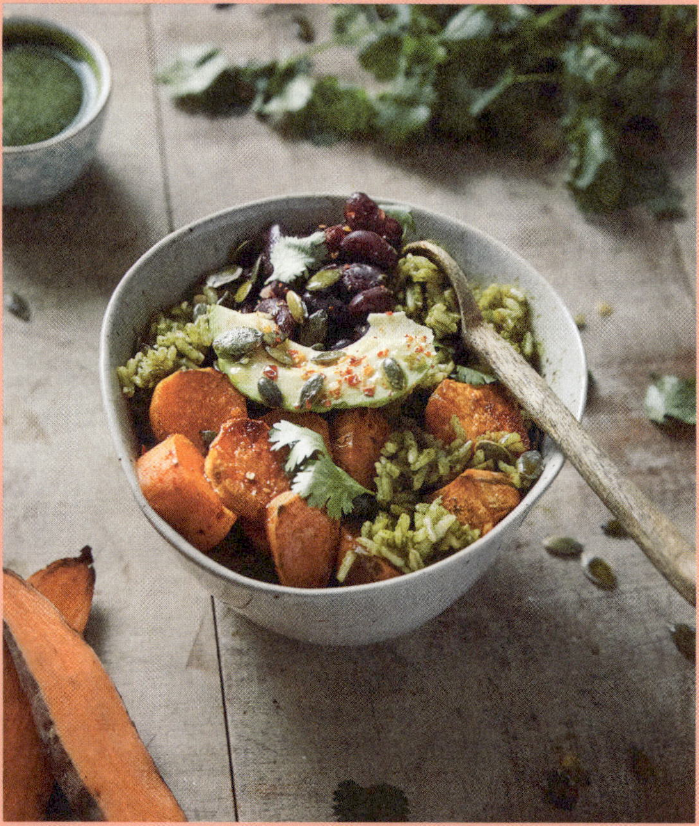

Répartissez le riz dans 4 bols, puis ajoutez les haricots, les patates douces et l'avocat. Garnissez de graines de courge, de quelques feuilles de coriandre, de piment d'Espelette, assaisonnez et arrosez d'un filet d'huile d'olive.

**Le + santé :** Végétarien, riche en protéines végétales qui apportent tous les acides aminés essentiels (grâce au mix de riz complet, patate douce et haricots), ce bowl complet «yoga mood» mixe le cru et le cuit, le froid et le chaud, et rassasie sans alourdir après la pratique.

# AVOCADO TOASTS

POUR 4 PERSONNES - PRÉPARATION : 10 MIN

4 tranches de pain au levain aux graines (lin, sésame, pavot…) • 1 avocat • Le jus de ½ citron • 2 c. à s. d'aneth ciselé • 2 c. à s. d'arilles de grenade • Fleurs comestibles (facultatif) • Sel, poivre

Prélevez la chair de l'avocat et écrasez-la dans un bol à l'aide d'une fourchette. Ajoutez le jus de citron et la moitié de l'aneth, puis assaisonnez.

Faites griller les tranches de pain et laissez-les refroidir.

Garnissez les tranches de pain grillées de purée d'avocat, d'arilles de grenade, du reste de l'aneth et de fleurs comestibles si vous le souhaitez.

**Le + santé :** L'avocat, riche en bons gras, rassasie longtemps et évite les fringales. On choisit un bon pain au levain, on pimpe, si on aime, avec des graines germées (ou même un œuf poché si on est affamée), et on déguste en toute sérénité. Namasté !

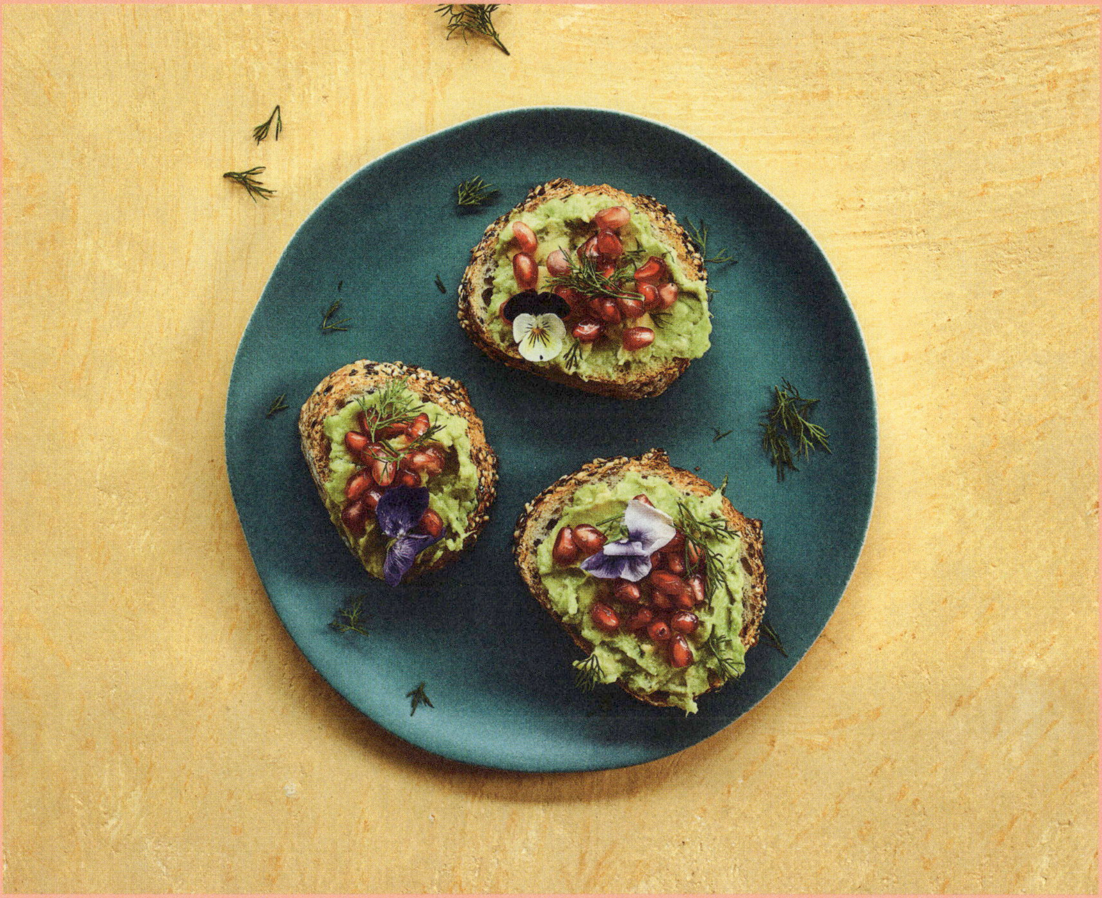

# MOELLEUX À LA PATATE DOUCE

POUR 6 PERSONNES - PRÉPARATION : 10 MIN - CUISSON : 40 À 45 MIN

1 petite patate douce • 1 petite banane • 3 œufs • 4 c. à s. de purée d'amandes complète + un peu pour le dressage • 1 c. à c. d'extrait de vanille • 2 c. à s. de sirop d'agave • 60 g de farine de coco • 1 c. à c. de levure chimique • 1 pincée de cannelle • 1 pincée de sel • Amandes effilées • Huile de coco

Préchauffez le four à 180 °C (th. 6).

Faites rôtir la patate douce entière au four pendant 20 minutes environ, jusqu'à ce qu'elle soit bien tendre, et pelez-la. Écrasez la chair dans un saladier avec la banane pelée à l'aide d'une fourchette. Incorporez les œufs, la purée d'amandes, la vanille et le sirop d'agave puis mélangez bien. Ajoutez la farine, la levure, la cannelle et le sel puis mélangez à nouveau.

Répartissez la pâte dans des petits moules à cake individuels huilés et enfournez le tout pour 20 à 25 minutes.

Laissez refroidir un peu les moelleux, puis garnissez-les d'un filet de purée d'amandes et d'amandes effilées torréfiées à la poêle, sans ajout de matière grasse.

**Le + santé :** Sans farine de blé (donc sans gluten), sans sucre (remplacé par du sirop d'agave) et sans beurre, ce gâteau très original et parfumé est un combo parfait entre le sain et le gourmand ! Et comme son index glycémique est bas, il évitera tout coup de pompe même après un long cours de yoga.

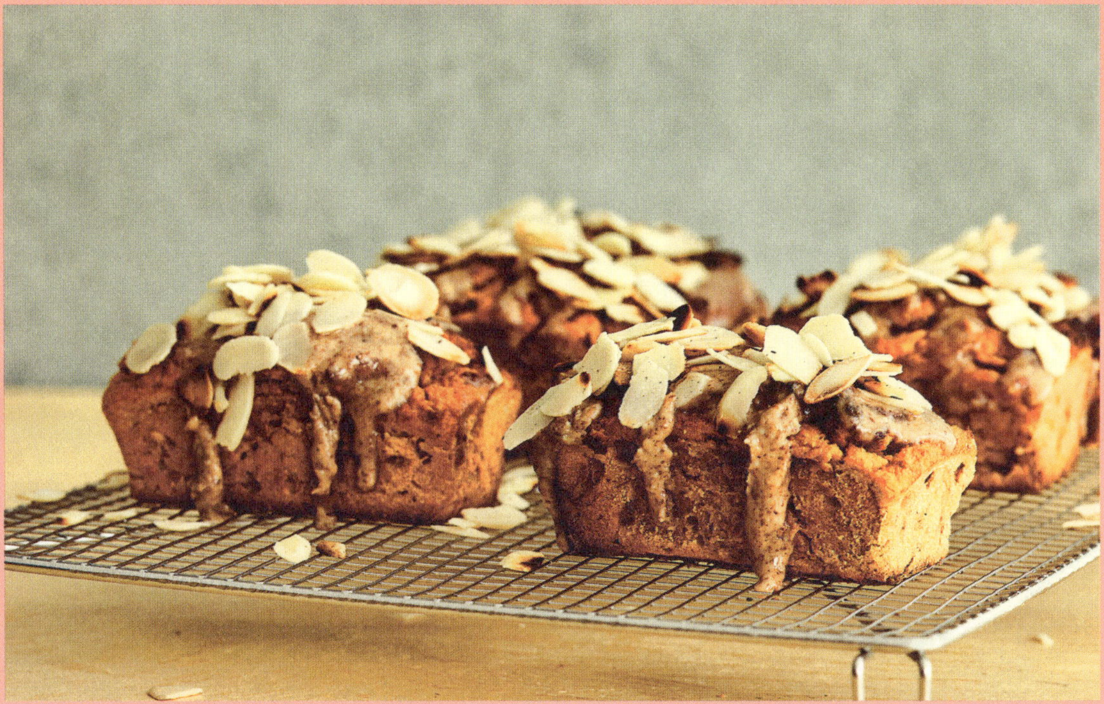

# YAOURT AUX FIGUES, AUX POIRES, AUX AMANDES ET AU MIEL

POUR 2 PERSONNES – PRÉPARATION : 15 MIN – CUISSON : 10 MIN

2 poires • 4 figues • Le jus de 1 citron • 200 g de yaourt à la grecque • 50 g d'amandes effilées • 2 c. à s. de miel

Lavez et pelez les poires, lavez les figues et coupez le tout en morceaux de taille moyenne.

Faites-les compoter dans une casserole avec le jus de citron pendant 10 minutes.

Répartissez le yaourt dans 2 verres, puis ajoutez les fruits cuits, les amandes effilées et le miel.

**Le + santé :** Doux, onctueux, délicatement parfumé, ce dessert, goûter ou petit déjeuner (c'est comme on veut !) permet de faire le plein de fruits de saison, de prendre soin de son ventre (merci aux bonnes bactéries du yaourt) en favorisant digestion et transit.

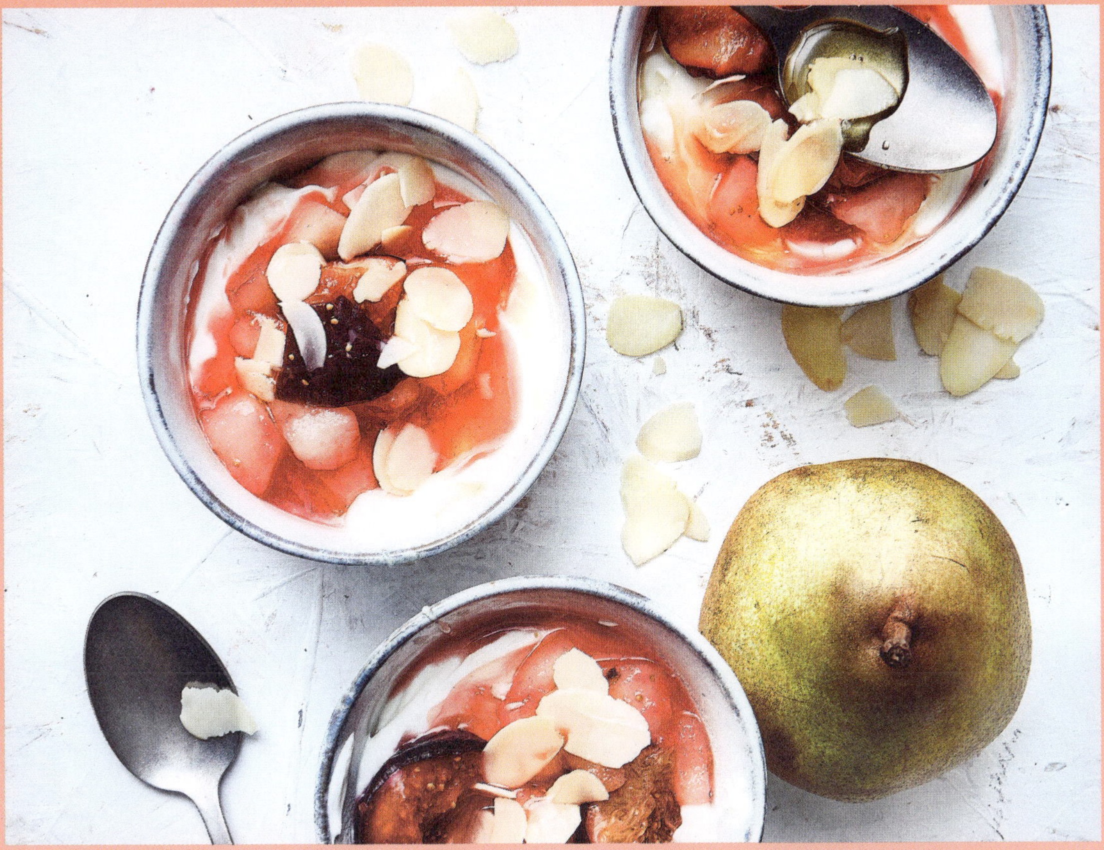

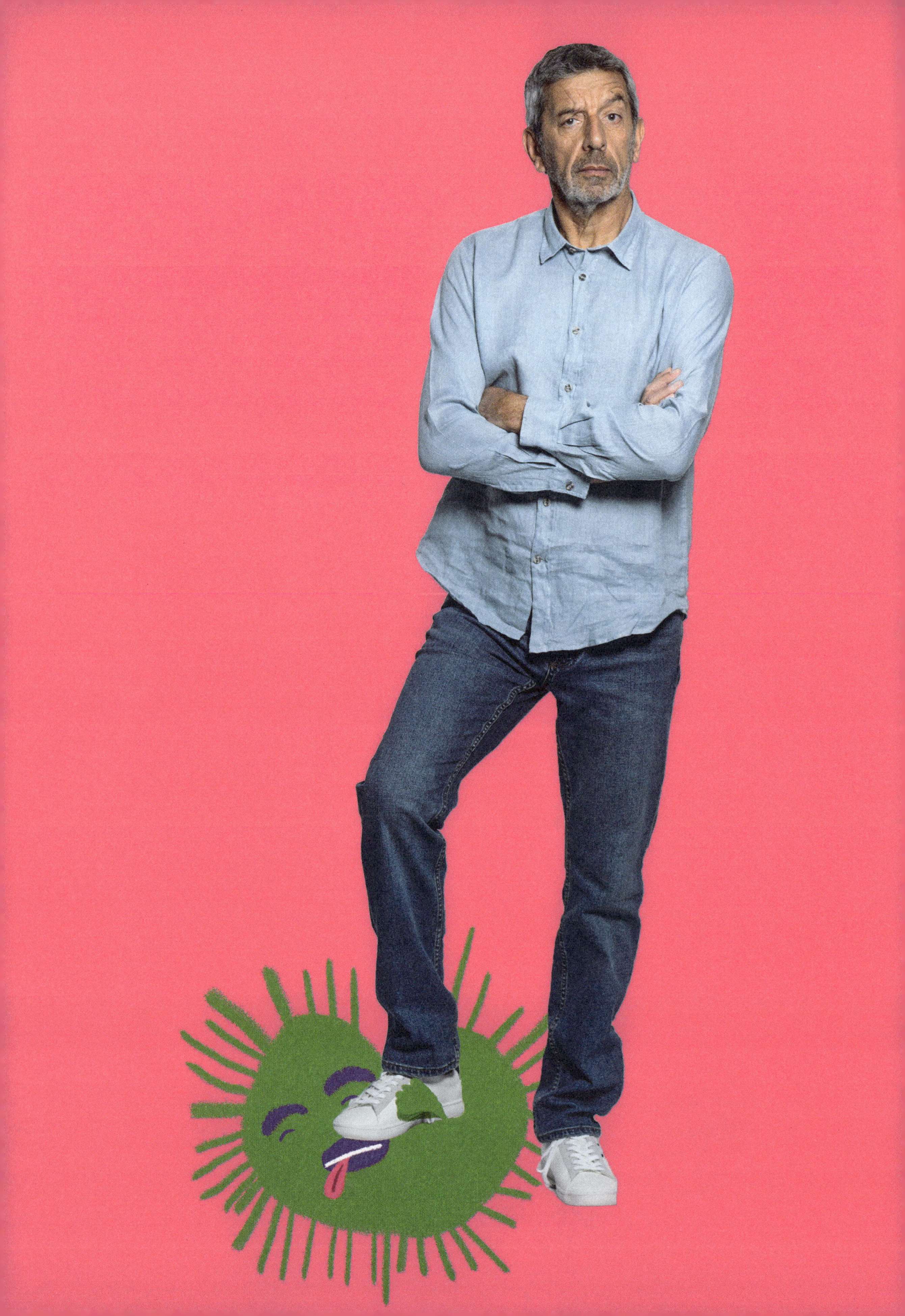

Novembre

# JE BOOSTE MON IMMUNITÉ

## (LES VIRUS NE PASSERONT PAS !)

# NOVEMBRE

**Pour éviter les maux qui surviennent par temps froids, rien de mieux que de se constituer une immunité au top. Et pour cela, on met toutes les chances de son côté avec une assiette riche en nutriments bénéfiques, un minimum d'activité, un sommeil privilégié, des astuces antistress indispensables… mais aussi les gestes pour «faire barrière» en cas d'épidémie ou de malades à la maison. Bref, plus tôt on met en place son «plan ORSEC» pour rester en forme cet hiver, mieux c'est!**

NOUS AVONS TOUS DE PETITS MOMENTS DE FAIBLESSE (STRESS, MANQUE DE SOMMEIL) OÙ NOTRE IMMUNITÉ BAISSE. EN IDENTIFIANT LES VÔTRES, VOUS POURREZ AGIR… ET PRÉVENIR.

## MES FRAGILITÉS

**Je n'en ai pas!** En pleine forme, vous traversez généralement la mauvaise saison sans être secoué ni stoppé par les habituels maux de l'hiver. Formidable, maintenant, il faut que ça dure!

**Un peu…** Un peu plus fragile, ou plus âgé, ou peut-être avec une hygiène de vie qui laisse à désirer, vous avez parfois tendance à «attraper tout ce qui passe», voire à vous traîner par temps froids en multipliant les rhumes.

**De façon circonstancielle.** Même si vous êtes résistant et en forme, votre environnement et vos conditions de vie quotidienne augmentent vos risques. Enfants malades, transports bondés de gens qui éternuent, distanciation sociale difficile…

## MES OBJECTIFS

- ☐ Mieux comprendre l'immunité et comment la booster.
- ☐ Réviser (ou mieux appréhender) les gestes barrières.
- ☐ Adapter mon alimentation pour mieux résister aux virus.
- ☐ Me faire aider par des méthodes naturelles.

# NOTRE IMMUNITÉ, UN SYSTÈME « DEUX EN UN »

**Notre immunité est double et ses deux facettes, bien que distinctes, interagissent tout au long de la vie.**

**1 L'immunité dite « innée » :** Elle démarre immédiatement après l'infection et reste active quatre jours avec une vraie puissance de frappe « tous azimuts ». Elle est dite « non spécifique », car elle se bat contre l'infection sans tenir compte de la nature de l'assaillant. Rapide, mais éphémère, elle met en œuvre nos premières barrières physiques naturelles : la peau, nos voies respiratoires, les muqueuses ou la flore intestinale. Elle enclenche le phénomène d'inflammation et enrôle, contre l'ennemi, nos globules blancs (ou leucocytes, fabriqués dans la moelle osseuse).

**2 L'immunité dite « adaptative » (ou acquise) :** Elle prend le relais après quelques jours. Elle se compose d'une armée de globules blancs, et déclenche grâce aux lymphocytes B (issus de la moelle osseuse) des anticorps pour détruire l'ennemi. Elle va permettre la création et l'enrichissement d'une « mémoire immunitaire » durable. Son rôle : identifier un agent infectieux et le combattre grâce à des anticorps ciblés. Cette immunité est dite « spécifique ».

### LE CONSEIL DU JOUR

**On surveille ses ganglions**

*Quand les ganglions gonflent, c'est un signal d'infection ! On les sent d'ailleurs quand on a mal à la gorge, juste sous la mâchoire, ils sont proéminents et sensibles au toucher. S'ils sont douloureux, la prise d'antalgiques est recommandée. S'ils restent gonflés plusieurs jours, on consulte.*

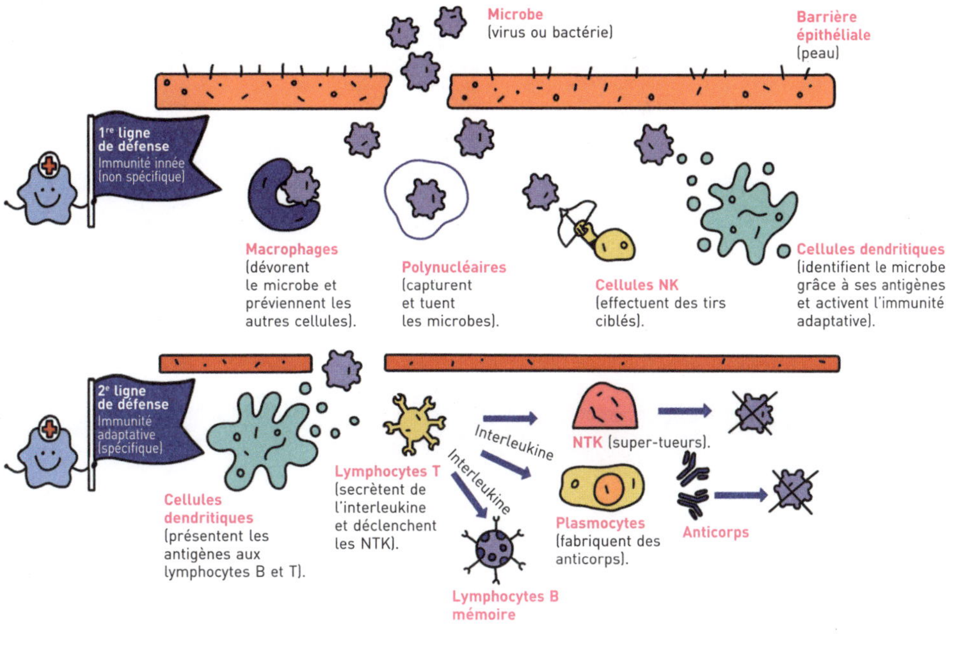

# ON MANGE QUOI AUJOURD'HUI ?

| Petit déjeuner | Déjeuner | Dîner |
|---|---|---|
| Thé vert, pain complet au levain avec miel, smoothie Vita+. | Carottes râpées, pintade au chou vert, un yaourt nature, une grappe de raisin. | Omelette au poivron rouge, salade de mâche, fromage au lait cru, kiwi. |

**La recette du jour : smoothie Vita+**

Pour 1 personne : Passer au blender ½ banane, 1 orange épluchée, 1 poignée de myrtilles surgelées et 1 grosse tranche de gingembre frais épluché. Mixer longuement et déguster à température ambiante (on peut aussi le remettre au frais et le terminer pour le goûter !).

**L'aliment santé : chou-chou antivirus !**

Très riche en vitamines A et C, le chou vert apporte aussi de la quercétine, un flavonoïde puissant qui stimulerait le système immunitaire. On évite de le cuire à l'eau (la vitamine C est soluble) et on le préfère cuisiné à l'étouffée !

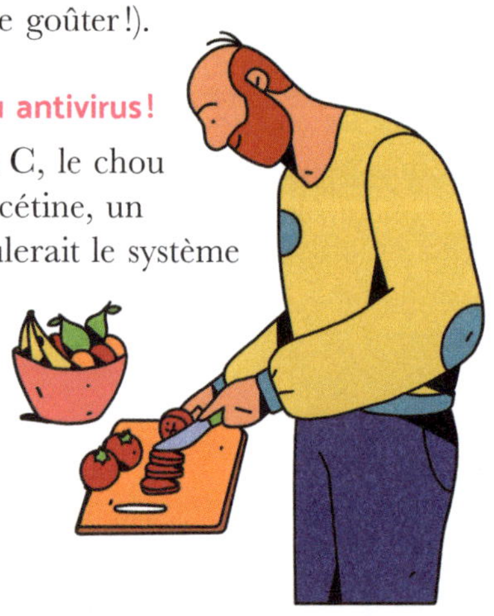

LE SAVIEZ-VOUS ?

**GARE AUX ZONES POLLUÉES**

ON A VU, AVEC LA COVID-19, QUE LES ZONES LES PLUS POLLUÉES ÉTAIENT AUSSI LES PLUS TOUCHÉES PAR L'ÉPIDÉMIE, LES PARTICULES FINES SERVANT DE TRANSPORTEURS POUR LES VIRUS. PLUS GÉNÉRALEMENT, LA POLLUTION ATMOSPHÉRIQUE IRRITE LES VOIES RESPIRATOIRES ET CRÉE UNE INFLAMMATION LOCALE QUI LES FRAGILISE (IL FAUT D'AILLEURS ÉVITER LES EFFORTS PHYSIQUES PENDANT LES PICS DE POLLUTION). À L'INTÉRIEUR DES MAISONS, SI ON N'AÈRE PAS ASSEZ, L'AIR DEVIENT POLLUÉ… ET FAVORISE LES INFECTIONS.

LE CONSEIL DU JOUR

## Le plein de vitamine C

*Super-tonique elle intervient à différents stades du processus de défense, notamment en stimulant la production d'anticorps et en accélérant la fabrication des lymphocytes. Des travaux ont montré un effet antiviral quand son taux sanguin reste stable. Alors on n'hésite pas à consommer celle issue de produits naturels : dans les fruits et légumes colorés, cassis, kiwi, fraise, agrumes, poivron, choux, épinards. À consommer à chaque repas.*

On regarde ça de près

## La bactérie : une colonisatrice utile… ou pas !

De l'ordre du millième de millimètre, c'est une « vraie » cellule vivante, dotée d'un chromosome. La plupart sont bénéfiques (celles présentes dans nos microbiotes, par exemple) et hébergées dans le corps humain et notre environnement. D'autres sont malignes comme celles de certaines angines, de la coqueluche ou encore de la tuberculose. Contre elles, les antibiotiques sont efficaces.

# LE VENTRE,
## GRAND GÉNÉRAL DE L'IMMUNITÉ

**On sait désormais qu'il est notre deuxième cerveau, chef d'orchestre de notre santé et de notre humeur. Mais il est aussi aux commandes d'une partie de notre immunité !**

- La flore intestinale héberge environ 10 000 milliards de bactéries. On en recense 160 à 200 espèces différentes chez chacun d'entre nous, formant un microbiote aussi unique que nos empreintes digitales ! Il abrite 60 à 70 % de nos cellules immunitaires, principalement hébergées dans l'intestin grêle et le côlon.
- Le microbiote se construit surtout les trois premières années de vie. Il reste ensuite assez stable, en étant influencé par l'alimentation et les médicaments, particulièrement les antibiotiques. Des prises médicamenteuses répétées peuvent le modifier et l'appauvrir définitivement.
- Chez le senior, il devient plus instable après la soixantaine : c'est lié à l'alimentation, à la prise de médicaments (antiacides au long cours par exemple), à l'inactivité… mais aussi au déclin naturel du système immunitaire.

LE CONSEIL DU JOUR

### Les bactéries chouchou

*On met des probiotiques au menu, ces « bonnes bactéries » apportées par les aliments lactofermentés : pain au levain, yaourt, chou de choucroute, cornichons, miso, etc. Mais aussi des prébiotiques qui servent de nourriture au microbiote et sont constitués de fibres alimentaires « non digestibles » comme l'inuline ou la cellulose, présentes dans les végétaux (ail, artichaut, asperge, banane, betterave, chou, poireau…), les légumineuses (haricots, pois chiches…), les céréales (avoine, blé, lin, seigle…) et les oléagineux (amandes, noix).*

**2 kilos**

**C'est le poids de notre flore intestinale !**

Et nous avons d'autres microbiotes : buccal, vaginal, cutané, nasal… Les bactéries (souvent bénéfiques) sont partout et nous en hébergeons au moins autant que de cellules.

Le coup de pouce naturel

### La recette du képhir

Cette boisson riche en probiotiques se fabrique aisément à partir de « grains » secs translucides à acheter en boutique bio. C'est un probiotique. La recette ?

Verser 1 c. à s. de képhir dans 1 litre d'eau de source, avec 50 g de sucre + 1 citron bio en rondelles + 1 figue sèche. Couvrir d'un linge fin et laisser à température ambiante 48 heures. Quand la figue remonte à la surface, filtrer, retirer les grains (réutilisables), verser en bouteille hermétique… et déguster !

# 4 NOVEMBRE

LE CONSEIL DU JOUR

**Une cure d'acérola**

*Pour surmonter la fatigue, on peut agrémenter son alimentation avec une petite cure d'acérola pendant un mois. Cette baie écarlate contient 10 à 40 fois plus de vitamine C que l'orange, ainsi que du fer. Plutôt qu'en comprimés, on la choisit en poudre de qualité, pure, idéalement bio et venue du Brésil. La bonne dose : 1 petite c. à c. bombée chaque matin (pour 400 à 500 mg de vitamine C naturelle).*

LE COACHING DE **Dr. Good !**

**On respire**

Pour améliorer la circulation sanguine au niveau abdominal, on adopte cette respiration issue du yoga : debout, jambes légèrement écartées et fléchies, rentrer le ventre, se pencher en avant et placer les poings fermés sur les abdos. Ouvrir la bouche en O et expulser l'air en 3 saccades successives, en poussant avec les poings le ventre vers l'intérieur. Se redresser en inspirant 5 secondes, recommencer 10 fois.

# ON MANGE QUOI AUJOURD'HUI ?

| Petit déjeuner | Déjeuner | Dîner |
| --- | --- | --- |
| Thé vert ou noir aux épices, yaourt nature avec muesli et 1 c. à s. de germes de blé, kiwi, jus d'orange et de pamplemousse frais. | Parmentier de poulet à la patate douce, salade de mâche avec petits cubes de fromage au lait cru, pomme. | Salade de céleri, betterave, pomme et noix, tartine de pain complet au levain toastée avec rillettes de sardines au fromage frais et ciboulette, poire cuite au chocolat. |

**La recette du jour : rillettes de sardines au fromage frais et ciboulette**

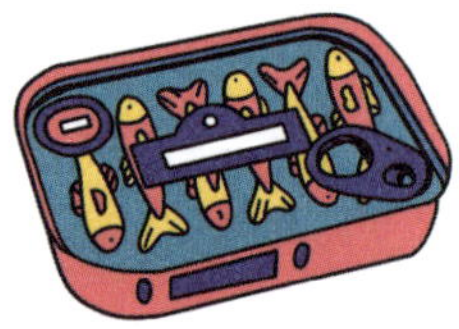

Pour 1 personne : Ouvrir et égoutter une boîte de sardines à l'huile. Les écraser dans une assiette, ajouter 2 grosses c. à s. de fromage frais, poivrer, arroser du jus d'un citron, en râper le zeste et l'ajouter puis parsemer de ciboulette. Bénéfice : le plein de bons gras anti-inflammatoires, de vitamine C et D !

**L'aliment santé : la patate douce, pour rester en forme**

Sa belle couleur orangée est liée à une forte concentration en bêta-carotène (précurseur de la vitamine A), et elle apporte du zinc et de la vitamine B6. En prime, elle est riche en fibres et, contrairement à notre classique « patate », ne fait pas grimper la glycémie.

DITES-MOI DR.GOOD ?

**Les amygdales qui gonflent, c'est signe d'infection ?**

Oui, car si des bactéries ou virus se présentent, elles augmentent de volume pour faire barrage, fabriquent des anticorps, et alertent tout le système immunitaire. Mais plusieurs études ont montré que les retirer ne serait pas forcément bénéfique, et multiplierait le risque d'infection respiratoire par trois dans les années qui suivent.

LE CONSEIL DU JOUR

### C'est parti pour trente minutes de marche !

*Marcher rapidement est amplement suffisant, pas besoin de se mettre au footing. Prenez l'habitude de réaliser 3 à 5 séances hebdomadaires de trente à soixante minutes à intensité modérée. On peut décomposer en deux fois quinze minutes, quand on veut dans la journée. Un minimum «pleine forme».*

# LE SPORT, UN VRAI BOOSTER DE L'IMMUNITÉ !

La pratique d'une activité physique régulière et modérée nous aiderait à booster nos défenses naturelles : en réduisant le stress et la fatigue (deux ennemis de l'immunité), mais aussi directement en augmentant, après chaque séance d'exercice, le nombre et/ou l'activité des différents globules blancs. Mieux encore, une étude a montré qu'elle protègerait contre l'apparition d'infections respiratoires. Il n'y a pas d'âge pour profiter des bienfaits du sport, et il ne faut surtout pas décider d'arrêter pour passer en mode retraité plan-plan. L'activité sportive continue d'être bénéfique même après 70 ans et elle peut aussi, selon les études, prévenir l'affaiblissement naturel de l'immunité au fil de l'âge. On préserve ses défenses année après année en continuant d'être actif !

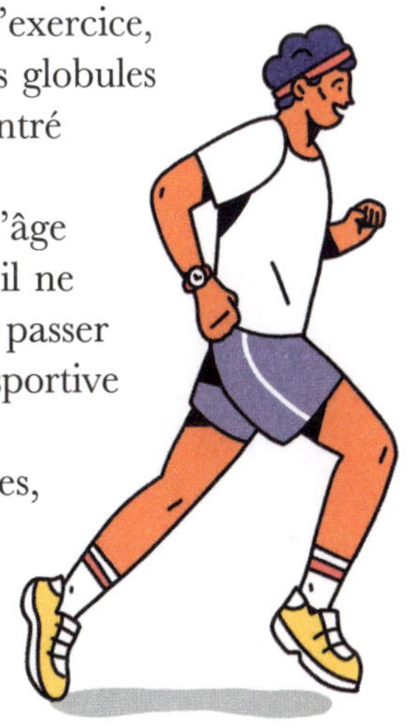

On regarde ça de près

### Les virus : des répliquants dangereux

Le virus est une entité biologique. Il ne vit, n'est actif et capable de se multiplier que s'il pénètre dans une cellule (ou une bactérie), qu'il parasite pour se répliquer en centaines de copies. C'est une grande famille dans laquelle on compte : grippe, varicelle, VIH, mononucléose, covid-19, etc. Les médicaments antiviraux et la vaccination peuvent nous en protéger.

LE COACHING DE **Dr. Good !**

### Du sport, oui, mais dans les règles !

On commence toujours par s'échauffer pendant dix minutes. Dérouillez d'abord vos articulations en faisant des mouvements de rotation. Puis effectuez un exercice d'intensité légère en augmentant progressivement la difficulté (jusqu'à ce que vous ayez chaud et que le souffle s'accélère un peu). Par exemple : marchez rapidement pendant deux minutes, puis de plus en vite. Ou encore, marchez puis sautillez sur place en faisant des talons-fesses et n'oubliez pas de bouger vos bras d'avant en arrière. On n'oublie pas non plus de boire quelques gorgées toutes les trente minutes, de se couvrir après la séance et d'effectuer des étirements musculaires.

# ON MANGE QUOI AUJOURD'HUI ?

**Petit déjeuner**

Thé vert, jus d'agrumes (1 orange/ 1 citron/ 2 clémentines), muffin anglais beurré avec 1 morceau de fromage au lait cru, une dizaine de noix.

**Déjeuner**

Filet de cabillaud poêlé au citron, riz au safran et au gingembre, yaourt nature, pomme.

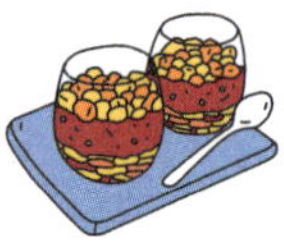

**Dîner**

Soupe de potiron, gratin de chou-fleur au jambon, salade frisée à l'ail, compote pomme-cassis façon crumble.

**La recette du jour : compote pommes-cassis façon crumble**

Pour 4 personnes : Dans une casserole, déposer 4 pommes pelées et coupées en morceaux + 300 g de cassis surgelé. Poudrer avec 1 c. à c. bombée de cannelle et laisser mijoter à feu doux jusqu'à ce que les fruits soient compotés. Ajouter 2 c. à s. de miel. Déposer dans 4 verrines, écraser grossièrement dessus 2 sablés bretons. Servir tiède.
Bénéfice : le plein de vitamine C et de fibres.

**L'aliment santé : le gingembre, indispensable rhizome**

Réputé en Asie pour ses vertus antifatigue, il donne un coup de fouet et réchauffe l'organisme ! Anti-inflammatoire, il soulage aussi les douleurs de gorge. À consommer frais : il est délicatement piquant. Pour en avoir toujours chez soi, on le pèle, on le râpe, et on le stocke au congélateur dans un sac.

## LE SAVIEZ-VOUS ?

**STOP AU TABAC**

IL RÉDUIT L'IMMUNITÉ AINSI QUE LES CAPACITÉS DE DÉFENSE DES VOIES RESPIRATOIRES CONTRE LES VIRUS ET BACTÉRIES (LE RISQUE DE GRIPPE SERAIT MULTIPLIÉ PAR 4). LES ENFANTS SOUMIS AU TABAGISME PASSIF SOUFFRENT PLUS D'INFECTIONS SAISONNIÈRES ET D'OTITES ! AUTANT DE RAISONS D'ARRÊTER (EN SE FAISANT AIDER).

## LE CONSEIL DU JOUR

### À vos masques

*Le masque « barrière » en tissu doit être utilisé et nettoyé rigoureusement pour rester efficace. On le porte quatre heures maximum, en couvrant bien le nez et la bouche. On se lave les mains avant de le mettre et après l'avoir retiré (par l'arrière). On le lave au moins trente minutes à 60 °C avec de la lessive, sans adoucissant. Sa durée de vie : généralement 50 lavages, et s'il est abîmé, on le jette.*

## LE COACHING DE Dr. Good !

### Comme à la récré !

Sauter à la corde est excellent pour développer son souffle, son endurance, et tonifier tous les muscles. On commence lentement avec des petits sauts pendant 3 minutes, puis on accélère 15 secondes, on ralentit, on accélère… bref, on fait varier le rythme pendant 15 minutes. À répéter 2 ou 3 fois par semaine. Transpi garantie !

# BIEN SE LAVER
## LES MAINS C'EST PRIMORDIAL

Une évidence non ? Car un des modes de transmission préférés des virus (grippe, gastro, rhume), ce sont les contacts humains. Et ils peuvent rester actifs entre cinq et trente minutes sur la peau… voire plusieurs jours pour celui de la gastro, sans parler de la Covid-19. Savon ou gel hydroalcoolique sont nécessaires, car l'eau seule ne suffit pas. Rappelons la bonne méthode : paume contre paume, puis le dos des mains, puis entre les doigts, puis le dos des doigts, puis les pouces, puis le bout des doigts. Temps nécessaire : au minimum trente secondes. Un geste clef à répéter en rentrant de l'école, avant de passer à table, après être allé aux toilettes… et aussi souvent que possible !

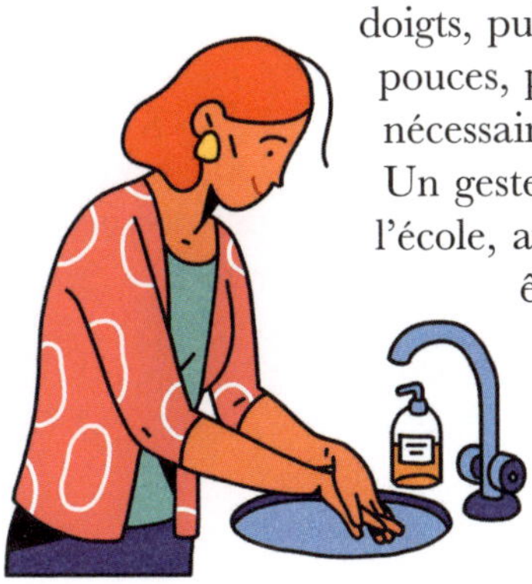

Le coup de pouce naturel

### 2 remèdes naturels en cas de gastro-entérite

Par voie orale : 1 goutte d'huile essentielle de gingembre + 1 goutte de cannelle de Ceylan + 1 goutte de laurier noble + 1 goutte de menthe poivrée dans 1 c. à c. de miel ou sur une boulette de pain, 3 fois/jour pendant 3 jours.

En massage sur l'abdomen : 3 gouttes d'huile essentielle d'arbre à thé + 3 gouttes de laurier noble + 3 gouttes de gingembre + 3 gouttes de basilic tropical diluées dans 1 c. à s. d'huile (noyau d'abricot ou huile neutre type olive), en massage doux sur l'abdomen, 3 ou 4 fois par jour.

LE CONSEIL DU JOUR

### Des ongles nickel

*On oublie trop souvent de se brosser les ongles, surtout s'ils sont vernis, car on ne voit pas qu'ils ne sont pas propres. Et plus ils sont longs, plus les agents pathogènes s'y cachent et prolifèrent ! La parade : une brosse douce (ou une vieille brosse à dents) posée juste à côté du savon pour ne pas oublier, au moins deux fois par jour !*

On regarde ça de près

### La gastro-entérite

On compte environ 2,6 millions de cas par an en France… Les symptômes ? Diarrhées, nausées et vomissements, spasmes intestinaux, parfois fièvre, durant 24 à 72 heures. La transmission s'effectue via les selles et vomissements par les mains ou objets souillés.

**La bonne parade :** réhydratation et diète (riz, carotte, banane). On consulte si on a plus de 75 ans, qu'on est malade ou immunodéprimé, déshydraté, si on a voyagé récemment dans un pays tropical, si les symptômes s'aggravent ou ne s'améliorent pas après 72 heures. Chez le bébé et l'enfant, on consulte le pédiatre.

LE CONSEIL DU JOUR

**Oui au vaccin antigrippe !**

*Oui si vous avez plus de 65 ans (même si vous êtes en bonne santé), que vous êtes professionnel de santé (y compris sage-femme ou si vous travaillez dans un EHPAD), si vous êtes enceinte, si vous souffrez d'une maladie chronique (le risque de complications de la grippe est majoré).*

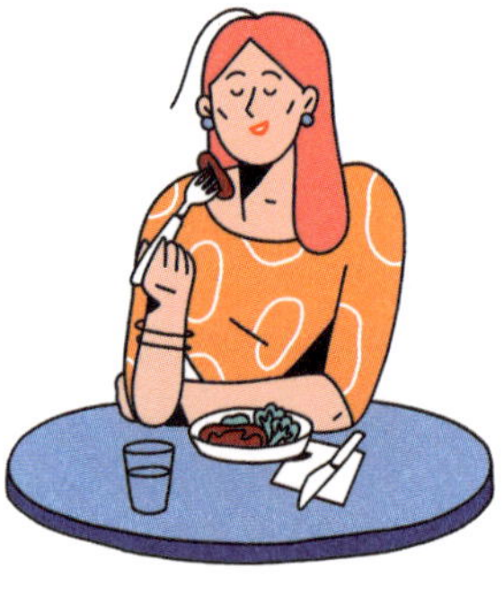

**166**

**En km/h, c'est la vitesse à laquelle l'air est expulsé par le nez lorsqu'on éternue ! Sacrée puissance !**

En comparaison, la toux est expulsée à 100 km/h.

# ON MANGE QUOI AUJOURD'HUI ?

| Petit déjeuner | Déjeuner | Dîner |
|---|---|---|
| Thé vert, yaourt nature avec miel, muesli, grains de grenade, banane en rondelles et 1 c. à s. de germes de blé. | Saucisse-lentilles, salade verte frisée à l'ail, clémentines. | Soupe de courgettes au basilic, tartine jambon de dinde + tapenade d'olives + mozzarella grillée au four, salade frisée à l'ail, ½ mangue. |

**La recette du jour : soupe de courgettes au basilic**

Pour 4 personnes : Dans une cocotte, faire blondir 1 oignon émincé dans 2 c. à s. d'huile d'olive. Ajouter 4 courgettes non épluchées en rondelles, laisser revenir 3 minutes, puis ajouter un peu d'eau, un bouillon, et laisser mijoter 20 minutes. Avant de servir, ajouter 1 c. à s. de crème fraîche et du basilic frais ou surgelé. Bénéfice : des fibres, de la vitamine C et de la provitamine A.

**L'aliment santé : le thé vert, cet indispensable du tonus**

Réputé pour être antifatigue, le thé vert contient de l'EGCG (pour épigallocathéchine gallate !) aux vertus étudiées par les scientifiques. Elle aurait un effet sur l'immunité, en agissant sur les lymphocytes. Ses antioxydants protègeraient aussi contre les microbes. Pas d'effet miracle, mais on peut en boire chaque jour pour soutenir ses défenses !

## On regarde ça de près

### La grippe

Les virus de la grippe touchent jusqu'à 6 millions de Français chaque année. Ils provoquent toux grasse, forte fièvre (39 °C), courbatures, fatigue intense, frissons et durent entre trois et sept jours. Leur mode de transmission préféré : projections (postillons et éternuements), mains et objets souillés. **La bonne attitude :** au chaud sous la couette ! On soulage la fièvre (paracétamol) et on s'hydrate. On consulte si on est enceinte, âgé, atteint d'une maladie chronique, immunodéprimé, si les symptômes s'aggravent (difficultés respiratoires, crachats purulents, etc.), ou que rien ne s'est amélioré après 72 heures.

# ON PREND SOIN
## DE SON NEZ !

Arroser son nez est une mesure d'hygiène préventive à faire une fois par jour, pour le nettoyer ET l'humidifier (les muqueuses sèches sont plus fragiles).

- À faire avec du sérum physiologique, un spray de solution nasale isotonique ou hypertonique, ou, mieux avec le lota indien, sorte de mini-arrosoir anatomique qu'on remplit d'eau tiède et de sel.
- Pour être efficace, ce lavage doit être abondant : le liquide instillé dans le nez doit couler dans la gorge. Les sprays pour nettoyer ou désencombrer le nez, et ceux pour la gorge, doivent rester strictement personnels pour éviter de propager les germes. Comme une brosse à dents !

**LE CONSEIL DU JOUR**

### Moucher, moucher… c'est la santé !

*Pas besoin d'attendre que le nez coule : ce geste d'hygiène évite que les sécrétions stagnantes deviennent une aire de jeux pour les virus et bactéries. On le fait en douceur, une narine après l'autre, en utilisant un mouchoir en papier que l'on jette immédiatement… avant de se laver les mains ! Et si des mouchoirs traînent dans la chambre d'un malade, on ramasse tout, on jette dans un sac poubelle qu'on ferme bien, et on se lave les mains ensuite.*

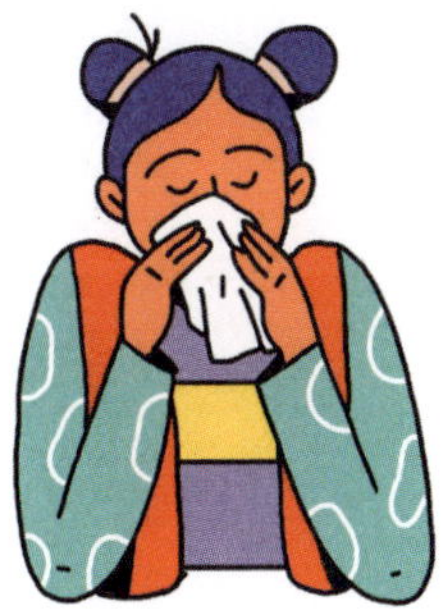

**Le coup de pouce naturel**

### L'échinacée pourpre

L'échinacée pourpre (*Echinacea purpurea*) stimulerait les systèmes immunitaires fragiles et lutterait contre les virus et bactéries respiratoires. La bonne dose : 1 c. à c. d'extrait standardisé matin et soir pendant vingt jours en prévention au début de l'hiver et en curatif 5 c. à c. par jour (chacune espacée de deux heures minimum) les trois premiers jours, puis 4 c. à c. par jour jusqu'à disparition des symptômes.

**On regarde ça de près**

### Les rhinovirus (ou rhumes)

On en compte plus de 200 différents ! Et c'est fréquent, 2 à 3 rhumes par an chez l'adulte, entre 8 et 10 chez l'enfant, puisqu'ils se transmettent via les éternuements, les postillons, les mains et objets souillés. Avec des symptômes bien connus : nez qui coule, éternuements, maux de tête, fatigue, parfois fièvre (légère à modérée), maux de gorge et toux. La durée ? De sept à dix jours.

**La bonne attitude :** laver le nez, soulager les symptômes… et prendre son mal en patience. On consulte si ça dégénère (sinus bouchés, mouchage très vert, forte fièvre, otite, etc.).

# ON MANGE QUOI AUJOURD'HUI ?

**Petit déjeuner**

Thé vert, yaourt nature avec miel et 1 c. à s. de germe de blé, une tartine de pain aux céréales beurrée, smoothie orange/banane/kiwi.

**Déjeuner**

Chili con carne (haricots rouges, tomates, poivrons, oignons, steak haché, cumin), purée d'avocat au citron, crème à la vanille.

**Dîner**

Saumon fumé et citron, galettes de légumes, pommes au four à la cannelle parsemées de grains de grenade.

**La recette du jour :** galettes de légumes

Pour 4 personnes : Laver et sécher 1 grosse pomme de terre, 2 grosses carottes, 2 courgettes non épluchées. Au robot, râper les légumes et un gros oignon. Ajouter 3 c. à s. de maïs doux, 2 œufs et 100 g de fromage râpé, poivrer. Mélanger avec les mains et composer des galettes, à déposer sur la plaque du four. Cuire 20 minutes à 200 °C, servir chaud avec une sauce tomate.

**L'aliment santé :** la cannelle, douce et bénéfique

Classique des pommes cuites, cette épice (écorce moulue) est antiseptique, antivirale et antibactérienne, et serait efficace contre les virus respiratoires de l'hiver et ceux qui attaquent notre tube digestif. On la saupoudre dans les desserts, d'autant qu'elle aide à réduire le sucre.

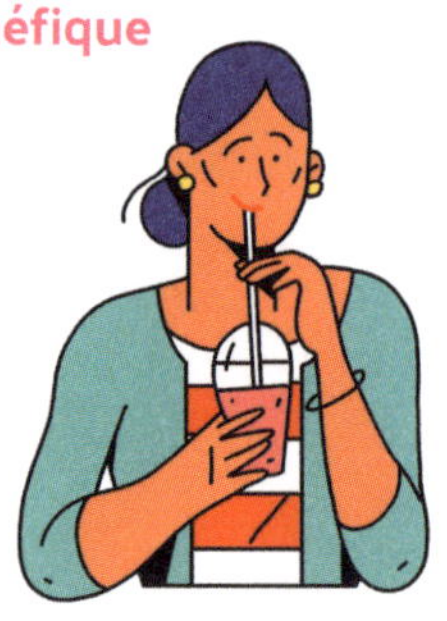

## LE COACHING DE Dr. Good !

### Et si vous retourniez à la piscine ?

Multiplier les longueurs même à petite vitesse pour faire travailler son cœur, dénouer ses tensions musculaires, faire des pédalages (pour améliorer la circulation sanguine) ou de l'aquagym pour se tonifier : une séance hebdomadaire de quarante-cinq minutes à une heure est très bénéfique et antistress.

## LE CONSEIL DU JOUR

**Namasté !**

*En période de contagion, on arrête bises et poignées de mains. Une jolie façon d'y échapper ? Le « Namasté » venu d'Inde : s'incliner légèrement vers l'avant, les mains jointes au niveau de la poitrine. Plus chic que le check du coude !*

## On regarde ça de près

### L'angine

Elle est provoquée soit par un virus (VRS, Influenzae, adénovirus…), ou plus rarement par une bactérie (généralement streptocoque) et frappe 9 millions de personnes. Les symptômes durent environ quatre jours : maux de gorge majorés à la déglutition, fièvre modérée, ganglions dans le cou. Parfois toux, rhumes, troubles digestifs, maux de tête.

**La bonne attitude :** on soulage la douleur (paracétamol, anti-inflammatoires non stéroïdiens ou AINS), et on consulte un médecin qui décidera, après un prélèvement, de la prise d'antibiotiques si l'angine est d'origine bactérienne.

# ON APPRIVOISE LE STRESS

**Plusieurs études font le lien entre le stress et la baisse de nos défenses.**

Récemment, une équipe de chercheurs marseillais est parvenue à montrer – chez la souris – que des récepteurs spécifiques du stress pouvaient amoindrir notre capacité à éliminer les virus. Des chercheurs américains ont également montré lors d'expériences sur plus d'une centaine d'étudiants que leur immunité variait en fonction de leur… optimisme ! Peut-être, justement, gèrent-ils mieux leur stress ?

Il n'existe pas une, mais plusieurs façons de mieux gérer son stress. Une alimentation soignée, de l'exercice, des disciplines dédiées (sophrologie, yoga, etc.). Mais quand rien ne va plus, mieux vaut consulter : son médecin traitant d'abord, puis un spécialiste qui vous aidera à identifier les causes pour mieux les prendre en main. Courage !

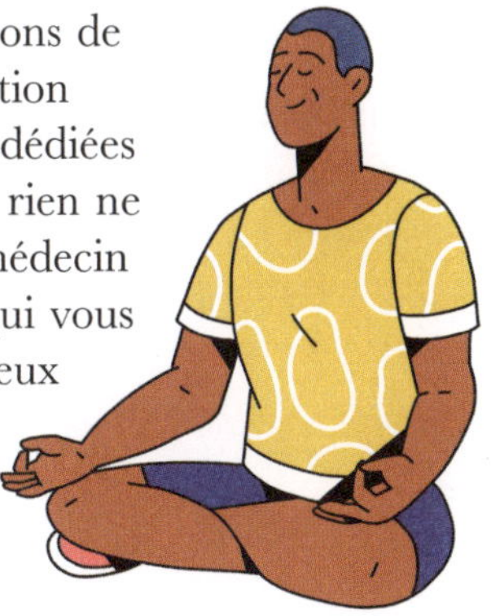

LE COACHING DE **Dr. Good !**

## Le *palming*

Au travail, on pense à faire des pauses courtes et régulières, pour retrouver son énergie. On en profite, si on travaille sur écran, pour détendre ses yeux avec du *palming* : poser ses coudes sur le bureau puis, après les avoir frottées l'une contre l'autre, poser ses paumes en coupe sur les globes oculaires, sans trop appuyer pour ne pas comprimer, mais assez pour faire le noir. Fermer les yeux et rester ainsi une à deux minutes, pour reposer le nerf optique et décontracter les muscles qui tiennent les globes oculaires.

LE CONSEIL DU JOUR

## Le plein de magnésium

*Hormis ses effets antistress établis, il est aussi efficace contre la fatigue, et il stimulerait les globules blancs. En période difficile ou l'hiver, on surveille ses apports ! Au menu : noix et amandes (une poignée), chocolat noir (sans se ruer sur la tablette) et cacao en poudre, fruits de mer, riz et pain complets ou des eaux riches en magnésium.*

LE SAVIEZ-VOUS ?

## LE YOGA ANTIVIRUS

SI LE YOGA ET LA MÉDITATION RÉDUISENT LE STRESS ET L'ANXIÉTÉ, ILS SEMBLENT AUSSI AGIR SUR L'EFFICACITÉ DU SYSTÈME IMMUNITAIRE. UNE ÉTUDE A MONTRÉ MOINS D'INFECTIONS RESPIRATOIRES AIGÜES ET MOINS GRAVES CHEZ LES MÉDITANTS PAR RAPPORT AUX NON-MÉDITANTS. UNE AUTRE ÉTUDE, EN NORVÈGE, A RÉCEMMENT MONTRÉ QUE LE YOGA POURRAIT AIDER L'ORGANISME À SE DÉFENDRE EN MODIFIANT L'EXPRESSION DES GÈNES DES CELLULES IMMUNITAIRES !

# ON MANGE QUOI AUJOURD'HUI ?

| Petit déjeuner | Déjeuner | Dîner |
| --- | --- | --- |
| Thé vert, brioche ou pain au lait, faisselle de campagne au miel avec 1 c. à s. de germes de blé, ½ pamplemousse. | 6 huîtres (ou plus) avec citron, poulet rôti, frites épicées de patate douce, mousse au chocolat. | Quiche au fromage de chèvre et aux épinards, salade d'endives aux noix, salade de fruits exotiques. |

**La recette du jour :** frites de patate douce épicées

Pour 4 personnes : éplucher 2 patates douces, les couper en frites. Déposer dans un saladier, ajouter ½ c. à c. de noix de muscade, 1 c. à c. de sel fin, 1 c. à c. de poivre, 4 c. à s. d'huile d'olive. Bien mélanger pour enrober les frites. Déposer en une couche sur la plaque du four. Parsemer de thym (frais ou sec). Cuire 35 minutes à 210 °C, puis passer au gril 5 minutes pour parfaire le croquant. Bénéfice : de la provitamine A et du plaisir régressif.

**L'aliment santé :** l'huître, une perle de vertus

Elle est riche en protéines, en bons acides gras, en fer antifatigue, mais aussi et surtout en zinc, cet indispensable de notre immunité ! On n'hésite pas à en gober quelques-unes, arrosées si on le souhaite de jus de citron (plus intéressant pour la vitamine C que le vinaigre).

## On regarde ça de près

### Vitamine A : l'amie des yeux... et du ventre

Elle booste le développement et la différenciation des lymphocytes et stimule la fabrication d'anticorps. Indispensable aux diverses muqueuses, elle aide celle de l'intestin à remplir son rôle de barrière contre les microbes. Où la trouver ? Sous forme de bêta-carotène dans les végétaux orange et verts (carotte, épinard, potiron, mangue...) ; sous forme de rétinol dans les produits animaux (foie de veau, beurre, œufs).

LE CONSEIL DU JOUR

### Nettoyer son téléphone portable

*On le promène partout, le tripote, le prête… Résultat, c'est un des objets du quotidien les plus sales, et un nid pour les virus et bactéries. Le bon réflexe : le nettoyer une fois par jour avec une lingette imprégnée de solution hydroalcoolique.*

LE COACHING DE Dr. Good !

### À bicyclette

Si le temps est au beau, on en profite pour sortir son vélo et partir nez au vent explorer les environs, aller voir des amis... Un excellent sport d'endurance qui fait travailler les muscles, entraine le cœur et permet de brûler des calories ! Vingt minutes de vélo équivalent à 3000 pas de marche active. Avec le double, l'objectif de 6000 pas/jour est atteint !

**LE CONSEIL DU JOUR**

### Surveiller les objets « collectifs »

*Clavier de l'ordinateur, télécommande de la télévision, tablette… Si toute la famille les utilise, nettoyez-les au moins une fois par semaine avec un spray désinfectant ou une lingette imprégnée pour éviter la CGV (contagion à grande vitesse) !*

**LE COACHING DE Dr. Good !**

### Enceinte, on est plus fragile ?

Eh oui, lors de la grossesse, l'immunité de la mère diminue naturellement afin que son corps n'attaque pas le fœtus, assimilé à un corps « étranger ». Si elle contracte certaines infections normalement bénignes, en particulier la varicelle et la listériose, elle risque des complications. Donc on évite les aliments qui peuvent abriter la listéria : charcuterie, œuf cru, fruits de mer, lait cru… et on vérifie que l'on est à jour de son vaccin contre la varicelle.

# JAMAIS SANS MON GEL (HYDROALCOOLIQUE)

**Parce qu'on ne peut pas toujours se laver les mains, on garde sur soi du gel hydroalcoolique pour désinfecter si besoin mains ou objets.**

On en trouve en très petit format, ou on recharge une mini-fiole avec son grand flacon et on en glisse dans le cartable des enfants, notamment s'ils goûtent dehors ! On en laisse aussi un flacon dans l'entrée, à utiliser en rentrant chez soi.

### LA BOUTEILLE EST VIDE ?

On peut en fabriquer soi-même grâce à cette recette de l'OMS (Organisation mondiale de la santé) : dans une bouteille de 1 litre, verser 833 ml d'alcool type alcool ménager (à 95° ou 96°) + 42 ml d'eau oxygénée (peroxyde d'oxygène) à 3 % + 14,5 ml de glycérine (glycérol 98 %) ou de gel d'aloe vera. Compléter avec de l'eau distillée ou bouillie. Fermer, mélanger et utiliser après 72 heures.

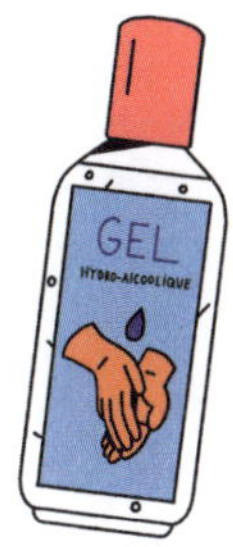


**Le coup de pouce naturel**

### L'huile essentielle de ravintsara

Issue du camphrier et venue de Madagascar, l'huile essentielle de ravintsara (*Cinnamomum camphora cineoliferum*) désinfecte et stimule nos défenses naturelles. Utiliser matin et soir : 2 gouttes pures appliquées en massage léger sur le sternum, les poignets et la plante des pieds. En cas de « crève », jusqu'à 4 fois/jour. On vérifie le nom en latin sur l'emballage pour ne pas se tromper, et on respecte les dosages, elle est tolérée dès 3 ans. Un doute ? On demande au pharmacien : jamais d'automédication sauvage.

# 14 NOVEMBRE

# ON MANGE QUOI AUJOURD'HUI ?

**Petit déjeuner**

Thé vert ou noir aux épices, muffin anglais beurré avec un morceau de fromage au lait cru, une dizaine de noix, compote pomme-cassis.

**Déjeuner**

Radis, riz sauté aux champignons, oignons et parmesan, yaourt nature, kiwi.

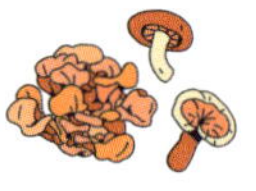

**Dîner**

Soupe de lentilles, 2 œufs à la coque avec une tranche de pain complet au levain grillé et beurré, salade de mâche, papillote d'agrumes.

**La recette du jour :** papillote d'agrumes

Pour 1 personne : Au centre d'une feuille de papier sulfurisé, déposer les suprêmes de 1 orange et de ½ pamplemousse pelés à vif. Saupoudrer de 1 c. à c. de cannelle. Fermer la papillote et cuire au four 20 minutes à 200 °C. Ouvrir, ajouter 1 c. à s. de miel liquide et 2 c. à s. de pulpe de fruit de la passion. Servir chaud avec une boule de glace vanille ou un fromage blanc en faisselle.

**L'aliment santé :** lentilles, économiques et toniques

Très riches en protéines végétales (idéales pour les végétariens), les lentilles sont aussi une excellente source de fibres, de vitamines du groupe B, de fer et de zinc ! Vertes, blondes, corail et même noires (les fameuses « beluga »), elles n'ont pas besoin d'être trempées avant la cuisson et elles rassasient intelligemment toute la famille.

## On regarde ça de près

### Le fer, pour une immunité solide

Un déficit en fer est considéré comme un facteur de vulnérabilité aux infections. Où le trouver ? Viande rouge, boudin noir, foie animal, coquillages (moules, huîtres, coques, palourdes), lentilles, haricots, cacao, graines oléagineuses (sésame, tournesol...), noix de cajou, noisettes.

## LE CONSEIL DU JOUR

### Ne pas se toucher, SVP...

*Une étude américaine a montré qu'on se touchait en moyenne 23 fois/heure les zones du visage qui sont aussi des portes d'entrée des virus (nez, yeux, bouche). Plus encore si on est stressé ou anxieux. Difficile de réduire ces réflexes ancrés ? On adopte une petite balle de mousse antistress pour « compenser » (et on la désinfecte fréquemment) !*

## LE COACHING DE Dr. Good !

### On bouge, à la maison

Pas motivé pour sortir marcher ? On reste chez soi... mais on bouge pendant trente minutes consécutives : faire des étirements, courir sur place, monter et descendre ses escaliers... ou même jouer à chat perché avec les enfants !

15 NOVEMBRE

# BIEN DORMIR
## POUR ÊTRE MOINS MALADE

**Alors que nous dormons de moins en moins (environ 1h30 de moins qu'il y a cinquante ans), et que 55% des Français aimeraient dormir plus, selon l'INVS, il est prouvé que la qualité et la durée de nos nuits influent sur nos défenses naturelles.**

Pas très étonnant puisque l'un des rôles du sommeil est de «remettre à neuf» notre organisme, et de le garder fonctionnel grâce à cette mise au repos régulière.

Une équipe américaine a mesuré que les personnes manquant de sommeil (moins de sept heures par nuit) avaient 2,94 fois plus de risques de développer un rhume.

Pour ceux qui dorment mal, avec un sommeil de mauvaise qualité, c'est même pire : le risque est multiplié par 5 ! Une étude française de l'INSERM menée sur quatre années a également conclu que de mauvaises nuits augmentaient la vulnérabilité aux infections.

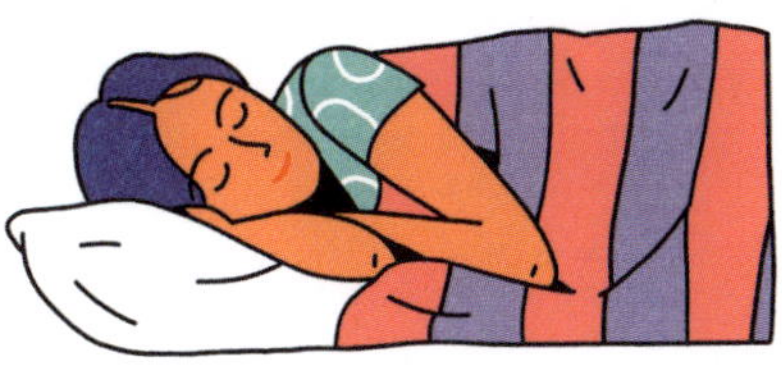

Et chez l'animal, les espèces les plus «marmottes» sont aussi les plus épargnées par les maladies.

Le coup de pouce naturel

### Un booster de la ruche

Le miel, cet or liquide, adoucit la gorge et, si on le choisit de thym, de sapin ou d'eucalyptus, il stimulerait les défenses naturelles de la sphère ORL, car il contient des substances aux vertus antibiotiques, les inhibines. Prendre une cuillerée par jour le matin. À choisir de qualité, issu d'un apiculteur et non d'une marque industrielle, et ne pas le chauffer pour garder ses propriétés.

LE CONSEIL DU JOUR

### Écouter son corps

*Vous bâillez, vos yeux piquent, votre attention chute ? C'est l'heure du marchand de sable ! Écoutez-le et filez illico sous la couette sans vous forcer à finir le film que vous regardez : dormir suffisamment est indispensable à la vitalité… et à l'immunité !*

On regarde ça de près

### La bronchiolite (virus respiratoire syncytial, VRS)

Elle est très fréquente chez les nourrissons (moins de 2 ans) : environ 500 000 cas chaque année. Les symptômes : toux, obstruction bronchique, respiration rapide et sifflante survenant après un rhume, pendant huit à dix jours. Ce virus se transmet par la salive et les sécrétions nasales et bronchiques, directement par projections ou par mains et objets souillés. **La bonne attitude :** on consulte le pédiatre pour surveiller bébé.

LE CONSEIL DU JOUR

**Mollo sur le café**

*Au-delà de 2 ou 3 tasses par jour, ou après 15 heures, le café peut perturber l'endormissement. Pour se dynamiser sans risques, on le réduit ou remplace par une tisane maison : mélanger dans un bocal des feuilles de cassis, d'hibiscus, de sarriette et de menthe à parts égales. Infuser 4 c. à c. du mélange dans 50 cl d'eau, filtrer avant de boire.*

# ON MANGE QUOI AUJOURD'HUI ?

| Petit déjeuner | Déjeuner | Dîner |
| --- | --- | --- |
| Thé vert ou noir aux épices, yaourt mixé avec des fruits rouges surgelés + 1 c. à s. de germes de blé, 1 morceau de banana bread, 2 clémentines. | Salade de quinoa avec ½ avocat, ½ pamplemousse, 150 g de crevettes et 3 c. à s. de grains de grenade, sauce au yaourt, citron et persil frais, 1 faisselle de campagne avec coulis de cassis. | Lasagnes de saumon aux épinards, salade frisée à l'ail, crème de marron vanillée avec morceaux de poire. |

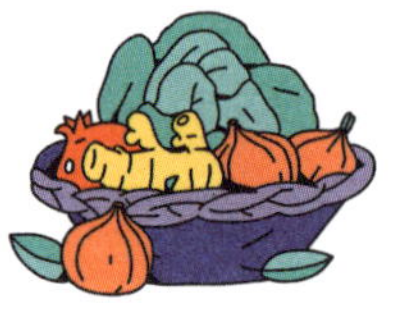

**La recette du jour : banana bread**

Pour 4 personnes : Dans un saladier, mélanger 250 g de farine avec 1 sachet de levure chimique, 150 g de sucre et 1 pincée de sel, puis ajouter 2 œufs, 3 bananes bien mûres écrasées et 85 g de beurre fondu. Bien mélanger et ajouter 1 c. à s. de cannelle, 50 g de pépites de chocolat noir + 80 g de noix. Verser dans un moule en silicone. Cuire 55 minutes à 170 °C. Un gâteau gourmand, riche en magnésium antifatigue et antistress.

**L'aliment santé : l'ail, la gousse antibobos de l'hiver**

Anti-infectieux, il stimule également l'immunité, notamment l'activité des lymphocytes. Il diminuerait le nombre, la gravité et la durée des infections respiratoires des voies supérieures. À consommer idéalement cru, aussi souvent que possible si on l'aime !

**1 500**

**C'est le nombre de gènes impliqués dans l'immunité.**

Les variations de la génétique contrôleraient plutôt l'immunité innée, alors que l'immunité adaptative, qui se crée au fil du temps, serait beaucoup plus influencée par l'exposition environnementale et notre mode de vie.

LE COACHING DE **Dr. Good !**

## Réveil musculaire

Sitôt levé, on ouvre en grand les fenêtres (cela permet aussi d'aérer), et on fait des exercices respiratoires : ouvrir les bras en inspirant profondément, les refermer en soufflant fortement. Des séries de 20, à alterner avec 1 minute de sautillements ou une course sur place (à renouveler 5 fois). De quoi réveiller son corps et sa tête !

LE CONSEIL DU JOUR

**Pause méditation**

*Un peu crispé? On s'offre une méditation « antistress » dont les vertus sont prouvées sur la santé et l'immunité. On en trouve de nombreuses sur les applis « Headspace », « Calm », « Mind », « Petit Bambou », et on peut aussi s'initier en famille pour calmer les plus jeunes. 5, 10, 15 minutes au choix, et on se relève plus calme et apaisé. Un bon début…*

# DANS LES TRANSPORTS, ON SE PROTÈGE !

**Le métro et le bus sont remplis de gens qui toussent, reniflent ou éternuent et disséminent ainsi leurs microbes !**

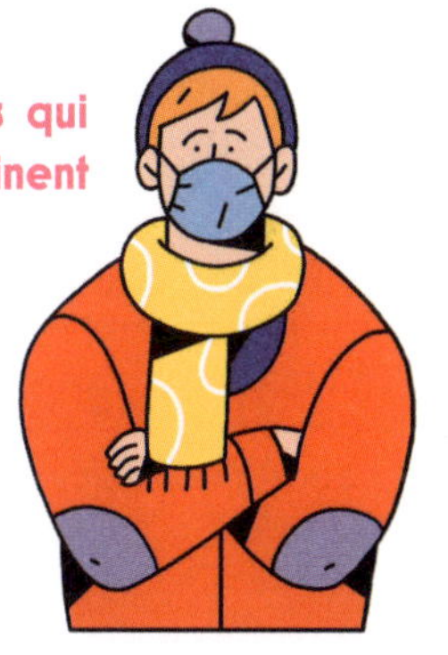

- On évite de « les coller » de trop près, en se plaçant idéalement à deux mètres quand c'est possible, en leur tournant le dos et bien sûr en période d'épidémie en mettant un masque.
- Vous partagez votre voiture avec votre conjoint enrhumé ? Laissez dans la boîte à gants un paquet de lingettes désinfectantes, et nettoyez systématiquement la poignée de porte (intérieure et extérieure), le volant, le levier de vitesse et le frein à main.
- Bien sûr on évite le plus possible de toucher les barres d'appui du métro ou du bus, les boutons d'ouverture de porte (un bon coup de coude !) et on pense à se nettoyer les mains régulièrement. Idem si c'est nous qui éternuons (surtout si l'on porte ses mains à son visage car on peut ainsi récolter plusieurs milliards de germes).

On regarde ça de près

## La Covid-19

Ce coronavirus (SARS-CoV-2) nous empoisonne depuis mars 2020 avec son lot de symptômes : toux sèche, fièvre, essoufflement, douleurs musculaires, maux de tête, frissons et tremblements, gorge sèche, perte de l'odorat et du goût, parfois douleurs intestinales.

**La bonne attitude :** on s'isole, on surveille les symptômes et on contacte son médecin traitant pour un suivi et des conseils.

LE SAVIEZ-VOUS ?

**L'ARGENT, C'EST DÉGOÛTANT !**

FABRIQUÉS EN SUBSTRAT DE COTON, COMME EN FRANCE, LES BILLETS DE BANQUE SONT RÉPUTÉS POUR ÊTRE DES NIDS À MICROBES. SELON DES CHERCHEURS SUISSES, LE VIRUS DE LA GRIPPE PEUT RESTER ACTIF PLUS DE DIX-SEPT JOURS SUR L'UN D'EUX ! QUANT À LA CARTE BLEUE, PAS MIEUX, CAR IL FAUT ENVIRON SEPT HEURES POUR QUE LA MOITIÉ DES VIRUS DISPARAISSENT. UNE SEULE SOLUTION : SE LAVER SOIGNEUSEMENT LES MAINS APRÈS AVOIR PAYÉ SES ACHATS.

# ON MANGE QUOI AUJOURD'HUI ?

**Petit déjeuner**
Thé vert ou noir aux épices, yaourt nature avec morceaux de mangue et 1 c. à s. de germes de blé, pancakes et miel, le jus de 2 oranges.

**Déjeuner**
Poulet pané avec citron, choux de Bruxelles aux carottes et châtaignes, kiwi.

**Dîner**
Velouté de céleri-rave parsemé d'amandes concassées, œuf cocotte aux épinards et fromage, compote pomme-poire.

**La recette du jour : choux de Bruxelles, carottes, châtaignes**

Pour 4 personnes : Laver les choux de Bruxelles, couper leur pied, les blanchir 5 minutes dans une casserole d'eau bouillante puis les égoutter. Dans une cocotte, faire blondir un oignon émincé dans 1 c. à s. d'huile d'olive, ajouter 2 carottes en rondelles et les choux. Couvrir à peine d'eau et laisser mijoter 20 minutes. Ajouter une petite boîte de châtaignes au naturel, réduire le jus de cuisson, et servir.

**L'aliment santé : l'épinard, bonne branche !**

S'il n'est pas si riche en fer, il contient des caroténoïdes et vitamines du groupe B qui participent à la stabilité de l'humeur. En prime, de la vitamine C à foison et des fibres pour le transit. On peut le consommer surgelé, mais on le choisit bio, car il est très sensible aux pesticides et ne s'épluche pas.

**Le coup de pouce naturel**

## L'huile essentielle d'eucalyptus radié

Utile contre les affections ORL, l'huile essentielle d'eucalyptus radié (*Eucalyptus radiata*) désinfecte aussi les voies respiratoires. En cas de refroidissement, appliquer 1 goutte sur les poignets, le sternum et la plante des pieds, seule ou associée au ravintsara. On peut aussi, en période d'épidémie, verser 1 ou 2 gouttes sur un mouchoir, et respirer.

**LE CONSEIL DU JOUR**

### Au bureau, gare aux sanitaires

*On pense à ne pas s'asseoir sur la cuvette, mais on oublie souvent d'ouvrir et fermer la porte des toilettes avec le coude et d'utiliser celui-ci pour manipuler le robinet quand on se lave les mains : à corriger ! Quant à l'essuie-mains partagé… on n'y touche jamais, on préfère l'air libre.*

**On regarde ça de près**

### La vitamine E, l'indispensable des seniors

Antioxydante, elle stimule également l'immunité et une étude a montré, notamment chez les seniors (souvent en déficit), qu'un apport induit une augmentation des cellules immunitaires et une réduction des infections ORL.
**Où la trouver ?** Dans le germe de blé, l'huile de colza, de tournesol et de noisette, les œufs ou encore les sardines en conserve.

# C'EST À BOIRE
## QU'IL NOUS FAUT !

**Non, boire ne dilue pas les virus, mais aide à garder les muqueuses de la gorge bien hydratées, donc plus résistantes. On pense à prendre un verre d'eau (ou une tasse de thé ou de tisane) toutes les deux heures. Et quand on a juste besoin de réconfort, voici deux soupes délicieuses et régressives qui ne peuvent pas faire de mal !**

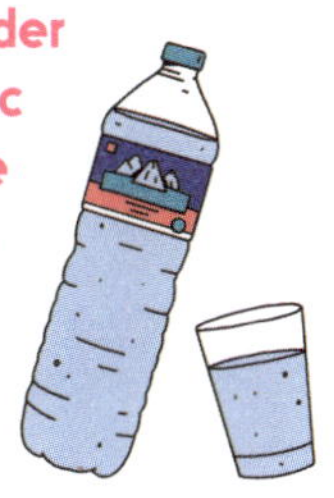

### 1 LE BOUILLON DE POULE DE MAMIE

Ses vertus contre le rhume et la grippe seraient liées aux nutriments anti-inflammatoires (grâce à la moelle des os) qui augmenteraient les défenses immunitaires et soulageraient la congestion nasale.

Laver et couper en morceaux 4 carottes, 3 poireaux et 3 navets, les verser dans une marmite, ajouter 1 poulet entier, 1 oignon piqué d'un clou de girofle, 1 branche de céleri, quelques feuilles de chou vert et 1 bouquet garni. Couvrir largement d'eau, saler, ajouter 1 c. à s. de vinaigre de cidre et laisser cuire à feu doux (deux bonnes heures au moins) jusqu'à ce que la viande se détache de la carcasse. Filtrer et boire dans les quatre jours (conserver au frais).

### 2 LE BOUILLON « ASIENERGIE »

Avec ses champignons chinois (supports de la forme et de l'immunité) et du gingembre pour le tonus, c'est un atout forme agréablement exotique.

Dans une marmite, mettre 1 c. à s. d'huile et faire revenir doucement 1 c. à s. de curcuma en poudre et 3 gousses d'ail hachées. Ajouter 3 poignées de champignons shiitakes déshydratés, 2 carottes et 2 poireaux en rondelles, 1 citron bio pressé avec son écorce, 2 cm de racine de gingembre et 1 tige de citronnelle émincés, couvrir d'eau et laisser mijoter 2 heures. Ajouter 3 c. à s. de miso non pasteurisé, un bouquet de coriandre ciselée, mélanger et poursuivre la cuisson 15 minutes. Filtrer avant de boire.

LE CONSEIL DU JOUR

**Thermos attitude**

*La bonne astuce pour s'hydrater : garder un Thermos avec soi, qui permet d'avoir toujours à boire sous la main !*

LE SAVIEZ-VOUS ?

**ATTENTION À L'ALCOOL**

DES SCIENTIFIQUES AMÉRICAINS ONT MONTRÉ QUE LES GLOBULES BLANCS SONT MOINS EFFICACES CONTRE LES VIRUS ET BACTÉRIES APRÈS UNE FORTE CONSOMMATION D'ALCOOL. ON A TOUT À GAGNER À RÉDUIRE SA CONSOMMATION.

**50 milliards**

**C'est le nombre de globules blancs élaborés quotidiennement (ils ne survivent que quelques jours).**

La moelle osseuse est même capable d'en fabriquer plus en cas d'urgence (infection).

# 20 NOVEMBRE

## LE CONSEIL DU JOUR

### Malade en solo

*Certes, ce n'est pas amusant d'être malade, mais sans forcément se placer en quarantaine, mieux vaut rester calfeutré dans sa chambre plutôt que d'essaimer ses germes sur le canapé du salon, la cuisine et les chambres du reste de la famille. On reste au lit et on se repose. Et on restreint au maximum les visites…*

## On regarde ça de près

### Les otites

Elles peuvent être virales (VRS influenzae A et B, rhinovirus…) ou bactériennes, surtout l'été (pneumocoque, haemophilus influenzae, staphylocoque). Elles durent environ trois jours et provoquent des douleurs parfois violentes à l'oreille. Elles font généralement suite à un rhume et sont accompagnées de fièvre, avec parfois des écoulements purulents et/ou perforation du tympan. Très fréquente chez les moins de 5 ans, l'otite génère 4,5 millions de consultations chez le médecin chaque année. Heureusement elle n'est pas contagieuse.

**La bonne attitude :** on consulte le médecin qui décidera de la prise d'antibiotiques si besoin.

# ON MANGE QUOI AUJOURD'HUI ?

**Petit déjeuner**

Thé vert ou noir aux épices, smoothie banane/orange/kiwi/cassis surgelé, une tartine de pain aux céréales beurrée, yaourt nature avec miel et 1 c. à s. de germes de blé.

**Déjeuner**

Tajine de poulet au citron confit, oignons et olives, semoule, ½ mangue.

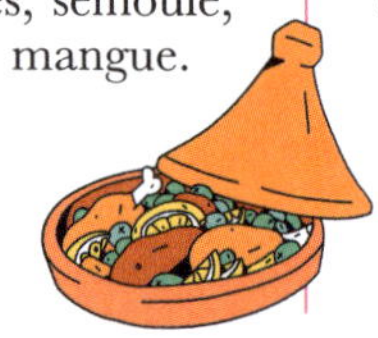

**Dîner**

Soupe de carottes, saumon fumé au citron, blettes sautées à l'huile d'olive, fruits d'hiver cuits.

**La recette du jour : fruits d'hiver cuits**

Pour 4 personnes : Dans une casserole, déposer 3 poires et 3 tranches d'ananas frais en morceaux + 6 abricots secs en dés. Ajouter le jus de 2 oranges, leur zeste, 1 c. à c. bombée de cannelle, 1 gousse de vanille et 2 cm de racine de gingembre émincée. Laisser mijoter à feu doux 30 minutes. Servir avec du miel et des noix concassées.

**L'aliment santé : la mangue, sucrée et vitaminée**

Une moitié permet de faire le plein de provitamine A, et elle apporte autant de vitamine C qu'un agrume ! En prime, une teneur en sucres raisonnable, et beaucoup de fibres.

**Le coup de pouce naturel**

### Les produits de la ruche

En plus du miel, on peut faire une cure d'un mois avec d'autres produits de la ruche. Du pollen, riche en lactoferments qui bichonnent la flore digestive, que l'on choisit frais (ou on le réhydrate avant de le manger), 1 ou 2 c. à s. par jour. Ou bien de la propolis dotée de fortes propriétés antimicrobiennes, antivirales et antifongiques, en ampoules, extrait, gélules.

## 21 NOVEMBRE

# ON SE COUVRE QUAND ON SORT !

**Exposé au froid, notre corps travaille pour conserver notre température interne. Et lors de cette mobilisation, l'activité de nos globules blancs diminue… et notre immunité aussi.**

Conserver « au chaud » nos organes vitaux se fait aussi au détriment de nos extrémités (mains et pieds) qui sont moins irriguées.

D'où l'intérêt de s'habiller chaudement par grand froid pour aider notre organisme : des vêtements chauds, de bonnes chaussures, chaussettes et gants si nécessaire. Sans oublier de protéger notre tête, haut lieu de déperdition de chaleur : 40 % environ si le corps est couvert. Et on pense à prendre une écharpe pour sortir.

Quand il fait froid, elle garde la gorge au chaud (ce qui aide l'organisme à réchauffer l'air inspiré) et, remontée sur la bouche et le nez, elle les maintient humides, donc mieux hydratés. Car si les muqueuses du nez se dessèchent, leur fonction de barrière antivirus est altérée.

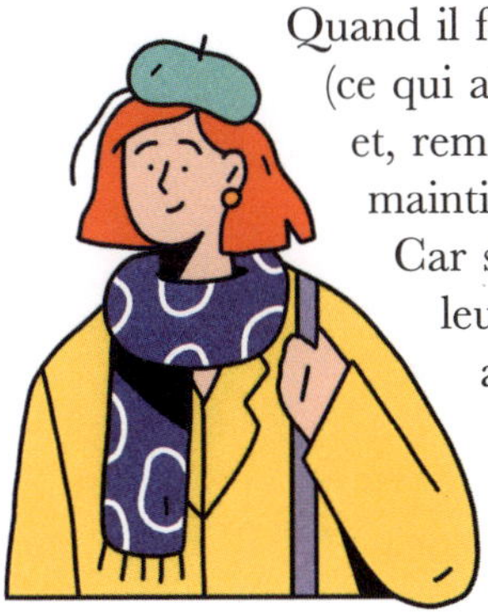

Le coup de pouce naturel

### L'huile essentielle de thym à thujanol

Tonique, l'huile essentielle de thym à thujanol (*Thymus vulgaris thujanoliferum*) est utile pendant les périodes d'infection et aide le corps à se réchauffer. Prendre 1 goutte par jour dans 1 c. à c. de miel, dans un thé ou un jus de citron tiède. Pieds glacés ? On verse 2 gouttes dans une noisette de crème hydratante pour frotter ses pieds.

LE CONSEIL DU JOUR

### Lavage très chaud !

*Nos lave-linge proposent des programmes éco, rapides, à 30 °C ou 40 °C… mais il a été prouvé qu'à cette température, bon nombre de virus (dont celui de la grippe) survivent ! Les draps et serviettes, surtout des malades, doivent être lavés à 60 °C. Et on évite de les superposer dans la salle de bains.*

DITES-MOI DR.GOOD ?

### L'immunité est-elle plus « réactive » l'hiver ?

L'activité du système immunitaire semble plus importante en hiver ! Cette « adaptation » selon les saisons serait directement associée à nos gènes, sans doute pour pallier l'augmentation des microbes (qui résistent bien à la saison froide) et mieux nous protéger. À l'inverse, l'immunité aurait tendance à ralentir et « se mettre en vacances » pendant l'été !

# ON MANGE QUOI AUJOURD'HUI ?

### Petit déjeuner

Thé vert, tartine de pain aux céréales beurée, yaourt avec du coulis de cassis, des amandes et 1 c. à s. degermes de blé, 2 clémentines.

### Déjeuner

Poireaux vinaigrette, pâtes au pesto avec courgettes sautées à l'huile d'olive, ½ mangue.

### Dîner

Soupe potiron-carotte au persil, pavé de saumon citronné et épinards (surgelés), yaourt nature, pomme cuite.

**La recette du jour : soupe potiron-carotte au persil**

Pour 4 personnes : Couper en cubes du potiron épluché (500 g), gratter et laver 3 carottes et les débiter en rondelles. Dans une cocotte, verser 2 c. à s. d'huile, faire revenir 1 oignon émincé, 2 gousses d'ail épluchées hachées, et les légumes. Saler, poivrer, couvrir d'eau, laisser mijoter 20 minutes. Mixer, servir chaud saupoudré de persil frais haché.

**L'aliment santé : futé, le germe de blé !**

Ami du système nerveux grâce à ses vitamines du groupe B, il apporte aussi du zinc, dont on manque souvent, mais qui participe à la synthèse de nos cellules de défense et du magnésium antifatigue. On le choisit idéalement bio, et on le saupoudre sur nos laitages, compotes et même salades. On le range au frais pour éviter qu'il rancisse.

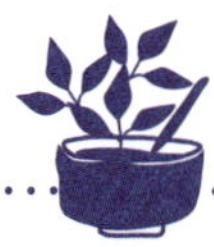

**Le coup de pouce naturel**

## Le sureau noir

En extrait (sous forme de sirop), le sureau noir (*Sambucus nigra*) a montré des effets immunostimulants, et une réduction des symptômes grippaux (fièvre, maux de tête, congestion nasale, courbatures). La bonne dose : en extrait hydroalcoolique liquide, 20 gouttes chaque matin tout l'hiver, ou en sirop en pharmacie (Sambucol®, mis au point par une virologue).

LE CONSEIL DU JOUR

### Un bon bain chaud

*L'idéal en fin de journée et de semaine pour chasser le stress ? Une douche ou un bain chaud, qui délasse, atténue les tensions corporelles et agit comme un sas de décompression au retour du travail. Plus efficace que juste avant de se coucher (car le chaud ne facilite pas l'endormissement), pour passer une soirée paisible…*

DITES-MOI DR.GOOD ?

### Le co-dodo, il faut éviter ?

Eh oui ! Malades, les enfants ont encore plus envie de se glisser dans notre lit… mais c'est tout sauf une bonne idée puisqu'ils vont y apporter leurs germes. Il faut leur faire comprendre que votre refus n'est absolument pas une punition, mais juste une protection, et que, promis, ils pourront le faire dès qu'ils seront complètement guéris !

# CAP
## SUR LA VITAMINE D

**La lumière du soleil permet à l'organisme de synthétiser la vitamine D, dont le manque, fréquent pendant l'hiver (un Français sur deux serait en déficit d'octobre à avril), augmente la sensibilité aux infections.**

La vitamine D active l'immunité, déclenche la production de substances antivirales naturelles par le corps, et réduirait le risque d'infection des voies respiratoires.

Dans l'alimentation, on la trouve principalement dans l'huile de foie de morue et les poissons gras (sardine, saumon, maquereau, anchois, etc.)

Lors des mois très gris, on peut prendre des compléments de vitamine D, en mimant la sécrétion naturelle de celle-ci (prendre 1 000 IU par jour en moyenne plutôt qu'une dose tous les mois ou trimestre).

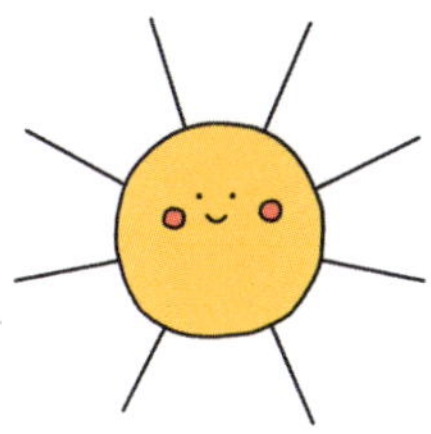

LE CONSEIL DU JOUR

### S'exposer à la lumière

*Des chercheurs ont montré que la lumière dynamise les lymphocytes T. Il ne s'agit pas de brûler sur la plage, mais de s'exposer régulièrement et de profiter du moindre rayon de soleil, y compris l'automne et l'hiver. Dose minimale recommandée : trois fois par semaine pendant dix à vingt minutes, en exposant le visage, les mains et les avant-bras !*

LE COACHING DE **Dr. Good !**

### Green thérapie

On va prendre l'air une heure dans un parc ou en forêt. Avec (ou sans) enfants, on part avec des pochons pour ramasser feuilles mortes, marrons, ou pommes de pin, on profite des arbres (il est prouvé que la pleine nature exerce un effet antistress et pourrait même augmenter la production de cellules NK), et on prend un grand bol d'oxygène et de lumière.

Le coup de pouce naturel

### 2 tisanes spécial hiver

Elles nous hydratent, nous réchauffent… et nous aident à lutter contre les petits maux de l'hiver. À tester dès les premiers symptômes, 2 fois/jour.

Coup de froid : couper en deux 1 citron bio (lavé), le mettre dans une casserole, ajouter 1 c. à c. de cannelle en poudre et 25 cl d'eau. Faire bouillir 3 minutes. Écraser le citron pour faire sortir la pulpe, laisser infuser 3 minutes. Boire chaud avec 1 c. à c. de miel.

Début de rhume : dans un bocal, verser 30 g de racine d'échinacée, 15 g de feuilles de thym, 20 g de feuilles de tilleul, 10 g de racine de gingembre et 5 g de clou de girofle. Ajouter 2 c. à c. de ce mélange dans 25 cl d'eau bouillante, laisser bouillir 3 minutes, puis infuser à couvert 3 minutes. Filtrer avant de boire.

# ON MANGE QUOI AUJOURD'HUI ?

**Petit déjeuner**

Thé vert ou noir aux épices, yaourt nature avec du miel et 1 c. à s. de germes de blé, une tartine de pain complet au levain beurrée, smoothie orange/banane/kiwi.

**Déjeuner**

Carottes râpées, tarte à l'oignon, salade de mâche, mousse au chocolat et à l'orange.

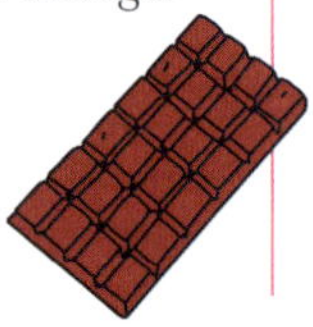

**Dîner**

Soupe miso, saumon frais à la japonaise, glace au thé vert avec coulis de fruits rouges et noirs (surgelés).

**La recette du jour : saumon frais à la japonaise**

Pour 4 personnes : couper en cubes 500g de filet de saumon frais. Les déposer dans un saladier et arroser de 6 c. à s. de sauce soja salée et 6 c. à s. de sauce soja sucrée. Ajouter 2cm de racine de gingembre pelée et hachée. Si on aime le poisson cru, on consomme tel quel, sinon saisir le poisson (égoutté) dans une sauteuse et ajouter la sauce en fin de cuisson. Servir dans des bols individuels avec du riz nature, des lamelles d'avocat, de la coriandre et des graines de sésame.

**L'aliment santé : le miso, grand ami de notre abdomen**

Cet ingrédient culte de la cuisine japonaise est obtenu à partir de haricots de soja fermentés. Ultra riche en probiotiques pour la flore intestinale, il apporte aussi des vitamines du groupe B. On l'achète en boutique bio, non pasteurisé, et on délaie 1 c. à c. dans 20cl d'eau chaude pour un bouillon simplissime. Il remplace aussi le sel en cuisine.

LE COACHING DE **Dr. Good !**

### Fabriquer son spray désinfectant

Dans un saladier, verser 100ml de vinaigre blanc + 5 c. à c. de bicarbonate de soude. Attendre que cela ne mousse plus, ajouter 50ml d'alcool ménager à 95°, et 15 gouttes d'huile essentielle d'arbre à thé. Mélanger et transférer dans un flacon avec pulvérisateur.

LE CONSEIL DU JOUR

### Une cuisine de pro

*Plan de travail, portes des placards et du réfrigérateur, table du repas, matériel de cuisine, etc. : en période d'épidémie, la rigueur s'impose avec des nettoyages quotidiens à l'aide d'un produit contenant de l'alcool (ou vinaigre blanc) et de l'huile essentielle d'arbre à thé (*tea-tree*).*

On regarde ça de près

### Sélénium : un antioxydant protecteur

Il augmente la prolifération des lymphocytes T et la réponse immunitaire cellulaire, notamment grâce aux cytokines. Un déficit rend nos défenses moins optimales.

**Où le trouver ?** Viandes, poissons et fruits de mer, œufs, oléagineux, céréales.

# AÉRER, C'EST LA SANTÉ !

**Même s'il fait froid, même s'il pleut, même (et surtout) la chambre des malades pendant qu'ils sont sous la couette !**

Pendant dix minutes, 2 fois par jour (matin et soir) si tout va bien, et 4 à 5 fois par jour dans l'antre du «contaminé», cela permet de renouveler l'air, et de réduire la concentration des microbes. Un geste indispensable qui doit devenir un réflexe.

Et puisqu'on parle d'air intérieur, sachez que plus nos muqueuses respiratoires sont sèches, plus elles deviennent fragiles ! L'hiver, surtout si on a un chauffage électrique, on pense à remonter le taux d'humidité avec un humidificateur en terre cuite à glisser entre les rails du radiateur, ou encore mieux avec un brumisateur (qui en prime peut diffuser des huiles essentielles) : très utile notamment dans la chambre des enfants.

## LE CONSEIL DU JOUR

### Chut...

*Le bruit permanent use nos nerfs, notre sommeil et notre santé. On s'organise pour profiter de plages de silence : téléphone coupé (télévision, radio ou musique aussi), on vaque à ses occupations sans bruit, sans parler... une habitude souvent perdue, mais qui nous ressource et nous apaise. On peut porter des bouchons d'oreilles ou un casque réducteur de bruit !*

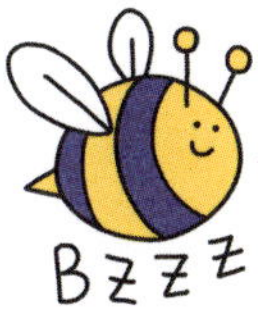


## LE SAVIEZ-VOUS ?

### QU'EST-CE QUE L'IMMUNITÉ COLLECTIVE ?

ELLE CORRESPOND AU POURCENTAGE DE PERSONNES QUI SONT IMMUNISÉES CONTRE UN VIRUS (SOIT PARCE QU'ELLES L'ONT EU, SOIT PARCE QU'ELLES SONT VACCINÉES) POUR QUE CELUI-CI NE CIRCULE PRESQUE PLUS. LE TAUX NÉCESSAIRE POUR L'OBTENIR SERAIT DE 50 % POUR LA GRIPPE, 70 % POUR LA COVID-19, 90 À 95 % POUR LA ROUGEOLE, SELON L'INSTITUT PASTEUR.

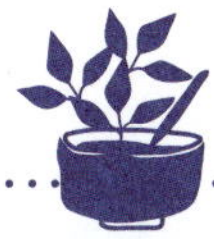

**Le coup de pouce naturel**

## 3 huiles essentielles pour faire une inhalation

Nez bouché, rhume, toux ? On décongestionne et assainit les voies respiratoires avec cette technique de grand-mère. Un inhalateur, ou un bol d'eau frémissante, quelques gouttes d'huiles essentielles et on respire dix minutes « à pleins poumons » la tête sous une serviette. 3 fois/jour, et juste après, on reste au chaud au moins une heure.

Pour soulager les bronches : le pin sylvestre, 3 gouttes par inhalation.

Pour déboucher le nez : le niaouli, 5 gouttes par inhalation.

Pour calmer les toux sèches : le cyprès toujours vert ou cyprès de Provence, 3 gouttes par inhalation.

LE CONSEIL DU JOUR

## Ménage à fond

*Quand on héberge des malades, on pense à nettoyer régulièrement toutes les poignées de porte et les interrupteurs de la maison avec une lingette désinfectante, car tout le monde y pose ses doigts parfois peu ragoûtants.*

LE COACHING DE Dr.Good !

## Fabriquer ses lingettes désinfectantes

Découper dans des tissus usagés des carrés de 20 x 20 cm. Dans un bocal en verre avec couvercle, verser 250 ml d'eau déminéralisée + 250 ml de vinaigre blanc + 100 ml de savon noir + 15 gouttes d'huile essentielle de citron + 20 gouttes d'huile essentielle de tea-tree. Mélanger puis déposer les carrés pliés ou roulés. Retourner plusieurs fois le pot pour qu'ils s'imbibent. Une fois utilisée, on lave sa lingette à chaud avant de la remettre dans le bocal.

# ON MANGE QUOI AUJOURD'HUI ?

| Petit déjeuner | Déjeuner | Dîner |
|---|---|---|
| Thé vert ou noir aux épices, pain au lait, yaourt nature avec du miel, noix et 1 c. à s. de germes de blé, salade d'agrumes. | 6 huîtres avec du citron, filet mignon, poêlée de champignons, tarte aux pommes à la cannelle. | Crumble de potiron au parmesan, salade frisée à l'ail, faisselle de campagne avec grains de grenade. |

**La recette du jour : crumble de potiron au parmesan**

Pour 4 personnes : Éplucher et couper en morceaux 700 g de potiron. Faire revenir 2 oignons émincés dans 1 c. à s. d'huile d'olive, ajouter le potiron, couvrir à peine d'eau, ajouter un bouillon et laisser mijoter à feu doux jusqu'à ce que la chair soit tendre. Récupérer les légumes et les écraser. Dans un saladier, mélanger avec les doigts 50 g de farine, autant de chapelure et de poudre de noisette, 100 g de beurre et 100 g de parmesan pour obtenir une consistance sableuse. Déposer le potiron dans un plat et parsemer du mélange. Cuire au four à 200 °C pendant 30 minutes.

**L'aliment santé : la grenade, une arme efficace**

Fortement antioxydante, elle lutte contre les infections virales et bactériennes. Elle contient de l'ellagitanine, que les bactéries intestinales utilisent pour entretenir les capacités physiques et l'endurance. Pas facile à découper, mais pleine de pep's !

On regarde ça de près

## Le zinc : un métal très important

Il intervient dans le fonctionnement du thymus (qui fabrique les lymphocytes T) et perturberait la réplication des virus de la grippe, du rhume et certains coronavirus.
**Où le trouver ?** Dans les huîtres, fruits de mer et crustacés, poissons, viandes et œufs.

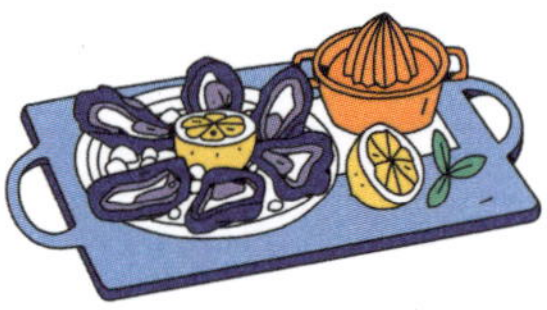

# ANTIBIOTIQUES : UNE VRAIE FORCE DE FRAPPE, MAIS...

On nous le dit et répète : efficaces, mais «pas automatiques»! Les antibiotiques sont destinés à détruire les bactéries pathogènes dans certaines maladies. Il en existe plusieurs familles avec des modes d'action différents. Certains, dits «à large spectre» comme l'amoxicilline, agissent sur un grand nombre de germes, alors que d'autres sont plus ciblés. Mais attention, ils sont inefficaces contre les virus et ne soignent ni les rhumes (rhinovirus), ni la grippe, ni la bronchite et la bronchiolite, et rarement l'otite et l'angine qui sont majoritairement virales. Ils peuvent toutefois être prescrits quand l'infection virale se surinfecte de façon bactérienne.

### DE PETITS INCONVÉNIENTS

Ils peuvent perturber notre flore bactérienne, et engendrer des troubles digestifs ou des mycoses vaginales chez la femme que l'on peut prévenir en faisant le plein de probiotiques. Ils peuvent même parfois déclencher des réactions allergiques (cutanées, respiratoires) : il faudra alors changer de famille de médicament. Des prises trop répétées, ou une mauvaise utilisation (interruption trop précoce, non-respect des doses) peuvent entraîner une résistance de certaines bactéries, lesquelles vont ensuite se multiplier. Le traitement sera alors de moins en moins efficace.

**LE CONSEIL DU JOUR**

### Du bon usage des antibios

*Quand votre médecin prescrit un antibiotique, on respecte ses indications et surtout la durée du traitement! Il ne faut donc pas décider de soi-même de reprendre des antibiotiques non utilisés, en mode «ça ne fait pas de mal», d'autant qu'ils ne sont pas forcément adaptés. Inutiles aussi en prévention : mieux vaut adopter les gestes barrières.*

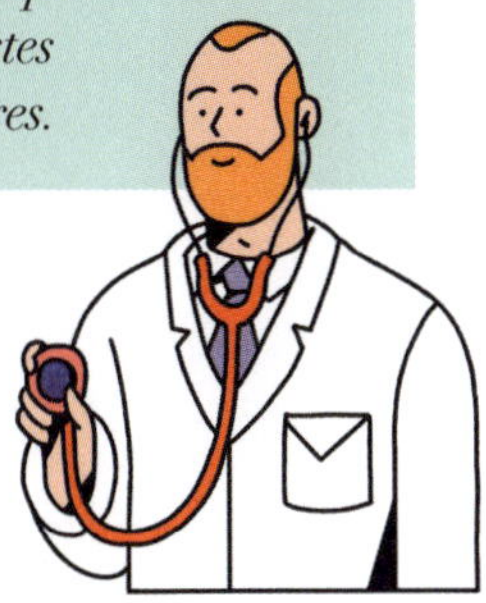

**DITES-MOI DR.GOOD?**

### Les antibios, ça fatigue?

Non, les antibiotiques ne «fatiguent» pas! C'est l'infection contre laquelle ils ont été prescrits qui nous épuise, à cause de la fièvre, de la douleur et de l'hyperactivité du système immunitaire.

**Le coup de pouce naturel**

## Le lait ribot, de bonnes bactéries

Ce lait fermenté (disponible en grande surface au rayon frais) contient plus de lactose et fourmille de ferments lactiques, de bonnes bactéries pour notre flore intestinale! Proche du yaourt à boire, il se dégustè tel quel, mixé avec des fruits, pour faire des pancakes ou remplacer la crème dans une sauce ou une soupe froide (car la cuisson détruit les bactéries).

# ON MANGE QUOI AUJOURD'HUI ?

| Petit déjeuner | Déjeuner | Dîner |
|---|---|---|
| Thé vert, tartines de pain au levain beurrées, yaourt nature avec morceaux de mangue et 1 c. à s. de germes de blé, ½ pamplemousse rose. | Salade de betteraves et endives aux noix, boudin noir aux pommes cuites, compotée d'oignons, kiwi. | Curry de lentilles corail aux épinards, riz basmati, poire cuite au citron et au miel. |

**La recette du jour : curry de lentilles corail aux épinards**

Pour 4 personnes : Dans un faitout, faire fondre 2 oignons émincés dans 2 c. à s. d'huile de coco ou tournesol, ajouter 2 c. à s. bombées de poudre de curry, faire revenir. Ajouter 250 g de lentilles corail rincées, 1 boîte de pulpe de tomate et 2 carottes en rondelles. Couvrir d'eau et laisser mijoter 20 minutes. Ajouter 25 cl de lait de coco + 3 poignées d'épinards (frais ou surgelés) et laisser cuire à feu très doux pendant 10 minutes. Servir bien chaud. Un plat riche en fibres, vitamines B, C et en zinc !

**L'aliment santé : l'oignon, ce champion anti-infections !**

Non seulement ses probiotiques naturels soutiennent notre flore intestinale, mais en prime, il est anti-infectieux et antibactérien, et réputé à juste titre pour calmer la toux et les maux de gorge. La surprise qui le rend vraiment parfait (cru ou cuit) ? Il est aussi riche en vitamine C !

**Le coup de pouce naturel**

## Une cure de ginseng

L'effet « tonique général » de cette plante asiatique revitalisante est validé par l'OMS, notamment en période de fatigue ou de convalescence. On le choisit d'origine coréenne (ginseng « rouge »), en gélules, extrait hydroalcoolique ou en poudre. La bonne dose : 500 mg/jour de ginsénosides.

LE CONSEIL DU JOUR

## La chasse aux microbes

*Torchons de cuisine, essuie-mains et serviettes de table, souvent humides, sont de vrais bouillons de culture. En période d'épidémie, on lave tout à 60 °C chaque jour ! Et quand on sait que les virus de la gastro restent actifs près d'une semaine… ça motive pour nettoyer les toilettes et le lavabo plus souvent !*

LE COACHING DE Dr. Good !

## Et si on dansait ?

Oui, c'est un sport, un vrai, qui fait travailler tout le corps en endurance. On met la musique, et on se lâche comme sur le *dance-floor* avec les tubes de votre choix. L'important, c'est de s'agiter avec joie : une séquence qui fait un bien fou… à renouveler dès qu'on peut, même dix minutes en journée !

# PORRIDGE COCO ET KAKI

POUR 1 PERSONNE - PRÉPARATION : 5 MIN - CUISSON : 5 MIN - REPOS : 5 MIN

50 g de petits flocons d'avoine • 20 cl de lait de coco • 2 c. à c. de miel

POUR LE TOPPING :

1 kaki • 15 g de chocolat noir • 2 c. à s. de granola • 2 c. à s. de noix de coco râpée • 1 c. à c. de graines de sésame noir

Dans une casserole, versez les flocons d'avoine, le lait de coco et le miel. Faites cuire à feu doux pendant 5 minutes en remuant régulièrement. Coupez le feu et laissez gonfler 5 minutes.

À l'aide d'un couteau, concassez le chocolat.

Versez le porridge dans un bol. Éliminez le pédoncule du kaki et taillez-le en petits dés. Déposez-les sur le porridge d'avoine, puis répartissez harmonieusement le granola, la noix de coco râpée, le sésame noir et le chocolat concassé.

**Le + santé :** Le kaki permet de faire le plein de vitamines C et A, et stimule notre immunité face aux virus de l'hiver, notamment ceux qui touchent la sphère ORL. Avec du lait de coco, du chocolat noir (au magnésium antifatigue), et pimpé d'un granola, il compose un vrai petit déjeuner de champion !

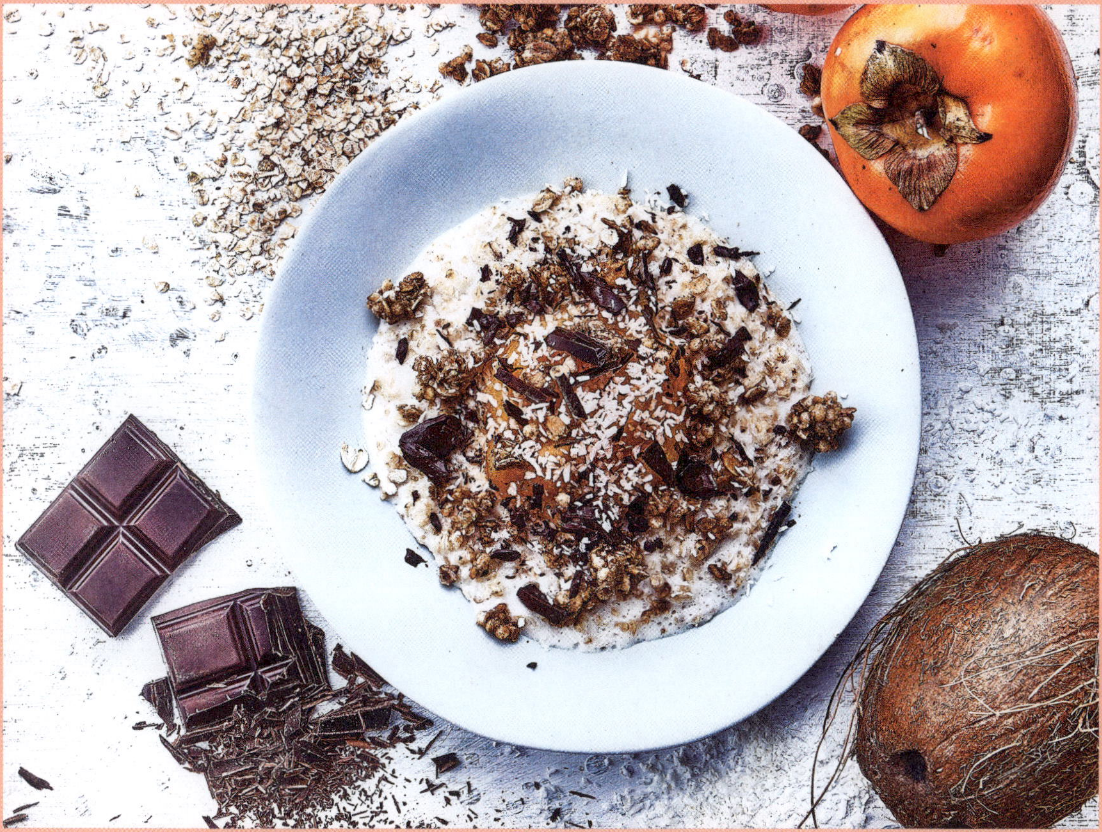

# SALADE DE TOFU MARINÉ AU SOJA SALÉ, QUINOA BLANC, RADIS ET RAISINS SECS

POUR 4 PERSONNES - PRÉPARATION : 10 MIN - CUISSON : 20 MIN - RÉFRIGÉRATION : 1 NUIT

400 g de tofu frais • 2 cm de gingembre • 200 g de quinoa blanc • 2 radis red meat • 80 g de roquette • Quelques feuilles de coriandre • 1 c. à c. de graines de lin • 3 c. à s. de raisins secs

POUR LA MARINADE :

4 c. à s. de sauce soja salée • 1 c. à s. de miel • 1 c. à s. de gingembre en poudre

POUR LA VINAIGRETTE :

1 gousse d'ail • 4 c. à s. d'huile de sésame • 1 c. à s. de miel • 2 c. à s. de vinaigre de vin • Sel, poivre

La veille, coupez le tofu et le gingembre en dés. Préparez la marinade en mélangeant les autres ingrédients dans un bol. Placez le tofu, le gingembre et la marinade dans un sac alimentaire et réservez 1 nuit au réfrigérateur.

Le jour même, portez à ébullition une casserole d'eau salée et faites cuire le quinoa en suivant les indications du paquet. Égouttez-le.

Râpez les radis. Répartissez dans 4 bols le quinoa, les radis, la roquette et quelques feuilles de coriandre. Ajoutez les raisins et parsemez le tout de graines de lin.

Préparez la vinaigrette en pressant la gousse d'ail avant de mélanger tous les ingrédients dans un bol, assaisonnez-la et versez-la sur la salade, puis ajoutez le tofu mariné.

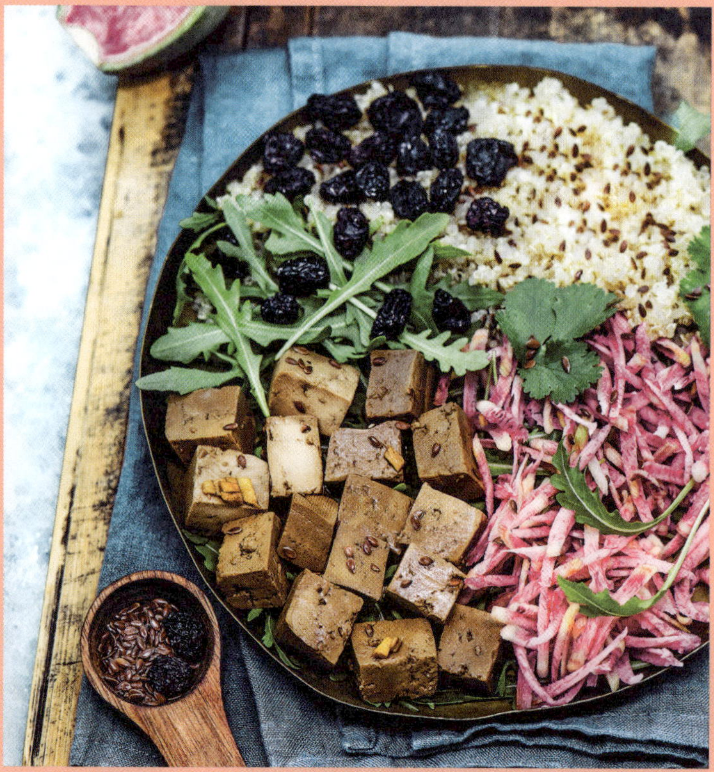

**Le + santé :** Les légumes renforcent notre immunité.
On les associe ici à du miel (qu'on peut choisir de thym, de sapin ou d'eucalyptus pour renforcer son action protectrice de la sphère ORL) et du gingembre, tonifiant et réchauffant, avec des vertus anti-inflammatoires.

# CHOUCROUTE DE POISSONS

POUR 4 PERSONNES – PRÉPARATION : 20 MIN – TREMPAGE : 30 MIN – CUISSON : 25 MIN

2 petits pavés de saumon sans peau (100 à 120 g chacun) • 1 filet de lieu (150 g) • ½ filet de haddock (250 g) • 10 cl de lait demi-écrémé • 4 petites pommes de terre • 800 g de choucroute cuite (au vin blanc ou au champagne)

POUR LA SAUCE BÉARNAISE :

1 c. à s. de moutarde à l'ancienne • 2 c. à s. de jus de citron • 1 jaune d'œuf • 150 g de fromage blanc à 3 % de MG • 2 c. à s. d'estragon ciselé • Sel, poivre du moulin

Coupez les pavés de saumon en deux et le filet de lieu en quatre. Enlevez la peau du filet de haddock et coupez-le en quatre puis déposez-le dans un plat creux. Mélangez le lait avec 10 cl d'eau et versez le tout dans le plat. Recouvrez-le de film alimentaire et laissez dessaler le haddock au réfrigérateur pendant au moins 30 minutes.

Pendant ce temps, lavez et essuyez les pommes de terre sans les éplucher. Déposez-les dans le panier d'un cuit vapeur et faites-les cuire 15 minutes environ puis épluchez-les.

Placez la choucroute cuite dans une cocotte à fond épais, versez 25 cl d'eau dessus puis mélangez. Couvrez la cocotte et faites réchauffer 5 minutes à feu doux.

Égouttez les morceaux de poisson et déposez-les sur la choucroute chaude. Ajoutez les pommes de terre. Couvrez de nouveau et laissez cuire le poisson 8 minutes environ.

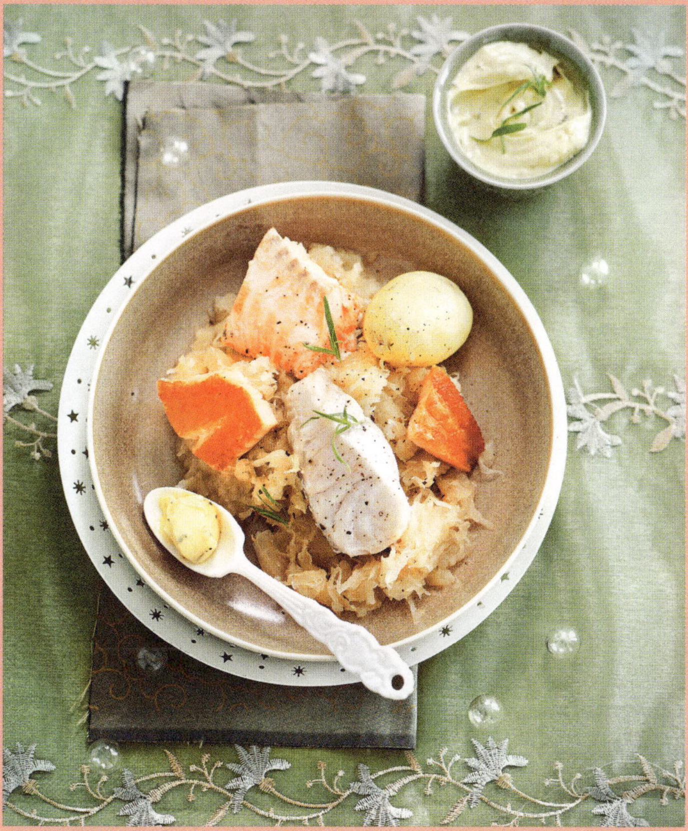

Préparez la sauce béarnaise au dernier moment : mélangez la moutarde avec le jus de citron et le jaune d'œuf dans un bol. Versez la préparation dans une petite casserole et faites-la chauffer à feu doux en mélangeant avec une cuillère en bois. Lorsqu'elle nappe la cuillère, ôtez la casserole du feu. Assaisonnez, ajoutez le fromage blanc et l'estragon. Mélangez et remettez 2 minutes sur le feu, sans laisser bouillir.

Disposez dans chaque assiette un lit de choucroute, un morceau de chaque poisson et une pomme de terre puis nappez le tout de sauce et servez.

**Le + santé :** Le chou fermenté est riche en probiotiques qui viennent nourrir la flore intestinale, et ainsi entretenir nos défenses immunitaires. La charcuterie est remplacée par des poissons gras bénéfiques et du poisson blanc maigre, pour augmenter sa consommation d'acides gras essentiels.

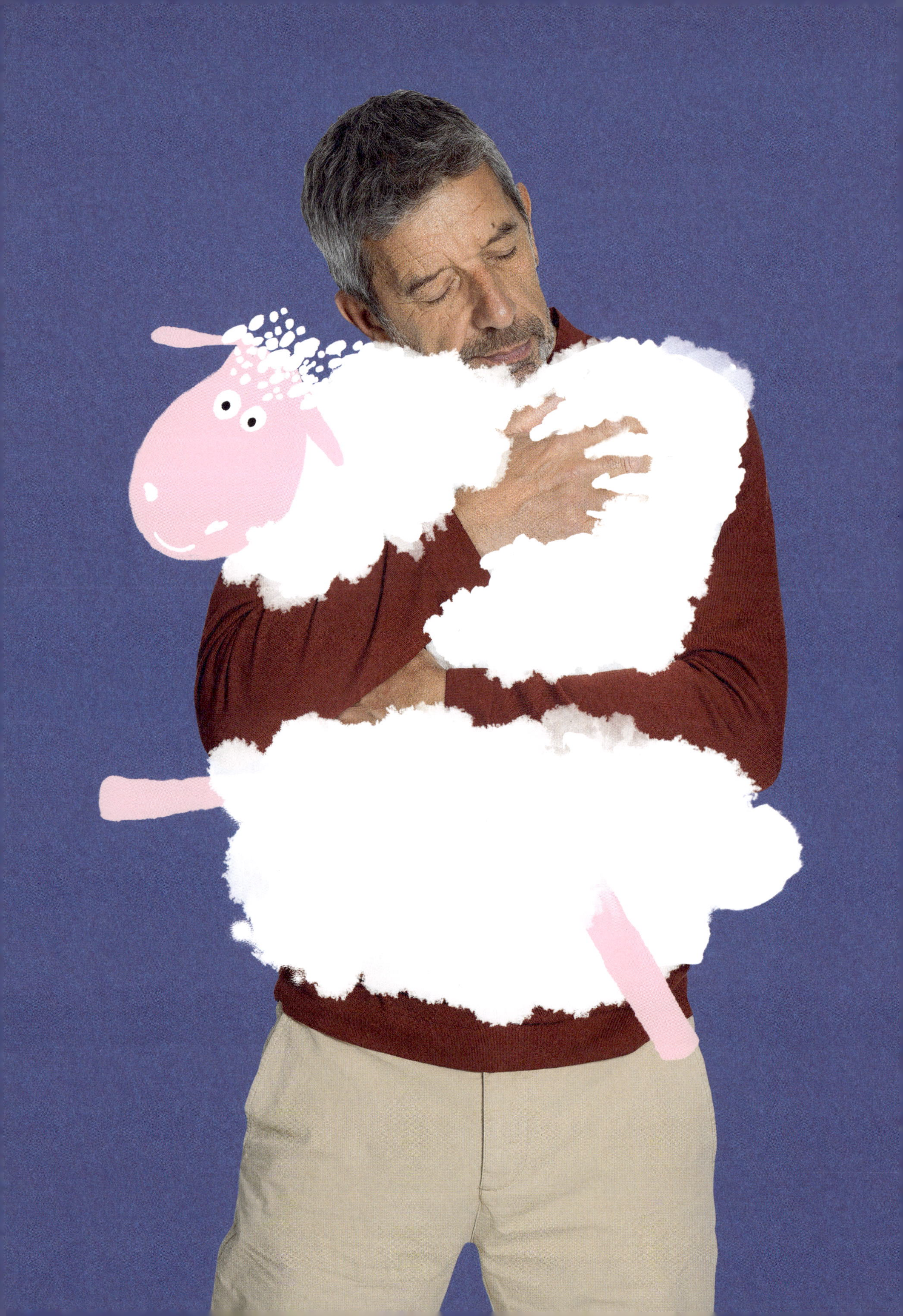

## Décembre

# JE DORS SUR MES DEUX OREILLES

(PLUS BESOIN DE COMPTER LES MOUTONS !)

# DÉCEMBRE

**Une personne sur trois se plaint de mal dormir. Pas besoin de rappeler qu'un bon sommeil renforce le système immunitaire, booste notre énergie et notre moral, régule notre appétit et plus encore. Alors, pour retrouver les bras de Morphée, il suffit parfois de quelques réflexes simples et de bonnes routines. Alimentation, hygiène de vie, relaxation… il y a mille choses à faire pour renouer avec un sommeil réparateur, sans passer par la case médicaments !**

AVEC LE CUMUL TRAVAIL, LOISIRS, VIE SOCIALE, AMOUREUSE ET FAMILIALE, DUR DUR PARFOIS D'AVOIR SON QUOTA D'HEURES DE SOMMEIL. ET ENCORE FAUT-IL LE CONNAÎTRE POUR NE PAS SE LEVER DÉJÀ FATIGUÉ.

## MES FRAGILITÉS

- **J'ai l'impression** de ne pas dormir assez et je me lève fatigué le matin.
- **Je me réveille** plusieurs fois par nuit.
- **J'ai souvent** du mal à m'endormir.
- **J'ai des horaires** décalés.

## MES OBJECTIFS

- ☐ Mieux comprendre les mécanismes du sommeil.
- ☐ Adopter les bonnes habitudes pour mieux dormir.
- ☐ Adapter mon alimentation et mon environnement pour un sommeil de meilleure qualité.
- ☐ Trouver des coups de pouce naturels.

# DORMIR, C'EST QUE DU BONHEUR !

**Dormir ne sert pas qu'à se reposer. C'est un moment crucial qui permet à l'organisme de remettre tout un tas de compteurs à zéro.**

Une « révision technique » indispensable pour se sentir en forme, mais aussi pour régénérer notre corps en profondeur. D'abord en renforçant nos défenses immunitaires : des expériences ont confirmé que dormir assez permet de résister quatre fois mieux aux virus. À l'inverse, le système immunitaire est l'un des premiers affaiblis par une dette de sommeil.

### NOTRE CERVEAU NE PEUT PAS S'EN PASSER !

Pendant que le corps se repose, le cerveau trie parmi les données engrangées durant la journée, ce qui fait de la place et améliore l'enregistrement de nouvelles informations le lendemain. Plus tard, c'est encore le sommeil qui veille sur l'entretien de notre matière grise. Comme toute activité, en effet, le remue-méninges produit des déchets. Pour assumer leurs fonctions, les cellules du cerveau consomment un quart de l'énergie totale du corps et rejettent des quantités importantes de détritus potentiellement toxiques, comme les redoutables protéines bêta-amyloïdes impliquées dans la maladie d'Alzheimer. À court terme, on y gagne déjà en concentration et en créativité !

IL VAUT MIEUX LE SAVOIR

**GARE À LA FATIGUE CHRONIQUE**

C'EST LE PREMIER EFFET D'UNE DETTE DE SOMMEIL : UNE FATIGUE CHRONIQUE, DE PLUS EN PLUS LOURDE À PORTER, VOIRE DE LA SOMNOLENCE, QUI POUSSE À L'ACCIDENT, QUE CE SOIT AU TRAVAIL, À LA MAISON OU SUR LA ROUTE (PLUS D'UN QUART DES DÉCÈS SUR L'AUTOROUTE). AVEC EN PLUS DES CONSÉQUENCES DÉLÉTÈRES SUR NOTRE ORGANISME (IMMUNITÉ, POIDS, ETC.).

LE CONSEIL DU JOUR

**Dormez-vous assez ?**

*Pour le savoir, la règle est très simple : on a un bon sommeil tant que l'on se réveille en forme le matin et que l'on ne somnole pas dans la journée.*

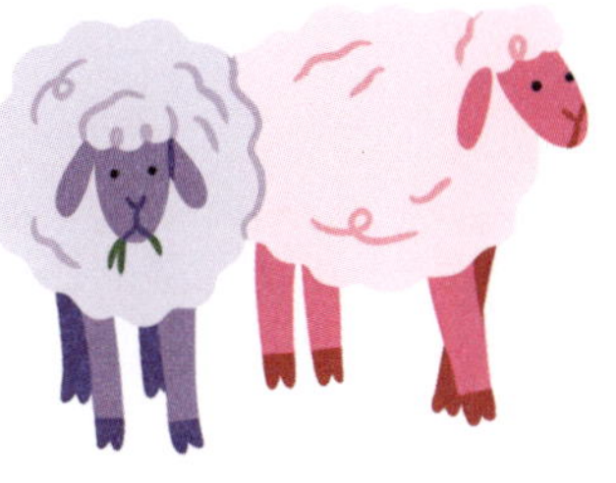

DITES-MOI DR.GOOD ?

**Est-il vrai que nous dormons de moins en moins ?**

Effectivement, en cinquante ans, nous avons perdu 1 h 30 de sommeil, selon l'Institut national du sommeil et de la vigilance. C'est pourquoi la dette de sommeil est devenue une « affaire nationale ».

LE CONSEIL DU JOUR

**Dites 90!**

*Chez l'adulte, un cycle de sommeil dure en moyenne 90 minutes. Une fois qu'il se termine, quelques minutes de latence précèdent le début du suivant. Cette «fenêtre» dure moins de deux minutes et on ne s'en souvient pas. Caler son réveil entre deux cycles serait l'idéal pour se réveiller «naturellement».*

# NOTRE SOMMEIL,
## UNE SUCCESSION DE CYCLES

**Notre nuit de sommeil consiste en plusieurs cycles, chacun composé de 4 phases, s'enchaînant toujours dans le même ordre : sommeil lent léger, puis profond, puis paradoxal, puis bref éveil et rebelote. Chez les adultes tout petits dormeurs, les nuits se composent d'environ 4 cycles, et plutôt 5 ou 6 chez les autres.**

### 1 L'endormissement

On bâille, nos idées se brouillent, nos paupières deviennent lourdes et notre corps se relâche. C'est le moment où nos yeux se ferment et où la somnolence devient un véritable assoupissement.

### 2 Le sommeil lent léger

Au début du sommeil, il suffit d'un peu de bruit pour nous ramener à la réalité. Nous sommes encore dans une phase intermédiaire, l'activité du cerveau s'affaiblit progressivement, tout comme nos activités physiologiques : le corps est relaxé.

### 3 Le sommeil lent profond

La respiration ralentit, le cerveau, les muscles, et tout l'organisme est au repos pour effacer la fatigue et nous régénérer. C'est durant ce stade que l'organisme fabrique les anticorps, sécrète l'hormone de croissance et enregistre les souvenirs. En fin de nuit, le sommeil lent devient moins profond, ce qui explique pourquoi un bruit insistant peut nous réveiller.

### 4 Le sommeil paradoxal

Il associe paradoxalement – d'où son nom! – les caractéristiques physiques du sommeil profond (muscles atones, réveil difficile) et des signes d'éveil du cerveau (mouvements oculaires très rapides, respiration irrégulière). Il est souvent associé aux rêves et participe de manière primordiale au classement des idées, à l'équilibre psychologique, et à la gestion du stress.

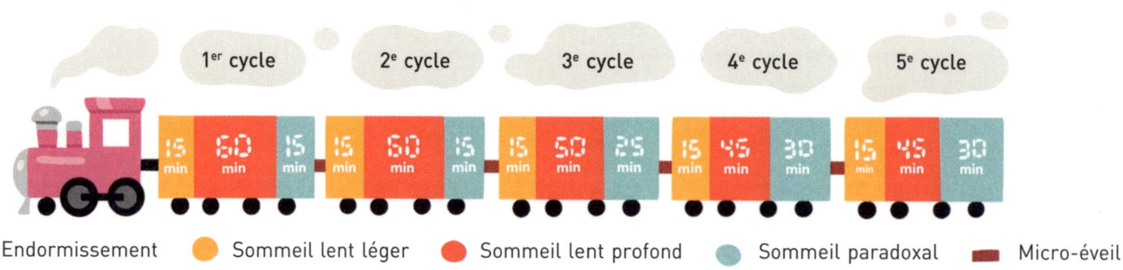

# LE SOMMEIL C'EST AUSSI UNE QUESTION D'ÂGE

À chaque âge correspond une qualité et une quantité de sommeil différente. Le besoin est maximal à la naissance, vu que le sommeil participe au développement physique et intellectuel des nourrissons. Leurs nuits sont riches en sommeil paradoxal (environ 8 heures, soit 50 % du sommeil total), alors qu'il n'occupe que 2 heures chez l'adulte. De 4 à 14 ans, l'enfant a besoin en moyenne de 11 à 12 heures de sommeil pour être en forme le lendemain. À l'adolescence, c'est plutôt 9 heures. Et chez les adultes ce besoin se stabilise autour de 7 h 30.

Avec le vieillissement, la durée de sommeil reste identique, mais sa répartition évolue. La nuit comporte une plus grande quantité de sommeil léger et moins de sommeil profond. Du coup, les éveils augmentent en nombre et en durée, le sommeil devient plus morcelé. Cette évolution naturelle apparaît souvent à la ménopause chez les femmes. Par ailleurs, l'horloge biologique se modifie : on devient plus matinal. Pour peu que l'on ait des douleurs type rhumatismes et cette tendance peut s'exacerber, au risque de se retrouver désynchronisé, sautant du lit dès 4 heures du matin. Mais rassurez-vous, il est possible d'y remédier et de se recaler en retardant progressivement l'heure du coucher.

LE CONSEIL DU JOUR

### La sieste : le joker?

*Chez les jeunes, une nuit blanche se rattrape dans les deux jours suivants. Ce qui n'est pas le cas des adultes ! Une courte sieste de quinze à vingt minutes en milieu de journée peut être une solution salvatrice. D'ailleurs, au Japon, de très nombreuses entreprises offrent une demi-heure et des espaces dédiés pour cette pause.*

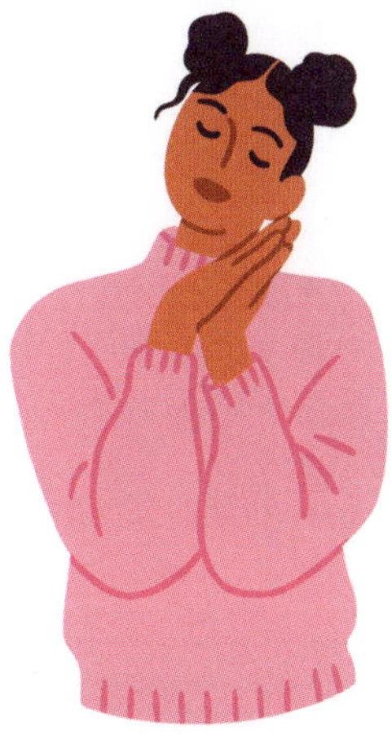

**30 %**

**C'est la proportion de jeunes qui sont en dette de sommeil.** 27 % des étudiants interrogés avouent dormir moins de six heures par nuit.

(Sondage Heyme/Opinionway, février 2020)

On regarde ça de près

### L'effet des œstrogènes

Selon l'AFEM (Association française pour l'étude de la ménopause), 3 femmes sur 10 rencontrent des troubles du sommeil au moment de leur ménopause. Et pas seulement à cause des bouffées de chaleur! L'arrêt de sécrétion des œstrogènes peut suffire à perturber les nuits. Pour preuve : certaines femmes connaissent aussi des périodes d'insomnie lors des règles, lorsque les œstrogènes chutent brutalement.

# MAIS COMBIEN DE TEMPS DORMIR?

**Nous ne sommes pas tous égaux face au sommeil. Il y a de gros et de petits dormeurs.**

Cette tendance est génétiquement déterminée et se manifeste souvent dès l'enfance. Quelques veinards ont assez de 5 h 30 ou 6 heures par nuit pour récupérer. Ils sont, semble-t-il, très minoritaires (environ 3 % de la population).

À l'autre extrême, quelque 12 % de gros dormeurs auront besoin de 9 à 10 heures minimum pour se sentir en forme. La majorité d'entre nous se situe dans la moyenne, entre les deux.

Mais si, comme beaucoup d'adultes, vous dormez 7 heures durant la semaine et plus de 8 heures le week-end, c'est que les 7 heures ne vous suffisent pas!

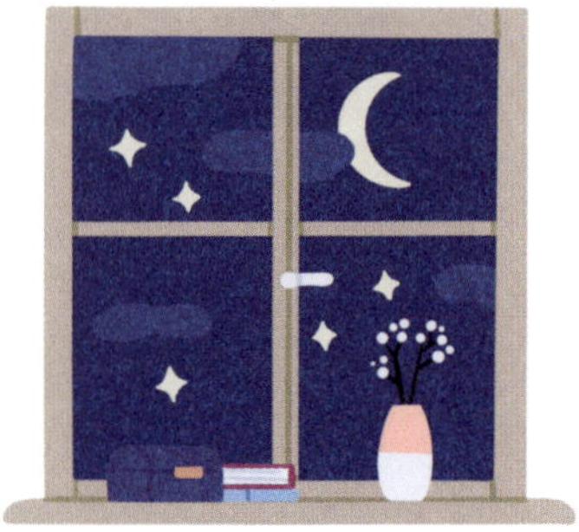

Alors, même si vous rêvez d'égaler Churchill ou Napoléon, à qui, paraît-il, 5 heures suffisaient, pensez qu'Albert Einstein est pour sa part crédité de 10 à 12 heures de repos quotidien!

LE CONSEIL DU JOUR

### Une heure de plus pour notre cœur

*Selon une étude publiée dans le* Journal of the American Medical Association, *il suffit de dormir une heure de plus par nuit pour réduire le risque de calcification des artères. Les chercheurs ont observé chez des quadragénaires (35 à 47 ans) que 27 % des participants dormant moins de 5 heures par nuit avaient déjà les artères partiellement bouchées, contre 11 % seulement de ceux dormant 6 à 7 heures et 6 % de ceux faisant des nuits de plus de 7 heures. Ça vaut le coup d'essayer, non?*

DITES-MOI DR.GOOD?

### Combien de temps peut-on rester sans dormir?

Les histoires ne manquent pas de personnes ayant testé volontairement leur résistance à l'endormissement. Le plus long record connu revient à Randy Gardner, un jeune Californien de 17 ans, qui a passé onze jours consécutifs sans fermer l'œil en 1965 à la suite d'un pari.

**6 h 41**

C'est le temps de sommeil moyen en France en semaine, contre 7 h 32 le week-end. Et si 85 % d'entre nous dorment entre 6 h 30 et 8 heures, nous sommes plus de un sur deux à juger notre sommeil insuffisant. (INSV)

# LA BONNE IDÉE,
## TENIR UN AGENDA DU SOMMEIL

**Voici un outil utile pour évaluer vos propres besoins en sommeil, vérifier s'il existe un réel problème, aider au diagnostic et juger de l'amélioration résultant des mesures prises.**

| Date | Heures | | | | | | | | | | | | | | | | | | | | | | | | Appréciation par : TM - B - Moy - M - TM | | | |
|---|---|---|---|---|---|---|---|---|---|---|---|---|---|---|---|---|---|---|---|---|---|---|---|---|---|---|---|---|
| Nuit du ... au ... | 20-21 | 21-22 | 22-23 | 23-24 | 24-1 | 1-2 | 2-3 | 3-4 | 4-5 | 5-6 | 6-7 | 7-8 | 8-9 | 9-10 | 10-11 | 11-12 | 12-13 | 13-14 | 14-15 | 15-16 | 16-17 | 17-18 | 18-19 | 19-20 | Qualité du sommeil | Qualité du réveil | Forme de la journée | Durée du sommeil |
| Exemple | | | | ↓ | | ▒ | ▒ | ▒ | | ▒ | ▒ | | ↑ | | | | | S | S | | | | | | M | TM | Moy | |
| | | | | | | | | | | | | | | | | | | | | | | | | | | | | |
| | | | | | | | | | | | | | | | | | | | | | | | | | | | | |

### À VOTRE AGENDA

**_Le matin_**

- Notez par une flèche vers le bas l'heure où vous vous êtes mis au lit (même si c'était pour lire).
- Mettez une flèche vers le haut pour indiquer quand vous vous êtes levé, aussi bien dans la nuit qu'au matin.
- Hachurez la zone qui correspond à votre sommeil, en interrompant les traits par un blanc si vous avez été réveillé assez longuement en pleine nuit.
- Précisez la qualité de votre forme au réveil (TB = très bon ; B = bon ; Moy = moyen ; M = mauvais ; TM = très mauvais).
- Notez si vous avez pris des médicaments ou si un événement a pu interférer avec votre sommeil (sport le soir, douleur, fièvre, bruit de voisinage, etc.).

**_Le soir_**

- Inscrivez si vous avez fait une sieste par une zone hachurée.
- Notez par un S si vous avez eu des moments de somnolence.
- Inscrivez dans la marge la durée totale de sommeil.

LE SAVIEZ-VOUS ?

**NOUS DORMONS UN TIERS DE NOTRE VIE**

SOIT ENVIRON VINGT-CINQ ANS AU TOTAL ! NOMBRE D'AUTRES « MAMMIFÈRES » NOUS BATTENT À PLATE COUTURE, COMME LE KOALA ET LA CHAUVE-SOURIS (QUI ROUPILLENT PLUS DE VINGT HEURES SUR VINGT-QUATRE), OU ENCORE LE ROI DES ANIMAUX QUI PASSE PLUS DE LA MOITIÉ DE SA VIE À DORMIR. À L'AUTRE EXTRÊME, L'ÉLÉPHANT, LA GIRAFE ET LE CHEVAL FERMENT L'ŒIL À PEINE DEUX À QUATRE HEURES PAR NUIT.

**3 fois**

**C'est le nombre de fois où 26 % d'entre nous sommes réveillés durant la nuit.**
En cas de réveil nocturne, nous mettons environ trente-neuf minutes en moyenne pour nous rendormir.

(Sondage IPSOS/Fondation Adova, septembre 2018)

# 6 DÉCEMBRE

LE CONSEIL DU JOUR

### La bonne température

*Dans les chambres, 16/18 °C, c'est la température recommandée. Avec une bonne couette, cette température garantit un sommeil réparateur et un réveil sans mal de tête (ce qui peut être le cas quand il fait trop chaud). À noter que pour les chambres des bébés elle doit être un peu plus élevée : entre 18 °C et 20 °C, car la régulation thermique des nouveau-nés n'est effective qu'après plusieurs mois.*

# LE CHAUD, LE FROID…
## IMPACTENT NOTRE SOMMEIL

**Pour un endormissement rapide et un sommeil récupérateur, notre thermostat interne doit s'abaisser.**

En effet, d'environ 37 °C pendant la journée, notre température corporelle diminue de 1,5 °C pour se trouver au plus bas en fin de nuit. C'est pourquoi, s'il fait trop chaud sous la couette ou dans la chambre, le corps va essayer de se refroidir en transpirant et cet effort troublera le sommeil.

Même chose dans le cas contraire : quand il fait trop froid (moins de 16 °C dans la pièce ou couverture trop légère), le corps frissonne pour se réchauffer et cela perturbe aussi la qualité du sommeil.

Souvent, quand l'aube pointe, nous avons froid. Normal, c'est vers 4 h 30/5 heures que la température du corps est au plus bas : autour de 35,5 ou 36 °C.

Ce peut être une cause de réveil précoce, particulièrement en prenant de l'âge… Au réveil, notre température corporelle sera déjà un peu remontée. Elle va ensuite s'élever progressivement jusqu'aux alentours de 18 heures où elle atteint son maximum (sauf effort physique intense évidemment, ou maladie occasionnant de la fièvre).

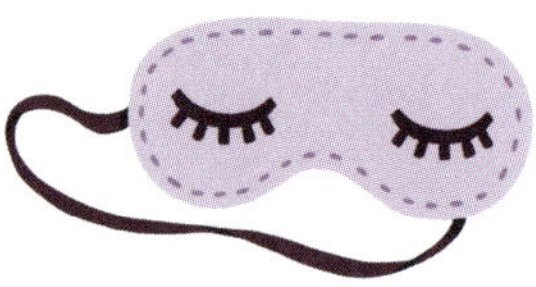

ÇA, C'EST GOOD !

**UN NID DOUILLET**

Vous trouvez votre chambre trop fraîche ? Vous avez les pieds froids (nos extrémités le sont toujours un peu plus que notre corps) ? Pour s'endormir (ou se rendormir) plus douillettement, plusieurs solutions s'offrent à vous : mettre une paire de chaussettes, glisser une bouillotte au fond du lit, ou prévoir une couverture supplémentaire…

**40 %**

**C'est la proportion de Français qui se déclarent gênés par la température pour s'endormir.** Et 42 % avouent s'être déjà réveillés au cours de la nuit pour la même raison.

(Enquête de l'INVS/MGEN, 2013)

# NOS RÊVES? PLUS DE 1 H 30 D'HALLUCINATIONS

Tout le monde rêve toutes les nuits. Les scientifiques l'ont vérifié en enregistrant le sommeil des dormeurs. L'examen permet de voir à quel moment intervient cette activité «hallucinatoire», qui fait que l'on voit, que l'on entend ou que l'on sent des choses qui ne sont pas réelles. Conclusion : chacun de nous rêverait environ cent minutes par nuit.

Mais ce n'est qu'une moyenne, car le temps consacré aux rêves varie en fonction de l'âge – de 45 à 65 % du temps total de sommeil chez le nouveau-né, il n'en représente plus que 10 à 25 % à l'âge adulte. Et la durée varie aussi selon les personnes; les femmes rêveraient davantage que les hommes!

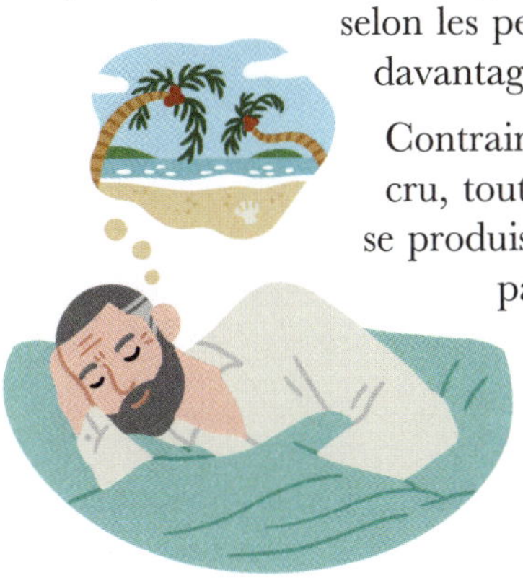

Contrairement à ce que l'on a longtemps cru, toutes nos visions nocturnes ne se produisent pas au cours du sommeil paradoxal; une sur dix se déroule durant le premier cycle de sommeil lent, mais il y a moins de chance qu'on s'en souvienne au réveil.

## On regarde ça de près

### Les femmes enceintes rêvent plus

Selon une étude citée par *Psychology Today*, 80 % des futures mères déclarent que leurs rêves durant la grossesse sont particulièrement réalistes, détaillés ou étranges, et leur fréquence augmenterait au fur et à mesure des mois.

**Une explication possible :** les mouvements du fœtus durant la nuit influenceraient la qualité du sommeil et les rêves, et ce surtout vers le septième mois de grossesse. Revers de la médaille, les cauchemars seraient aussi plus fréquents traduisant l'angoisse naturelle de l'accouchement à venir et de la santé du bébé.

LE CONSEIL DU JOUR

**Pour mieux s'en souvenir**

*C'est quand on sort naturellement des bras de Morphée le matin, à la fin d'une phase de sommeil paradoxal, que l'on a le plus de chance de se souvenir de ses rêves. Pour ceux qui souhaitent en garder une trace durable et tenter une interprétation, les psychanalystes conseillent d'en écrire aussitôt le récit.*

DITES-MOI DR.GOOD ?

**Quand on parle la nuit, c'est qu'on rêve?**

Pas forcément. On peut très bien somniloquer (oui, oui, le verbe existe pour dire «parler dans son sommeil») sans rêver. Des études ont montré que, si l'on se met à parler durant une phase de sommeil lent, on a toutes les chances de raconter des événements de sa vie quotidienne. En revanche, lorsqu'on discourt durant le sommeil paradoxal, les dialogues enrichissent effectivement un rêve en cours.

# CAUCHEMARS ?
## UN PEU OUI, MAIS PAS TROP !

**Qui d'entre nous n'a pas déjà fait un mauvais rêve ? Se voir rater un examen, louper son train, perdu dans une ville… reflète généralement une période un peu délicate psychiquement, source de stress et d'anxiété plus ou moins conscients.**

Ces rêves déplaisants nous alertent sur des émotions qui nous troublent et, même si la fièvre, la prise de médicaments ou les décalages horaires semblent favoriser la survenue de cauchemars, il est plus que probable que ceux-ci participent à notre équilibre psychologique.

D'ailleurs, chez l'enfant, ils sont très fréquents jusqu'à 10 ans et les pédiatres considèrent qu'ils accompagnent son développement normal.

Leur conseil : rassurer en douceur, sans s'inquiéter.

LE CONSEIL DU JOUR

### Se débarrasser des mauvais rêves

*Si les cauchemars se répètent, n'hésitez pas à consulter. La forte angoisse qu'ils dénotent témoigne d'un trouble profond qu'un professionnel peut aider à guérir. Quand ils sont liés à un stress post-traumatique (accident, agression, guerre, perte d'un proche…), ils reviendront aussi longtemps que celui-ci n'aura pas été complètement digéré. C'est une façon qu'a trouvée le cerveau pour tenter d'intégrer l'épisode. Dans ce cas, seule une psychothérapie adaptée permet de débloquer l'information qui est restée « coincée ».*

On regarde ça de près

### Le somnambulisme

Si les causes demeurent obscures (une prédisposition génétique, l'âge, car plus fréquent chez les petits, un fort stress…), ces épisodes se produisent souvent pendant le sommeil profond une à trois heures après l'endormissement et durent de cinq à trente minutes. Parfois le somnambule va s'asseoir dans son lit, avant de se recoucher, ou va sortir de son lit et se promener dans l'appartement. Dans tous les cas on déconseille de réveiller la personne (sauf en cas de danger), afin qu'elle ne soit pas confuse ou désorientée.

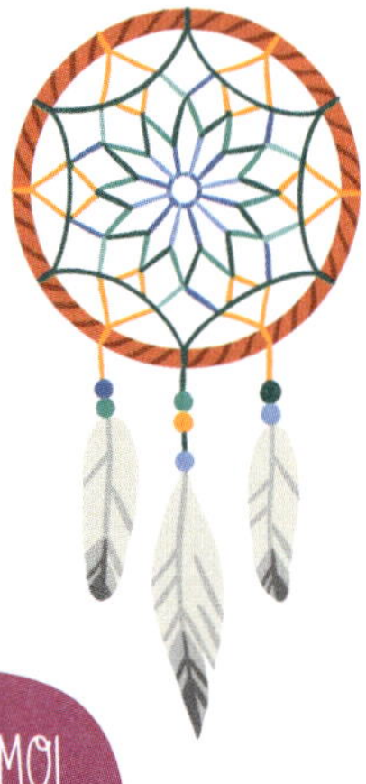

DITES-MOI DR.GOOD ?

### Les somnifères entraînent-ils un sommeil de mauvaise qualité ?

C'est surtout vrai pour la famille des benzodiazépines, qui agissent comme des « anti-éveils ». Mais le sommeil qu'ils induisent n'est pas du tout naturel : le sommeil lent profond disparaît parfois complètement, le paradoxal diminue également et c'est du sommeil léger qui remplace le temps d'insomnie. Résultat : des nuits pas vraiment réparatrices !

# QUI ALLER VOIR EN CAS DE TROUBLE DU SOMMEIL ?

**Réveils nocturnes à répétition, dette de sommeil qui s'accumule, insomnies, apnées du sommeil non détectées… quand les bonnes habitudes ne suffisent pas, il est alors nécessaire de consulter.**

Il faut passer par son médecin référent, si l'on veut être correctement remboursé, qui vous adressera au besoin à un confrère. Les médecins qui se sont spécialisés dans le sommeil viennent en effet de tous horizons (généralistes, psychologues, pneumologues, ORL, neurologues) et peuvent être plus ou moins indiqués selon vos symptômes. Parfois ils vous orienteront vers un centre du sommeil qui réunit des équipes d'experts pour diagnostiquer et traiter les troubles du sommeil et de l'éveil. Il en existe une petite cinquantaine dans l'Hexagone (voir sur sante.gouv.fr). La plupart des hôpitaux proposent aussi une consultation spécialisée dans le sommeil au sein du service neurologie.

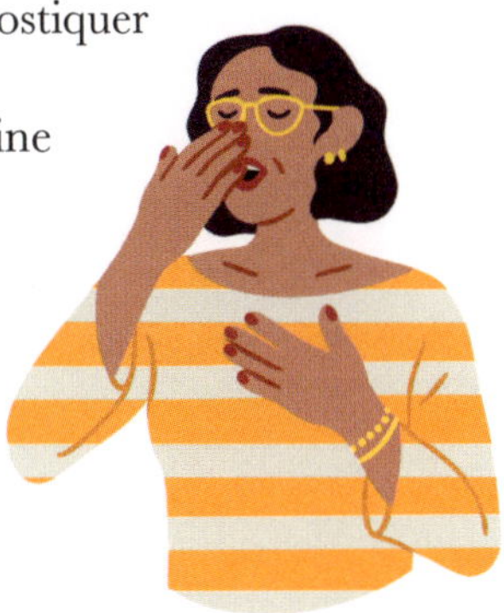

LE CONSEIL DU JOUR

### Le bon moment pour consulter

*Mal dormir pendant quelques jours n'est pas forcément inquiétant si les causes sont passagères, comme des angoisses dues à une période de stress. Mais lorsque les troubles ont un impact sur nos activités de la journée comme une fatigue dès le matin, une somnolence au cours de la journée, des troubles de la concentration, de l'attention ou de la mémoire, il ne faut pas hésiter à consulter.*

On regarde ça de près

### L'enregistrement du sommeil

La polysomnographie est un examen précieux quand le médecin suspecte des mouvements anormaux dans les jambes, ou des apnées du sommeil. Cet enregistrement peut être réalisé en ambulatoire à l'hôpital, et il se pratique de plus en plus à domicile. Les électrodes, reliées à un petit enregistreur, relèvent la respiration, l'oxygénation, les ronflements, et la position dans le lit. Cela permet une évaluation dans des conditions plus proches de la réalité quotidienne.

DITES-MOI DR.GOOD ?

### C'est quoi l'apnée du sommeil ?

**Il s'agit d'arrêts involontaires de la respiration qui durent quelques secondes et peuvent se produire plusieurs fois par nuit. Au-delà de 5 fois par heure, une prise en charge est nécessaire. Plus fréquentes chez les personnes en surpoids, âgées ou qui ronflent beaucoup, elles perturbent le sommeil, induisent fatigue, maux de tête, somnolence et irritabilité. Sans traitement, elles augmentent le risque de maladies cardio-vasculaires.**

LE CONSEIL DU JOUR

**Vive la routine**

*C'est avant tout par des réveils à heure fixe que l'on recale son sommeil. En effet, il est toujours possible de se faire réveiller, mais nettement plus difficile de forcer son corps à s'endormir à un moment décidé à l'avance !*

# HALTE
## AUX GRASSES MAT'

**Récupérer le sommeil manquant en fin de semaine est une pratique très répandue. Cependant, faire une grasse mat' le dimanche se révèle être une stratégie de court terme.**

Mieux vaut prendre l'habitude de vous coucher et de vous lever chaque jour approximativement à la même heure, y compris le week-end et même si vous avez passé une mauvaise nuit la veille.

Cela peut sembler cruel, mais votre horloge biologique interne vous dira merci, car il lui faut un rythme de vie régulier pour se synchroniser.

En outre, il a été démontré que se réveiller et s'endormir à des heures trop variables augmente aussi les risques cardio-vasculaires. Une habitude d'autant plus importante pour ceux qui font des insomnies.

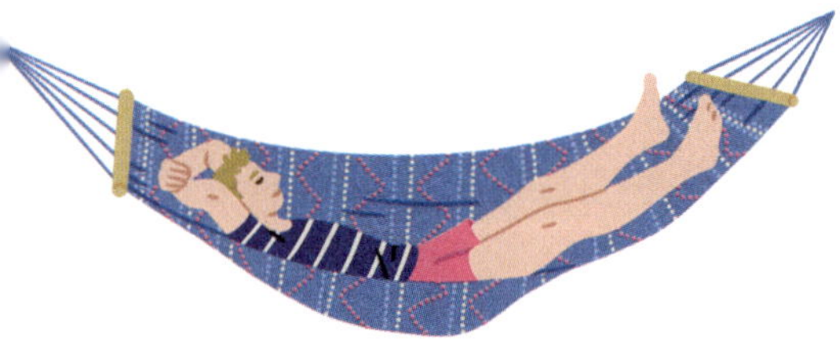

Le coup de pouce naturel

## Les solutions homéo

Si vous tardez à trouver le sommeil, prenez 3 granules au réveil et au coucher :

*Rhus toxicodendron* 9 CH, quand le sommeil est difficile à trouver et la nuit agitée après un surmenage physique.

*Coffea cruda* 9 CH, si l'insomnie est provoquée par une grande joie, un abus de café ou résulte de ruminations mentales.

*Ignatia amara* 9 CH, en cas de difficultés à s'endormir après un chagrin ou une déception.

*Nux vomica* 9 CH, pour les personnes surmenées, qui abusent des excitants et s'assoupissent dans un fauteuil après dîner, mais ne peuvent se rendormir une fois couchées.

On regarde ça de près

### Le rôle de la dopamine

Au petit matin, l'éveil est régulé par différents neurotransmetteurs, dont la production va bloquer peu à peu le fonctionnement des centres du sommeil. Il s'agit essentiellement de la noradrénaline et de la dopamine, qui est le neuromédiateur de l'éveil et de l'entrain. Pour la stimuler, rien de mieux que l'exercice physique, sortir prendre la lumière, méditer ou caresser un animal…

# ÉVITER
## LE CHOC DE L'ALARME

**Certains bondissent du lit sans difficulté dès que le réveil commence à sonner. Mais ce n'est pas le cas le plus fréquent, loin de là ! Il y a davantage de personnes qui sont du soir que du matin et encore plus rares sont celles qui ont dormi tout leur comptant quand les obligations de la vie leur imposent de se lever.**

Pour le dormeur plongé en plein rêve ou dans un profond sommeil, il faut pas mal de minutes avant de revenir à la réalité. Et le stress d'une sonnerie stridente n'est pas la façon la plus agréable d'aborder une nouvelle journée. Maintenant que l'on peut choisir parmi un incalculable nombre de thèmes la musique de l'appareil qui nous réveillera, autant en prendre une agréable à nos oreilles et qui ne nous mettra pas de mauvais poil dès potron-minet ! Le mieux serait d'ailleurs de se passer de réveil. Tous les spécialistes recommandent d'essayer de se réveiller naturellement, simplement parce qu'on est suffisamment reposé.

Le coup de pouce naturel

### Adopter un simulateur d'aube

Une façon naturelle d'être tiré du sommeil et d'éviter le réveil en sursaut : le simulateur d'aube qui mime le lever du soleil. Il en existe de nombreux modèles, du plus simple (autour de 35 €) aux plus sophistiqués (entre 100 € et 200 €). Cela peut valoir la peine d'investir dans un appareil qui diffuse de belles couleurs tirant sur le rouge et le jaune… avant de s'exposer à la lumière naturelle en ouvrant grands les rideaux.

LE CONSEIL DU JOUR

### Le jeu du quart d'heure

*Essayez de vous coucher un quart d'heure plus tôt que d'habitude pour voir si vous avez encore besoin d'un réveil pour vous lever. Si oui, couchez-vous encore un quart d'heure plus tôt le lendemain, etc. jusqu'à ce que vous trouviez le moment où vous vous réveillerez frais et dispo sans sonnerie. Il n'y aura plus qu'à vous organiser pour respecter cet horaire.*

ÇA, C'EST PAS GOOD !

### LA FONCTION SNOOZE

Repousser le moment fatidique avec le fameux bouton « snooze » du réveil qui permet de gagner quelques minutes de rab' au chaud sous la couette n'est pas une bonne idée, selon les experts. Car pendant ce temps supplémentaire que l'on s'accorde, la qualité du sommeil n'est pas au top et l'on risque de se réveiller à un moment encore moins favorable.

# LE SPORT, UN EXCELLENT MARCHAND DE SOMMEIL

**Toute dépense physique procure une « saine fatigue » physique qui facilite l'endormissement le soir.**

- En outre, vous serez de bonne humeur, car le sport produit des endorphines, aussi appelées hormones du plaisir, qui amènent détente physique et psychologique.
- C'est également un excellent antistress, parce qu'il « vide la tête » en amenant à se concentrer sur l'effort et sur l'instant présent. Pas besoin de beaucoup de temps, d'espace ou d'équipement.
- Malgré tous les prétextes que l'on peut s'inventer, on trouve toujours une petite demi-heure par jour pour des bienfaits indéniables.
- Être actif ne consiste pas seulement à pratiquer un sport, cela peut aussi simplement signifier marcher davantage, reprendre son vélo pour se déplacer, ou avoir des activités un peu physiques comme le jardinage.
- Et quand on a mal dormi, on a tendance à annuler le sport : une très mauvaise idée, car l'exercice physique fait partie des principaux remèdes naturels.

LE CONSEIL DU JOUR

**Le sport, oui, mais pas avant de dormir**

*C'est prouvé : faire de l'exercice le matin entraîne une hausse du temps de sommeil profond, le plus réparateur, pouvant aller jusqu'à 75 %. Mais attention, s'activer moins de trois heures avant de dormir risque au contraire d'avoir un effet très néfaste sur le sommeil !*

ÇA, C'EST GOOD !

**CAP SUR LE YOGA !**

Une étude a prouvé qu'en quelques semaines la pratique du yoga améliore la qualité du sommeil des sujets souffrant d'insomnie chronique. Quant aux *qi gong* et au *tai-chi*, des « gymnastiques » douces et lentes, pratiquer une heure trois fois par semaine diminue le temps pour s'endormir et augmente la durée du sommeil.

On regarde ça de près

## Le rôle de l'adénosine

Tout au long de la journée, le seul fait d'être éveillé entraîne la fabrication d'une hormone, l'adénosine. En s'accumulant dans le cerveau, au fur et à mesure que le temps passe, elle augmente la « pression du sommeil » jusqu'à ce qu'un niveau suffisant soit atteint le soir pour nous faire basculer dans l'envie de dormir. C'est pour y résister que nous consommons de la caféine, car elle bloque son action sur les circuits d'endormissement du cerveau.

# SORTIR POUR REMETTRE
## SES PENDULES À L'HEURE

**Notre horloge biologique règle la sécrétion cyclique d'hormones. Et notamment, celle de la mélatonine, qui est inhibée en présence de lumière et stimulée lorsqu'il fait sombre.**

Sa production débute vers 21 heures, atteint son maximum entre 2 heures et 5 heures du matin et s'arrête à 7 h 30, d'où son surnom d'« hormone du sommeil ». En fait, en sécrétant de la mélatonine, la glande pinéale ou épiphyse indique au cerveau qu'il fait sombre et que c'est l'heure d'aller dormir. Si l'on travaille dans un lieu clos, sans voir la lumière du jour, le corps ne sait pas quelle heure il est. Dès lors, sortir dès que possible après le réveil est la solution idéale pour que l'organisme renvoie la mélatonine au placard et bascule à fond en mode « veille ». Rien ne vaut la lumière du jour pour synchroniser efficacement son horloge biologique sur l'alternance jour/nuit.

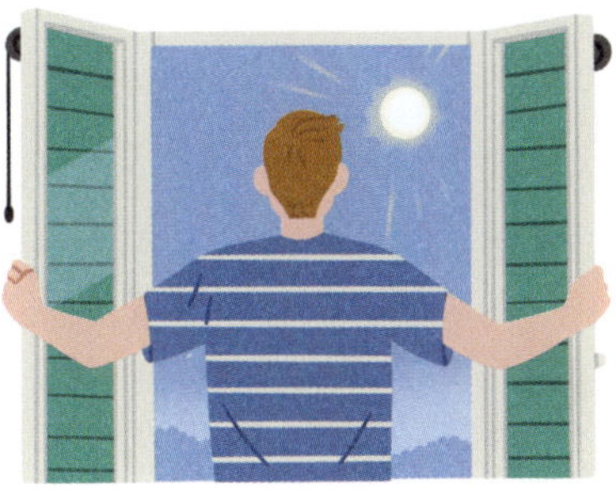

Le coup de pouce naturel

### Une cure de lumino

Utilisées notamment contre la déprime saisonnière, les lampes de luminothérapie peuvent s'avérer utiles si on ne peut guère sortir de chez soi prendre sa ration de lumière. Des séances de trente minutes au réveil permettent de recadrer notre rythme veille/sommeil. Mieux vaut choisir un modèle de lampe dont l'intensité est d'au moins 10 000 lux. On peut en trouver à partir de 70 euros.

LE CONSEIL DU JOUR

### On fait le plein de lumière

*On met le nez dehors tous les jours au moins une trentaine de minutes. Alors que, dans une maison, l'intensité lumineuse varie de 200 à 300 lux (unité qui caractérise l'éclairement d'une surface), dehors, même en hiver par temps gris, elle grimpe à 5 000 lux voire 20 000 lux. L'heure idéale : après le déjeuner, quand le soleil est au zénith.*

LE COACHING DE **Dr. Good !**

### Un bon bol d'air

Adepte de l'activité physique à la maison ? Réalisez votre demi-heure (ou plus) de sport matinal devant la fenêtre grande ouverte pour faire le plein de lumière ! Pilates, yoga, vélo d'appartement... les mouvements de gymnastique effectués font aussi circuler le sang et démarrer le corps à plein régime. Et pendant ce temps vous aérez les pièces, du 3 en 1 quand on n'a pas beaucoup de temps avant de partir au travail.

## 14 DÉCEMBRE

# MIEUX GÉRER
## LES DÉCALAGES HORAIRES

**Traverser les fuseaux horaires à toute vitesse sème le trouble dans notre belle mécanique interne.**

L'inconfort est plus grand quand on se déplace vers l'est : cela raccourcit la journée, et avance l'heure du coucher alors qu'on n'est pas encore fatigué. Il est plus facile de se forcer à veiller tard, même si on s'écroule. L'organisme s'adapte assez facilement à une heure de décalage (comme lors du passage heure d'été/heure d'hiver). En revanche, à partir de trois fuseaux horaires, on conseille de commencer à se rapprocher progressivement des horaires du pays d'arrivée quelques jours avant le départ.

### ET LE TRAVAIL DÉCALÉ?

Travailler la nuit et dormir quand il fait jour n'est pas naturel; les horaires de travail atypiques sont déroutants pour l'organisme. Encore plus perturbant : le travail alternant, qui décale tous les repères (type 3 × 8) et modifie notamment l'architecture du sommeil qui devient moins réparateur. Pour limiter les conséquences il vaut mieux, si possible, changer d'horaires tous les deux ou trois jours, sans laisser le temps à l'organisme de se déphaser.

**Le coup de pouce naturel**

### Remettre les pendules à l'heure

Pour les voyages avec plus de deux fuseaux horaires de décalage, une fois sur place, mieux vaut se mettre à l'heure locale. Pour cela, pensez à manger les trois repas par jour suivant le nouveau fuseau horaire, même si pour vous cela veut dire petit déjeuner à 21 heures (heure du pays d'origine).

Autre conseil : sortez prendre un bain de lumière pour synchroniser votre horloge biologique, et essayez de faire une nuit de sommeil, ni plus ni moins.

**LE CONSEIL DU JOUR**

### Si vous prenez un long-courrier

*Pour les voyages, si vous allez vers l'est, il faudra commencer à se lever plus tôt et avancer l'heure des repas et du coucher. Et effectuer la manœuvre inverse pour un voyage vers l'ouest, en reculant progressivement sa montre.*

**DITES-MOI DR.GOOD ?**

### De la mélatonine en complément ?

En cas de décalage horaire ou de difficulté d'endormissement chez les plus de 55 ans (la glande pinéale fonctionnant moins bien avec l'âge), il peut être utile d'en prendre de 1 mg à 5 mg de 30 minutes à 1 heure avant le coucher. Demandez toujours conseil à votre pharmacien ou votre médecin traitant, notamment si vous prenez des anticoagulants.

# ORGANISER
## LA CHAMBRE IDÉALE

**Inspirons-nous un peu du feng shui, cet art millénaire chinois qui consiste à agencer son environnement (et sa maison) pour que l'énergie circule au mieux.**

Côté chambre, on conseille de réduire les meubles au minimum pour ne pas encombrer l'espace (surtout si la chambre fait 10 m² ou moins…) et pouvoir circuler facilement.

Privilégier les matières douces pour faire de cette pièce un lieu reposant en évitant d'utiliser des couleurs vives et dynamisantes (le rouge par exemple) comme déco.

On évite aussi de mettre le lit près de la fenêtre (ou dessous) et à côté d'appareils électriques.

Quant à l'éclairage, on peut opter pour des variateurs, qui permettent de régler l'intensité souhaitée, ou des abat-jour.

Un éclairage indirect permet en effet de diffuser une lumière tamisée qui prépare le corps à l'endormissement.

LE CONSEIL DU JOUR

### N'ayez pas peur du noir !

*Si vos fenêtres n'ont pas de stores ou de volets efficaces, n'hésitez pas à ajouter des doubles-rideaux. On oublie trop souvent que l'éclairage urbain nous soumet à une véritable pollution lumineuse qui entrave la sécrétion de la mélatonine.*

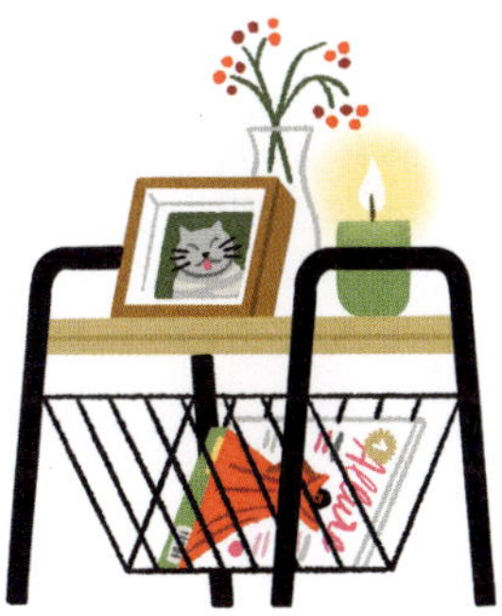

**Le coup de pouce naturel**

### Les solutions homéo

En cas de réveils nocturnes, prendre 3 granules au réveil et au coucher de :

*Gelsemium sempervirens* 9 CH, lorsque le sommeil est perturbé par l'appréhension, par exemple avant un examen ou un rendez-vous important.

*Arsenicum album* 9 CH, en période de grande fatigue, lorsque le réveil se manifeste entre 1 et 3 heures du matin, s'accompagne de cauchemars ou du besoin de prendre l'air.

*Aconit napellum* 9 CH, pour une personne angoissée qui se réveille à minuit sans pouvoir se rendormir.

DITES-MOI DR.GOOD ?

### Grincer des dents la nuit, c'est normal ?

Pas vraiment. Ce comportement, appelé bruxisme, est lié à la contraction rythmique des muscles de la mastication durant le sommeil. Il se manifesterait en cas d'anxiété ou de stress. Pour éviter ce désagrément, les dentistes proposent une gouttière protectrice moulée sur les dents, à porter durant la nuit.

LE CONSEIL DU JOUR

### Le bon matelas

*Pour choisir le matelas qui convient, le mieux est de l'essayer. Il doit être ferme, mais pas trop. Étendu sur le dos, si vous pouvez passer la main entre les reins et le matelas, c'est qu'il est trop ferme ; allongé de côté, si vous vous appuyez sur un coude et qu'il s'enfonce, le matelas est trop mou.*

*Côté dimensions, ne pas hésiter à voir grand. Selon une étude (Acticouple, 2012), le temps de sommeil augmente de 15 % chez les couples possédant un lit de 160 × 200 cm par rapport au traditionnel 140 × 190 cm.*

# COMME ON FAIT SON LIT…

Dormir sur un vieux matelas a des répercussions physiques (courbatures, maux de dos) et n'est pas très sain. On perd environ 30 cl d'eau par nuit que le matelas absorbe au fil des ans, accumulant en outre poussière et acariens. Le sommier assure environ un tiers du rôle d'amortisseur ; il prolonge la durée de vie de la literie et lui assure une bonne aération. Améliorer sa literie suffit parfois à mieux dormir. Les Français attendent en moyenne quatorze ans pour changer de matelas, alors qu'il est recommandé de le renouveler tous les dix ans. Cela représente déjà quelque 30 000 heures d'utilisation et près de 150 000 mouvements (on compte 40 mouvements par nuit) ! Si les ressorts se font sentir ou que le corps laisse son empreinte sur le matelas, il n'y a vraiment plus à tergiverser.

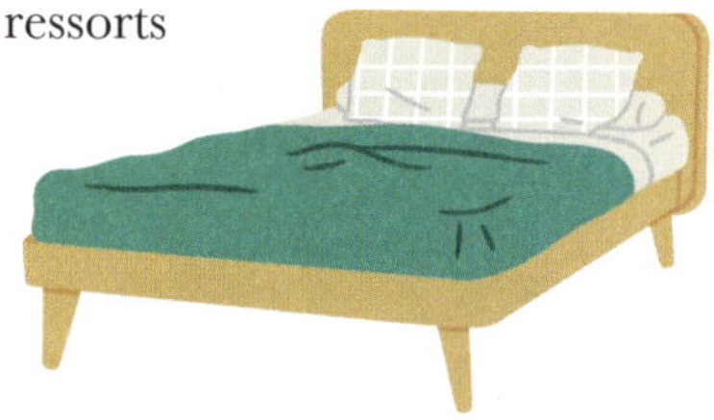

Le coup de pouce naturel

## L'huile essentielle de lavande officinale

À essayer pour ceux qui souffrent de réveils nocturnes, la lavande officinale (aussi appelée lavande fine ou vraie) agit comme anxiolytique et léger somnifère.

Déposer 2 gouttes sur un mouchoir, sur son oreiller ou à l'intérieur de son poignet et inspirer profondément dès qu'on en ressent le besoin.

Attention, les huiles essentielles sont généralement contre-indiquées durant la grossesse et l'allaitement, ainsi que chez les enfants de moins de 7 ans.

DITES-MOI DR.GOOD ?

### Couette ou couverture ?

**À chacun sa préférence. Mais le secret pour ne pas passer ses nuits à se les chiper mutuellement consiste peut-être à avoir chacun la sienne. Voire même à opter pour des lits jumeaux, quitte à les accoler, pour s'assurer des nuits paisibles sans être vraiment séparés et choisir des niveaux de fermeté différents le cas échéant.**

# TROUVER
## LE BON OREILLER, UNE QUESTION FONDAMENTALE

**En soutenant les vertèbres cervicales et en répartissant le poids de la tête, cet accessoire permet de décontracter les muscles et la colonne vertébrale, tout en favorisant la circulation sanguine.**

Pour ce faire, tête et cou doivent se trouver dans la même position que lorsqu'on se tient debout. Autrement dit, l'alignement des vertèbres cervicales et dorsales doit être préservé et l'oreiller ne pas trop relever la tête.

Pour la même raison, mieux vaut renoncer aux superpositions (deux oreillers ou couple oreiller-traversin), surtout si l'on souffre du dos et des cervicales.

Côté matière, les plumes n'ont plus le vent en poupe : on ne peut pas les laver, elles sont plus allergisantes et ont tendance à se tasser avec le temps.

Les modèles en fibres synthétiques sont moins chers, mais souvent excessivement souples et favorisent la transpiration.

Plus facile à entretenir et présentant un soutien plus ferme, la mousse offre a priori la meilleure solution.

LE CONSEIL DU JOUR

### Penser à en changer

*Un oreiller se renouvelle tous les deux ans, car, au bout de ce laps de temps, 10 % de son poids est constitué d'acariens. L'oreiller rectangulaire convient mieux à ceux qui bougent beaucoup. Les « ergonomiques » permettent de soutenir les cervicales de façon optimale, mais ils sont surtout adaptés si l'on dort sur le côté.*

**2**

**C'est le nombre d'oreillers utilisés par près de la moitié des Américains, Canadiens, Anglais et Allemands pour dormir.** À noter que 10 % des Mexicains et 8 % des Japonais se passent d'oreiller. (*Sleep foundation*, 2013)

Le coup de pouce naturel

### L'huile essentielle de camomille noble

Elle calme l'excitation et la nervosité, apaise les douleurs susceptibles d'entraver l'endormissement. En pratique, déposer deux gouttes sur un mouchoir, sur son oreiller ou étalées à l'intérieur de son poignet et inspirer. En cas d'éveil nocturne, on peut aussi reprendre directement un petit snif au-dessus du flacon. Contre-indiquée durant la grossesse et l'allaitement, ainsi que chez les enfants de moins de 7 ans ; et il ne faut jamais augmenter les doses.

LE CONSEIL DU JOUR

**Et si on dormait sur le dos ?**

*La meilleure position pour dormir est sur le dos. Pour une raison toute simple : cela permet un bon alignement de la colonne vertébrale et évite les maux de dos. En réalité c'est plus facile à dire qu'à faire et c'est à la condition de ne pas être un gros ronfleur…*

# TROUVER
## LA BONNE POSITION

Qui n'a pas une position favorite pour s'endormir ? Chacune a ses avantages et inconvénients. La majorité des dormeurs se replient sur le côté, bras et jambes en chien de fusil. Cette position fœtale favorise le relâchement des muscles, dégage la respiration et protège le bas du dos, légèrement arrondi. Mais si la jambe du dessus est plus tendue, elle peut occasionner des douleurs dans les muscles fessiers. L'astuce : placer un coussin entre les genoux permet d'éviter les douleurs et garantit que les hanches soient bien alignées avec la colonne vertébrale.
Dormir sagement sur le dos favorise les ronflements. Dans ce cas, un coussin sous les genoux pour fléchir très légèrement les jambes peut aider. Et si l'on souffre des épaules, mieux vaut aligner les bras le long du corps plutôt que d'enfouir ses mains sous la nuque.
Environ 26 % des Français préfèrent s'allonger sur le ventre, position décriée car malmenant la nuque. Pour éviter les problèmes au niveau des cervicales, on peut placer un coussin sous le thorax.

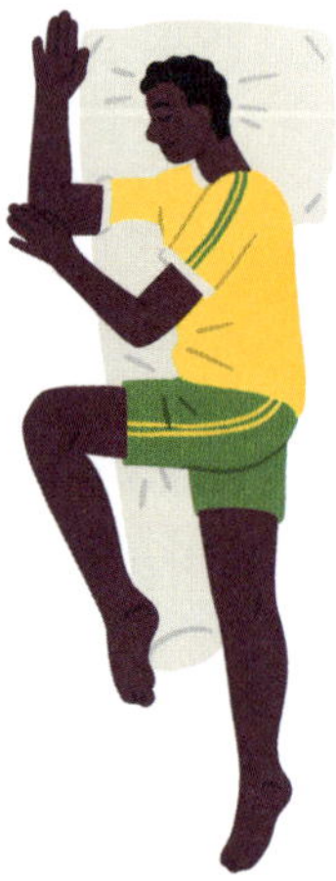

Le coup de pouce naturel

### Les fleurs de Bach

Ce sont des élixirs floraux qui visent à apaiser les aléas émotionnels. Ils méritent d'être essayés, même si aucune étude n'a confirmé leur efficacité. 2 gouttes dans un verre d'eau à consommer si possible tout au long de la journée, par petites gorgées.

*Rock Rose* (hélianthème) apaise les personnes craintives et trop émotives.

*Red Chestnut* (marronnier rouge) rassure ceux qui dramatisent le moindre souci.

*Aspen* (tremble) calme l'anxiété qui survient sans raison.

*Elm* (orme) aide les personnes submergées par les responsabilités à prendre de la distance.

LE COACHING DE **Dr. Good !**

### Un peu de méditation

**Rien de tel qu'une séance de méditation en pleine conscience à l'heure du coucher pour se débarrasser des pensées perturbantes. On trouve nombre d'applications qui proposent de guider les débutants.**

# BIEN DORMIR,
## UNE HISTOIRE DE POIDS !

Qui dort dîne, vraiment ? Le sommeil agit directement sur notre comportement alimentaire en équilibrant la sécrétion de deux hormones digestives qui contrôlent l'appétit. Il augmente la leptine qui régule la satiété et le stockage des graisses dans l'organisme et diminue la ghréline qui déclenche la sensation de faim. Un bon sommeil va donc limiter les fringales, mais aussi permettre d'augmenter la quantité et la qualité de la flore intestinale, si précieuse pour notre santé. En plus, il favorise la synthèse des protéines, donc la croissance des muscles. Un manque de sommeil pourrait entraîner une consommation de 300 kcal environ de plus par jour. Soit entre 4,5 et 7 kilos par an ! Bien sûr, si on ajoute à un sommeil réparateur un régime alimentaire équilibré, on a tout bon du côté de la balance.

LE COACHING DE **Dr.Good !**

### Le régime méditerranéen

On peut suivre les principes de ce régime dont les bienfaits sur la santé ont été démontrés :

1. **Diminuer** les apports en « mauvaises graisses » (beurre, crème, fromages, charcuterie...), mais aussi celles « cachées » dans les biscuits, etc.
2. **Préférer** les produits laitiers écrémés et les matières grasses d'origine végétale (huiles de colza et d'olive).
3. **Augmenter** la consommation de légumes et de fruits de saison.
4. **Prévoir** du poisson au moins deux fois par semaine, et quelques fois de la viande (maigre de préférence).
5. **Accorder** une large place aux céréales complètes (riz, pain, farine, quinoa, etc.), riches en fibres et rassasiantes.

LE CONSEIL DU JOUR

### Version *slow food*

*En plus de soigner le contenu de son assiette, on n'oublie pas ces deux règles d'or : prendre le temps de manger (une bonne demi-heure, en mastiquant bien) pour laisser le temps au sentiment de satiété de s'installer, et manger à heures fixes. Un horaire régulier aide notre corps à conserver le bon tempo et à se sentir bien installé entre la nuit et la journée.*

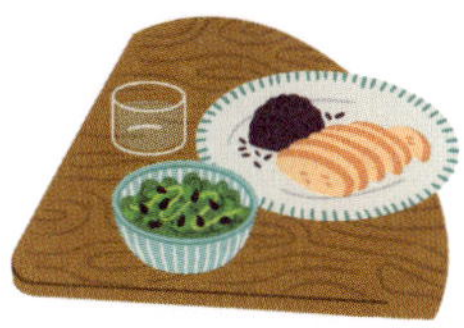

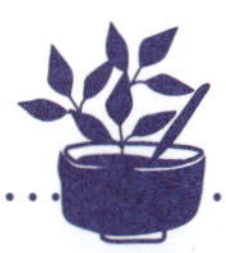

Le coup de pouce naturel

### Penser à s'hydrater

Le niveau d'hydratation du corps est régulé via la sécrétion d'une hormone, la vasopressine. Durant le sommeil, sa quantité diminue. La réabsorption de l'eau au niveau des reins est alors stimulée, réduisant de moitié la production nocturne d'urine. Mais on se déshydrate quand même la nuit, comme en témoigne la couleur foncée des premières urines, plus concentrées, au réveil. C'est pourquoi boire un grand verre d'eau aussitôt levé aide le corps à se réveiller.

# FAIRE LE PLEIN
## DE BONS NUTRIMENTS

**Manger équilibré c'est bien, mais on peut aller plus loin en choisissant des aliments riches en nutriments bons pour notre horloge biologique et donc notre sommeil.**

### Au petit déj'

Adopter les mœurs anglo-saxonnes afin d'ingérer le matin des aliments précurseurs de la dopamine, le neurotransmetteur de l'éveil. Or, elle est fabriquée dans notre organisme à partir de la tyrosine, et cet acide aminé est particulièrement abondant dans les protéines.

**Au menu :** lait, œuf, fromage, beurre, jambon, noix, voire poulet ou poisson froid comme dans les pays scandinaves.

### Au déjeuner

Favoriser les aliments riches en magnésium et en vitamine B6. Cette vitamine participe à la fabrication des messagers du bien-être comme la sérotonine et aide à retenir le magnésium dans les cellules. Pour trouver du magnésium, on force sur les légumineuses (lentilles, pois chiches, haricots blancs et rouges), la banane, les épinards, les blettes, les fruits secs (noix, amande) et le chocolat amer.

**Pour faire le plein des vitamines B du système nerveux :** des poissons gras (sardine, thon, saumon, maquereau), des légumes verts, du foie (de bœuf, de veau), du riz complet.

### Au dîner

On met des aliments riches en tryptophanes dans l'assiette, car cet acide aminé favorise la sécrétion de la sérotonine, qui augmente notre bien-être et dope la synthèse de la mélatonine, l'hormone de l'endormissement.

**Au menu :** une portion de féculents (pâtes, riz, semoule, pain) si possible complets, et des légumes secs (lentilles, pois cassés, etc.) en guise de protéines, associés à des légumes variés.

LE CONSEIL DU JOUR

### Le soir, c'est *veggie*

*Les protéines animales entraînent une concentration sanguine plus élevée de tyrosine, un acide aminé qui sert à fabriquer la dopamine, le neurotransmetteur associé à l'activité. Si on a des problèmes de sommeil, mieux vaut programmer viandes et œufs le matin et à midi et opter pour un repas végétarien le soir.*

LE COACHING DE **Dr. Good !**

### Un bon exemple de menu

- crudités de saison : mâche/betterave (vitamine B6) assaisonnées d'huile d'olive et saupoudrées de graines de courge ou de sésame (magnésium) ;
- escalope de poulet avec du riz brun (B6) ou des flageolets (magnésium)/ saumon en papillote (B6) et son gratin de courgettes ;
- salade de fruits.

Pain complet et eau minérale riche en magnésium.

LE CONSEIL DU JOUR

**Essayer la micro-sieste**

*Encore plus brève, la micro-sieste dure moins de cinq minutes et se glisse dans les emplois du temps les plus chargés. On peut la pratiquer partout. Juste en fermant les yeux (sans forcément chercher à dormir) dans une position confortable, elle procure une pause régénératrice. Se relaxer au calme en silence permet déjà de retrouver toute sa vigilance et son efficacité.*

# OUI À LA SIESTE…
## MAIS PAS N'IMPORTE COMMENT

Ressentir un coup de barre après le déjeuner est tout à fait normal : la somnolence augmente naturellement en début d'après-midi, sans doute à cause d'une diminution de la température corporelle et de la digestion. Elle se fait d'autant plus pesante quand on est en manque de sommeil. La sieste offre alors une aubaine pour éponger une partie de son retard. Certains redoutent qu'une sieste dans la journée empêche de trouver le sommeil le soir. Pourtant, vous pouvez y succomber sans remords, si elle est bien faite. Sa durée idéale est de 10 à 20 minutes grand maximum (5 minutes d'endormissement et 15 minutes de sommeil léger), afin d'éviter de se réveiller «vaseux» parce que l'on est entré dans une phase de sommeil profond. Au-delà, elle risque d'impacter la nuit suivante. Une sieste plus longue (1 h 15 à 1 h 30 maximum qui inclut la phase de sommeil profond) peut être préconisée en cas de travail de nuit.

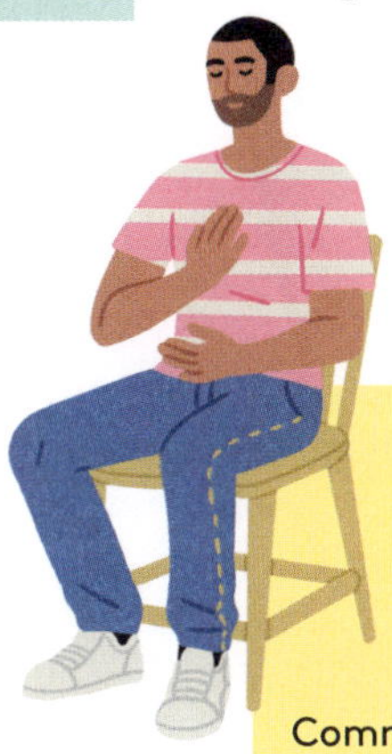

**25 %**

C'est la proportion de Français qui s'adonne à la sieste au moins une fois par semaine.

(Baromètre Santé publique France, 2019)

LE COACHING DE **Dr. Good !**

### Un exo de sophro pour s'endormir plus vite

Commencez par une respiration abdominale profonde et tranquille : en plaçant une main sur le nombril, l'autre sous le sternum, inspirez par le nez en gonflant le ventre doucement, puis expirez lentement par la bouche en chassant tout l'air des poumons (le ventre rentre légèrement) à trois reprises.
Ensuite, en inspirant, répétez mentalement une petite phrase comme «je suis calme» et en expirant «je me laisse aller dans le sommeil» durant une ou deux minutes.
Enfin, cherchez dans vos souvenirs ou votre imagination un lieu qui vous détend (par exemple une plage, un jardin, un lac…) et restez-y avec plaisir, à écouter le chant des oiseaux ou le bruit des vagues, à sentir le parfum des fleurs ou la caresse du vent.

# GARE AUX LUMIÈRES BLEUES (ET AUX ÉCRANS)!

**Les éclairages LED durent six fois plus longtemps, ils consomment beaucoup moins d'énergie et génèrent beaucoup moins de chaleur...**

Cependant, l'ANSES (Agence nationale de sécurité sanitaire de l'alimentation, de l'environnement et du travail), rappelait en 2019 que «l'exposition, même très faible, à la lumière riche en bleu le soir ou la nuit perturbe les rythmes biologiques et donc le sommeil».

Or, les LED habillent nos lampes d'intérieur et dominent dans les écrans. Téléviseurs, smartphones, tablettes, ordinateurs sont ainsi devenus l'ennemi public numéro 1 de notre sommeil.

Déjà, en nous captivant, ils nous empêchent d'être attentifs aux signes du sommeil et peuvent conduire à une agitation intellectuelle incompatible avec l'endormissement.

Mais surtout, la lumière bleue produite par ces appareils entrave la sécrétion de la mélatonine, l'hormone du sommeil. Même aussi discrète que celle d'un réveil ou du bouton de veille de la télévision, elle peut modifier la quantité et la qualité de notre sommeil.

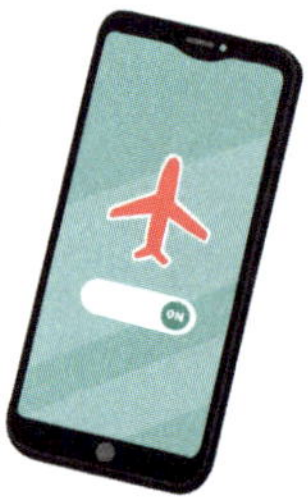

### ÇA, C'EST PAS GOOD !

**LES ÉCRANS LE SOIR**

Un Français sur cinq s'endort devant son écran de télévision, puis se réveille au milieu de la nuit. Dans un sondage, 40 % des répondants avouent consulter leur smartphone et 69 % regarder la télévision avant de se coucher au moins deux fois par semaine.

### LE CONSEIL DU JOUR

**Le soir c'est *no wifi*!**

*Puisque consulter les écrans le soir envoie un mauvais signal à notre corps (lui suggérant qu'il ne fait pas nuit), il faut les éteindre au moins quatre-vingt-dix minutes avant de nous coucher. Exit smartphones et télévision dans la chambre : préférez un bon livre, une discussion avec votre conjoint ou encore un peu de méditation sous un éclairage doux et tamisé. Et si ce « couvre-feu » ne peut pas être instauré, il est possible d'installer sur les appareils des filtres ou des logiciels anti-lumière bleue.*

### On regarde ça de près

**La sérotonine pour un shoot de bien-être**

Une autre substance provoque le sommeil : la sérotonine sécrétée en fin d'après-midi. Ce neurotransmetteur a des vertus sédatives et relaxantes qui aident à s'abandonner. À condition que des niveaux trop élevés de cortisol, l'hormone du stress, ne viennent contrecarrer son action!

# RANGER SES SOUCIS AU PLACARD

**On l'a évoqué, trop de cortisol nuit à la production de sérotonine qui nous aide à nous endormir.**

Et le stress en est le principal pourvoyeur… d'où l'importance de se détendre avant d'aller se coucher et de refermer la boîte à soucis.

En effet, ces ruminations sont délétères pour notre sommeil. Selon un sondage, plus d'un tiers des répondants reconnaît qu'il refait le fil de sa journée au lit ou qu'il y anticipe l'organisation du lendemain (Ipsos/Adova, 2018).

Il n'y a pas que l'ordinateur qu'il s'agit de déconnecter, notre petit moulin à pensées a également besoin d'être mis sur pause!

On cuisine si on aime ça, on écoute de la musique, on joue en famille, on promène le chien ou on retrouve des amis.

Bref, on se fait plaisir et encore une fois on se détend!

LE CONSEIL DU JOUR

### Le pouvoir de l'écrit

*Une astuce pour se vider l'esprit : mettre un petit carnet et un crayon dans le tiroir de la table de nuit. Si l'on commence à passer en revue le programme qui nous attend le lendemain, écrire sa* to-do list *permettra d'arrêter d'y penser. On peut également préparer un rendez-vous important pour se sentir rassuré. Et si l'on rumine un événement désagréable de la journée écoulée, noter ses émotions permet de les mettre à distance et d'arrêter de cogiter.*

STOP AUX IDÉES REÇUES

### LES HEURES DE SOMMEIL AVANT MINUIT COMPTENT DOUBLE

Une pure légende. Dormir un nombre suffisant d'heures en accord avec sa propre horloge biologique (oiseau de nuit ou matinal) est plus déterminant. Cependant, cette idée provient du fait que les premières heures de sommeil sont les plus récupératrices… ce qui demeure vrai, aussi bien avant qu'après minuit.

LE COACHING DE **Dr.Good!**

### La cohérence cardiaque

C'est LA méthode efficace pour réguler le stress et l'anxiété en apaisant son rythme cardiaque et sa respiration. La clé? Il suffit d'amplifier sa respiration.

- Installez-vous dans un endroit calme. Asseyez-vous le dos droit, les pieds au sol et les mains sur les cuisses.
- Inspirez par le nez en gonflant le ventre durant 5 secondes.
- Expirez doucement par la bouche en dégonflant le ventre durant 5 secondes.
- Vous devez obtenir ainsi un rythme de 6 respirations par minute à conserver durant 5 minutes.

LE CONSEIL DU JOUR

### Qui me parle ?

*Pas toujours facile de réduire la nuisance : double vitrage, molleton sur les portes et sur les murs… Si ces solutions ne sont pas à votre portée, il reste une valeur sûre : les bouchons d'oreilles, que l'on peut aussi faire réaliser sur mesure pour plus de confort (70 euros la paire environ).*

ÇA, C'EST PAS GOOD !

### MÉDOC ET SOMMEIL, UN MAUVAIS DUO

De nombreux traitements peuvent perturber le sommeil : des bêtabloquants utilisés contre l'hypertension ou le glaucome, des bronchodilatateurs, des produits contre le rhume ou la maladie de Parkinson, etc. S'il vous semble pâtir d'un tel effet, vérifiez que vous respectez bien l'horaire de prise et n'hésitez pas à en parler à votre médecin.

# LA CHASSE AU BRUIT
## EST OUVERTE

**Les oreilles n'ont pas de paupières, c'est pourquoi il faudrait « dormir sur ses deux oreilles » pour que le bruit ne nous réveille pas pendant le sommeil !**

Cette fragilité, qui constituait sans doute un atout précieux pour notre survie il y a quelques millions d'années, est devenue un handicap aujourd'hui.

Il suffit qu'un deux roues passe aux aurores, que notre logement se trouve au-dessus de la terrasse d'un café ou au-dessous de voisins indélicats pour transformer nos nuits en enfer.

Même un petit bruit qui ne nous réveille pas entraîne déjà, sans que l'on en ait conscience, une sécrétion d'hormones du stress.

Et l'idée de laisser la radio en marche pour avoir un bruit de fond couvrant n'est pas non plus l'idéal pour la régénération nocturne de l'organisme.

Le coup de pouce naturel

### Les solutions homéo

Pour les adeptes de l'homéopathie en cas de réveil trop précoce, 3 granules matin et soir de :

*Kalium phosphoricum* 9 CH pour les personnes intellectuellement surmenées ou qui rencontrent des soucis professionnels entraînant des maux de tête et des troubles de la mémoire.

*Phosphoricum acidum* 9 CH pour les personnes qui travaillent trop et traversent une période de déprime.

*Thuya occidentalis* 9 CH pour les personnes dépressives, ou qui ont des phobies, ou encore une tendance aux infections et qui se réveillent vers 4 heures du matin.

*Luesinum* 9 CH pour les personnes qui ont la sensation de ne pas dormir du tout de la nuit et qui appréhendent de ce fait l'heure du coucher.

# OUSTE LES ANIMAUX?

Si la télévision doit en être bannie, tout comme la nourriture ou les accessoires de travail pour que la chambre ne soit pas la pièce à tout faire, mais uniquement un espace dédié au sommeil et aux câlins, il en va de même avec les animaux. Les spécialistes et l'Institut national de veille sanitaire (INVS) recommandent d'éviter autant que possible le co-dodo avec son chien ou son chat (pas de problème avec le poisson rouge, quoique le bruit de l'aquarium…). Cependant, les avis des principaux intéressés (la France compte autant d'habitants que d'animaux familiers) sont moins tranchés. Comment ne pas céder devant l'œil suppliant de Médor ou les gratouillis de Pacha devant la porte? D'autant que, selon une étude aux États-Unis (Mayo Clinic, 2015), cela n'affecterait le sommeil que de 20 % des dormeurs. À l'inverse, près de la moitié des maîtres estiment que la présence animale les relaxe et leur procure un sentiment de sécurité, sans parler de l'effet calmant du ronron de Félix…

LE CONSEIL DU JOUR

**In ou out Médor?**

*À vrai dire, le bon conseil pour interdire ou pas notre petit compagnon dans la chambre c'est… à vous de voir. Si la cohabitation ne perturbe pas votre sommeil, ne changez rien. Mais si vous souffrez de réveil nocturne au moindre bruit ou mouvement de votre petit compagnon, lui interdire la chambre est à envisager.*

LE COACHING DE **Dr. Good!**

## 3 massages antitensions

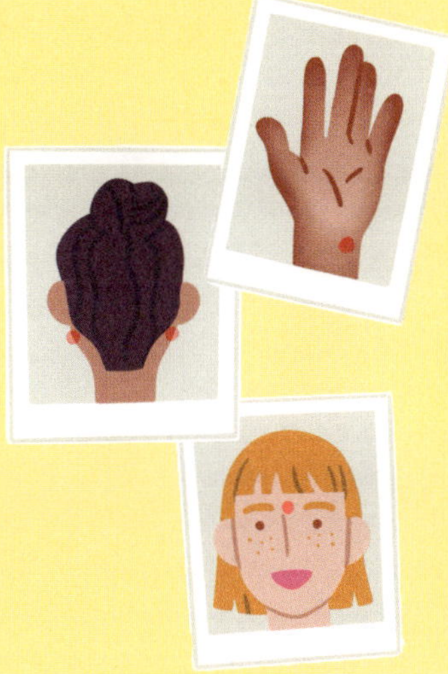

Un massage d'autodétente (on ferme les yeux) pendant une minute permet de dénouer les tensions, de diluer le stress et de rétablir notre équilibre. Les points choisis sont issus des thérapies énergétiques (acupuncture, réflexologie). Un rituel facile à adopter, à essayer pour tout le monde.

1. À l'intérieur du poignet : le point situé dans le prolongement de l'auriculaire, que l'on appelle «la porte de l'esprit». Commencer par le poignet gauche puis passer au droit.
2. Derrière l'oreille : ou plus précisément derrière le lobe de l'oreille, à la base du crâne, là où se trouve un petit creux. À masser délicatement avec l'index, les deux côtés en même temps.
3. Entre les sourcils : cette zone calme l'anxiété et l'agitation et aide à replonger dans le sommeil.

# LES PLANTES
## QUI PEUVENT AIDER

**La phytothérapie est une des plus anciennes médecines naturelles et il existe de très nombreuses plantes calmantes qui peuvent aider à trouver le sommeil. Le top 3 :**

### La mélisse : un peu de miel sur nos nuits

- **Ses vertus :** deux essais cliniques ont confirmé son effet calmant.
- **Pour qui ?** L'EMA (Agence européenne du médicament) reconnaît son usage dans les problèmes d'endormissement liés à la tension nerveuse.
- **Comment la préparer ?** Compter environ 1 c. à c. de plante (fraîche ou séchée) par tasse d'eau bouillante, infuser 5 minutes et boire.

### La valériane, super apaisante

- **Ses vertus :** nombre d'études ont démontré que la consommation de sa racine permet de raccourcir le temps d'endormissement et allonge la durée du sommeil (profond notamment).
- **Pour qui ?** Hippocrate (Ve siècle av. J.-C.) la recommandait déjà contre tous les troubles du sommeil. Idéale pour diminuer le nombre d'éveils nocturnes.
- **Comment la préparer ?** En décoction : 2 ou 3 g de racines séchées dans 150 ml d'eau bouillante pendant 10 minutes, filtrer avant de boire.

### L'eschscholtzia (pavot de Californie), pour de beaux rêves

- **Ses vertus :** déjà utilisées par les Amérindiens pour faciliter l'endormissement des enfants, ses parties aériennes font redescendre l'excitation.
- **Pour qui ?** Pour les enfants à partir de 6 ans, ainsi que pour les dormeurs dont les nuits sont perturbées par des douleurs musculaires ou articulaires, la plante ayant également fait preuve de propriétés analgésiques.
- **Comment la préparer ?** Compter environ 1 c. à c. de plante par tasse d'eau bouillante, infuser 5 minutes et boire.

LE CONSEIL DU JOUR

**Une tisane, ça va...**

*Appelées affectueusement « pisse-mémé », elles portent bien leur nom si on en boit des litres. Car si elles peuvent aider à dormir, il ne s'agit pas de se réveiller en pleine nuit avec une envie pressante ! Donc pas plus d'une tasse, et surtout pensez à la boire une demi-heure à une heure avant d'aller vous coucher.*

DITES-MOI DR.GOOD ?

**Quels sont les autres modes d'utilisation ?**

- ***En gouttes*** : les teintures mères sont disponibles sans ordonnance. Bien respecter leur posologie : quelques dizaines de gouttes, mélangées à un peu d'eau. Idem pour les SIPF (suspensions intégrales de plantes fraîches) ou les EPS (extraits de plantes standardisés), que l'on trouve en magasins diététiques.
- ***En gélules ou comprimés*** : plus simple d'emploi, mais pas la forme la plus puissante.

# LES FAUSSES BONNES IDÉES À ÉVITER

LE CONSEIL DU JOUR

**En cas de réveil nocturne**

*Pour prendre le train du sommeil, il faut être dans le « lâcher-prise ». Si cela fait plus d'une demi-heure que vous vous retournez, sortez de votre lit, changez de pièce, installez-vous confortablement dans un fauteuil pour lire ou écouter de la musique et retournez vous coucher quand les premiers signes d'endormissement réapparaitront.*

### 1 Prendre un bain chaud avant d'aller au lit

Se délasser dans un bain pour chasser les tensions ? Oui, mais rien de pire que de plonger dans une étuve à l'heure où la température du corps doit baisser pour qu'il y ait sécrétion de l'hormone du sommeil. Alors, on le prend au moins deux heures avant d'aller se coucher, ou on opte pour la douche fraîche.

### 2 Le livre trop palpitant

Oui au livre de chevet qui permet de « débrancher » son mental et se détendre. Mais il vaut mieux éviter le livre trop palpitant duquel on ne peut décrocher ni un thriller qui excite nos neurones, repoussant donc l'endormissement !

### 3 Compter les moutons

Cet exercice mental, vous le connaissez. Mais une étude menée par des chercheurs de l'université d'Oxford sur des insomniaques a montré que cela stimulerait au contraire notre cerveau, produisant l'effet inverse à celui recherché…

### 4 Rallumer la lumière pour voir l'heure

Oups, erreur fatale ! La lumière risque de stopper la production de mélatonine. Et voir l'heure qui défile sans pouvoir trouver le sommeil ne peut qu'énerver davantage (« déjà 3 heures, je vais être en forme demain au travail ! »)

ÇA, C'EST PAS GOOD !

**L'ALCOOL, UN TRÈS MAUVAIS SOMNIFÈRE**

Il assomme et on s'endort. Mais comme il se métabolise lentement dans le corps, le sommeil devient agité, de moindre qualité et entrecoupé de réveils. L'alcool réduit aussi le sommeil paradoxal de début de nuit et l'augmente en fin de nuit (au risque de provoquer des cauchemars).

DITES-MOI DR.GOOD ?

**L'amour fait dormir ?**

Une étude australienne, publiée en mars 2019, l'a confirmé : le sexe permet de mieux dormir. Près de 71 % des participants ont affirmé qu'ils dormaient mieux après avoir eu un orgasme avec un partenaire. Quasiment un sur deux a jugé que la masturbation avait le même impact bénéfique.

# OUI AUX RITUELS!

Grand-mère suivait toujours la même routine : dîner tôt, une petite promenade digestive, puis une tisane ou un verre de lait. Un rituel parfait, puisque le lait contient du tryptophane, du magnésium et du calcium, qui sont des relaxants musculaires. En plus, il réduirait l'acidité gastrique. Le rituel du coucher, ce n'est pas que pour mamie! Il facilite la transition entre les tracas de la journée et le repos de la nuit et conditionne notre corps au sommeil. D'où l'intérêt de commencer environ une demi-heure avant de gagner le lit, en suivant toujours les mêmes étapes, par exemple : je ferme les volets, je prépare mes vêtements pour le lendemain, je me lave les dents, je lis un peu, etc.

LE COACHING DE **Dr. Good!**

## Relax Max!

Pour mieux relâcher ses muscles et s'endormir, essayez cet exercice tout simple. Allongé sur le dos, ressentez chaque partie du corps peser sur le matelas : main droite, puis main gauche; bras droit puis bras gauche; puis l'on détend le visage de haut (front, yeux, cuir chevelu) en bas (joues, bouche, lèvres, mâchoires, menton) et l'on essaye de sentir toute la tête qui s'enfonce dans le matelas. Ensuite, on passe au cou et à la gorge, aux épaules, au dos, aux fesses, à la jambe droite, la jambe gauche, aux pieds jusqu'au bout des orteils. Quand tout le corps semble lourd, on recommence en essayant cette fois d'éprouver une sensation de chaleur : «mon bras droit est de plus en plus chaud», etc. On termine en se concentrant sur cette sensation de chaleur au niveau du plexus solaire.

LE CONSEIL DU JOUR

## Un peu de musique?

*De nombreuses expériences ont montré qu'écouter une mélodie qu'on affectionne aide à diminuer l'anxiété et la douleur, qu'un air apaisant réduit la production d'hormones du stress et permettrait de s'endormir plus vite et plus longtemps. En fait, cela peut s'apparenter à une forme d'autohypnose : en se focalisant sur le son, les autres sens et le mental lâchent prise. Bien sûr, on évite d'écouter du hard rock!*

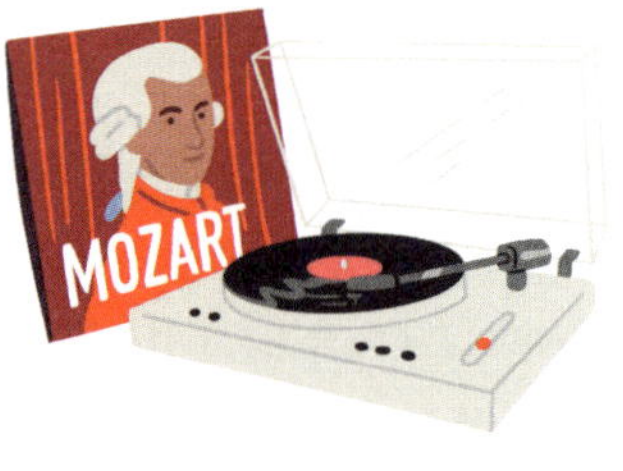


Le coup de pouce naturel

## L'orange douce

Quelques gouttes d'huile essentielle d'orange douce à diffuser dans la chambre, ou 4 gouttes dans un bol d'eau chaude (à placer sur un radiateur l'hiver), pour retrouver calme et apaisement. Attention, les huiles essentielles sont généralement contre-indiquées en cas de grossesse et chez l'enfant de moins de 7 ans.

# POMMES FARCIES AUX FRUITS SECS

POUR 4 PERSONNES - PRÉPARATION : 10 MIN - CUISSON : 30 MIN

4 grosses pommes à cuire (type belchard, boskoop, antarès…) • 60 g de cerneaux de noix • 1 c. à c. de cannelle en poudre • 25 g de raisins secs • Le jus de 2 oranges

Préchauffez le four à 180 °C (th. 6).

Lavez et essuyez les pommes, puis ôtez le trognon à l'aide d'un vide-pomme. Mixez ensemble les noix, la cannelle et les raisins secs. Garnissez l'intérieur des pommes de ce mélange à l'aide d'une petite cuillère.

Versez le jus d'orange dans le fond d'un plat à gratin et disposez-y les pommes farcies.

Enfournez pour 30 minutes environ, en arrosant de temps en temps les pommes avec le jus du plat. Servez chaud.

**Le + santé :** Un dessert en mode doudou pour bien dormir : de la pomme onctueuse (encore plus digeste quand elle est cuite), des noix riches en bons acides gras qui participent à équilibrer les émotions, et de la cannelle qui calme les envies de sucre (et régule la glycémie).

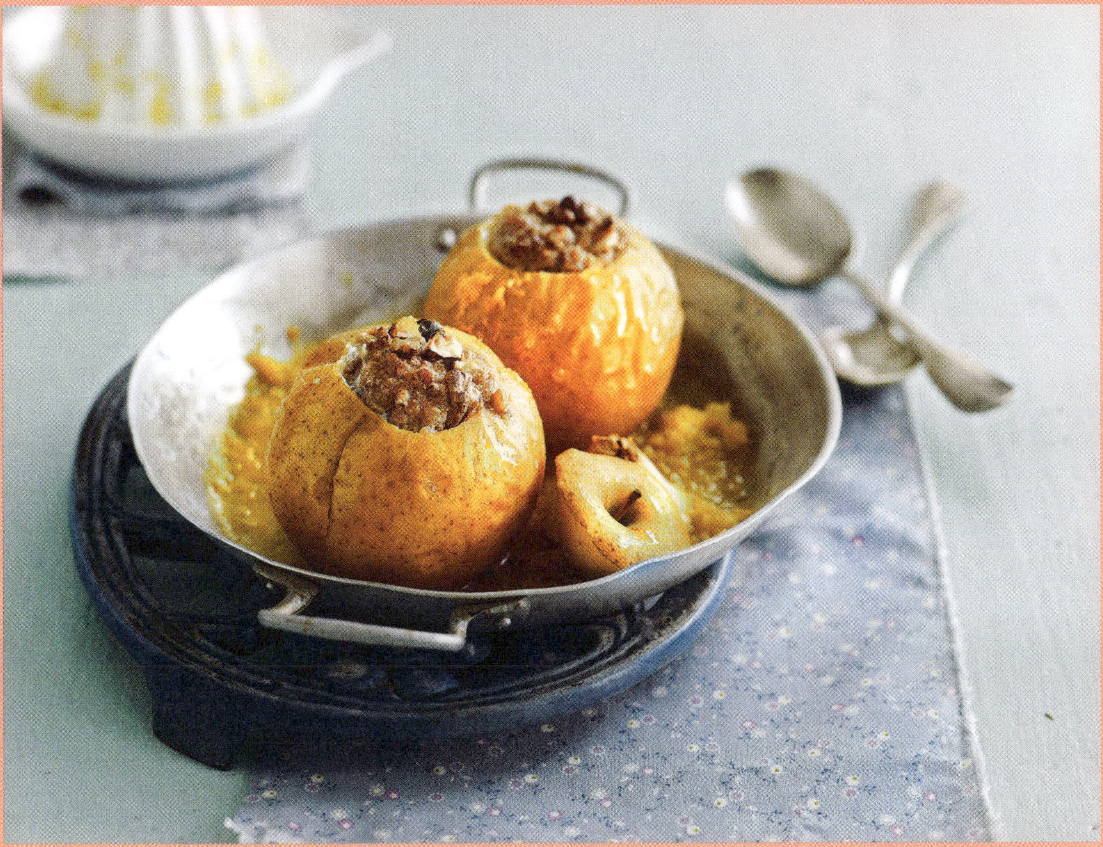

# CHOCOLAT CHAUD AU LAIT DE NOISETTE

POUR 2 PERSONNES (50 CL) - TREMPAGE : 12 H - PRÉPARATION : 5 MIN - CUISSON : 5 MIN

50 g de noisettes décortiquées • 50 g de chocolat noir • 1 c. à c. de cacao • 1 c. à c. de cardamome moulue (facultatif)

La veille, rincez les noisettes et mettez-les à tremper dans un récipient d'eau. Le jour même, égouttez-les et rincez-les à l'eau claire. Égouttez de nouveau.

Mettez les noisettes dans le bol d'un blender avec 50 cl d'eau filtrée ou de source. Mixez quelques minutes.

Filtrez au-dessus d'un pichet à large ouverture en pressant bien les noisettes pour extraire tout le «jus» puis transvasez dans une casserole. Ajoutez le chocolat coupé en morceaux, le cacao et la cardamome. Portez à frémissement à feu doux en remuant de temps en temps. Servez aussitôt dans deux grandes tasses et savourez !

**Le + santé :** Des vraies noisettes, du bon cacao et du chocolat noir, tous riches en magnésium pour chasser le stress et s'apaiser : on adore déguster cette boisson délicieusement réconfortante, à savourer l'après-midi ou dans la soirée pour favoriser la détente et l'endormissement.

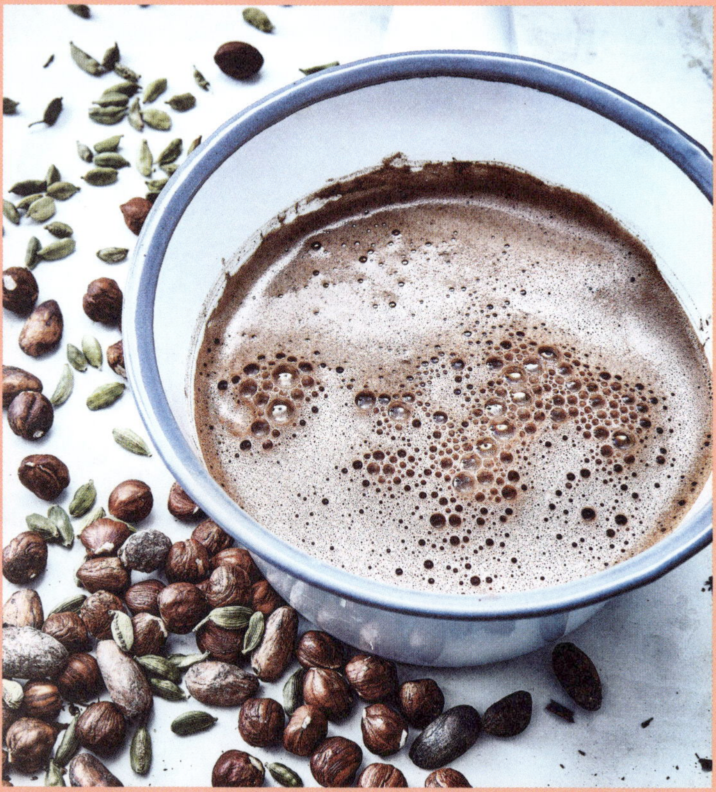

# TRUITE GRILLÉE AUX ÉPICES, À LA PATATE DOUCE ET À LA ROQUETTE

POUR 2 PERSONNES – PRÉPARATION : 25 MIN – CUISSON : 30 MIN

1 patate douce • 2 filets de truite • 2 poignées de roquette • Le jus de ½ citron • Les quartiers de ½ citron • Huile d'olive • Sel, poivre

POUR LE MÉLANGE D'ÉPICES :

1 c. à c. d'ail en poudre • 1 c. à c. de romarin séché • 1 c. à c. d'origan séché • 2 c. à c. de poivre noir moulu • Sel

Préchauffez le four à 180 °C (th. 6).

Pelez la patate douce et coupez-la en cubes; assaisonnez-les avec 2 cuillerées à soupe d'huile et du sel. Étalez-les uniformément sur une plaque recouverte de papier sulfurisé et enfournez le tout pour 30 minutes environ.

Mélangez les épices dans un petit bol.

Essuyez les filets de truite avec du papier absorbant. Enduisez généreusement d'épices le côté chair.

Faites chauffer une poêle à feu moyen. Versez-y un filet d'huile d'olive, puis déposez-y les filets de truite côté peau vers le haut. Laissez cuire 2 minutes environ pour qu'ils deviennent croustillants sans noircir. Retournez-les et poursuivez la cuisson 2 ou 3 minutes, côté peau vers le bas.

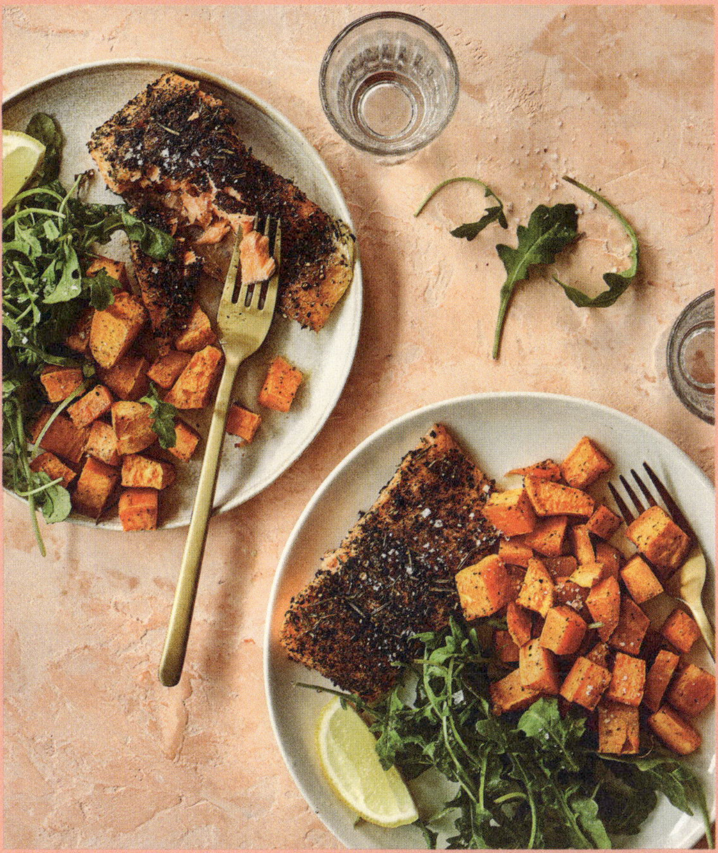

Au moment de servir, mélangez la roquette avec le jus de citron, un peu d'huile d'olive, du sel et du poivre.

Servez le poisson avec la salade, la patate douce grillée et quelques quartiers de citron.

**Le + santé :** Un bon poisson gras (vive les acides gras oméga-3, bénéfiques pour le mental !), de la patate douce qui n'élève pas brutalement la glycémie, des épices gourmandes et de la roquette poivrée : ce plat digeste est riche en fibres douces et en vitamines, pour une soirée paisible.

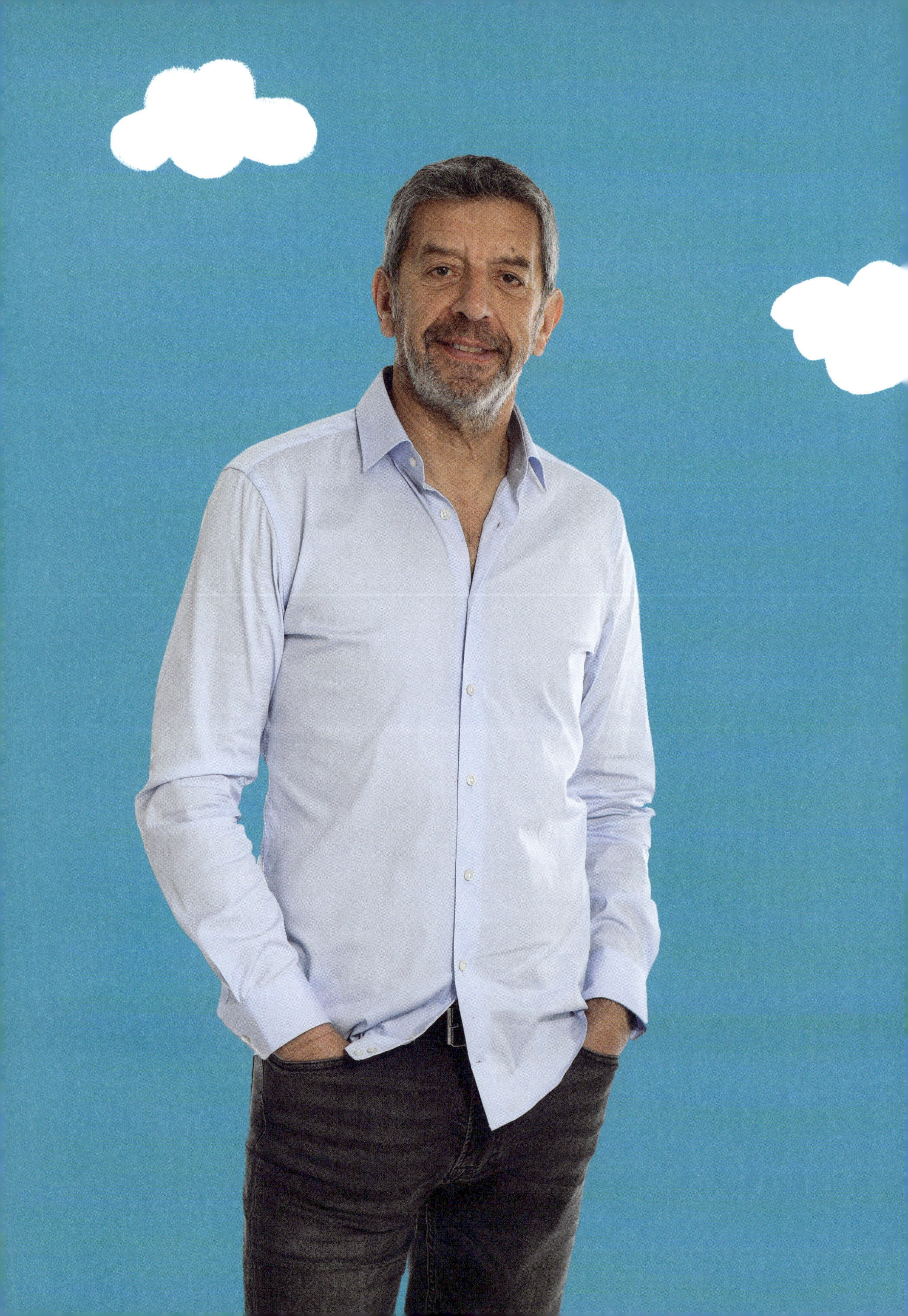

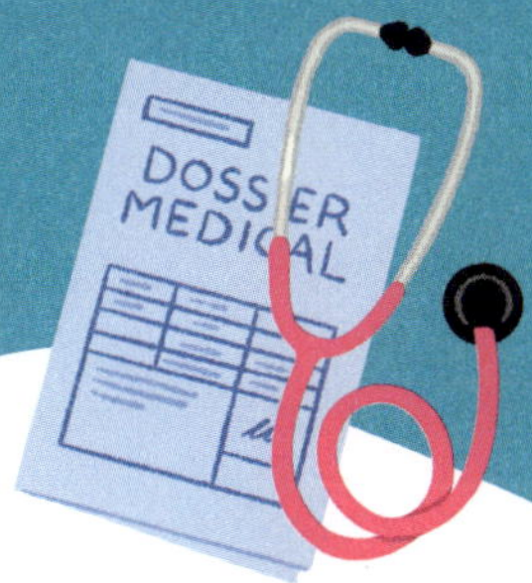

# MES RENDEZ-VOUS SANTÉ

# Bien utiliser les médicaments

**Qu'on en prenne de façon ponctuelle ou régulière, les médicaments sont des substances actives, qui nécessitent des précautions d'usage. Voici 8 conseils de prudence.**

1 **Respecter les prescriptions.** Augmenter sa dose pour «plus d'efficacité» est inutile, voire dangereux. Tout comme réduire ou arrêter le traitement parce qu'on se sent mieux, ou le prolonger parce qu'on n'est pas guéri ! Suivez bien les recommandations du médecin sur les doses et durées, mais aussi les heures et modalités de prise (au cours ou à distance d'un repas par exemple).

2 **S'organiser.** Si vous avez des traitements réguliers ou plusieurs médicaments, n'hésitez pas à acheter un pilulier, que vous pourrez préparer (ou faire préparer par le pharmacien ou l'infirmier qui vous suit) pour ne pas risquer de vous tromper.

3 **Éviter les erreurs.** Si votre médicament «de marque» est substitué par le pharmacien par un générique, demandez-lui d'inscrire sur la boîte le nom auquel vous êtes habitué, et la posologie.

4 **Avertir en cas de traitement et d'allergie.** Tout médecin qui vous fait une prescription doit savoir quels sont vos autres traitements : cela évite de mauvaises associations.

5 **Se renseigner.** Vous avez un doute ? Quel qu'il soit, n'hésitez pas à demander conseil, à votre médecin traitant, mais aussi au pharmacien, professionnel du médicament.

6 **Éviter les mauvais cocktails.** Certains sont incompatibles avec l'alcool, avec des aliments ou même… avec le jus de pamplemousse (il réduit l'effet des enzymes digestives, ce qui peut freiner l'élimination du médicament).

7 **Pas d'automédication sauvage.** Utiliser les médicaments d'un autre membre de la famille, ou ceux «de la dernière fois» est toujours risqué : consultez ! En pharmacie, quand vous demandez un médicament d'automédication, signalez vos autres traitements pour ne pas faire de mauvaises associations ou un surdosage.

8 **Faire un tri.** Antibiotiques d'il y a deux ans, médicaments sans boîtes ni notices, produits périmés : il faut régulièrement ranger sa pharmacie et se débarrasser des produits désormais inutiles ou non identifiés. Attention, il ne faut pas les jeter à la poubelle : rapportez-les en pharmacie.

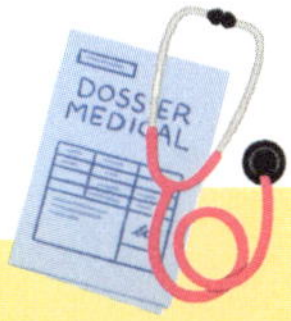


# Vaccins : êtes-vous à jour ?

**Là, on ne vous parle pas des vaccins obligatoires et recommandés chez les enfants et ados plutôt bien suivis ni de la Covid-19, car les règles changent constamment, mais des adultes !**

**Diphtérie-tétanos-polio (DTP)** C'est le seul vaccin obligatoire chez l'adulte. Certes on a reçu injection et rappel dans notre enfance, mais près de trois Français sur dix n'ont pas fait de rappel depuis plus de quinze ans. On effectue un rappel à 25, 45 et 65 ans puis tous les dix ans.

**Coqueluche** Normalement, pour les moins de 30 ans, la vaccination a été combinée avec le DTP. Et un rappel est généralement effectué à 25 ans avec le DTP. Chez les femmes souhaitant avoir un enfant, si le rappel n'a pas été fait, une injection avant la grossesse permet d'éviter la transmission du virus au fœtus.

**Rougeole-oreillons-rubéole (ROR)** Né avant 1980 ? Pas besoin de rappel, car on estime que les personnes ont eu la rougeole. Nés après 1980, on doit avoir reçu deux doses de ROR, sinon on rattrape avec une injection.

**Infection à papillomavirus humains (HPV)** Les femmes nées après 1987 ont pu recevoir à l'adolescence (avant la vie sexuelle) deux doses contre les HPV pour prévenir les cancers de col de l'utérus. Sinon un rattrapage est possible jusqu'à 19 ans.

**Varicelle** Pour celles et ceux qui ne l'ont pas eue et ne sont pas immunisés, on la recommande chez les femmes qui ont un projet de grossesse (deux doses au moins un mois avant la grossesse) et pour l'entourage d'une personne atteinte.

**Grippe** Recommandé pour les plus de 65 ans, et si l'on est fragile (maladie cardiaque ou chronique…). Il faut le refaire tous les ans, car le virus mute en permanence.

**Zona** Recommandé entre 65 et 74 ans. Le zona (virus de la varicelle latent qui peut se réveiller) est une maladie qui touche particulièrement les personnes âgées et de façon plus virulente. Une dose suffit. Il peut être fait en même temps que celui de la grippe saisonnière.

POUR EN SAVOIR PLUS : RENDEZ-VOUS SUR VACCINATION-INFO-SERVICE.FR

# Rhinite allergique : comment réagir ?

**Pour 1 personne sur 4, l'arrivée des premiers pollens est synonyme d'éternuements, gorge qui gratte, yeux qui piquent, nez bouché… un «rhume des foins» qui a de quoi faire détester les beaux jours !**

## De quoi s'agit-il ?

La rhinite allergique est une réaction excessive de l'organisme à une substance étrangère a priori inoffensive, en l'occurrence, les pollens. Si celle-ci peut rester intermittente et légère (moins de quatre semaines avec des symptômes peu gênants), elle est parfois modérée, voire sévère, et perturbe les activités quotidiennes, ou persiste plusieurs semaines.

## De plus en plus d'allergiques

La rhinite allergique touche les enfants (parfois très jeunes), les adolescents, les adultes, mais également les seniors (même s'ils n'avaient jusque-là aucun symptôme). De plus en plus de personnes sont concernées, en France et dans le monde. Ainsi, si on comptait 2 à 3 % d'allergiques dans notre pays en 1970, ils sont aujourd'hui évalués à 30 % de la population (dont 44 % des moins de 35 ans), et selon l'OMS, en 2050, une personne sur deux sur la planète sera concernée (notamment à cause de l'urbanisation, l'industrialisation et la baisse de la biodiversité) !

## Comment se protéger ?

Pendant la période des pollens auxquels on est allergique, on adopte quelques bons réflexes pour réduire autant que possible l'exposition… même quand on habite en ville, car minuscules, les pollens sont transportés par les vents !

- À l'intérieur, il faut aérer les pièces seulement le matin tôt et après le coucher du soleil ou quand il pleut ; aspirer fréquemment avec un appareil équipé d'un filtre HEPA ; se doucher soigneusement en rentrant le soir (en rinçant les cheveux et le visage, et en rinçant son nez avec un spray de nettoyage) et brosser quotidiennement ses vêtements en dehors de la chambre pour ne pas entrainer de pollens dans celle-ci.
- À l'extérieur, on porte des lunettes (pour réduire le dépôt de pollens sur les yeux) ; on ferme les fenêtres de la voiture pendant les trajets ; on ne sèche pas son linge en extérieur et on évite de tondre la pelouse ou s'occuper du jardin, pique-niquer dans l'herbe ou se promener dans les champs.

## Quand consulter ?

En cas de symptômes de rhinite allergique même banals, il faut consulter le médecin traitant, qui orientera si besoin vers un allergologue pour un diagnostic précis : en effet, il faut repérer le ou les allergènes impliqués, et vérifier l'absence d'un asthme associé, facteur de gravité qui passe parfois inaperçu, mais concerne environ 1 allergique sur 5.

## Le bon réflexe?

Consulter le calendrier des pollens (pollens.fr), car ils ne sont pas tous présents tout le temps : tout dépend de la météo et de votre région d'habitation.

## Le calendrier des pollens

Le réchauffement climatique a pour effet d'allonger la période de la saison pollinique. En règle générale, la saison des pollens débute par ceux des arbres : dès la fin janvier dans le sud de la France, avec parfois des pics en février pour les pollens de cyprès, de frêne et d'aulne, et ce jusqu'au printemps. Le relais est pris par les graminées (chiendent, dactyle, céréales…) dont le temps fort se situe entre mai et juillet. En même temps débute la saison des herbacées (ambroisie, armoise, chénopode, plantain, urticacées…) qui se poursuit jusqu'à l'automne.

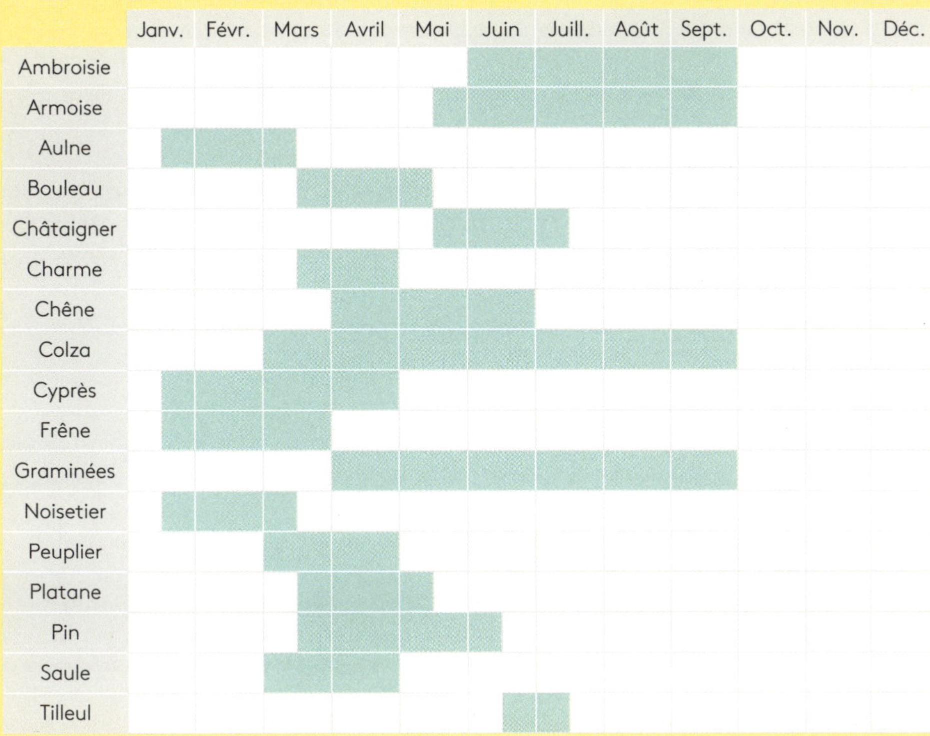


## LE CHIFFRE

**27 % des allergiques estiment que la maladie détériore leur qualité de vie. (JFA 2017)**

# Le b.a.-ba des gestes d'urgence

**Les accidents de la vie courante sont nombreux, fréquents et pour vous, vos proches et même des inconnus en péril, il est utile de connaître les principaux gestes qui sauvent. Illustration à travers ces 3 gestes d'urgence, et d'autres à découvrir sur le site de la Croix-Rouge française...**

**Fausse route** Quand un aliment « passe par le trou du dimanche » comme on disait dans le temps, il faut agir sans attendre, car l'étouffement est à craindre.

**Le bon geste.** Laissez la personne dans la position où elle se trouve, placez-vous sur le côté, légèrement derrière. Soutenez son thorax avec une main, penchez-la vers l'avant. Donnez-lui 5 claques vigoureuses dans le dos, entre les deux omoplates avec le talon de l'autre main ouverte. Stoppez dès que la désobstruction est obtenue. Ça ne marche pas ? Réalisez une compression abdominale (méthode de Heimlich) en vous plaçant derrière son dos, vos bras passés sous les siens, de part et d'autre de la partie supérieure de son abdomen. Posez le poing au creux de son estomac (entre nombril et sternum), placez l'autre main par-dessus et tirez franchement en exerçant une pression à la fois vers l'arrière et vers le haut. Cette manœuvre peut être répétée jusqu'à 5 fois pour aider la victime à évacuer l'aliment qui l'étouffe.

**Quand appeler les secours ?** Seulement après avoir tout essayé en prodiguant ces gestes sans attendre. La personne perd connaissance ? Allongez-la au sol sur le dos et joignez le 15.

**Noyade** Baignade après un repas copieux et alcoolisé, dans le courant puissant de l'océan, enfant seul dans la piscine ou le bain alors qu'il ne sait pas nager… Le risque de malaise est grand.

**Le bon geste.** Si l'individu est conscient, qu'il respire (même mal) : libérez les voies aériennes en ouvrant la bouche, voire en la désobstruant ainsi que le nez, tournez la victime en position latérale de sécurité et vérifiez régulièrement sa respiration.

## ÇA AIDE...

**Pompiers :** 18

**Samu :** 15

**Police secours :** 17

**Centres antipoison :** il y en a un dans chaque région. Numéros à joindre sur Centres-antipoison.net.

**Se former aux gestes de secours :** Croix-rouge.fr mais également Protection-civile.org.

S'il ne respire plus : agenouillez-vous près de la victime allongée sur le dos sur le sol dur. Placez le talon d'une de vos mains au milieu de sa poitrine nue et le talon de l'autre main sur votre première main. Épaules à l'aplomb du noyé, bras tendus, comprimez verticalement le sternum en l'enfonçant de 5 à 6 cm puis laissez la poitrine reprendre sa forme initiale afin que le sang revienne vers le cœur. Effectuez 30 compressions à une fréquence de 100 par minute, soit 2 compressions par seconde, c'est rapide! Pratiquez ensuite le bouche-à-bouche : pincez ses narines, couvrez entièrement sa bouche ouverte par la vôtre en insufflant lentement de l'air tout en vérifiant que sa poitrine se soulève. Chaque insufflation doit durer environ 1 seconde. Inspirez puis pratiquez-en une deuxième avant de reprendre 30 compressions. Gardez ce rythme jusqu'à l'arrivée des secours.

**Quand appeler les secours?** Immédiatement et avant toute chose si la victime ne respire plus. Après avoir dégagé ses voies respiratoires et l'avoir placée en position latérale de sécurité si elle respire.

**Gros saignement** Parfois impressionnante, une hémorragie nécessite pourtant un seul et même geste, quelle que soit son intensité.

**Le bon geste.** Si l'hémorragie est importante, allongez la victime pour retarder ou empêcher une détresse liée à la perte massive de sang. Puis réalisez une compression locale en appuyant fortement sur l'endroit qui saigne avec les doigts ou la paume de la main. Vous disposez d'un tissu propre (mouchoir, torchon, vêtement)? Glissez-le entre la plaie et vos doigts. Dans le cas contraire, compressez à main nue sans jamais relâcher la pression jusqu'à l'arrivée des secours. Cette technique de secourisme vaut pour vous-même si vous êtes la victime. N'hésitez pas à parler régulièrement au blessé pour le rassurer, car perdre son sang est impressionnant. Et si vous êtes à l'extérieur, couvrez-le pour le protéger du froid.

**Quand appeler les secours?** L'idéal, c'est de faire appeler pompiers ou Samu alors que vous commencez la compression. Si vous êtes le seul secouriste ou que vous êtes la victime, remplacez quelques instants la compression avec la main par une bande élastique, un torchon ou une cravate enroulée et serrée autour de la plaie, le temps de téléphoner.

## COMMENT SAVOIR SI UN DÉFIBRILLATEUR EST DISPONIBLE?

Vital, cet appareil permet de délivrer un choc électrique au niveau du cœur d'une victime d'arrêt cardiaque. L'appli «Staying Alive», gratuite et disponible en plusieurs langues, cartographie les défibrillateurs autour de vous dans différents pays dont la France.
Sur App Store et Google Play.

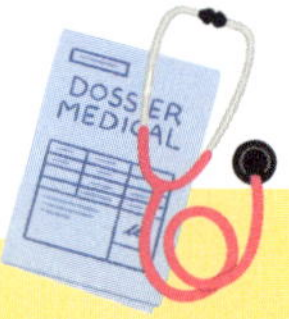


# Pharmacie de voyage : j'emporte quoi ?

**Pour pouvoir parer aux urgences et petits bobos, sans trop me charger : je m'organise !**

## L'INDISPENSABLE

- Votre traitement habituel (et si vous partez longtemps, vos ordonnances de renouvellement !).
- Un antidouleur et antifièvre (type paracétamol, préférable à l'aspirine et l'ibuprofène).
- Un antispasmodique (douleurs de ventre ou de règles).
- Un traitement contre la diarrhée (type ralentisseur intestinal).
- Un pansement digestif.
- Un pansement gastrique (reflux, douleur d'estomac).

## AU RAYON PARAPHARMACIE

- Des pansements, quelques compresses stériles et un antiseptique en spray.
- Une pince à épiler et une petite paire de ciseaux.
- Un produit répulsif contre les moustiques et une crème apaisante contre les piqûres.
- Des produits de protection solaire adaptés à chacun.
- Du gel antibactérien.
- Un collyre (ou du sérum physiologique) en dosettes pour nettoyer et calmer les yeux irrités.
- Des bouchons d'oreilles.

## AVEC DES ENFANTS

- Une crème contenant de l'arnica pour soulager les bobos et bosses.
- Un thermomètre.
- Un antinauséeux en cas de mal des transports.
- Un brumisateur d'eau.

## EN MODE RANDO

- Une pompe à venin.
- Une pince à tiques.
- Une crème décontractante pour les muscles.
- Des pansements contre les ampoules.

## UN PEU DE DOUCEUR

- Une huile essentielle de lavande vraie (pour calmer, apaiser les coups de soleil et même les piqûres de moustiques).
- Une huile essentielle de menthe poivrée contre les nausées et troubles digestifs.

Rangez tous vos produits, avec leur boîte (pour éviter ensuite toute confusion), dans une trousse dédiée à garder près de vous. Une fois arrivé, évitez de la laisser dans la voiture où la température monte très vite.

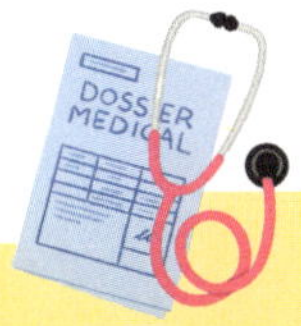


# Soigner les bobos de l'été

**En été, on n'est pas toujours épargné par les petits bobos. Focus sur les bons gestes à adopter pour se soigner et vite retrouver la forme !**

**Coup de soleil** Il apparaît entre six et vingt-quatre heures après l'exposition : rougeurs, brûlure, peau qui sèche et pèle (1er degré). Buvez pour vous réhydrater et appliquez un soin après-soleil sédatif et réparateur. Des cloques se forment (2e degré) ? Nettoyez les zones brûlées avec un antiseptique à base de chlorhexidine puis couvrez avec des pansements adaptés (en pharmacie) pour éviter l'infection.
**Attention.** Fièvre, maux de tête, vomissements apparaissent : consultez.

**Coup de chaleur** Ses premiers signes – maux de tête, vertiges, nausées – ne doivent pas être pris à la légère, l'élévation de la température corporelle engendrée pouvant être fatale. Placez la personne dans un lieu le plus frais possible, dévêtez-la, aspergez-la d'eau fraîche et ventilez-la pour faciliter l'évacuation de la chaleur par évaporation de la sueur.
**Attention.** Appelez le 15 (Samu) pour un bébé/enfant, une femme enceinte, une personne âgée, a fortiori si la personne est confuse, perd connaissance.

**Piqûre d'insecte** À moins d'une allergie aux hyménoptères (guêpes, frelons…), elle est en général bénigne. Nettoyez-la à l'eau et au savon puis avec un antiseptique à base de chlorhexidine.
**Attention.** Au-delà de quarante-huit heures, si la plaie est rouge, chaude, la douleur persistante : consultez.

**Turista** La base du traitement de la « diarrhée du voyageur », c'est d'éviter la déshydratation. Buvez beaucoup d'eau (2 litres/jour), infusions, bouillons, eau du riz. À la place des antidiarrhéiques bloquant le transit, préférez ce pansement gastrique naturel pour enrayer les diarrhées et éliminer doucement les germes en cause : après chaque selle liquide, buvez un verre entier d'eau additionnée de 1 c. à c. d'argile verte ultraventilée (en pharmacie) avec la totalité de la poudre (même celle qui reste au fond du verre), 3 à 5 fois/jour maximum, jusqu'à amélioration de l'état.
**Attention.** Pas d'amélioration après quarante-huit heures : consultez.

**Mal des transports** Mal de tête, cœur au bord des lèvres en voiture, train, bateau… Testez l'aromathérapie en versant une goutte d'huile essentielle de menthe poivrée sur un sucre à laisser fondre dans la bouche. Ou l'homéopathie : 2 granules d'*Ipeca* 5 CH, trois fois/jour.

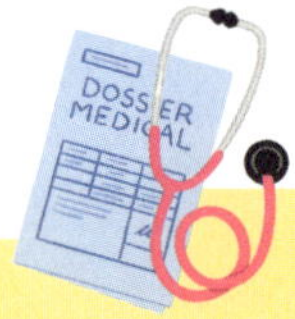

# Soigner les petits maux du quotidien

**Certains petits maux ne nécessitent pas de consulter le médecin. À condition qu'on les traite sans attendre et qu'on surveille leur évolution...**

**Ampoule** Le bon geste ? Ne pas la percer, car cela ralentit sa guérison et favorise l'infection. Achetez en pharmacie des pansements hydrocolloïdes (qui forment une sorte de « peau » étanche) qui accélèrent la cicatrisation en protégeant l'ampoule. Si la chair est à vif : nettoyez à l'eau et au savon et appliquez un désinfectant (type éosine, Bétadine), puis recouvrez avec un pansement.

**Ballonnements** Ventre gonflé et gaz intestinaux sont souvent liés à la fermentation excessive des aliments dans l'intestin qui sont alors difficiles à évacuer. La phytothérapie soulage : prenez 2 gélules de charbon le matin (à distance d'autres médicaments ou compléments alimentaires, car il peut diminuer leur absorption) et 2 gélules le soir avec un grand verre d'eau, jusqu'à amélioration.

**Crampe** Elle cède en général en quelques minutes (et la douleur avec) lorsqu'on bouge le membre touché, par exemple en marchant pieds à plat sur le carrelage pour une crampe au mollet. Mais elle peut être due à un manque de magnésium : une cure d'un mois d'un mélange magnésium, potassium (régularise l'excitation neuromusculaire) et calcium (qui joue également un rôle de régulateur au niveau du système nerveux) peut être prescrite par le généraliste.

**Saignement de nez** Désagréable, mais pas grave, cette hémorragie est causée par l'air sec, un mouchage agressif avec spray nasal, une rhinite allergique, etc. Asseyez-vous, penchez votre corps vers l'avant puis, mouchez-vous doucement pour évacuer les caillots. Ensuite, appuyez sur la narine qui saigne pendant dix minutes, si possible avec un glaçon placé dans un linge, le froid provoquant une vasoconstriction (le rétrécissement) des vaisseaux sanguins. Il est aussi possible d'utiliser une mèche hémostatique (en pharmacie), la gélification de ses fibres bloquant le saignement.

**Coupure** Vive le vinaigre pour désinfecter et favoriser la cicatrisation des petites plaies et autres écorchures ! Passez le bobo à l'eau froide pour réduire le saignement puis tamponnez avec une compresse imbibée d'un mélange d'eau (50 %) et de vinaigre (50 %). Bonne nouvelle : ça fonctionne aussi avec les piqûres d'insectes.

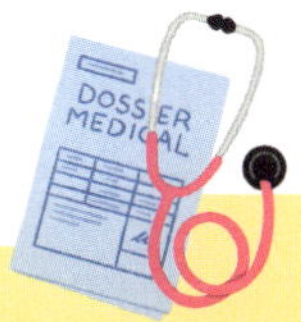


# Prendre ses seins en main

**On estime que 1 femme sur 8 risque de développer un cancer du sein. Bien sûr, il existe un dépistage organisé, proposé aux femmes de 50 à 74 ans. Mais connaître son corps et détecter une anomalie est aussi à votre portée.**

Pour repérer tout changement de consistance, toute anomalie ou grosseur cutanée, examiner son corps est un plus. Pas de stress inutile : il est normal de sentir des boules (les seins sont constitués d'une glande mammaire et l'intérieur peut être «granuleux»). La limite toutefois : seule la mammographie pourra détecter les tumeurs de quelques millimètres.

### Ce qui peut vous alerter :

Une grosseur dans le sein ou sous une aisselle, un changement de forme, une modification de la peau (rougeur, œdème) ou une modification du mamelon (changement de couleur, rétractation, écoulement). Pas de stress, cela ne signifie pas cancer pour autant, mais mieux vaut consulter. Toutes les femmes, dès la puberté, ont intérêt à s'autopalper, tous les mois à la même période du cycle, juste après les règles. Commencer tôt et de manière régulière permet de mieux se connaitre et d'être capable de reconnaitre un changement.

### En pratique :

- Debout devant un miroir, levez et baissez les bras. Observez vos seins pour voir s'il n'y a rien d'anormal (crevasses, plis…).
- Pincez délicatement les mamelons pour vérifier qu'aucun écoulement ne se produit.
- Levez un bras et avec les doigts de la main opposée, palpez votre sein en effectuant de petits cercles de l'extérieur vers l'intérieur, puis de haut en bas. Terminez par la zone située entre le sein et l'aisselle.
- Recommencez avec l'autre sein.

## OCTOBRE ROSE

Chaque année, depuis 1994, se déroule en octobre la campagne de lutte contre le cancer du sein, organisée par l'association Ruban Rose. L'occasion de s'informer et de se mobiliser, mais aussi de mettre en lumière celles qui combattent la maladie et de récolter des fonds pour la recherche. Plus d'infos sur cancerdusein.org.

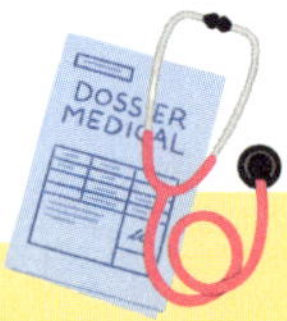


# Les bons dépistages au bon rythme

**Prévenir vaut toujours mieux que guérir. Et l'on sait bien que pour toute pathologie une détection précoce est gage de plus de chance de guérison. Fort de cet adage voici un petit mémo des dépistages préconisés, à faire régulièrement.**

## Pour tous

### SOUFFLE

**Pourquoi ?** Tester son souffle permet d'évaluer sa capacité pulmonaire, car sa diminution peut être le signe d'une maladie respiratoire comme la broncho-pneumopathie chronique obstructive (BPCO), surtout après 40 ans.

**Pour qui en particulier ?** Utile pour ceux qui fument, toussent ou crachent le matin, qui sont essoufflés en montant deux étages. On peut aussi le faire à la maison avec un appareil (débitmètre de pointe) que l'on trouve en pharmacie.

**À quel rythme ?** Une fois par an.

### CŒUR

**Pourquoi ?** L'électrocardiogramme permet de vérifier qu'il n'existe aucun trouble du rythme.

**Pour qui en particulier ?** On le conseille à partir de 50 ans et chez les jeunes de 12 ans et plus en cas de sport de compétition.

**À quel rythme ?** Tous les trois ou quatre ans sauf cas particulier.

### VISION

**Pourquoi ?** Que ce soit pour vérifier sa vue (myopie, astigmatisme…) ou pour détecter des maladies comme le glaucome ou la dégénerescence maculaire liée à l'âge (DMLA), c'est un rendez-vous à ne pas négliger tout au long de la vie.

**Pour qui en particulier ?** Recommandé à partir de 45 ans pour la presbytie (quand on voit moins bien de près). Et à 50 ans réaliser un fond d'œil pour détecter le glaucome et la DMLA.

**À quel rythme ?** Tous les ans ou deux ans.

## PRESSION ARTÉRIELLE

**Pourquoi ?** Prendre régulièrement sa tension est important pour dépister l'hypertension artérielle. On peut aussi réaliser soi-même cet examen avec un tensiomètre, de bras de préférence.

**Pour qui en particulier ?** Dès 20 ans en cas d'hypertension familiale ou à partir de 40 ans (eh oui, plus on vieillit plus nos artères se rigidifient).

**À quel rythme ?** Une fois par an, plus régulièrement en cas d'hypertension.

## PRISE DE SANG

**Pourquoi ?** C'est l'examen le plus fréquent et utile pour vérifier nos constantes biologiques (plaquettes sanguines, globules rouges et blancs, vitesse de sédimentation…), mais surtout pour surveiller notre taux de cholestérol (le bon comme le mauvais) ainsi que notre glycémie (taux de sucre dans le sang).

**À quel rythme ?** Tous les cinq ans à partir de 18 ans pour le cholestérol (s'il est normal, plus sinon) ; tous les trois ans à partir de 45 ans pour le diabète, plus fréquemment en cas d'antécédents familiaux ou de diabète gestationnel.

## ANALYSE D'URINE

**Pourquoi ?** C'est fou tout ce que l'on peut doser avec notre urine ! L'ECBU ou examen cytobactériologique identifie une infection urinaire ou une pyélonéphrite (infection rénale). Le dosage en bêta-hCG confirme une grossesse. Et bien sûr l'analyse permet de connaître nos taux d'albumine (hypertension), de sodium, de potassium, d'acide urique, de la présence de glucose (diabète), de l'urée et de la créatinine pour vérifier le fonctionnement des reins.

**À quel rythme ?** Tous les deux ans (sauf cas particulier).

## AUDITION

**Pourquoi ?** Pour détecter la presbyacousie (baisse de l'audition) qui s'installe souvent sans qu'on s'en aperçoive.

**Pour qui en particulier ?** Dès 45-50 ans réaliser un audiogramme permet d'évaluer la perception des sons et la compréhension des mots dans un environnement bruyant. Il est souvent proposé par la médecine du travail pour les métiers exposés aux bruits.

**À quel rythme ?** Tous les deux ans.

## CÔLON

**Pourquoi?** Rechercher la présence de sang dans les selles et dépister précocement le cancer du côlon.

**Pour qui en particulier?** À 50 ans, on reçoit une invitation à aller récupérer le test chez son médecin (à faire chez soi).

**À quel rythme?** Tous les deux ans.

## PEAU

**Pourquoi?** Pour détecter précocement un éventuel cancer de la peau.

**Pour qui en particulier?** Si l'on a la peau claire, beaucoup de grains de beauté ou un antécédent familial de mélanome, on file chez le dermato pour un check up.

**À quel rythme?** Tous les ans si l'on est à risque.

## DENTS ET GENCIVES

**Pourquoi?** Essentielle pour préserver sa santé bucco-dentaire, la visite chez le dentiste permet bien sûr de détecter d'éventuelles caries, mais surtout de prévenir les pathologies des gencives (parodontites) très fréquentes chez les fumeurs et effectuer un détartrage dont la fréquence dépend de chacun.

**À quel rythme?** Tous les ans. Cela peut être tous les six mois…

# Pour vous mesdames

## VOS SEINS

**Pourquoi?** Le dépistage organisé du cancer du sein concerne les 50 à 74 ans. Un courrier vous invite à effectuer une mammographie gratuite chez un radiologue agréé. Bien sûr votre médecin, en fonction de votre histoire personnelle, peut vous prescrire cet examen dès 40 ans.

**À quel rythme?** Tous les deux ans.

### LE FROTTIS CERVICAL

**Pourquoi ?** Nécessaire pour dépister les cancers du col de l'utérus, il est conseillé dès 25 ans. Il peut être réalisé par un gynécologue, un généraliste ou une sage-femme.

**À quel rythme ?** Tous les trois ans.

### L'ÉTAT DE VOS OS

**Pourquoi ?** L'ostéoporose (fragilité osseuse due au manque d'hormones) s'installe chez les femmes après la ménopause.

**Pour qui en particulier ?** L'examen, l'ostéodensitométrie, est recommandé à partir de 60 ans.

**À quel rythme ?** Tous les deux à trois ans si l'on est à risque.

## Pour vous messieurs

### VOTRE PROSTATE

**Pourquoi ?** Le dépistage du cancer de la prostate n'est pas systématique en France.

**Pour qui en particulier ?** On conseille un dosage sanguin du PSA entre 50 et 70 ans, plus tôt en cas d'antécédents familiaux. Mais comme cette petite glande a tendance à grossir dès 40 ans, vérifier sa taille et une possible hypertrophie bénigne (qui peut avoir des conséquences sur notre envie d'uriner) est intéressant à cet âge via un toucher rectal (chez le médecin) ou une échographie.

**À quel rythme ?** Tous les deux ans.

## À LA SÉCU, C'EST GRATUIT

L'Assurance maladie propose tous les cinq ans un bilan de santé personnalisé à partir de 16 ans. Très complet, il dure au moins deux heures et comprend : prise de sang, analyse d'urine, contrôle de la vision et de l'audition, de la capacité respiratoire, un électrocardiogramme et un examen dentaire, a minima. Pour en bénéficier, il suffit d'en faire la demande auprès de sa caisse primaire d'assurance maladie.

# Tabac : envie d'écraser votre mégot ?

**Dépendance, risques pour la santé, effets négatifs sur votre peau et vos économies... fumer est loin de présenter des avantages ! Et si vous profitiez du Mois sans tabac pour arrêter en étant bien accompagné ?**

## Des dangers bien réels

Les chiffres parlent d'eux-mêmes : en France, le tabagisme est responsable de plus de 8 cancers du poumon sur 10, mais également de 70 % des cancers de la gorge, de la bouche, du larynx, de l'œsophage… On sait aussi que la plupart des victimes d'infarctus de moins de 50 ans sont des fumeurs et le tabac est souvent leur seul facteur de risque. Chaque cigarette fumée est donc un risque pour les poumons, comme pour le cœur et les artères…

## Arrêter pour de vrais bénéfices

Arrêter de fumer réduit la mortalité totale et particulièrement celle liée aux maladies cardio-vasculaires et au cancer broncho-pulmonaire. Ce bénéfice existe, quel que soit l'âge au moment de l'arrêt. Ainsi, une personne qui cesse de fumer à 40 ans augmente son espérance de vie de 7 ans, et à 50 ans, elle l'améliore de 4 ans.

- 48 h après la dernière cigarette, le goût et l'odorat s'améliorent.
- 72 h après la dernière cigarette, la respiration devient plus facile et les bronches commencent à se relâcher.
- 2 semaines à 3 mois après l'arrêt, la toux et la fatigue diminuent, on récupère du souffle et on marche plus facilement.

## La clé de la réussite

97 % des fumeurs qui essaient d'arrêter sans aucune aide échouent, selon la HAS. C'est pourquoi l'accompagnement par le médecin traitant doit être au centre de cette démarche pour soutenir les fumeurs et empêcher les rechutes.

## LE MOIS SANS TABAC… AVEC VOUS ?

*E-coaching* 100 % personnalisé, experts tabacologues au téléphone (service gratuit), conseils en ligne, communauté sur Facebook pour échanger conseils, astuces, victoires et difficultés... Le Mois sans tabac qui se déroule en novembre est l'occasion de dire stop à la cigarette.

Plus d'infos au 3989 ou sur : mois-sans-tabac.tabac-info-service.fr.

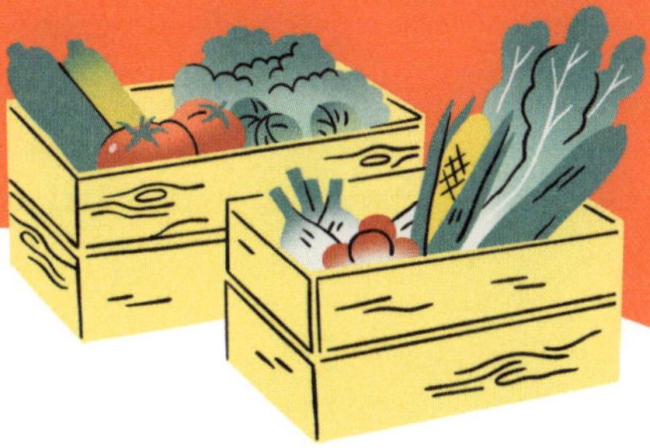

# LES ALIMENTS DE SAISON

# Au printemps

**Au printemps, je mets quoi dans mon panier? On profite des aliments de saison, de préférence cultivés de façon raisonnée ou bio et produits localement...**

## Légumes

Artichaut, asperge, aubergine, betterave, carotte, céleri, chou-fleur, chou rouge, concombre, courgette, cresson, épinard, fève, navet, oignon, oseille, petit pois, poireau, pois gourmand, poivron, radis, salade frisée, laitue ou romaine, tomate.

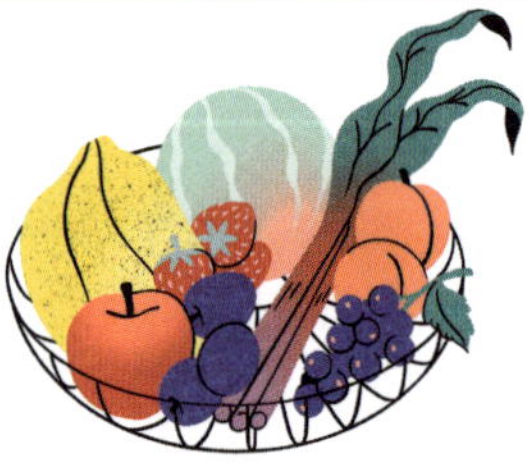

## Fruits

Abricot, amande fraîche, banane, cassis, cerise, fraise, fraise des bois, framboise, melon, mûre, pomme, prune, rhubarbe.

## Poissons et fruits de mer

Brochet, chinchard, coquille Saint-Jacques, dorade grise, églefin, hareng, homard, langoustine, lieu jaune, lieu noir, maquereau, merlan, saint-pierre, sardine, thon blanc, tourteau.

## Fromages

Bleu d'Auvergne, bleu de Gex, Bleu des Causses, boulette d'Avesnes, brie de Meaux, brie de Melun, brocciu, cabécou, camembert, cancoillotte, coulommiers, emmental, époisses, féta, fourme d'Ambert, gorgonzola, langres, livarot, maroilles, mascarpone, mimolette, Morbier, mozzarella, munster, neufchâtel, parmigiano reggiano, pont-l'évêque, pouligny-saint-pierre, reblochon, ricotta, Saint-nectaire, Tomme de Savoie.

## ET POUR LES VIANDES?

Il n'y a pas de saisonnalité pour les viandes de boucherie : on en trouve maintenant tout au long de l'année.

Liste établie par MangerBouger, programme national de nutrition et santé.

# En été

**L'été, je mets quoi dans mon panier ? On profite des aliments de saison, de préférence cultivés de façon raisonnée ou bio et produits localement...**

## Légumes

Ail, artichaut, aubergine, batavia, betterave rouge, blette, brocoli, carotte, chou de Bruxelles, chou-fleur, chou rouge, concombre, cornichon, courge, courgette, cresson, épinard, fenouil, fève, haricot vert, laitue, lentille, maïs, mesclun, navet, oignon, oseille, pâtisson, poireau, poivron, radis, salade, salsifis, tomate.

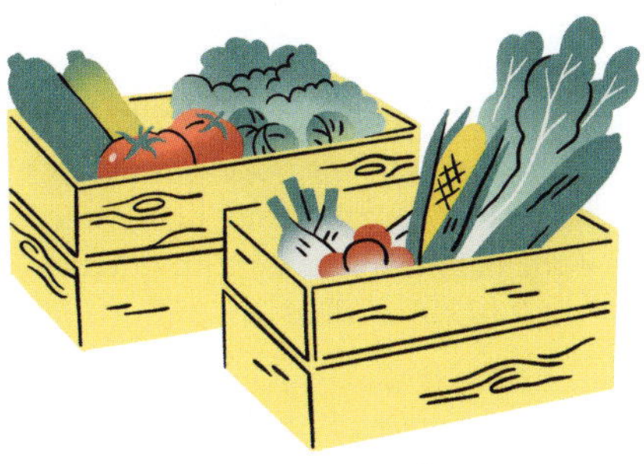

## Fruits

Abricot, amande, banane, brugnon, cassis, cerise, figue, fraise, fraise des bois, framboise, groseille, melon, mirabelle, mûre, myrtille, nectarine, pastèque, pêche, poire, pomme, prune, quetsche, raisin, reine-claude.

## Poissons et fruits de mer

Anchois de Méditerranée, calmar, colin, coques, dorade grise, églefin, grondin rouge, hareng, homard, langoustine, lieu jaune, lieu noir, maquereau, merlan, moule de bouchot, rouget, rouget-barbet, saint-pierre, sardine, tacaud, thon blanc ou germon, tourteau, tourteau breton.

## Fromages

Abondance, Beaufort, Bleu d'Auvergne, Bleu de Bresse, Bleu des Causses, boulette d'Avesnes, brie de Meaux, brie de Melun, Brillat-savarin, brocciu, camembert, cancoillotte, cantal, Chabichou, Comté, crottin de Chavignol, emmental, époisses, féta, fourme d'Ambert, gorgonzola, gruyère, laguiole, langres, livarot, maroilles, mascarpone, mimolette, mont d'Or, Morbier, mozzarella, munster, neufchâtel, Ossau-iraty, parmigiano reggiano, pont-l'évêque, pouligny-saint-pierre, reblochon, ricotta, rocamadour, Roquefort, saint-félicien, Saint-nectaire, Sainte-maure, salers, Selles-sur-cher, Tomme de Savoie, Vacherin Mont-d'Or, Valancay.

Liste établie par MangerBouger, programme national de nutrition et santé.

# En automne

**L'automne, je mets quoi dans mon panier? On profite des aliments de saison, de préférence cultivés de façon raisonnée ou bio et produits localement...**

## Légumes

Betterave rouge, blette, bolet, brocoli, carotte, céleri, cèpe, chou chinois, chou de Bruxelles, chou-fleur, coprin chevelu, courge, cresson, endive, épinard, fenouil, laitue, mâche, maïs, navet, oignon, panais, pied de mouton, pleurote, poireau, potiron, radis, rosée des prés, salade, salsifis, topinambour, trompette de la mort.

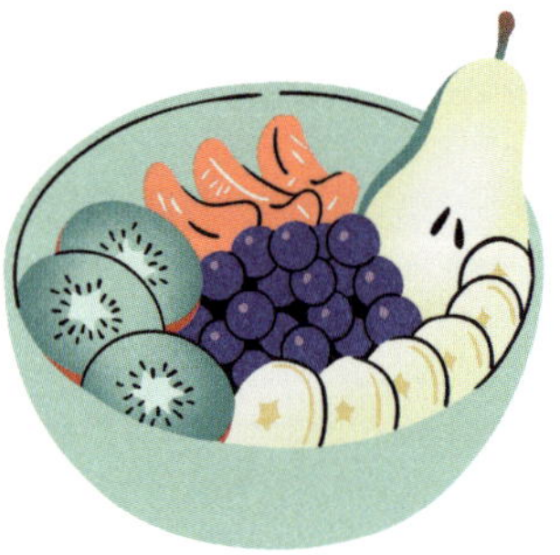

## Fruits

Banane, châtaigne, clémentine, coing, figue, kiwi, mandarine, myrtille, noix, olive, orange, pêche de vigne, poire, pomme, prune, quetsche, raisin.

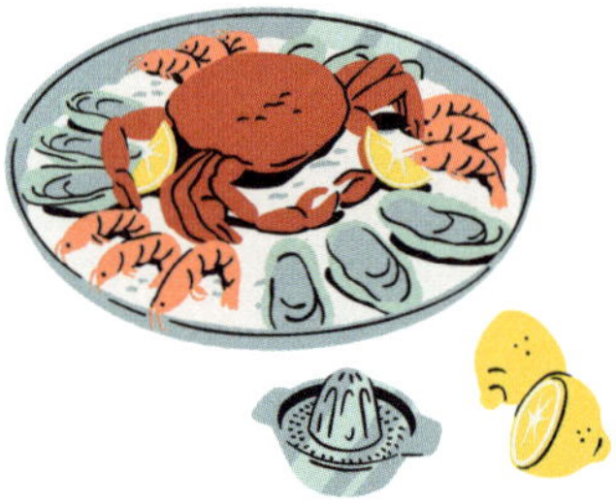

## Poissons et fruits de mer

Anchois de Méditerranée, bar de ligne, bulot, calmar, colin, congre, coquille Saint-Jacques, dorade grise de ligne, églefin, grondin rouge, moule, haddock, hareng, huître, langoustine, lieu jaune, lieu noir, palourde, rouget, maquereau, merlan, barbet, sardine, tacaud.

## Fromages

Abondance, Brillat-savarin, brocciu, cancoillotte, cantal, chaource, Comté, emmental, époisses, féta, fourme d'Ambert, gruyère, mascarpone, Morbier, mozzarella, munster, Ossau-iraty, parmigiano reggiano, pouligny-saint-pierre, Roquefort, Saint-nectaire, salers, Vacherin Mont-d'Or.

Liste établie par MangerBouger, programme national de nutrition et santé.

# En hiver

**L'hiver, je mets quoi dans mon panier ? On profite des aliments de saison, de préférence cultivés de façon raisonnée ou bio et produits localement...**

## Légumes

Betterave, brocoli, cardon, carotte, céleri, chou, chou de Bruxelles, chou-fleur, courge, cresson, crosne, endive, épinard, mâche, navet, oignon, oseille, panais, pissenlit, poireau, potiron, radis, salsifis, topinambour.

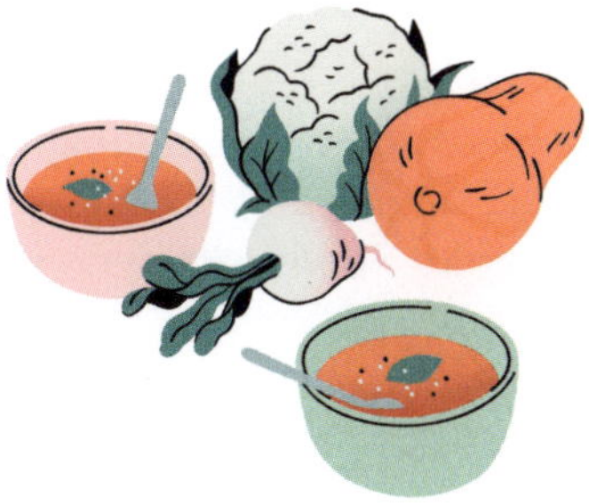

## Fruits

Ananas, avocat, banane, citron, clémentine, fruit de la passion, goyave, grenade, kaki, kiwi, litchi, mandarine, mangue, pamplemousse, papaye, poire, pomelo, pomme, orange, orange sanguine.

## Poissons et fruits de mer

Bar de ligne, brochet, chinchard, congre, coques, coquille Saint-Jacques, dorade grise, églefin, grondin rouge, hareng, huître, langoustine, lieu jaune, lieu noir, maquereau, merlan, poulpe, sardine, sole, tacaud.

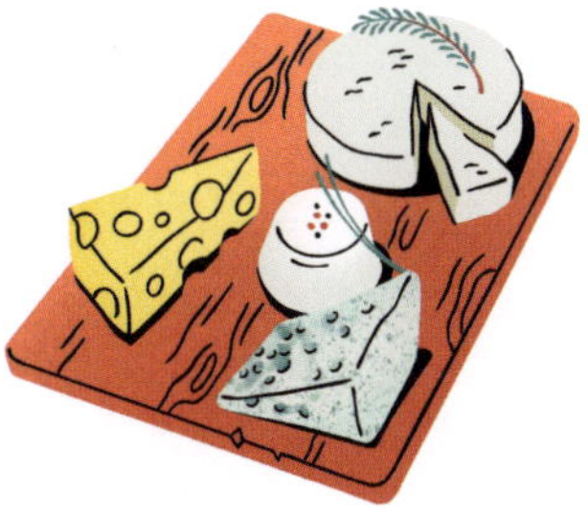

## Fromages

Beaufort, brie de Meaux, brie de Melun, brocciu, chèvre frais, Comté, crottin de Chavignol, époisses, gruyère, laguiole, langres, livarot, maroilles, munster, neufchâtel, pont-l'évêque, rocamadour, Roquefort, salers, Vacherin Mont-d'Or.

Liste établie par MangerBouger, programme national de nutrition et santé.

# ANNEXES

## RÉFÉRENCES BIBLIOGRAPHIQUES


### JANVIER – Je démarre l'année du bon pied

**2 janvier :**
*Bonheur.* Étude hotmail, 2010.

**3 janvier :**
**Sport et baby blues.** Vargas-Terrones M, Barakat R, Santacruz B, et al., "Physical exercise programme during pregnancy decreases perinatal depression risk: a randomised controlled trial", *British Journal of Sports Medicine*, 2019.

**5 janvier :**
**Optimisme et immunité.** Brennan, F. X., & Charnetsky, C. J., "Explanatory style and immunoglobulin A (IgA)", *Integrative Physiological and Behavioral Science*, vol. 35, 4, 251-255, 2000.

**Stress et niveau de cortisol.** Kubzansky L. D., Huffman J. C., Boehm J. K., Hernandez R., Kim E. S., Koga H. K., Feig E. H., Lloyd-Jones D. M., Seligman M. E. P., Labarthe D. R., "Positive Psychological Well-being and Cardiovascular Disease", *Journal of the American College of Cardiology*, 2018.

**Optimisme et Alzheimer.** Gawronski, Katerina A.B. BS; Kim, Eric S. PhD; Langa, Kenneth M. MD, PhD; Kubzansky, Laura D. PhD, "Dispositional Optimism and Incidence of Cognitive Impairment in Older Adults", *Psychosomatic Medicine*, vol. 78, issue 7, p. 819-828, sept. 2016.

**6 janvier :**
**Ménopause et baisse du moral.** Ozdemir, Kevser PhD1; Sahin, Sevil PhD2; Guler, Dondu Sevimli RN3; Unsal, Alaattin MD4; Akdemir, Nermin MD5, "Depression, anxiety, and fear of death in postmenopausal women", *Menopause*, vol. 27, issue 9, p. 1030-1036, sept. 2020.

**8 janvier :**
**Enfant et déprime.** Communiqué de presse de Olivier Veran du 27 octobre 2020, Ministère des Solidarités et de la Santé.

**12 janvier :**
**Nature et bien-être.** Li Q., "Effect of forest bathing trips on human immune function", *Environ Health Prev Med.*, 2010.

**13 janvier :**
**Pollution et dépression.** Xin Zhang, Xiaobo Zhang, Xi Chen, "Happiness in the air: How does a dirty sky affect mental health and subjective well-being?", *Journal of Environmental Economics and Management*, vol. 85, p. 81-94, 2017.

**Dépression.** Dossier d'information sur la dépression, INSERM, 2019.

**14 janvier :**
**Don et moral.** Moll, Jorge Krueger, Frank Zahn, Roland Pardini, Matteo de Oliveira, Ricardo Grafman, Jordan, "Human Front-Mesolimbic Networks Guide Decisions about Charitable Donation", *Proceedings of the National Academy of Sciences of the United States of America*, 2006.

**15 janvier :**

**Cure thermale.** Étude STOP TAG coordonnée par Dr Olivier Dubois, 2008.

**18 janvier :**

**Réseaux sociaux et santé mentale.** Brian A. Primack, Ariel Shensa, Jaime E. Sidani, César G. Escobar-Viera, Michael J. Fine., "Temporal Associations Between Social Media Use and Depression", *American Journal of Preventive Medicine*, 2020.

**Chanter et hormones du bonheur.** Fancourt Daisy, Williamon Aaron, Carvalho Livia A, Steptoe Andrew, Dow Rosie, Lewis Ian, "Singing modulates mood, stress, cortisol, cytokine and neuropeptide activity in cancer patients and carers", *ecancer medicalscience*, 2016.

**21 janvier :**

**Troubles de l'humeur et homéopathie.** L'étude Épi 3 a été conduite de 2005 à 2012 par les laboratoires Boiron et a mobilisé 825 médecins et 8 559 patients de 2005 à 2012. Elle portait sur trois indications : les infections des voies aériennes supérieures (IVAS), les douleurs musculo-squelettiques (DMS) et les troubles anxiodépressifs et du sommeil (SAD).

## FÉVRIER - Je garde la pêche

**2 février :**

**La fatigue au volant.** *La fatigue et la conduite*, Sécurité routière. Voir https://www.securite-routiere.gouv.fr/dangers-de-la-route/la-fatigue-et-la-conduite

**5 février :**

**Le manque de sommeil.** *Étude 2020 sur le sommeil*, par Opinion Way pour INSV. Voir https://institut-sommeil-vigilance.org/wp-content/uploads/2020/02/INSV-Enquete-JS2021-Synth%C3%A8se.pdf

**9 février :**

**Le sommeil et le bruit.** *Quel environnement pour un bon sommeil*, INSV, 2013. Voir https://institut-sommeil-vigilance.org/wp-content/uploads/2019/02/Presse-JNS-2013-1.pdf

Stress au travail. *Observatoire du stress au travail*, étude du cabinet Stimulus Conseil, 2017.

**13 février :**

**Dette de sommeil pour les femmes.** *Le manque de sommeil des Français et ses conséquences sur leur quotidien*, étude du cabinet Occurrence, 2015.

**Répartition des tâches ménagères.** Clara Champagne, Ariane Pailhé et Anne Solaz, « Le temps domestique et parental des hommes et des femmes : quels facteurs d'évolutions en 25 ans ? », *Économie et Statistique* n° 478-479-480, INSEE, 2015. Voir https://www.insee.fr/fr/statistiques/1303232?sommaire=1303240

*L'inégale répartition des tâches domestiques entre les femmes et les hommes*, Observatoire des inégalités, 29 avril 2016. Voir www.inegalites.fr/L-inegale-repartition-des-taches-domestiques-entre-les-femmes-et-les-hommes

## MARS - Allez hop, je me bouge

**1er mars :**

**L'exercice physique et le cœur.** *Le magazine de l'INSERM*, novembre 2018.

**17 mars :**

**Le sport contre le cancer.** Matthews et al., "Amount and Intensity of Leisure-Time Physical Activity and Lower Cancer Risk", *Journal of Clinical Oncology*, déc. 2019.

## MAI – J'entretiens mon capital jeunesse

### 8 mai :

**Vieillissement de la mémoire.** Larson EB, Wang L, Bowen JD, McCormick WC, Teri L, Crane P, Kukull W, "Exercise is associated with reduced risk for incident dementia among persons 65 years of age and older", *Annals of Internal Medicine*, 17 janv. 2006. Voir https://pubmed.ncbi.nlm.nih.gov/16418406/

### 10 mai :

**Effet de l'isolation sur le cerveau.**

Chez l'Homme : Stahn AC, Gunga HC, Kohlberg E, Gallinat J, Dinges DF, Kühn S, "Brain Changes in Response to Long Antarctic Expeditions", *N Engl J Med*, 5 déc. 2019. Voir https://pubmed.ncbi.nlm.nih.gov/31800997/

Chez la souris : Zelikowsky M, Hui M, Karigo T, Choe A, Yang B, Blanco MR, Beadle K, Gradinaru V, Deverman BE, Anderson DJ, "The Neuropeptide Tac2 Controls a Distributed Brain State Induced by Chronic Social Isolation Stress", *Cell.*, 17 mai 2018. Voir https://pubmed.ncbi.nlm.nih.gov/29775595/

**La gingivite et Alzheimer.** "Porphyromonas gingivalis in Alzheimer's disease brains : Evidence for disease causation and treatment with small-molecule inhibitors", *Sci Adv*, 23 janv. 2019. Voir https://pubmed.ncbi.nlm.nih.gov/30746447/

### 15 mai :

**Jeux vidéo et mémoire.** Anguera J., Boccanfuso J., Rintoul J. et al., "Video game training enhances cognitive control in older adults", *Nature*, 2013. Voir https://pubmed.ncbi.nlm.nih.gov/24005416/

### 16 mai :

**Calvitie.** *Les Français et la chute des cheveux*, sondage IFOP, 2015.

### 31 mai :

**Une vie sociale active et la mémoire.** Sommerlad A, Sabia S, Singh-Manoux A, Lewis G, Livingston G, "Association of social contact with dementia and cognition : 28-year follow-up of the Whitehall II cohort study", *PLoS Med*, 2 août 2019. Voir https://pubmed.ncbi.nlm.nih.gov/31374073/

## JUIN – Je fais la paix avec mon ventre

### 3 juin :

**Fast-food et microbiote.** Monica P. McNamara, Jennifer M. Singleton, Marcell D. Cadney, et al., "Early-life effects of juvenile Western diet and exercise on adult gut microbiome composition in mice", *J Exp Biol*, 15 fév. 2021.

### 23 juin :

**Noix et flore intestinale.** Holscher HD, Guetterman HM, Swanson KS, et al., "Walnut Consumption Alters the Gastrointestinal Microbiota, Microbially Derived Secondary Bile Acids, and Health Markers in Healthy Adults: A Randomized Controlled Trial", *J Nutr.* 2018.

### 27 juin :

**Pesticides et microbiote.** Mesnage R, Teixeira M, Mandrioli D, et al., "Use of Shotgun Metagenomics and Metabolomics to Evaluate the Impact of Glyphosate or Roundup MON 52276 on the Gut Microbiota and Serum Metabolome of Sprague-Dawley Rats", *Environ Health Perspect*, 2021.

### 28 juin :

**Sport et microbiote.** Ticinesi A, Lauretani F, Tana C, Nouvenne A, Ridolo E, Meschi T., "Exercise and immune system as modulators of intestinal microbiome: implications for the gut-muscle axis hypothesis", *Exerc Immunol Rev.*, 2019.

## JUILLET – Je préserve mon cœur

**6 juillet :**

**Caféine.** Laura H van Dongen, Famke JM Mölenberg, et al., “Coffee consumption after myocardial infarction and risk of cardiovascular mortality: a prospective analysis in the Alpha Omega Cohort”, *The American Journal of Clinical Nutrition*, vol. 106, issue 4, p.1113-1120, oct. 2017. Voir https://doi.org/10.3945/ajcn.117.153338

**7 juillet :**

**Tabac.** Brochure « Tabac, pour mon cœur j'arrête maintenant ! », *Fédération française de cardiologie*, 2020. Voir fedecardio.org/publications/tabac/

**9 juillet :**

**Stress et cœur.** Brochure « Cœur et stress, combattre le stress pour réduire le risque cardio-vasculaire », *Fédération française de cardiologie*, 2020.

**12 juillet :**

**Margarines.** « Aliments enrichis en phytostérols : un bénéfice global sur la prévention des maladies cardio-vasculaires non démontré », *ANSES*, 2014. Voir https://www.anses.fr/fr/content/aliments-enrichis-en-phytost%C3%A9rols-un-b%C3%A9n%C3%A9fice-global-sur-la-pr%C3%A9vention-des-maladies

**13 juillet :**

**Hypertension.**

« Hypertension artérielle (HTA) », *INSERM*, 2018. Voir www.inserm.fr/information-en-sante/dossiers-information/hypertension-arterielle-hta

« L'hypertension artérielle », *Fédération française de cardiologie*, 2021. Voir www.fedecardio.org/Je-m-informe/Reduire-le-risque-cardio-vasculaire/lhypertension-arterielle

**16 juillet :**

**Chocolat.** “Chocolate is good for the heart”, *ESC press office*, 22 juil. 2020. Voir https://www.escardio.org/The-ESC/Press-Office/Press-releases/Chocolate-is-good-for-the-heart

**17 juillet :**

**Inscription aux gestes de premiers secours.** Site de la Croix-Rouge française : croix-rouge.fr/Je-me-forme/Particuliers

**18 juillet :**

**Hypertension.** Liste des tensiomètres sur https://ansm.sante.fr/dossiers-thematiques/appareils-dautomesure-tensionnelle

**19 juillet :**

**Stress et Covid-19.** « Covid-19 : les cardiomyopathies de stress ont été plus nombreuses pendant la pandémie », *Cardio online*, 17 juil. 2020. Voir https://www.cardio-online.fr/Actualites/Depeches/Covid-19-cardiomyopathies-stress-plus-nombreuses

**22 juillet :**

**Vélo électrique.**

Hernandez Rosalba, Kershaw Kiarri N., Siddique Juned et al., “Optimism and Cardiovascular Health : Multi-Ethnic Study of Atherosclerosis (MESA)”, *Health Behavior and Policy Review*, vol. 2, n°1, janv. 2015. Voir https://doi.org/10.14485/HBPR.2.1.6

Alberto Castro, Mailin Gaupp-Berghausen, Evi Dons, et al., “Physical activity of electric bicycle users compared to conventional bicycle users and non-cyclists : Insights based on health and transport data from an online survey in seven European cities”, *Transportation Research Interdisciplinary, Perspectives*, vol. 1, juin 2019. Voir https://doi.org/10.1016/j.trip.2019.100017

## SEPTEMBRE – Je fais ma rentrée sans stresser

### 3 septembre :

**Charge mentale.** Étude britannique menée auprès de femmes ayant un emploi et élevant des enfants. *Sociology*, 28 fév. 2019.

### 9 septembre :

**Power pose.** D. Carney, A. Cuddy, A. Yap, “Power Posing : Brief Nonverbal Displays Affect Neuroendocrine Levels and Risk Tolerance”, *Psychological Science*, 2010. Voir https://journals.sagepub.com/doi/abs/10.1177/0956797610383437?journalCode=pssa

## NOVEMBRE – Je booste mon immunité

### 1er novembre :

**Cellules immunitaires.** *Les cellules immunitaires et les organes lymphoïdes.* Voir https://www.cours-pharmacie.com/immunologie/les-cellules-immunitaires-et-les-organes-lymphoides.html

**Ganglions lymphatiques.** Douketis James D., « Gonflement des ganglions lymphatiques », *Manuel MSD*, 2020. Voir https://www.msdmanuals.com/fr/accueil/troubles-cardiaques-et-vasculaires/maladies-lymphatiques/gonflement-des-ganglions-lymphatiques

**Génétique et Immunité.** “Natural variation in innate immune cell parameters is preferentially driven by genetic factors”, *Nat Immunol*, 23 février 2018. Voir www.ncbi.nlm.nih.gov/pubmed/29476184

### 2 novembre :

**Vitamine C et immunité.** Hemilä H, Chalker E., “Vitamin C for preventing and treating the common cold”, *Cochrane Database of Systematic Reviews*, n° 1, 2013. Voir https://www.cochrane.org/fr/CD000980/ARI_la-vitamine-c-pour-la-prevention-et-le-traitement-du-rhume-banal

### 3 novembre :

**Construction du Système immunitaire.** Simon AK, Hollander GA, McMichael A, “Evolution of the immune system in humans from infancy to old age”, *Proc Biol Sci.*, 22 déc. 2015. Voir pour la traduction www.lucperino.com/487/evolution-du-systeme-immunitaire.html

**Microbiote.** Dossier de l’INSERM sur le microbiote intestinal. Voir www.inserm.fr/information-en-sante/dossiers-information/microbiote-intestinal-flore-intestinale

### 5 novembre :

**Sport et immunité.**

Nieman DC, Henson DA, Gusewitch G, et al., “Physical activity and immune function in elderly women.”, *Med Sci Sports Exerc.*, 1993.

*L’impact du sport sur le système immunitaire* (thèse pour le diplôme d’état de Docteur en Pharmacie) Marine Veron, Université de Lille 2, 2016.

### 13 novembre :

**Méditation et infections respiratoires.** Barrett B, Hayney MS, Muller D et al., “Meditation or exercise for preventing acute respiratory infection : a randomized controlled trial”, *Ann Fam Med.*, juil.-août 2012. Voir www.ncbi.nlm.nih.gov/pubmed/22778122

**Yoga.** Qu S, Olafsrud SM, Meza-Zepeda LA, Saatcioglu F, “Rapid Gene Expression Changes in Peripheral Blood Lymphocytes upon Practice of a Comprehensive Yoga Program”, *PLoS ONE*, 2013. Voir www.journals.plos.org/plosone/article?id=10.1371/journal.pone.0061910

**Optimisme.** Suzanne C. Segerstrom, Hilary Tindle, James E. Maddux, “Optimism May Boost Immune System”, *Psychological Science*, mars 2010.

**Stress.**

Claude Jacques et Jean-Michel Thurin, « Stress, immunité et physiologie du système nerveux », *Med Sci* (Paris), 18 nov. 2002.

Communiqué de presse de l'INSERM : *Quand le stress affaiblit les défenses immunitaires.* Voir https://presse.inserm.fr/quand-le-stress-affaiblit-les-defenses-immunitaires/38527/

### 14 novembre :

**Vitamine A.** Maruya M, Suzuki K, Fujimoto H, et al., "Vitamin A-dependent transcriptional activation of the nuclear factor of activated T cells c1 (NFATc1) is critical for the development and survival of B1 cells", *Proc Natl Acad Sci* (États-Unis), 2011. Voir https://www.ncbi.nlm.nih.gov/pmc/articles/PMC3021085/

### 17 novembre :

**Sommeil et immunité.**

Cohen S, Doyle WJ, Alper CM, Janicki-Deverts D, Turner RB., "Sleep habits and susceptibility to the common cold", *Arch Intern Med.*, 2009. Voir https://www.ncbi.nlm.nih.gov/pmc/articles/PMC2629403/

Berticat C, Thomas F, Dauvilliers Y, et al., "Excessive daytime sleepiness and antipathogen drug consumption in the elderly : a test of the immune theory of sleep", *Sci Rep.*, 2016. Voir www.ncbi.nlm.nih.gov/pmc/articles/PMC4800730/

*Le sommeil des Français en chiffres*, enquête INVS/MGEN, 2020.

### 20 novembre :

**Marche et fracture du col du fémur.** Expertise collective, *Activité physique : contextes et effets sur la santé*, Les éditions INSERM, 2008.

### 21 novembre :

**Vitamine E.** Lee GY, Han SN., "The Role of Vitamin E in Immunity", *Nutrients*, 1er nov. 2018. Voir www.ncbi.nlm.nih.gov/pmc/articles/PMC6266234/

### 24 novembre :

**Saison et immunité.** Dopico XC, Evangelou M, Ferreira RC, Guo H, et al., "Widespread seasonal gene expression reveals annual differences in human immunity and physiology", *Nat Commun*, 12 mai 2015. Voir https://pubmed.ncbi.nlm.nih.gov/25965853/

### 26 novembre :

**Lumière et immunité.** Thieu X. Phan, Barbara Jaruga, Sandeep C. Pingle, Bidhan C. Bandyopadhyay & Gerard P. Ahern, "Intrinsic Photosensitivity Enhances Motility of T Lymphocytes", *Nature scientific reports*, 20 déc. 2016. Voir www.nature.com/articles/srep39479.pdf

**Vitamine D.** Charan J, Goyal JP, Saxena D, Yadav P., "Vitamin D for prevention of respiratory tract infections : A systematic review and meta-analysis.", *J Pharmacol Pharmacother*, 2012.

### 27 novembre :

**Sélénium.** Katarzyna Jobin, Natascha E. Stumpf, Sebastian Schwab, et al., "A high-salt diet compromises antibacterial neutrophil responses through hormonal perturbation", *Science translational medicine*, 25 mars 2020.

### 29 novembre :

**Zinc.** Barnett JB, Dao MC, Hamer DH, et al., "Effect of zinc supplementation on serum zinc concentration and T cell proliferation in nursing home elderly : a randomized, double-blind, placebo-controlled trial", *Am J Clin Nutr.*, 27 janv. 2016. Voir www.ncbi.nlm.nih.gov/pubmed/26817502

### 30 novembre :

**Antibiotiques.** *Résistance aux antibiotiques*, www.santepubliquefrance.fr/maladies-et-traumatismes/infections-associees-aux-soins-et-resistance-aux-antibiotiques/resistance-aux-antibiotiques

## DÉCEMBRE – Je dors sur mes deux oreilles

### 4 décembre :

**Sommeil et calcification des artères.** King CR, Knutson KL, Rathouz PJ, Sidney S, Liu K, Lauderdale DS., "Short Sleep Duration and Incident Coronary Artery Calcification", *JAMA*, 24 déc. 2008. Voir https://www.ncbi.nlm.nih.gov/pmc/articles/PMC2661105/

### 16 décembre :

**Dimension du lit.** Étude sur le sommeil des couples menée par Acticouple pour l'association de la literie, 2012.

### 22 décembre :

**Écrans.** *Observatoire du sommeil*, sondage IPSOS pour la fondation Adova, septembre 2018.

### 25 décembre :

**Dormir avec un animal.** Krahn LE, Tovar MD, Miller B., "Are Pets in the Bedroom a Problem?", *Mayo Clin Proc.* 2015. Voir https://pubmed.ncbi.nlm.nih.gov/26478564/

### 27 décembre :

**Compter les moutons.** Harvey AG, Payne S., "The management of unwanted pre-sleep thoughts in insomnia : distraction with imagery versus general distraction", *Behav Res Ther.*, 2002. Voir https://pubmed.ncbi.nlm.nih.gov/11863237/

**Sexe et Sommeil.** Lastella M, O'Mullan C, Paterson JL, Reynolds AC., "Sex and Sleep : Perceptions of Sex as a Sleep Promoting Behavior in the General Adult Population", *Front Public Health.*, 4 mars 2019. Voir https://pubmed.ncbi.nlm.nih.gov/30886838/

# POUR EN SAVOIR PLUS

## Liens et applis utiles

### Cœur

**Comité Français de lutte contre l'hypertension artérielle** : comitehta.org

**Fédération française de cardiologie** : fedecardio.org

### Fatigue

**Fatigue** : ameli.fr/assure/sante/thèmes/asthénie-fatigue

**Syndrome de fatigue chronique** : asso-sfc.org

### Feel Good

**Acupuncture** : acupuncture-france.com ; acupuncture-medic.fr

**Association France Dépression** : 07 84 96 88 28

**Compostage** : compostage.info

**École du rire** : ecolederire.org

**Mindfulness** : association-mindfulness.org

**Réflexologie** : reflexologues.fr ; syndicat-reflexologues.com

**Shiatsu** : shiatsu-france.com ; ffst.fr

**Stopblues** : stopblues.fr ; appli « Stopblues »

**SOS Amitié** : 09 72 39 40 50

### Méditation

**Quelques applications…**

« Calm », « Headspace », « Méditer avec Christophe André », « Mind », « Mindful Attitude », « Petit bambou », « Pleine conscience ».

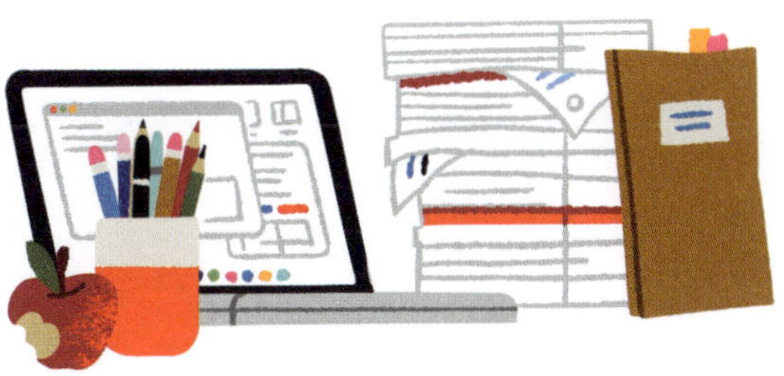

### Mémoire

**« ANKI »** : Appli pour entretenir la mémoire tout en apprenant de nouvelles choses.

**Centres mémoire** : FCMRR.fr ; centres-mémoire.fr

**Institut du Cerveau (ICM)** : institutducerveau-icm.org

**« Memorado »** : Appli pour booster sa mémoire.

**Méthode Sébastien Martinez** : www.sebastien-martinez.com

### Nutrition

**« Yuka »** : appli d'information nutritionnelle.

**Best Diets** : https://health.usnews.com/best-diet/best-diets-overall

### Santé publique

**ADEME (Agence de la transition écologique)** : ademe.fr

**ANFR (Agence nationale des fréquences)** : Anfr.fr

**Croix rouge** : croix-rouge.fr, 0800 858 858

**Fédération française de neurologie** : ffn-neurologie.fr

**Fil santé jeunes** : 0800 235 236

**Fédération pour la recherche sur le cerveau** : frcneurodon.org

**GROS, Groupe de réflexion sur l'obésité et le surpoids** : gros.org

**INSERM (Institut national de la santé et de la recherche médicale)** : Inserm.fr

**Institut Pasteur** : pasteur.fr

**Ministère des Solidarités et de la Santé** : solidarites-sante.gouv.fr

**OMS (Organisation mondiale de la santé)** : who.int/fr

**Santé publique France** : santepubliquefrance.fr

« **Staying alive** » : Appli cartographiant les défibrillateurs autour de soi.

**Union française pour la santé bucco-dentaire** : ufsbd.fr

### Solitude

**Association Astrée** : astree.asso.fr

**Association Petits frères des pauvres** : petitsfrèresdespauvres.fr

### Sommeil

**Association Sommeil et Santé** : sommeilsante.asso.fr

**Insomnie** : franceinsomnie.fr

**INSV (Institut national du sommeil et de la vigilance)** : institut-sommeil-vigilance.org

**Réseau morphée** : reseau-morphee.fr

## Ouvrages de référence


Abrassart Jean-Louis, *Pratiquez le shiatsu*, Guy Trédanier éditeur, 2020.

Dr Adrien Joëlle, *Mieux dormir et vaincre l'insomnie*, Larousse, 2014.

P[r] Agid Yves, *Je m'amuse à vieillir*, Odile Jacob, 2020.

André Christophe et Michel Le Van Quyen, *Bien dans sa tête, bien dans ses baskets ! Les pensées qui soignent*, J'ai Lu, 2021.

Berthoud Elia et Susan Elderkin, *Remèdes littéraires*, Le livre de poche, 2016.

D'Erm Pascale, *Natura*, Les liens qui libèrent, 2019.

Doidge Norman, *Les Étonnants Pouvoirs de transformation du cerveau*, Pocket, 2010.

Emma, *Fallait demander*, 2017. emmaclit.com

Dr Gardénal Martine, *Homéopathie, le livre de référence pour se soigner au naturel*, Trédaniel, 2018.

Garnier Carole, Dufour Anne, *Le Régime MIND, Le meilleur régime du monde pour le cerveau*, Leduc.s, 2017.

Goy Héloïse et Tatiana Lenté (créatrices du blog Peanut Booker), *500 livres qui réenchantent la vie*, Hachette pratique, 2019.

Houlbert Angélique, Nérin Elvire, Souccar Thierry, *Le nouveau régime IG*, Souccar éditions, 2010.

Institut européen de diététique et micronutrition, « Du stress à la dépression : nouveaux regards », *Échos de la Micronutrition* n° 50, 2020.

Dr Laureys Steven, *La Méditation, c'est bon pour le cerveau*, Odile Jacob, 2019.

Lethenet Géraldine, *Mon cahier yoga*, Solar, 2019.

Lewicki Christine, *J'arrête de râler*, Eyrolles, 2011.

Maillard Aude, *Le grand guide de l'aromathérapie et des soins de beauté naturel*, Aroma Zone, J'ai Lu, 2016.

Martin Franck, *La Contagion du bonheur. Découvrez l'antivirus des pensées compulsionnelles*, Eyrolles, 2021.

Martinez Sébastien, *Une Mémoire infaillible*, Le Livre de Poche, 2018.

Mayoud Laure et Pierre Lemarquis, *L'Invitation à la beauté. L'ouverture au monde par l'empathie esthétique*, IIEE, 2019.

Millier Pascale, *Le Grand Livre des Fleurs de Bach et des Elixirs Floraux*, Eyrolles, 2021.

Dr Palazzolo Jerôme, *Stop à l'anxiété sans médicaments*, Leduc.s, 2017.

Schiappa Marlène, Bruguière Cédric, *J'arrête de m'épuiser*, Eyrolles, 2015.

Dr Suzuki Wendy, *Bouge ton cerveau*, Marabout, 2018.

Turlin Laurent, Lefief-Delcourt Alix, *Ma bible des points qui guérissent*, Leduc S. Pratique, 2018.

Giraldo Isabelle, *Éco-anxiété, des clés pour agir*, Solar, 2023.

Padovani Antonin, *Compostez !*, Rouergue, 2023.

Thinard Florence, *Envie de bien-être dans la nature !*, Plume de carotte, 2016.

Guéguen Nicolas et Meineri Sébastin, *Pourquoi la nature nous fait du bien*, Dunod, 2012.

Delaleu Isabelle, *Mon cahier Yin yoga*, Solar, 2021.

Clark Bernie, *Votre corps, votre yoga*, Vigot, 2019.

Gautier François, *Apprendre à souffler, les secrets de respiration du yoga*, Marabout, 2016.

## Ouvrages de l'auteur

Michel Cymes, Damien Duquesne, *Manger bon, mangez bien*, Webedia books, 2020.

Michel Cymes, Patricia Chalon, *Sur l'amour*, Stock, 2020.

Michel Cymes, *Chers hypocondriaques…*, Stock, 2018.

Michel Cymes, *Vivez mieux et plus longtemps*, Stock, 2016.

Michel Cymes, *Votre Cerveau*, Stock, 2017.

Michel Cymes, *Votre santé au travail, on s'en parle ?*, Solar, 2021.

### Huiles essentielles : avertissement

Les formules de cet ouvrage ne sont données qu'à titre indicatif. Elles sont destinées aux adultes et adolescents de plus de 15 ans et quelles que soient les voies d'administration (et même en diffusion, en bain, en massage…) sont contre-indiquées chez les femmes enceintes et allaitantes et chez les enfants, tout comme les personnes asthmatiques et épileptiques (sauf mention contraire).

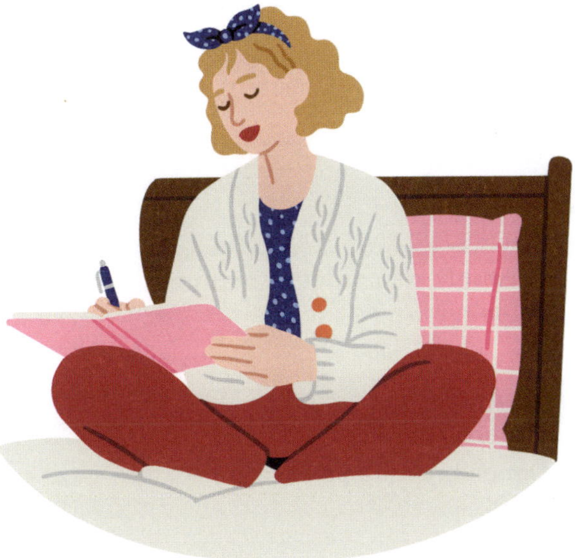

# INDEX DES RECETTES

# CRÉDITS

## Crédits textes

**Avant-propos :** © Stéphane Dellazzeri

Janvier : © Marie-Christine Colinon et © Stéphane Dellazzeri

Février : © Isabelle Delaleu

Mars : © Soasick Delanoë et © Nadège Cartier

Avril : © Nadège Cartier

Mai : © Nadège Cartier, © Marie-Christine Colinon et © Julie Martory

Juin : © Carole Garnier et © Isabelle Delaleu

Juillet : © Isabelle Delaleu

Août : © Isabelle Delaleu

Septembre : © Isabelle Delaleu, © Julie Martory et © Stéphane Dellazzeri

Octobre : © Isabelle Delaleu

Novembre : © Isabelle Delaleu et © Stéphane Dellazzeri

Décembre : © Marie-Christine Colinon et © Stéphane Dellazzeri

## Crédits illustrations

**Illustrations de couverture et des entrées de mois :** © Stéphanie Brepson

**Illustrations** p. 419 - 439, 447, 449, 451 : © Camille Pagni

Janvier : © Camille Pagni

Février : © Camille Pagni

Mars : © Chloé Gautier

Avril : © Chloé Gautier

Mai : © Léonie Després et © Maison Bernie

Juin : © Léonie Després

Juillet : © Chloé Gautier

Août : © Chloé Gautier

Septembre : © Léonie Després et © Laure Dorin

Octobre : © Chloé Gautier

Novembre : © Léonie Després

Décembre : © Camille Pagni

## Crédits recettes

**Textes :** Zoë Armbruster : p. 39, 72, 106, 281, 313, 346, 347, 348, 417; Virginie Robichon : p. 40, 41, 280, 382; Solveig Darrigo Dartinet : p. 71, 73, 141, 176, 243, 315, 383, 415; Alice Greetham : p. 107; Véronique Liégeois : p. 105, 139, 177, 209, 278, 279, 314; Émilie Laraison : p. 140, 245; Élisabeth et Valéry Guedes : p. 175; Céline Mennetrier : p. 174, 381, 416; Martine Lizambard : p. 210; Dorian Nieto : p. 211; Delphine Malachard des Reyssiers : p. 244; Élisabeth Guedes : p. 349.

**Photographie et stylisme :** Blaise Gargadennec et Zoë Armbruster : p. 39; Virginie Robichon : p. 40, 41, 280, 382; Émilie Laraison : p. 72, 140, 209, 210, 244, 245, 278; Éric Fénot et Delphine Brunet : p. 71, 73, 141, 176, 243, 315, 383, 415; Zoë Armbruster : p. 106, 281, 313, 346; Julie Bienvenot : p. 107; Amélie Roche et Sandra Schumann : p. 105; Céline de Cérou : p. 139; Valéry Guedes : p. 174, 175, 177, 279, 314, 349, 381, 416; Dorian Nieto : p. 211; Blaise Gargadennec : p. 347, 348, 417.

## Pour le prêt des tenues de Michel Cymes, les éditions Solar remercient :

© Lafaurie et © Victoire Paris.

**Direction** : Didier Férat
**Direction éditoriale** : Lama Younès-Corm
**Édition** : Marina Ribeiro
**Correction** : Michelle Aguignier
**Conception de la maquette intérieure et de la couverture** : Stéphanie Brepson
**Mise en pages et réalisation des illustrations des postures** : Nord Compo
**Fabrication** : Laurence Duboscq et Eva Paczecha

**Photos (couverture et intérieur)** : ©Lionel Guericolas
**Stylisme** : Amélie Nourry Tomas
**Maquillage** : Coralie Fayd'herbe



ISBN : 978-2-263-18468-0
Code éditeur : L18468
Dépôt légal : novembre 2023
Imprimé en France par Pollina

SolarEditions
solar_editions

Solar, un département d'Edi8
92, avenue de France
75013 Paris